临床分子诊断学

LINCHUANG FENZI ZHENDUANXUE

主编 温旺荣 周华友

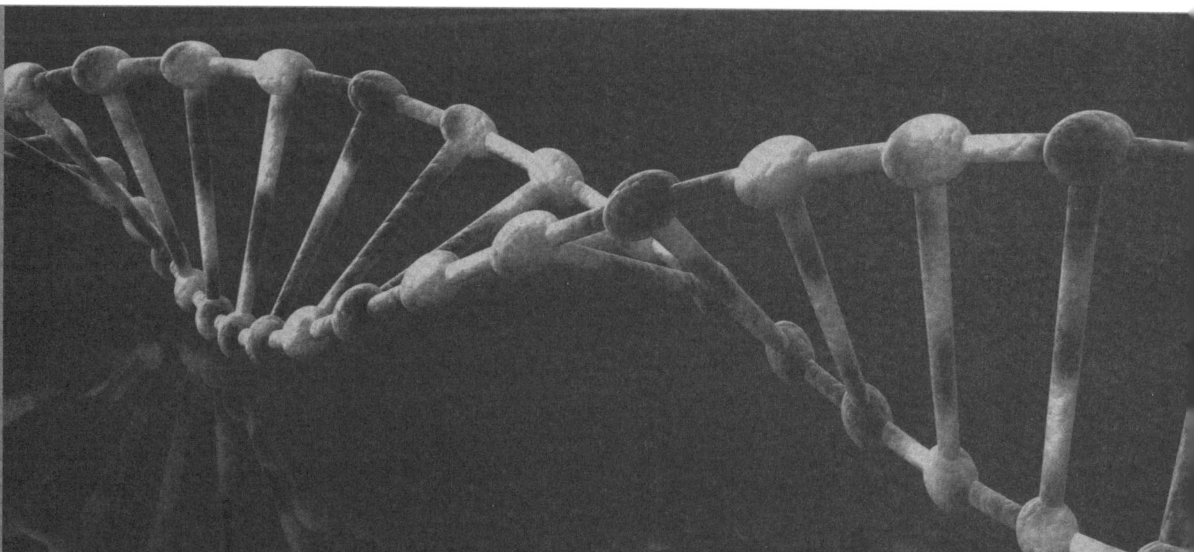

廣東省出版集團 GUANGDONGSHENG CHUBAN JITUAN | 广东科技出版社 全国优秀出版社 ·广 州·

图书在版编目（CIP）数据

临床分子诊断学/温旺荣，周华友主编．—广州：广东科技出版社，2014.3
ISBN 978-7-5359-6311-6

Ⅰ．①临… Ⅱ．①温…②周… Ⅲ．①分子生物学—实验室诊断 Ⅳ．①R446

中国版本图书馆CIP数据核字（2013）第169880号

责任编辑：李 旻
封面设计：林少娟
责任校对：盘婉薇 冯思婧
责任印制：罗华之
出版发行：广东科技出版社
（广州市环市东路水荫路11号 邮政编码：510075）
http：//www.gdstp.com.cn
E-mail：gdkjyxb@gdstp.com.cn（营销中心）
E-mail：gdkjzbb@gdstp.com.cn（总编办）
经 销：广东新华发行集团股份有限公司
印 刷：顺德区帝图印刷有限公司
（广东佛山市顺德区大良凤翔工业园昌宏路32号 邮政编码：528222）
规 格：889mm×1 194mm 1/16 印张20.75 字数500千
版 次：2014年3月第1版
2014年3月第1次印刷
定 价：118.00元

主　编　温旺荣　周华友

副主编　梁志成　闻　平　徐　萌

编　委（排名不分先后）

温旺荣（暨南大学附属第一医院临床医学检验中心）
周华友（广东省中医院检验医学部）
梁志成（暨南大学生命科学学院医学遗传室）
郑　茜（英国伦敦大学欧门街医院临床遗传室）
闻　平（江苏大学附属人民医院检验科）
徐　萌（暨南大学附属第一医院肿瘤科）
何雅军（广州市红十字会医院检验科）
陈文成（右江民族医学院附属医院检验科）
曹东林（广东省第二人民医院检验科）
邓益斌（右江民族医学院附属医院检验科）
熊玉娟（广东省中医院检验医学部）

编写人员（排名不分先后）

胡亮杉　骆明勇　俞晓丽　晁　艳　石　文　余广超
查显丰　李珉珉　陈凤平　李　莉　陈文璟　尹更生
肖燕青　苏运钦　吴瑞珊　朱炳铭　车玉传

主编简介

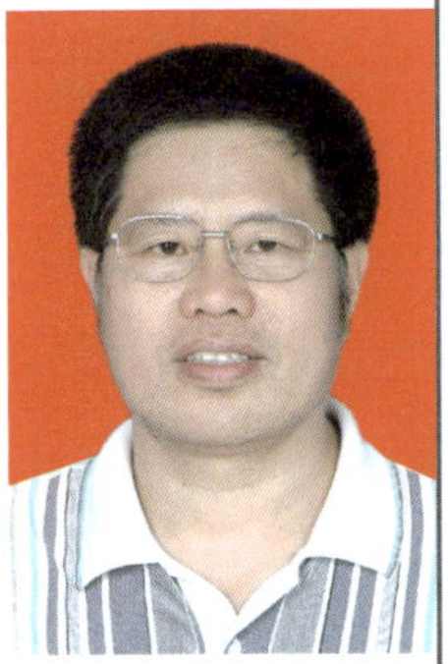

温旺荣

温旺荣，1963年9月生，福建永定人，1987年毕业于福建医学院（上海第二医科大学医学检验本科代培），1992年获得福建医科大学硕士学位，2001—2004年为日本北海道大学访问学者。现任暨南大学附属第一医院（广州华侨医院）临床医学检验中心主任、教授、主任技师、博士生导师；兼任广东省医院协会临床检验管理专业委员会副主任委员、广东省医师协会检验医师分会副主任委员，《分子诊断与治疗杂志》编委。主要研究方向为临床重要病原体、病毒相关肿瘤miRNA和地中海贫血的分子诊断。在国内外学术期刊发表论文30多篇，以第一作者身份在*Journal of Virology*和*Virus Research*中各发表1篇（被SCI收录）。担任《应急检验学》副主编，参编《临床医学三基培训教材》。主持或参与国家自然科学基金1项、日中医学协会基金1项、日本文部省基金1项。获福建省科技进步三等奖2项、福建省医药卫生科技进步三等奖1项。

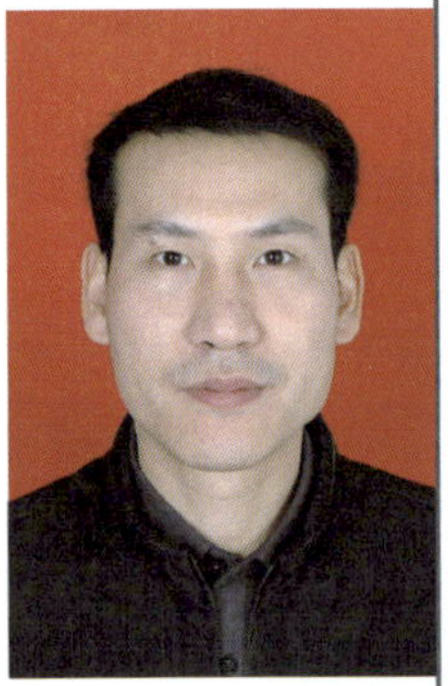

周华友

周华友，1968年8月生，福建三明人，1992年毕业于福建医科大学，2000年获中国协和医科大学硕士学位，2004年获第一军医大学博士学位。现任广州中医药大学第二附属医院（广东省中医院）检验医学部输血科主任，教授、主任技师，博士生导师；兼任美国组织相容性与免疫遗传学学会会员，中国医师协会输血科医师分会常委、广东省临床输血分会常委，广东省中西医结合学会检验医学专业委员会常委，《中国输血杂志》编委，《中国免疫学杂志》特约编委。主要研究中国人RH基因结构、遗传特点和民族多态性，ABO血型不合移植物适应性调节机制，主动免疫治疗RSA免疫效应机制，临床安全与有效性输血等。主持国家自然科学基金1项，广东省科技计划项目1项，广东省医学科研基金1项；参与“863计划”重大专项和国家自然基金等课题多项。在国内外专业期刊发表论文30余篇，主编专著2部，参编专著5部。获广东省科学技术进步三等奖1项。

序

进入21世纪，分子生物学技术得到了迅猛发展，对医学科学的进步产生了巨大的推动作用，也使临床医学对于疾病的实验室诊断与治疗发生了革命性变化。许多新技术的不断涌现大大促进了分子诊断技术的临床应用，特别是在临床疾病诊断和治疗中的广泛应用。在分子水平上为疾病的病因确认、预测预防、临床诊断和个体化的药物治疗等提供直接信息，对感染性疾病、遗传性疾病和肿瘤的早期诊断、个体化治疗、疗效观察、预后判断和耐药性分析等方面产生了重大影响，也由此产生了临床分子诊断学这门新的学科。

基于目前尚无一本专门论述临床分子诊断学的专著和研究生教材，为适应快速发展的临床需要，本书编写组特别组织一批长期从事临床分子诊断工作的富有经验的临床检验、分子遗传学和肿瘤个体化治疗的专家、教授编写了此书。本书不仅能让读者学到临床分子诊断学的基础理论、基本技术和应用技术，而且能学到分子诊断临床各种疾病的具体做法，并了解到分子诊断最新的临床应用，从而更好地为临床分子诊断学的应用与研究打下坚实基础。

本书突出分子诊断的临床应用，是一部帮助从事临床分子诊断和研究的专业人员、研究生以及其他的相关医务人员拓展知识面、提高业务水平的学习用书。我十分高兴看到它的出版并乐而为之序，希望今后有更多适合临床分子诊断技术人员的优秀专著出版，为临床医学的发展贡献力量。

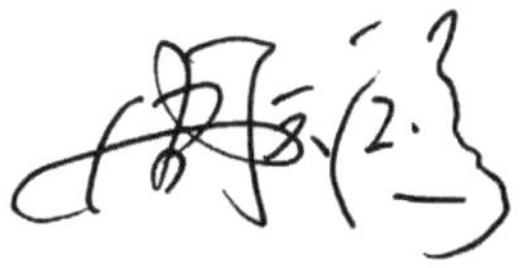

2013.9.3

前　言

随着分子生物学、人类基因组学和蛋白质组学技术的迅猛发展，临床医学已进入分子医学时代。许多新技术不断涌现，核酸提取、纯化、扩增、杂交和测序自动化检测仪器的不断推出，大大促进了分子诊断技术的临床应用，特别是在临床疾病诊断和治疗中的广泛应用，也由此产生了临床分子诊断学这门新的学科。临床分子诊断学在分子水平上为疾病的病因确认、预测预防、临床诊断和个体化的药物治疗等提供了直接信息，对感染性疾病、遗传性疾病（包括产前诊断）和肿瘤的早期诊断、个体化治疗、疗效观察、预后判断和耐药性分析等方面产生了巨大作用，同时也出现了以研究应用疾病相关基因为特征的分子病理学、分子影像学、分子靶向治疗学、分子流行病学和分子核医学。

为了更好地适应这种快速发展的临床需要，我们特别组织一批长期从事临床分子诊断工作的临床检验专家、分子遗传学专家和临床肿瘤个体化治疗专家编写了此书，以提供给从事临床分子诊断和研究的专业人员、研究生以及其他的相关人员作为学习用书和参考指南。本书获得了暨南大学研究生教材建设项目资助，已被选为暨南大学研究生教材。

本书共13章，介绍了临床分子诊断学的基本技术和基础知识，以及对临床各种疾病的诊断和在治疗上的具体应用，并介绍了非编码RNA在临床分子诊断中的最新应用进展。读者通过阅读本书，能更好地理解和掌握临床分子诊断学这门学科，为临床分子诊断学的研究打下坚实基础。

参加编写本书的20多位教授和专家均来自全国知名大学的附属三级甲等医院，均是临床一线的工作人员，他们以高度的责任感完成了所承担的编写任务，在此表示诚挚的谢意。

虽然各位编者尽了最大的努力，但是由于水平有限，编写时间较短，书中难免存在疏漏，不足之处敬请同行专家、使用本教材的老师、研究生和其他读者批评指正。

温旺荣　周华友

2013年3月30日

目录

第一章
绪　论

随着分子生物学、人类基因组学和蛋白质组学技术的迅猛发展，临床医学已进入分子医学时代。不断涌现的许多新技术和自动化仪器极大地推动了分子诊断技术的临床应用，特别是在临床疾病诊断和治疗中的广泛应用，也由此产生了临床分子诊断学这门新的学科。人们对生物体的认知已逐渐从宏观深入到微观，在分子水平上对感染性疾病、遗传性疾病（包括产前诊断）、肿瘤、耐药性分析和组织配型等方面的分子诊断、个体化治疗都产生了巨大作用，同时也会涉及法律法规问题。

第一节　临床分子诊断学概念、发展现状及趋势

一、临床分子诊断学概念

临床分子诊断学（clinical molecular diagnosis）是临床检验诊断学中最具发展潜力的重要组成部分，它是以临床疾病的诊断治疗为目的，通过各种分子生物学方法如核酸分子杂交、荧光定量PCR、基因测序和基因芯片等手段，从分子水平上对患者的组织细胞、血液、脓液、脑脊液、胸腹水、尿液、精液、粪便与其他体液、分泌物和排泄物等标本进行核酸或蛋白质的定性定量检测分析，以获取感染病原体、疾病病理变化、预防预测、预后判断、疗效考察等信息并直接指导临床疾病诊断和治疗的一门新学科。它既在感染性疾病、遗传性疾病和肿瘤等多种疾病的预测预防、早期诊断、个体化医学（personalized medicine）、疗效观察、预后判断、人类健康状况的评价和相关医学等领域具有重要指导意义，又在法医学、药学、考古学等领域具有重要价值，它将成为21世纪主导临床检验诊断技术的一门新学科。

二、临床分子诊断学发展现状

分子生物学技术在临床医学中的不断发展和广泛应用为临床分子诊断学的诞生奠定了基础，也推动着整个分子医学科学的发展。临床分子诊断学的诞生应追溯到1978年，美国华裔科学家简悦威等第一次应用液相DNA分子杂交技术成功地从分子水平上诊断了镰刀状细胞贫血（血红蛋白S病）。这是临床分子诊断的开端，主要是通过DNA分子杂交技术对遗传性疾病进行分子诊断。第二阶段是在1985年创建了聚合酶链式反应（polymerase chain reaction，PCR）技术的基础上，20世纪90年代后期进一步建立了适合于临床疾病诊断的荧光定量PCR技术并应用于临床。首先是对感染性疾病的基因诊断，例如乙型肝炎病毒的病毒载量测定不仅可以早期诊断乙型肝炎，而且可以考察干扰素和拉米呋啶等药物的疗效，还可以及时发现耐药菌株并换药治疗；其次是对遗传性疾病的基因诊断，如地中海贫血的基因确认；还有是对肿瘤分子靶向治疗的靶点的基因位点检测，根据检测结果选择有效的治疗方案，特别是敏感药物的选择。第三阶段是20世纪90年代初期生物芯片的发明及其随后的发展，该生物芯片包括细胞芯片、组织芯片、基因芯片和蛋白芯片等。基因芯片技术主要用于血液或组织细胞标本的肿瘤标志物的检测和感染性疾病病原体的检测，已用于临床疾病的诊断、病原体的耐药基因的分析和肿瘤发生发展的基因研究中。如聋哑基因的检测和结核分枝杆菌耐药基因的检测。2004年基因芯片系统通过美国FDA和欧盟CE认证，成为第一个可以用于体外诊断的基因芯片系统，芯片系统已逐渐成为核酸诊断（基因型分析和基因表达分析）的标准平台，被世界上多数科研机构和临床医疗机构用于各种肿瘤、心血管疾病的转化研究和临床应用中。第四阶段是高通量基因测序技术的临床应用。高通量基因测序技术是DNA测序技术的一次革命。它一次可以同时对几十万至几百万条DNA进行测序，使得对一个物种的转录组和基因组进行细致全貌的分

析成为可能。该测序技术的广泛应用，将使海量的遗传信息被相继揭秘。基因测序可以为临床疾病的分子诊断提供最准确的判定依据；微生物基因组测序可以快速鉴定临床标本中含有的感染性微生物。如已用于地中海贫血基因的确认和感染性疾病病原体的诊断和基因分型。

随着临床分子诊断技术的不断应用，急需解决临床分子诊断的标准化如标本的采集与处理、实验的质量控制、核酸或蛋白质自动化检测和多基因同时分析等问题，也将大大推动荧光定量PCR技术、基因芯片技术和高通量基因测序技术的两两联合或多种联合应用，将在更深层次指导临床疾病的诊断与治疗。

三、临床分子诊断学发展趋势

迄今为止，虽然临床分子诊断只有30多年的历史，但对疾病诊断的影响是突破性的。临床应用的分子诊断技术主要包括核酸分子杂交、多聚酶链式反应和基因测序3种基本技术，以及进一步发展的荧光定量PCR技术、基因芯片技术、高通量测序技术及其联合应用。其发展趋势如下：

（一）检测系统的微量化

对标本的需求量非常小，只需要少量标本就可进行分析。

（二）检测系统的高通量和自动化

可以实现基因检测方法的自动化、高通量、大规模、快速高敏感的进行。

（三）检测方法灵敏度和准确度的提高

荧光定量PCR技术、基因芯片技术和高通量基因测序技术的两两联合或多种联合应用，将使高灵敏度、高特异性和高准确性的临床疾病的早期检测成为可能。另外，也包括分子诊断技术与临床检验其他技术的联合应用，特别是免疫标记技术。

（四）检测范围的扩大

从检测感染性疾病、单基因遗传病和肿瘤进一步扩展到多基因遗传病如高血压病、糖尿病、哮喘和溃疡等临床常见病。

（五）检测分子标志物的多样化

从DNA、mRNA和蛋白质到微小RNA，因为血清的微小RNA较稳定，可能成为较特异、敏感的新基因标志物，可望改变目前很难早期诊断癌症的现状。如甲胎蛋白对于肝细胞癌的诊断特异性好，但是检测到甲胎蛋白增高时肝癌往往已属于晚期，缺乏足够的敏感性。因此，需要寻找特异性和敏感性均较好的新基因标志物以早期诊断癌症。

（六）产前分子诊断的应用

从有创性的采集绒毛、羊水和脐带血到只要采集母亲的外周血，通过母亲外周血的胎儿DNA或RNA的检测进行胚胎诊断。

（七）个体化医学分子诊断与治疗应用

个体化医学是在临床医学领域内的“量体裁衣”，目前已成为临床疾病诊断和治疗实验室检测进展最快的一个领域。临床医生可以根据各自的全基因组测序的结果，对患者的患病情况进行分析，并开出适合各自DNA结构的药物进行诊断和治疗，真正做到个体化治疗，比如目前应用的肿瘤靶向治疗。

（八）临床分子诊断法律法规方面的健全

国家应尽快制订并批准分子遗传的诊断标准，对临床分子诊断应用于遗传病的诊断提供法律法规保障，这将对标准化临床分子诊断产生重要影响。

第二节　临床分子诊断学主要临床应用

目前，临床分子诊断学主要临床应用包括以下5个方面。

一、感染性疾病（获得性基因病）分子诊断

一些已引起世界性大流行的病原体如SARS、禽流感、H1N1和超级细菌等感染导致的感染性疾病严重威胁着人类的健康，感染性疾病仍然是当今世界公共卫生问题。以前主要通过其病原学特征和免疫学方法检测上述病原体，这些传统的方法因受到敏感性和特异性的限制而影响感染性疾病诊断的准确性。随着各种病原体基因结构的阐明和分子诊断技术的不断应用，通过检测病原体的核酸（DNA或RNA）快速、早期、敏感和特异地诊断感染性疾病就成为可能。临床分子诊断不仅可以确诊病原体引起的感染性疾病、病原体基因分型和耐药性基因的监测，而且可以考察治疗效果、判断复发和发现使用药物后才出现的耐药菌株。因此在人类感染性疾病的早期诊断、病原体分类分型、耐药性监测和流行病学调查等方面逐渐显示出它独特的功能。

二、遗传性疾病分子诊断

随着临床分子诊断技术的不断进步，发现的人类遗传性疾病越来越多，主要包括单基因遗传病（即符合孟德尔遗传规律的）和多基因遗传病（即不符合孟德尔遗传规律受多种因素影响的）2大类。以前的遗传性疾病主要靠疾病的表观特征为依据进行诊断，然而表观容易受到外界环境因素影响，诊断的准确性和可靠性会受到一定程度的限制。遗传性疾病的分子诊断是通过检测分析患者的遗传物质（DNA、RNA、染色体、线粒体和蛋白质等）来揭示与该遗传病相关的基因、基因型、基因突变和染色体核型分析等标志物，与传统的疾病诊断方法比较，具有更准确、更可靠和能早期诊断的优点，有利于在临床上对遗传性疾病进行早期预防、早期诊断和早期治疗，从而达到减少或控制相关遗传病的发生、减轻症状和改善患者预后的目的。在产前诊断中可以提前发现患有遗传病的胎儿以便及时作出终止措施，进一步降低新生儿缺陷的发生率，真正做到优生优育。糖尿病、高血压病、哮喘、溃疡和自身免疫病等临床常见病属于多基因遗传病，目前应用临床分子诊断已可以对这些疾病的易感性进行检测并作出诊断，为预防这些疾病的发生进行生活方式、饮食习惯等针对性的改变。

三、肿瘤分子标志物

在肿瘤诊断、肿瘤复发与转移的检测、疗效和预后的判断以及人群普查等方面，肿瘤分子标志物有较大的实用价值。肿瘤基因标志物分为基因型标志物和基因表型标志物，前者是指基因本身突变和表达异常，能反映癌前启动阶段的变化；后者是指基因表达产物表达和调控异常，表现为其所编码的表达产物（胚胎性抗原和异位蛋白等）合成紊乱，蛋白质一般出现较晚。因此，如何寻找特异性肿瘤基因型标志物是进行肿瘤基因诊断的前提，也是肿瘤早期发现、早期诊断以及防治的关键所在。国内外学者都在努力研究试图尽快找到一种肿瘤特异的基因标志物，为彻底诊断和治疗肿瘤准备条件。肿瘤分子靶向治疗是近10年发展应用于临床，以细胞受体和增殖调控的分子为靶点的治疗方法，是肿瘤治疗划时代的突破，已引起全球检验科、病理科和肿瘤科相关医生的高度关注。已有一些成熟的检测指标如

EGFR、*CYP2D6*、*CYP2C19*、*K-ras*、*VKORC1*的*T6484C*和*CYP2C9*的*A1075C*等已应用于非小细胞型肺癌（NSCLC）、结直肠癌和乳腺癌等的个体化治疗和个体药物用量指导等方面，正发挥着重要的作用。特别是目前国内外研究者公认的*EGFR*是肺癌靶向治疗分子，且*EGFR*基因突变的NSCLC患者对EGFR-TK1的有效率明显高于未选择的NSCLC患者。随着科技的发展，肿瘤靶向治疗是个体化治疗的重要标志，应该运用恰当的靶点，利用合适的药物，治疗特定的人群。这是临床分子诊断的重要应用领域。

四、耐药性的分子诊断

致病性微生物耐药性基因的检测对于感染性疾病的选择用药、控制耐药性传播和流行病学调查具有十分重要的临床意义。由于临床上抗生素滥用，耐药菌株不断出现，多重耐药的致病性微生物也时有发生，甚至出现了具有完全耐药的超级细菌。有关超级细菌已在多个国家陆续报道。对于超级细菌的耐药机制和传播的研究与检测需要应用分子诊断技术；对于病毒性肝炎的治疗，通过肝炎病毒的核酸载量检测发现突变株如YMDD或YIDD变异，从而更换药物继续治疗也具有重要的指导作用；对于肿瘤靶向治疗，通过靶基因的检测确定治疗效果和疗效监测（肿瘤靶向治疗是依据分子分型作为用药筛选，所以有效）。因此，耐药性的分子诊断主要针对感染性病原体（主要是细菌、病毒、真菌和支原体）和肿瘤而言，通过检测耐药基因表达改变和/或检测病原体亚型或突变加以分析耐药性，对感染性疾病和肿瘤的治疗具有特别重要的意义。

五、组织配型和个体化治疗的分子诊断

分子诊断可以利用每个个体DNA的不同（主要通过检测RFLP、STR和SNPs）来鉴定个体间的相关性或同源性，从而进行亲子鉴定、组织配型和个体化治疗。应用分子诊断技术进行上述鉴定准确、可靠、可信。组织配型技术与个体的HLA的多态性密切相关。

个体化治疗是根据患者的遗传信息，量体裁衣式地制订治疗效果最优、毒副反应最小、最适合患者的最佳治疗方案。它除用于肿瘤靶向治疗外，也可望用于临床常见疾病如高血压病、糖尿病、哮喘、溃疡和自身免疫病等的诊断与治疗，这些有赖于个体化的医学检测。在开展个体化医学检测时，必须按照卫生部于2010年发布的《医疗机构临床基因扩增检验实验室管理办法》和《医疗机构临床基因扩增检验实验室工作导则》（卫办医政法〔2010〕194号文件）的要求，首先是标准化规范化设计临床基因扩增检验实验室；其次是规范化培训实验室检测技术人员；最后是所有检测必须有分析前、分析中和分析后的质量管理体系。在检测时必须做好实验室室内质控和室间评价，由此才能获得准确结果，防止误导临床诊治。因此标准化规范化全国涉及基因扩增的个体化医学检测实验室是极其必要的。

第三节　临床分子诊断学法律法规问题

因为临床分子诊断的结果是当作临床疾病诊疗的客观依据，因此除标准化规范化检测外，还需要法律法规层面的保障。因为任何一种方法不可能是百分之百准确的，总归有技术性的误差。对于临床分子诊断存在医疗纠纷的风险，特别是产前诊断。现就存在的相关问题分析如下。

一、通用法律法规问题

美国必须遵循FDP的标准进行临床分子诊断，我国是依据《医疗机构临床基因扩增检验实验室管理办法》和《医疗机构临床基因扩增检验实验室工作导则》（卫办医政法〔2010〕194号文件）进行技术验收，验收方式为现场审核、现场提问和现场实验考核，验收范围涉及临床基因扩增检验实验室技术验收表所要求的内容。验收合格才能对患者进行检测，否则不受法律法规的保护。

在临床检验的各专业检验项目中，最可能存在医疗纠纷的正是临床分子诊断，因为未知的遗传突变和检测技术的局限性等因素均可以导致结果假阳性和假阴性的风险，同时因为临床分子检测技术的发展，同一标本在规定的条件下保存，即使在不同时间再检测，结果变化不大，可以进行比较。因此，临床分子诊断的标本要根据当地的法律法规要求保存一定的年限，以便发生医疗纠纷时可再次确认结果和寻找原因作为法律依据。正因为如此，对检测的要求也就特别高，尤其是标准化和法律法规问题。各个实验室必须按照卫生部临床检验中心指定的操作手册进行实验室设置、按规定购置仪器设备、选择好的试剂、按照sop操作和处理结果、报告结果与分析。

目前国内尚无一部关于因临床分子诊断技术的局限性导致漏诊或误诊适用的法律法规，因此，我国在这方面需要进一步深入研究和探讨，以保护患者和医护人员双方的利益。

二、产前诊断的法律问题

产前诊断是指对胎儿进行先天性缺陷和遗传性疾病的诊断。它是预防出生缺陷的二级预防措施，是提高人口素质的一项重要手段。其中，分子遗传检测是产前诊断技术中的重要步骤，起着非常关键的作用。除按照临床分子诊断通用要求进行检测外，还具有其特殊的法律问题，如检测患者首先签订知情同意书，然后再作检测。

在我国，产前诊断是依据《中华人民共和国母婴保健法》及《中华人民共和国母婴保健法实施办法》的相关规定并经过行政审批的一项技术服务，所以开展产前诊断技术服务的机构必须是医疗保健机构，同时应获得卫生行政部门颁发的母婴保健技术服务执业许可证。而从事产前诊断技术服务的专业技术人员，也必须获得卫生行政部门颁发的母婴保健技术考核合格证书。同时，为了保障安全、有效、合理地实施产前诊断技术服务，尊重和保障当事各方的权益，在产前诊断技术服务中实施伦理学监督也是法定的要求。相关的医学伦理原则包括以下5个方面：尊重自主、知情同意的原则；趋利避害、有利母儿的原则；保守秘密、尊重隐私的原则；遵守法律法规、社会公益的原则；伦理监督、权益保护的原则。另外，胚胎植入前遗传学诊断除遵循产前诊断有关伦理学原则外，还应同时遵从人类辅助生殖技术伦理原则和人胚胎干细胞研究伦理指导原则的规定。

三、政府层面需要做的努力

从检测基因获得的信息，有助于治疗人体的各种疾病，并可预测人体各种疾病发生的几率，甚至可从人体的基因信息中预测人的性格倾向。针对以下的问题，政府可否在法律法规层面上寻求解决之道，而解决方法必须在不可妨碍科技发展、维持人类基本权利与人性尊严之间找到适当的平衡点。同时，为了更好地保护临床检验工作者的权益，政府也应该从法律法规层面作些规定，使得临床分子诊断工作者可以踏踏实实做实验，从学术上分析结果，解析疾病的分子机制，让操作者没有后顾之忧，特别对遗传病作出分子诊断时更要有法律法规上的保护。

（一）婚姻与生育子女

政府可否要求婚前检查包括检测已知的致病基因或遗传缺陷，根据检测结果给予结婚与否的建议，或结婚后不生育子女以避免生出遗传病患儿，这点对优生优育至关重要。

（二）亲属间的基因信息

个人检测的基因信息，有时亦可推知其亲属的基因信息，此时个人或检测医疗机构是否应该保密及如何保密还需进一步探讨，因为通过对个体有关遗传信息的检测，可寻找家系中其他患者的存在，有利于保护其他患者的利益。

（三）强制检测目的基因并收集基因信息建立数据库

政府、司法单位或私人机构可否因某种理由（例如侦查犯罪，预防某种疾病），强制检测某特定人群或特定族群的基因信息，并收集基因信息作为数据库以达到某种目的。

（温旺荣）

参考文献

[1] 娄加陶，吴传勇，薛剑，等. 基于悬浮点阵技术的新型EGFR基因突变检测方法的建立和应用[J]. 上海交通大学学报：医学版，2011，3(31)：284-289.

[2] 吕建新，尹一兵. 分子诊断学[M]. 北京：中国医药科技出版社，2004.

[3] 吕建新，樊绮诗. 临床分子生物学检验[M]. 3版. 北京：人民卫生出版社，2012.

[4] Kan YW，Dozy AM. Polymorphism of DNA sequence adjacent to human β-globin structural gene：relationship to sickle mutation [J]. PNAS，1978，75(11)：5631-5635.

[5] Saiki RK，Scharf S，Faloona F，et al. Enzymatic amplification of beta-globin genomic sequences and restriction site analysis for diagnosis of sickle cell anemia [J]. Science，1985，230(4732)：1350-1354.

[6] Higuchi R，Fockler C，Dollinger G，et al. Kinetic PCR analysis：real-time monitoring of DNA amplification reactions [J]. Bio/Technology，1993，11：1026-1030.

[7] Margulies M，Egholm M，Altman WE，et al. Genome sequencing in open microfabricated high density picoliter reactors [J]. Nature，2005，437(7057)：376-380.

[8] Bains W，Smith GC. A novel method for nucleic acid sequence determination [J]. Journal of Theoretical Biology，1988，135(3)：303-307.

[9] Chan SK，Gullick WJ，Hill ME. Mutations of the epidermal growth factor receptor in non-small cell lung cancer —search and destroy [J]. Eur J Cancer，2006，42(1)：17-23.

[10] Camidge DR，Kono SA，Lu Xian，et al. Anaplastic lymphoma kinase gene rearrangements in non-small cell lung cancer are associated with prolonged progression-free survival on pemetrexed [J]. Journal of Thoracic Oncology，2011，6(4)：774-780.

第二章

临床分子诊断学基础理论

临床分子诊断学是以DNA、RNA或蛋白质分子为材料，通过分子生物学方法检测人体遗传物质结构或表达水平的变化，从而对人体状态或疾病做出特异性诊断的方法和过程，其核心技术是分子生物学技术，主要理论基础是分子遗传学。因此，本章主要介绍现代分子生物学和遗传学的基本原理和相关进展。

第一节　核酸的分子结构和复制

1869年，Miescher等从脓细胞中提取到一种富含磷元素的酸性化合物，命名为“核质”。20年后“核酸”这一词被正式启用，它是由许多核苷酸聚合而成，是决定生物遗传特征、担负生命信息的贮存和传递的生物大分子。自然界中存在的核酸有2类：脱氧核糖核酸（DNA）和核糖核酸（RNA）。DNA是遗传信息的贮存和携带者，RNA主要参与遗传信息的表达和调控。

一、核酸的种类和分子结构

核酸的基本组成单位是核苷酸，由碱基、戊糖（核糖或脱氧核糖）和磷酸通过共价键连接而成。

（一）碱基

构成核苷酸的碱基主要有5种，包括腺嘌呤（adenine，A）、鸟嘌呤（guanine，G）、胞嘧啶（cytosine，C）、胸腺嘧啶（thymine，T）和尿嘧啶（uracil，U）。腺嘌呤、鸟嘌呤和胞嘧啶存在于所有的核酸中，胸腺嘧啶只存在于DNA中，尿嘧啶只存在于RNA中。另外，还存在一些微量的稀有碱基，大多是甲基化衍生物，如7-甲基鸟嘌呤（m7G）和N6-甲基腺嘌呤（m6A），在体内具有重要的生理功能。

（二）戊糖

核苷酸中的戊糖主要有β-D-2脱氧核糖和β-D-核糖2种。β-D-2脱氧核糖存在于DNA中，β-D-核糖存在于RNA中。碱基杂环中的碳原子编号以1，2，3，……表示，糖环上的碳原子则以1′，2′，3′，……表示。

（三）核苷和核苷酸

碱基与戊糖通过β-N-糖苷键缩合形成核苷。嘌呤类核苷是由嘌呤环上的N-9与戊糖的C-1′连接，嘧啶类核苷是由嘧啶环上的N-1与戊糖的C-1′相连。由于构成核苷酸的戊糖有2种，因此核苷分为核糖核苷及脱氧核糖核苷。

核苷的戊糖羟基与磷酸之间脱水以酯键相连，即形成核苷酸。在对核苷及核苷酸命名时，须先冠以碱基的名称，如腺嘌呤核苷（简称腺苷）、胞嘧啶核苷一磷酸（简称胞苷酸）、尿嘧啶核苷二磷酸（简称尿苷二磷酸）等。如为脱氧核苷或脱氧核苷酸，则在相应的核苷或核苷酸前面加上“脱氧”，在缩写名词前加上d字符。

（四）核酸的连接方式

几个或十几个核苷酸连接起来的分子称为寡核苷酸（oligonucleotide），更多的核苷酸连接形成的聚合物就是核酸。不同核酸中核苷酸的数量相差很大，DNA分子中核苷酸的数量可高达上千万，而某些RNA分子只含有数十个核苷酸。无论核苷酸的数量多少，DNA和RNA都是通过核苷酸间的3′，5′-磷酸二酯键连接而成，即前一个核苷酸的C3′-OH与下一个核苷酸的C5′位磷酸之间脱水形成酯键。

核苷酸的连接具有严格的方向性。通过3′，5′-磷酸二酯键连接形成的核酸是一个没有分支的线性分子，它们的2个末端分别为5′末端（游离磷酸基）和3′末端（游离羟基）。因此，在书写时，方向应该是

$5' \rightarrow 3'$。

（五）核酸的理化性质

1. 核酸的一般性质 核酸具有较强的酸性，在酸性条件下比较稳定，而在碱性条件下容易降解，在水溶液中表现出极高的黏性。核酸是大分子，已知最小的核酸分子如tRNA，其分子量也在20 000以上。DNA分子的长度与直径之比达10^7，极易在机械力的作用下发生断裂。RNA分子远小于DNA，黏度也比较小。但由于RNA酶的广泛存在，在提取RNA时极易发生降解。

溶液中的核酸分子在引力场中可以下沉，这是核酸的沉降特性。不同构象的核酸（线形、开环、闭环、超螺旋结构）在超速离心机的强大引力场中，沉降的速率存在很大的差异，因此可用超速离心法纯化核酸，分离不同构象的核酸，或测定核酸的沉降系数和分子量。

2. 核酸的紫外吸收 嘌呤和嘧啶碱基具有共轭双键，这使核苷、核苷酸及核酸可以吸收紫外光，最大吸收峰位于波长260nm附近，因此经常用A_{260}（在260nm处的吸光度）表示核酸的浓度，又称为OD_{260}值。一个OD_{260}值所含的核酸量对单链DNA、双链DNA、寡核苷酸以及RNA均有所不同，一个OD_{260}值包含50μg双链DNA或40μg RNA或33μg单链DNA。

3. 核酸的变性与复性 核酸的变性（denaturation）是指核酸的互补碱基之间的氢键断裂。发生变性时，DNA双螺旋解体，变成两条单链；而RNA分子内部形成的局部双链也被破坏，使RNA失去原有的空间结构。温度升高、溶液盐浓度变化和酸碱度改变，都可使核酸发生变性，实验室中最常用的是加热。伴随着DNA分子的热变性，A_{260}增高，黏度降低，浮力密度升高，酸碱滴定曲线改变，同时失去生物活性，这种现象称为DNA增色效应（hyperchromic effect）。如果在加热DNA的过程中，以温度为横坐标，测得A_{260}为纵坐标作图，所得到的曲线称为DNA解链曲线。通常将A_{260}达到最大值一半时的温度称为DNA熔解温度（melting temperature），以Tm表示。在Tm时，DNA分子内50%双螺旋结构解体。DNA Tm值的大小与其碱基构成及介质中的离子强度有关。G+C比例越高，Tm值越大，因为G≡C配对形成3个氢键，而A=T配对只有2个氢键；介质中的离子强度越高，Tm值也越大。

变性DNA在适当条件下，2条互补单链重新缔合，这个过程称为复性（renaturation）。热变性的DNA在缓慢冷却时可以复性，这一过程也称为退火（annealing）。DNA片段越大，复性越慢；DNA浓度越大，复性越快。若将热变性的DNA骤然冷却，DNA不能复性。这一特性被用来保持变性DNA的单链状态。若不同来源的变性DNA单链之间在某些区域有碱基互补的序列，复性会形成双链，该过程称为核酸分子杂交（hybridization）。这种现象也会发生在碱基序列互补的单链DNA与RNA分子之间。利用核酸变性与复性的特性，DNA-DNA、DNA-RNA之间的分子杂交在分子生物学和分子遗传学研究中的应用十分广泛，已成为生命科学研究不可缺少的技术之一，也是分子诊断最常用的基本技术。

4. 核酸的催化性质 生物体内各种化学反应几乎都是在生物催化剂的催化作用下进行的，普遍认为生物催化剂的主要成分是蛋白质。随着分子遗传学的发展，发现DNA和RNA也具有催化性质。

（1）核酶 核酶（ribozyme）是指一类具有催化作用的RNA，催化反应主要包括磷酸二酯键的断裂及连接，绝大部分涉及RNA的加工和成熟，功能主要包括：①内含子的自我剪接；②自体和异体催化的剪切；③催化肽键形成。

核酶的发现和深入研究极大地改变了生命起源和进化的概念，拓展了酶学研究的范围。第一，RNA作为可携带遗传信息的催化剂，预言了一个存在于生物进化初期的RNA世界：即最早的生物完全是由RNA构成的，DNA及蛋白质的出现晚于RNA。第二，核酶的发现对传统酶学提出了挑战，极大地丰富了酶学的研究内容。第三，许多作为人类病原体的RNA病毒，遗传信息贮存在具有催化活性的RNA中，这为RNA药物的研制提供了新的靶点和策略。第四，通过人工设计核酶，将目的核酸分子切成特异的片段，通过破坏RNA病毒、某些致病基因或癌基因，达到治愈疾病的目的。

（2）脱氧核酶　具有特定生物催化功能的DNA分子称为脱氧核酶（deoxyribozyme）或酶性DNA（DNA enzyme，DNAzyme）。多种脱氧核酶的合成是生命科学史上又一个重要的里程碑，充分说明DNA并不只是性质不活泼的遗传信息载体。脱氧核酶的功能主要包括：①剪切RNA和DNA分子；②催化核酸分子磷酸化；③连接DNA分子：在ATP的参与下，催化两个不同的DNA分子通过3′，5′-磷酸二酯键连接起来；④催化卟啉与金属离子结合。

脱氧核酶的发现，对研究生命起源具有重大意义。由于DNA的复制能力与稳定性均大于RNA，因而对研究最早起源的生命物质是DNA还是RNA提出了新的课题。此外，脱氧核酶的发现是人们继认识蛋白质和RNA之后，对酶化学本质认识的第三次飞跃。与核酶一样，脱氧核酶的重要意义在于利用它们可以破坏核酸分子的性质，达到抗病毒、治疗肿瘤及遗传性疾病的目的。

二、DNA分子结构和功能

1944年，Oswald Avery等利用从致病肺炎球菌中提取的纯化DNA转移到另一种非致病性肺炎球菌中，使后者的遗传性状发生改变，成为一种致病菌，从而证明了DNA是遗传物质，但当时这一结论仍受到质疑。直到1952年，Hershey-Chase噬菌体侵染实验的发表才使人们完全信服，Hershey也因此荣获了1969年诺贝尔生理学或医学奖。

（一）DNA一级结构

不同的核苷酸在DNA长链上的排列顺序称为DNA一级结构。组成DNA分子的脱氧核糖核苷酸主要有4种，即脱氧腺苷酸（dAMP）、脱氧鸟苷酸（dGMP）、脱氧胞苷酸（dCMP）和脱氧胸苷酸（dTMP），这4种脱氧核糖核苷酸的排列顺序，或者4种碱基顺序即为DNA一级结构。遗传信息就是以碱基排列顺序的方式蕴藏在DNA分子中的。组成DNA的脱氧核糖核苷酸虽然只有4种，但各种核苷酸的数量、比例和排列顺序不同，而且DNA分子中核苷酸数目巨大，可以形成各种特异性的DNA片段，从而造就了自然界丰富多彩的物种及个体之间的千差万别。

在真核生物中存在大量重复序列，即在整个基因组中有许多重复出现的核苷酸序列，重复序列长短不一，短的仅含2个核苷酸，长的多达数百乃至上千。重复频率也不尽相同。高度重复序列重复频率可达10^6次，包括卫星DNA（散在于基因组中的一些小片段的重复序列）、反向重复（inverted repeat）序列（也称回纹结构）和较复杂的重复单位组成的重复序列。中度重复序列重复频率为$10^3\sim10^4$次，一些编码区序列如rRNA基因、tRNA基因、组蛋白基因等都属于这类重复序列。单拷贝或低度重复序列，指在整个基因组中只出现一次或几次的核苷酸序列，包括编码蛋白质的结构基因以及基因的间隔序列。有些重复序列是成簇存在于DNA某些部位，如染色体着丝粒或异染色质等，也有些是分散于各个基因的外侧区。重复序列有种属特异性和个体差异性，基因组越大，重复序列越多。

（二）DNA二级结构

20世纪40年代末50年代初，美国生物化学家Erwin Chargaff采用层析和紫外吸收分析等方法研究了DNA成分，发现不同来源的DNA分子中，嘌呤类核苷酸和嘧啶类核苷酸的总数总是相等，腺苷酸（A）数目总是等于胸腺苷酸（T）数目；鸟苷酸（G）数目等于胞苷酸（C）数目，即A＝T，G≡C；A+G＝T+C。这就是著名的“Chargaff规则”。

1. DNA双螺旋结构　20世纪50年代初，英国物理学家Maurice Wilkins等用X射线衍射技术研究DNA分子结构，发现DNA是一种螺旋结构。1951年，英国女物理学家Rosalind Franklin拍到了一张十分清晰的DNA X射线衍射照片。1953年，James Watson和Francis Crick提出了DNA双螺旋（double helix）结构模型。

DNA分子由2条反向平行的脱氧核糖核苷酸链组成。在DNA双链中，亲水的脱氧核糖-磷酸位于螺旋的外侧，彼此通过3′，5′-磷酸二酯键连接，形成DNA分子骨架；碱基位于双螺旋内侧，每个碱基均与对应链上的碱基处于同一平面，并以氢键结合。在4种碱基中，腺嘌呤（A）和胸腺嘧啶（T）配对，形成2个氢键；鸟嘌呤（G）和胞嘧啶（C）配对，形成3个氢键。这种严格的碱基配对方式称为“碱基互补原则”。所以，DNA分子2条链的碱基序列是互补的。碱基平面与双螺旋的长轴垂直，糖环的平面则与长轴平行。

DNA是右手螺旋结构，螺旋直径为2nm，螺距为3.4nm，螺旋每旋转1周包含10对碱基，每个碱基平面之间的距离为0.34nm。双螺旋结构上存在着2条凹沟，与脱氧核糖-磷酸骨架平行。较深的沟称为大沟（major groove），较浅的沟称为小沟（minor groove）。这些沟状结构与蛋白质和DNA的识别及结合有关，通过这样的相互作用，实现对基因表达的调控。

DNA双螺旋结构在生理状态下很稳定，DNA 2条链间互补碱基的氢键维持双螺旋结构的横向稳定性，纵向则靠碱基平面间的疏水性碱基堆积力来维系，其中碱基堆积力是维持DNA分子稳定性的主要因素。

2. DNA螺旋结构的多型性 DNA结构存在多型性。James Watson和Francis Crick描绘的双螺旋结构实际上是B-DNA。B-DNA是DNA在生理条件（低浓度盐溶液）下最稳定的结构，如果改变溶液的离子强度或相对湿度，DNA螺旋结构会发生变化。现已知的构象有A、B、C、D、E、T和Z共7类，最常见的是A、B和Z。在相对湿度低于75%时，DNA分子结构为A型。A-DNA螺旋宽而短，每个螺旋含11个碱基对，并且碱基对不垂直于双螺旋轴。1979年，Alexander Rich等发现了左手螺旋。他们在研究人工合成的CGCGCG片段的晶体结构时，意外地发现脱氧核糖-磷酸骨架在螺旋中呈锯齿形，呈左手螺旋，每个螺旋含12对碱基，且只有一条沟，将其命名为Z-DNA，其功能与基因的表达调控有关。

3. 其他类型的DNA二级结构 双螺旋结构是DNA最常见的二级结构形式，DNA也可形成不同于双螺旋的其他结构。

（1）三链DNA 三链DNA也称为三股螺旋DNA，3条寡核苷酸彼此缠绕形成一个三螺旋，通过Hoogsteen氢键稳定。3条链整段均为同型嘌呤或同型嘧啶。根据三链的组成和相对位置分为2种基本类型：①嘌呤-嘌呤-嘧啶型（Pu-Pu-Py型，Pu代表嘌呤，Py代表嘧啶），在碱性介质中稳定；②嘧啶-嘌呤-嘧啶型（Py-Pu-Py型），在偏酸性介质中稳定，其中2条链为正常双螺旋，第3条嘧啶链位于双螺旋的大沟中，它与Pu链的方向一致，并随双螺旋结构一起旋转。三链DNA多聚嘌呤核苷酸和多聚嘧啶核苷酸序列，有的位于调控区，有的位于DNA复制的起点或终点，有的则位于染色体重组位点，提示它们可能与基因的表达调控、DNA的复制和染色体的重组有关。

（2）四链DNA 四链DNA是富含鸟嘌呤序列的4条DNA链形成的一种特殊DNA结构，已发现2种类型：重复的鸟嘌呤序列所形成的结构和4条独立的平行链组成的结构。端粒的单链富含G的3′突出端能形成鸟嘌呤四联体（G quartet），又称为G-四联体螺旋（G quadruplex）。四联体可一个个堆叠，位于轴向的单价阳离子有利于堆叠的稳定。四链DNA的生物学功能可能与端粒DNA的复制有关。

（3）十字形结构 十字形结构的分子基础是DNA分子中存在翻转重复序列。此时，不仅2条链互补，单链中的翻转重复区也可以互相配对形成双链分子。DNA变性后或因其他原因引起DNA分子2条链分开，再复性时翻转重复区的DNA可以自我配对，形成突出于双链之外的发夹结构（hairpin structure），2个并列的发夹形成十字形结构。与DNA双螺旋结构相比，十字形结构中氢键形成减少，而且失去了双螺旋DNA碱基堆积力的相互作用，因而稳定性不如双螺旋DNA。十字形结构可能在基因表达调控中有作用，但其确切的生物学功能有待研究。

（三）DNA的高级结构

DNA双螺旋进一步盘曲形成更加复杂的结构称为DNA的三级结构，即超螺旋结构（supercoil）。超螺旋的形成如果是由双螺旋绕数减少引起的就称为负超螺旋，反之称为正超螺旋。生物体的闭环DNA都以超螺旋形式存在，如细菌质粒、一些病毒、线粒体的DNA等。线性DNA分子或环状DNA分子中有一条链有缺口时均不能形成超螺旋结构。真核生物染色体（chromosome）DNA成线性，其三级结构是DNA双链进一步盘绕在以组蛋白（H2A、H2B、H3、H4分子）为核心结构的表面，构成核小体（nucleosome）。由于核小体的形成，DNA分子的长度被压缩6/7左右。在此基础上，许多核小体连接成串珠状，经过反复盘旋折叠最后形成染色单体（chromatid）。染色质纤维经过几次卷曲折叠后，DNA形成复杂的多层次超螺旋结构，将长度超过细胞核直径10 000倍的DNA分子容纳于其中。

超螺旋的生物学意义：①超螺旋DNA比松弛型DNA更紧密，使DNA分子体积变得更小，对其在细胞的包装过程更为有利；②超螺旋能影响双螺旋的解链程序，因而影响DNA分子与其他分子（如酶、蛋白质）之间的相互作用。

三、RNA的分子结构和功能

自然界中存在3类基本的RNA：信使RNA（mRNA）、转运RNA（tRNA）和核糖体RNA（rRNA）。在真核生物中，还含有另外一些非mRNA的小RNA。

（一）信使RNA（mRNA）

信使RNA将存在于细胞核内基因的遗传信息转移到细胞质中，是蛋白质合成的直接模板。mRNA分子大小和种类各不相同，主要由转录mRNA模板基因决定。mRNA的半衰期短，从几分钟至数小时不等。

真核生物mRNA并不是细胞核内DNA转录的直接产物，它的前身称为不均一核RNA（heterogenous nuclear RNA，hnRNA）。hnRNA分子比mRNA要大得多，在核内经过一系列的剪接、修饰和加工，成为成熟的mRNA并转移到细胞质中。成熟的mRNA由翻译区和非翻译区构成，具有独特的结构特征：

（1）mRNA帽子结构　绝大多数真核生物mRNA在5′端有1个含有7–甲基鸟苷的特殊结构^{7m}G–5′ppp5′–N^{m}–3′–P，称为帽子结构。帽子结构与蛋白质合成的正确起始有关，能被核糖体识别并结合，有利于mRNA最初翻译的准确性，同时可以增强mRNA的稳定性，防止被5′–磷酸外切酶降解。

（2）mRNA多聚A尾巴（poly A tail）　大多数真核生物mRNA 3′端有一段长为20～250个核苷酸的多聚腺苷酸，称为多聚A尾巴（poly A tail）。它是在转录后经多聚腺苷酸聚合酶的催化作用添加上去的，并随着mRNA存在时间的延续而逐渐变短。多聚腺苷酸的功能还未完全了解，可能与mRNA从细胞核向细胞质的转移有关，防止mRNA被3′–核酸外切酶降解，维持其在细胞内的稳定性。

（二）转运RNA（tRNA）

转运RNA占RNA总量的10%～15%，是分子量最小的一类核酸，由74～95个核苷酸构成。tRNA的功能是转运氨基酸，按照mRNA上的遗传信息将特定氨基酸运到核糖体进行蛋白质的合成。细胞内tRNA种类很多，对于蛋白质合成所需的20种氨基酸，都至少有一种tRNA与其相对应。虽然各种tRNA核苷酸顺序不尽相同，但它们具有以下一些共同特征：

（1）tRNA分子中含有10%～20%稀有碱基，包括双氢尿嘧啶（DHU）、假尿嘧啶（ψ，pseudouridine）和甲基化嘌呤（^{m}A，^{m}G）。这些稀有碱基多分布在tRNA分子的非配对区，影响tRNA结构和稳定性，对tRNA功能的发挥并不是必需的。

（2）tRNA分子的一级结构中存在一些能局部互补配对的核苷酸序列，形成局部双链，使tRNA二级结构呈三叶草形（cloverleaf）。局部配对的双链构成叶柄，中间不能配对的区域部分则膨出形成环状，好像三叶草的3片小叶。三叶草形结构由DHU环、反密码环、额外环、Tψ环和氨基酸臂5个部分组成。DHU环和Tψ环是根据其含有的稀有碱基而命名。反密码环中间的3个碱基称为反密码子（anticodon），可识别mRNA上相应的三联体密码并与之互补配对。

（3）tRNA三级结构呈倒“L”形。在倒“L”形结构中，氨基酸臂和Tψ臂组成一个双螺旋，DHU臂和反密码子臂形成另一个近似联系的双螺旋，这两个双螺旋构成倒“L”的形状。连接氨基酸的3′端远离与mRNA配对的反密码子，这个结构特点与它们在蛋白质合成中的作用相关。

（三）核糖体RNA（rRNA）

核糖体RNA是细胞内含量最多的RNA，占RNA总量的75%～80%。rRNA与蛋白质共同构成核糖体或称为核蛋白体（ribosome），是细胞内蛋白质生物合成的场所。原核生物与真核生物的核糖体均由大亚基和小亚基构成，平时两个亚基分别游离存在于细胞质中，在进行蛋白质合成时聚合成为核糖体，蛋白质合成结束后又重新解聚。

真核生物核糖体的沉降速度为80S（S：Svedberg unit，反映大分子物质在超速离心时沉降速度的一个单位，可间接反映分子量的大小），由40S小亚基和60S大亚基构成，小亚基由18S rRNA和30多种蛋白质构成，5S、5.8S和28S 3种rRNA加上50余种蛋白质构成大亚基。

rRNA一级结构典型特征就是甲基化残基的存在，主要修饰位点在β-D-核糖的C2′-OH，分子内部局部碱基互补，形成许多"茎-环"结构，为核糖体蛋白的结合与组装提供结构基础。rRNA的功能还未完全清楚，但它们对于核糖体的组装是必需的，并参与mRNA与核糖体的结合及多肽链的合成过程。rRNA还具有催化活性，可加快肽键的形成。

（四）其他小RNA分子及RNA组学

真核生物中还存在着许多其他种类的小RNA分子，统称为非mRNA小RNA分子（small non-messenger RNA，snmRNAs）。随着snmRNAs研究取得新的突破性进展，2000年形成了RNA组学（RNomics）的概念，主要任务是对细胞中全部RNA分子的结构与功能进行系统研究，从整体水平阐明RNA的生物学意义。

RNA的功能及调控是当前基因分子生物学研究最活跃的前沿之一，一大批非编码RNA基因的发现及其功能的阐明，提示了RNA在遗传信息的表达和调控中所起的重要作用。RNA干扰（RNA interference）的发现使得人们对RNA调控基因表达的功能有了新的认识，成为简化/替代基因敲除的有力工具。microRNA存在的广泛性和多样性，使人们意识到小分子RNA可能以一种独特的方式参与人类生命活动的调控，与人类疾病的发生、发展和预后有着某种必然的联系。

传统的观念认为：DNA携带遗传信息，蛋白质是生物功能分子，而RNA传递遗传信息功能。RNA领域的新发现，使人们意识到RNA的生物功能远非"传递遗传信息"那么简单。近年来的研究结果主要体现在以下几个方面：①RNA控制着蛋白质的合成；②RNA具有运动功能；③RNA具有调控功能；④RNA调控遗传信息；⑤RNA修饰；⑥RNA携带遗传信息；⑦RNA与疾病的关系；⑧基因组研究中的"垃圾"可能是RNA基因。

第二节　基因的转录、翻译及调控

19世纪，基因这一概念被提出。直到20世纪40年代以后，基因的化学本质和功能才真正被了解。基因作为分子生物学研究领域的主要内容之一，将生物化学、遗传学、细胞生物学等多学科融合在一起，成为人们揭示生命奥秘的重要环节。

一、基因的结构

（一）不同生物基因基本结构

病毒、原核生物和真核生物基因组的结构有所不同。病毒基因组最小，但结构严密高效，能在宿主细胞内复制和繁殖。传统的病毒基因组主要结构类型有：双链DNA、单链DNA、双链RNA和单链RNA。有些病毒mRNA具有5′端帽子和3′端poly（A）尾结构，如果病毒基因组的一段DNA序列有2个及以上的ORF，就可以编码2种或2种以上的多肽链。

原核生物基因组一般较小，由一条环状双链DNA组成，具有操纵子结构，除18S、28S、5S rRNA及tRNA基因外，均为单拷贝基因，基因组中几乎没有重复序列，没有内含子。

真核生物分为细胞核基因组和细胞器基因组，细胞核基因组以线状DNA分子形式存在于染色体中，大多数真核生物基因为断裂基因，有内含子、外显子和大量的重复序列结构。

（二）真核生物基因特性

1. **基因大小** 基因由外显子、内含子和侧翼序列组成。编码序列称为外显子（exon），外显子是基因中对应于信使RNA序列的区域；相邻外显子之间不编码的间隔序列称为内含子（intron），内含子是从信使RNA中消失的区域。基因的大小主要取决于内含子的有无、大小和数量。通常第1个内含子总是很短，第2个内含子要长得多，但不同物种之间具体的长度有所不同，外显子的长度却基本一致。

2. **基因割裂** 形成断裂样的基因排列形式，即基因的割裂（gene split）现象，包括编码蛋白质的核基因、编码rRNA的核基因和编码tRNA的核基因。内含子在数量和大小上都有很大的不同，但外显子在基因中的排列顺序和它在成熟mRNA产物中的排列顺序是相同的；组织中都具有相同的内含子成分；内含子通常都含有无义密码子（nonsense codon）。在内含子上发生的突变一般不会影响蛋白质的结构，所以其突变往往对生物体是没有影响的。但也有例外，如一些发生在内含子上的突变可通过抑制外显子的相互剪接阻止mRNA的产生。

3. **基因重叠** 某些情况下基因与蛋白质间的对应关系并非永远不变，从同一段DNA序列上可得到不同的mRNA产物以编码多种蛋白质。在一些病毒或线粒体基因中，2个邻近的基因以一种巧妙的方式发生重叠，并以不同的可读框被阅读表达，阅此一段相同的DNA序列可以编码2个非同源蛋白质。重叠的距离通常相对较短，所以大部分序列对应的蛋白质仍然有独特的编码功能。

二、基因转录和翻译

在同一机体的各种细胞均含有相同的遗传信息，但它们并非同时表达，而是根据体内外环境的变化，选择性、程序性、适度规律地表达。有些基因在生命过程中是必需的，在所有细胞中持续表达；有些基因需在特定环境信号刺激下表达或增强，有些则关闭或下调。真核生物基因的表达主要包括转录和翻译2个基本过程，而转录和翻译2个过程的发生是不同的。

（一）转录起始

真核生物RNA聚合酶有3种类型，各自催化合成不同的RNA，所催化的转录起始和终止阶段各有特点。RNA聚合酶Ⅰ、RNA聚合酶Ⅱ、RNA聚合酶Ⅲ识别的启动子分别称为Ⅰ类、Ⅱ类、Ⅲ类启动子。RNA聚合酶Ⅰ、RNA聚合酶Ⅱ、RNA聚合酶Ⅲ都不能直接与各自的启动子结合，而要依赖于称为转录因子的蛋白质的帮助才能与启动子结合，启动转录。转录因子有2大类：通用转录因子（general transcription factors）和基因特异性转录因子（gene specific transcription factors）。通用转录因子的作用是将RNA聚合酶与启动子结合，形成转录起始复合物，这是转录起始的基本机制。基因特异性转录因子（亦称为反式作用因子）的作用是对特异基因的表达进行精细调控。

RNA聚合酶Ⅰ、RNA聚合酶Ⅱ、RNA聚合酶Ⅲ的转录起始过程各不相同，所需转录因子也不一样。转录因子是按照其辅助的RNA聚合酶分类的，如RNA聚合酶Ⅱ的转录因子称为TFⅡA、TFⅡB……，RNA聚合酶Ⅲ的转录因子称为TFⅢA、TFⅢB……。通用转录因子与RNA聚合酶和DNA结合形成前起始复合物（preinitiation complex），转录因子和聚合酶与DNA链紧密结合，在转录起始位点部分解开DNA双链，形成开放的起始复合物。只要有核苷酸存在，这种复合物就可以起始转录。

（二）RNA延伸

当转录起始复合物形成后，RNA聚合酶即开始依据碱基配对关系，按模板链的碱基序列，从5′→3′方向逐个加入核糖核苷酸。

（三）转录终止

RNA聚合酶Ⅰ转录出rRNA前体3′末端后，继续向下游转录超过1 000个碱基，此处有一个18bp的终止序列，在辅因子的辅助下转录终止。内切核酸酶再切割产生rRNA前体的3′末端。RNA聚合酶Ⅱ的转录没有明确的终止信号，转录通过结构基因的结尾部分后，RNA聚合酶Ⅱ继续向下游转录几千个碱基，没有固定的终止部位。RNA聚合酶Ⅲ转录模板的下游存在一个终止子，该终止子是位于GC丰富序列之中的TTTT（位于信息链上）。RNA聚合酶Ⅲ有内源性的转录终止功能，能识别终止子，使转录终止。终止位点一般在第2个T，但也可能在第3个或第4个T。

（四）转录产物加工

真核生物RNA在转录后都需要进行加工，成为成熟的RNA，然后才能发挥各自的功能。不同RNA的加工方式不同。

1. mRNA前体加工 真核生物mRNA的加工包括5′端加帽、3′端加poly（A）尾、剪接以及编辑等。

（1）5′端帽子结构形成 mRNA前体的5′端为pppNp-，RNA链开始合成后不久，经磷酸酶催化水解，释放出Pi，5′端成为ppNp-，然后在鸟苷酸转移酶催化下，与一分子三磷酸鸟苷酸反应，末端成为GpppNp-，加上去的鸟苷酸与原5′末端的核苷酸不是以3′，5′-磷酸二酯键连接，而是通过5′磷酸基团相连，因此，加帽后的5′端，也是3′-OH和2′-OH。mRNA前体的5′端加上鸟苷酸后，在甲基转移酶催化下，由腺苷蛋氨酸（SAM）供给甲基，在鸟嘌呤的N-7上甲基化，成为m^7GpppmNp-，这就是mRNA5′末端的帽子结构，称为O型帽子结构。连于鸟苷酸的第1个或第2个核苷酸的2′-OH也可以被甲基化，连于鸟苷酸的第1个核苷酸2′-OH被甲基化，称为Ⅰ型帽子结构。若第1个核苷酸和第2个核苷酸的2′-OH都被甲基化，则称为Ⅱ型帽子结构。

（2）3′端多聚腺苷酸加入 mRNA3′端的多聚腺苷酸（poly A）尾巴是转录后加上去的，在模板链上没有相应的poly T序列。mRNA 3′端加poly（A）尾的反应是在细胞核内完成的。

当转录中的mRNA前体出现加尾信号（AAUAAA及其下游的GU丰富区或U丰富区）时，即可被几个蛋白因子识别并结合。哺乳动物mRNA在加尾信号部位的断裂需要几个蛋白质的作用，其中一个同时也是加poly（A）尾所必需的，该蛋白称为断裂与多聚腺苷酸化特异性因子，识别并结合AAUAAA信号。另外一个因子也参加识别多聚腺苷酸化位点，称为断裂刺激因子（cleavage stimulation factor,CStF），CStF结合于GU丰富区。

当上述几种因子结合于mRNA后，即可在AAUAAA下游10～30个核苷酸处将mRNA切断，poly（A）聚合酶随即以ATP为底物，在mRNA的3′末端催化合成poly（A）。加A过程分为2个阶段：第一阶段是起始阶段，在mRNA 3′端缓慢加上至少10个A，此阶段依赖于AAUAAA和CPSP；第二阶段是延长阶段，不依赖AAUAAA，而依赖于第一阶段加oligo（A），当oligo（A）形成后，poly（A）-结合蛋白Ⅱ［poly（A）-binding protein Ⅱ，PAB Ⅱ］与之结合，促进poly（A）聚合酶的加A反应。第二阶段的反应很快，在mRNA的3′端加上200多个A。一般真核生物在胞质中出现mRNA的poly（A）长度在100～200个核苷酸之间，但组蛋白基因的转录产物，无论是初级或成熟的都没有poly（A）尾。

（3）mRNA前体剪接　真核生物的结构基因转录时，内含子和外显子一同被转录，形成前体RNA，前体RNA需要经过剪接（splicing）加工，除去内含子序列，并将外显子序列连接成为成熟的有功能的mRNA分子。内含子都是以GU开始，以AG结束，整个分子中含有3个保守序列：①内含子5′端起始序列：由GUAAGU组成，称为"5′端剪接点"；②内含子3′端末尾序列：由（Py）nNPyAG组成，Py指嘧啶，n大约为10，N为任意碱基，称为"3′端剪接点"；③在3′端上游18～40个核苷酸处也有10个保守的A，称为"分支点"，在酵母细胞是由UACUAAC组成，保守性极强，哺乳动物分支点序列保守性较差。

（4）化学修饰　真核生物mRNA，除在5′端帽子结构中有1～3个甲基化核苷酸外，分子内部尚含有1～2个m^6A；它们都是在mRNA前体的剪接之前，由特异甲基化酶催化修饰后产生的。

（5）RNA编辑　RNA编辑（RNA editing）是通过对mRNA的加工，使遗传信息在mRNA水平上发生改变。一些基因的编码序列与mRNA的相应序列有差异，转录产物上需插入、删除或取代一些核苷酸才能生成有翻译功能的mRNA分子。

2. tRNA前体加工　真核生物多数tRNA前体分子含有内含子，也需通过剪接作用才能变成成熟tRNA。tRNA前体的加工也颇为复杂，包括剪接去除内含子、剪切5′端先导序列、添加或修复3′端CCA以及碱基的化学修饰等。

（1）tRNA前体剪接　tRNA前体的剪接作用与mRNA不同，是在2种不同酶的作用下完成的，即先由内切核酸酶催化进行剪切反应，再由连接酶将外显子连接起来。连接酶催化的连接反应也要消耗ATP。除了剪接反应外，真核细胞tRNA前体也存在剪切加工。

（2）添加或修复3′端CCA序列　真核细胞tRNA前体在tRNA核苷酰基转移酶催化下，将3′端除去2个U后，换上tRNA分子中统一的-CCA-OH末端，形成柄部结构。

（3）化学修饰　真核生物tRNA前体的加工也存在着化学修饰反应，如通过甲基化反应使某些嘌呤生成甲基嘌呤；通过还原反应使某些尿嘧啶还原为双氢尿嘧啶（DHU）；通过核苷内的转位反应使尿嘧啶转变为假尿嘧啶核苷等。

3. rRNA前体加工　rRNA前体的加工主要是前体的剪接和化学修饰。

（1）rRNA前体剪接　在哺乳动物基因组中，28S、18S和5.8S rRNA基因串联在一起形成一个重复单位，每个重复单位之间的间隔DNA序列称为非转录间隔序列，而一个重复单位内的3个基因之间的间隔序列则是与基因一起转录的，称为转录的间隔序列，这些序列是在转录后加工过程中被切除。

（2）化学修饰　rRNA前体加工的另一种重要形式是化学修饰，主要是甲基化反应，发生在核糖的2′-OH。甲基化的位置在脊椎动物中是高度保守的。此外，rRNA前体中的一些尿嘧啶核苷酸通过异构作用可转变为假尿嘧啶。

（五）RNA跨核膜运输

真核细胞mRNA的合成及加工均在细胞核内进行，当这些过程结束后，mRNA被运输到细胞浆，核糖体才能利用mRNA翻译出蛋白质。真核生物mRNA前体在细胞核内合成，合成后经加工成紧密的二级结构，并与多种蛋白质结合成核蛋白颗粒，然后从细胞核转入胞浆，参加蛋白质合成过程。rRNA前体在核仁中合成并被加工为成熟rRNA，这些成熟rRNA与核糖体蛋白形成核糖体，再运到胞质。tRNA在核内加工成熟后，折叠成特定的空间结构，通过核膜的主动运输过程输送到细胞浆中。

（六）翻译

翻译过程是在细胞浆中进行的，核糖体是蛋白质合成的场所，mRNA是翻译的模板，翻译的起始阶段需要多种起始因子的辅助作用，起始因子以eIF表示。所有的真核细胞的mRNA都是单顺反子。起始tRNA（$tRNA_i^{Met}$）结合的是蛋氨酸，两者结合形成Met-$tRNA_i^{Met}$。

1. **翻译起始阶段**

（1）起始复合物形成　eIF-2是一种GTP结合蛋白，GTP与eIF-2结合后，增高了与Met-$tRNA_i^{Met}$的亲和力，促使两者结合。这种三元复合物可直接与核糖体40S亚基结合，形成起始复合物前体（40S-Met-$tRNA_i^{Met}$），这种结合并不需要mRNA的存在。事实上，只有形成上述复合物后，40S亚基才能与mRNA结合。

（2）起始复合物前体与mRNA结合形成起始复合物　核糖体40S亚基与Met-$tRNA_i^{Met}$结合后，再与mRNA结合形成起始复合物（40S-mRNA-Met-$tRNA_i^{Met}$）。在真核生物mRNA中没有SD或与其相应的序列，mRNA与18S rRNA的序列之间没有明显的碱基配对关系。

（3）40S亚基-Met-$tRNA_i^{Met}$复合物沿mRNA扫描　有些mRNA中，AUG与mRNA的5′末端的距离在40个碱基之内，核糖体与帽子部位结合时，其结合mRNA的区段即已覆盖了AUG。但是，在许多mRNA中，帽子和AUG距离较远，最多可相距1 000个碱基。在这些mRNA的翻译起始过程中，起始复合物形成之后，40S亚基-Met-$tRNA_i^{Met}$复合物即沿mRNA向3′端方向滑动扫描。

（4）40S亚基-Met-$tRNA_i^{Met}$复合物识别起始密码子　起始密码子通常是（但并不一定总是）第1个AUG。三联密码子AUG本身并不足以使核糖体的移动停止，只有当其上、下游具有合适的序列时，AUG才能作为起始密码子被正确识别。最适序列为GCC（A/G）CCAUGG，在AUG上游第3个嘌呤（A或G）碱基和紧跟AUG之后的G是最为重要的。

2. **延长阶段**　翻译的起始阶段结束后，核糖体以mRNA为模板合成蛋白质，进入肽链的延伸阶段；氨基酸被活化、运输到核糖体，在延长因子Eef-1α的协助下，核糖体按照mRNA上密码子的顺序将特定的氨基酸逐个进行连接，包括进位、转肽和移位3个步骤，是一个反复循环的过程。每经过一次进位和转肽反应，肽链中增加一个氨基酸残基。转肽后紧接着的核糖体移位和tRNA脱落，又为下一次进位和转肽做好准备。如此重复进行，肽链不断延长。

3. **终止阶段**　翻译的终止取决于2个关键因素：终止密码子和终止因子。终止因子又称为释放因子，其功能是识别mRNA上的终止密码子，终止肽链的合成并释放出肽链。真核生物只有一种释放因子（RF），此释放因子可识别3种密码子（UAA、UAG与UGA），并需要GTP。实际上细胞内合成蛋白质时，一条mRNA的多核苷酸链上结合的不止一个核糖体。

（七）翻译后加工

多数蛋白质肽链合成后，需要经过一定的加工或修饰，才能成为具有一定构象和功能的蛋白质。加工包括：肽链折叠、二硫键生成、亚基聚合、肽段水解切除以及某些氨基酸残基侧链基团的化学修饰等。

1. **新生肽链折叠**　新合成的多肽链经过折叠形成一定空间结构才能有生物学活性。肽链的折叠是在折叠酶或分子伴侣参与下完成。近年来研究最多的分子伴侣是热休克蛋白（heat shock protein，HSP）70与60。HSP70的C端具有非折叠肽链结合部位，能与非折叠肽链中的一个很短的疏水片段结合，使新生肽链不发生错误折叠或与其他蛋白质随机结合。HSP70的C端还具有ATP酶活性，释放新生肽链时伴有ATP水解反应。HSP60由14个分子量为60kDa的相同亚单位构成，可与HSP70释放的新生肽链结合，使其正确折叠。

2. **肽链内氨基酸共价修饰（covalent modification）**

（1）糖苷共价修饰　糖蛋白的前体自粗面内质网上的核糖体合成时，其新生肽链伸入内质网腔。粗面内质网中合成的寡糖链，在粗面内质网膜上糖苷转移酶催化下，通过膜脂磷酸长萜醇（dolichol）的介导，可将寡糖链转移给新生的多肽链。所以多肽链的糖苷化与肽链合成同时进行，糖链与天冬氨酰的N相连。新生的糖蛋白从粗面内质网腔经光滑内质网腔，运至高尔基复合体后，在高尔基复合体进一步改造。

（2）脂质共价修饰　某些蛋白质分子中含有共价相连的脂质，这些脂质也是在翻译后加上的。酰基转移酶可催化脂肪酸与肽链中的半胱氨酸巯基以硫酯键结合，而使新生蛋白质棕榈酰化。有的蛋白质也可以进行豆蔻酰化或异戊二烯酰化修饰。脂质共价修饰能影响蛋白质的生物功能，例如改善蛋白质的膜结合能力和（或）蛋白质-蛋白质相互作用等。

（3）其他共价修饰　只有20种氨基是由61种有意义的密码子编码并参与蛋白质的合成。但是某些蛋白质中含有另外一些氨基酸残基，如羟脯氨酸、羟赖氨酸，它们都是在肽链合成后由相应氨基酸残基侧链经羟化修饰形成的。另外，氨基酸残基侧链的共价修饰还包括某些氨基酸残基侧链的磷酸化、甲基化、乙酰化等。近年发现蛋白质分子中的某些被修饰氨基酸如硒代半胱氨酸，在翻译过程中直接参入，而并非为翻译后加工所形成。

3. 新生肽链水解修饰　某些分泌型蛋白质、膜蛋白和一些细胞器膜上的蛋白质（如清蛋白的轻链或催乳素）等在核糖体上合成后，其N端通常含有约15个疏水氨基酸组成的肽段，称为信号肽；内质网腔壁上有信号肽酶，可将信号肽段切下。信号肽段切下后，肽链本身继续增长，这样使无活性的酶原转变为有活性的酶，某些肽类激素、神经肽类及生长素等由无活性的前体转变为有活性的形式，都是经特异蛋白水解酶切除修饰的结果。细胞内通过氨基肽酶的作用，切除某些新生蛋白质的N-末端蛋氨酸残基或末端的一段肽链，也用于水解修饰。

4. 亚单位聚合　具有四级结构的蛋白质由2条以上肽链通过非共价键聚合形成寡聚体，才有生物活性。蛋白质的各个亚单位相互聚合时需要的信息蕴藏在肽链的氨基酸序列之中，这种聚合过程有一定的顺序，前一聚合步骤常可促进后一聚合步骤的进行。胞膜上的镶嵌蛋白、跨膜蛋白常是寡聚体。

三、基因转录调控

基因转录主要在核内进行，其调控可以发生在DNA水平、转录水平和转录后水平。DNA水平的调控主要包括DNA甲基化、组蛋白修饰和染色质基因重排等，即表观遗传学调控。本节主要介绍转录和转录后调控，也是基因表达调控中最重要的环节。

（一）转录起始调控

在基因转录起始阶段，通用转录因子可以协助RNA聚合酶与启动子结合，但其作用很弱，在反式作用因子（基因特异性转录因子）的协助下，RNA聚合酶能有效地形成转录起始复合物。反式作用因子处于有活性状态，并且与相应的顺式作用元件结合时，可以促进RNA聚合酶和通用转录因子与相应的启动子结合，形成转录起始复合物。

1. 反式作用因子活性调节

（1）表达式调节　反式作用因子合成出来就具有活性。这一类反式作用因子只是在需要时才合成，并通过蛋白水解迅速降解，不能积累。

（2）共价修饰　①磷酸化-去磷酸化，许多反式作用因子在合成以后可在细胞内持续存在较长时间。大多数是磷蛋白，其功能通过磷酸化、去磷酸化作用进行调节。②糖基化，糖基化也是反式作用因子活性调节的一种方式。细胞内的许多转录因子都是糖蛋白。其合成后的初级产物是无活性的，经糖基化的修饰就能转变成具有活性的糖蛋白。由于糖基化与磷酸化的位点都是在丝氨酸和苏氨酸残基的羟基上，故两种修饰可能是竞争性互相排斥的。

（3）配体结合　许多激素受体也是反式作用因子，本身对基因转录无调节作用。如激素进入细胞后，受体与激素结合，才能结合于DNA。

（4）蛋白质与蛋白质相互作用　蛋白质-蛋白质复合物的解离及形成，是许多细胞内活性调节的一种重要的形式。有些反式作用因子与另一蛋白形成复合物后，才具有调节活性。如c-myc蛋白，主要位于细胞核中，可与DNA结合。

2. 反式作用因子与顺式作用元件结合　反式作用因子被激活后，即可识别并结合上游启动子元件和增强子，对基因转录发挥调节作用。大部分反式作用因子在激活后与顺式作用元件结合，但也可能有一些反式作用因子是先结合DNA，被激活后才发挥调节功能。

3. 反式作用因子的作用 增强子通常与其所调控的基因相距较远，上游启动子元件也与RNA聚合酶结合位点有一定距离。反式作用因子与这些元件结合后如何影响到远距离RNA聚合酶结合位点，影响其转录起始的呢？目前提出的有以下几种作用模式：

（1）扭曲 反式作用因子与增强子结合后，可通过扭曲作用使DNA链发生拓扑学变化，DNA的构型发生改变后，更适合于通用转录因子以及RNA聚合酶结合。

（2）滑动 作为反式作用因子的蛋白质，先与特定的增强子结合，然后沿DNA滑动，直到接触与另一特异DNA序列结合的转录因子，发挥调节作用。

（3）成环 反式作用因子结合于增强子后，利用DNA的柔曲性，弯曲成环，使增强子区域与RNA聚合酶结合位点靠近，直接接触而发挥作用。

4. 中介因子在基因转录起始调控中的作用 有些反式作用因子并不能直接作用于通用转录因子或DNA，而是通过中介因子的作用控制基因转录的起始。如CREB结合蛋白（CREB-binding protein，CBP），可作为中介因子调节cAMP反应蛋白、组蛋白乙酰转移酶和丝裂原激活蛋白激酶等。

（二）转录后调控

1. 5′加帽和3′多聚腺苷酸 如前所述，真核基因转录生成的mRNA在转录后，即经过加帽反应在5′端形成一个帽子结构，同时在3′端加上poly（A）尾。加帽和poly（A）尾不是mRNA稳定的唯一因素，而是十分重要的因素。

2. mRNA选择剪接 机体表达所转录出的前体mRNA的剪接过程中，参加拼接的外显子可以不按其在基因组的线性分布次序拼接，内含子也可以不被切除而被保留，即一个外显子或内含子是否出现在成熟的mRNA中是可以选择的，这种剪接方式称为选择剪接（alternative splicing），主要有以下几种方式：

（1）外显子选择（optional exon） 也称外显子跳跃（exon skipping），是指在不同的剪接方式中，某一个外显子（或几个外显子）可以在成熟的mRNA中保留，也可以通过剪接过程被去掉。所以，至少有2种剪接方式，一是外显子全部保留，二是删除一个或几个外显子。

（2）内含子选择（optional intron） 指在不同的剪接方式中，内含子可以被完全去掉，也可以有一个内含子被保留在成熟的mRNA中。因此有2种剪接方式：一是内含子全部删除，二是保留某一个内含子。

（3）互斥外显子（mutually exclusive exon） 一对外显子，在一种剪接方式中可在成熟的mRNA中保留一个外显子，而在另一种剪接方式中在成熟的mRNA中则只能保留另一个外显子。2个外显子不能同时出现在同一个成熟的mRNA中。

（4）内部剪接位点（internal splice site） 是通过对外显子或内含子内部5′端剪接供点或3′端剪接受点的选择，保留全部外显子或剪接掉某一外显子的部分序列；或去掉全部内含子或保留某一内含子的部分序列。

3. mRNA运输控制 成熟的mRNA并不是全部进入细胞质，大约有20%的mRNA进入胞浆，留在核内的mRNA约在1h内降解成小片段。mRNA通过核膜的过程是一个主动运输过程，核膜上的核孔是约9nm的通道，但可以运输大于9nm的颗粒，如核糖体（15nm）。核糖体均在核内组装，再运输到胞浆。

4. mRNA稳定性调节 mRNA的稳定性是翻译水平调控的一个重要因素。细胞内mRNA的水平与转录子的稳定性的关系比与转录效率的关系更密切。mRNA 3′端非编码区是影响mRNA稳定性的主要区域。许多不稳定mRNA中的一种共同特征是在3′端非编码区中存在一个约50碱基的AU-丰富序列（AU-rich sequence），称为ARE，这是引起mRNA不稳定的原因。ARE中的一致性序列是重复数次的5个核苷酸（AUUUA）。有一种ARE结合蛋白可以结合到ARE，促进poly（A）核糖核酸酶（ribonuclease）将poly

（A）切除，同时也就除去了poly（A）-结合蛋白，失去了稳定mRNA的作用。

四、基因翻译调控

（一）翻译起始的调控

在翻译的起始阶段，80S·Met-tRNAi·mRNA起始复合物形成之前的各个阶段都可以发生调控作用。

1. 阻遏蛋白的调控作用 并不是所有进入胞浆的mRNA分子都可立即与核糖体结合，翻译成蛋白质。有一些特定的翻译抑制蛋白可以结合到一些mRNA的5′端，抑制翻译。如铁蛋白mRNA分子的5′端非编码区有一段约30个核苷酸的序列，称为铁反应元件，可折叠成一个茎-环结构（即发夹结构），可以结合一个铁结合调节蛋白。该蛋白未与铁结合时，可与mRNA茎-环结构结合，抑制翻译，如有铁与该蛋白结合，则该蛋白从mRNA上解离，mRNA的翻译效率可提高100多倍。

2. 翻译起始因子的调控 eIF-2是蛋白质合成过程中重要的起始因子，有些物质可以影响eIF-2的活性，调节蛋白质合成的速度。而帽结合因子eIF-4E与mRNA的5′帽的结合则是翻译起始的限速步骤。eIF-4E的活性可通过磷酸化而增高。促进蛋白质合成的刺激信号（如胰岛素、丝裂原等）可使eIF-4E磷酸化，抑制蛋白质合成的刺激信号可使eIF-4E去磷酸化。胰岛素和一些生长因子还可以通过启动多条信号转导途径，如mTOR的蛋白激酶，影响eIF-4E的活性。

3. 5′AUG对翻译的调控作用 按蛋白质生物合成的模型，以真核mRNA为模板的翻译开始于最靠近其5′端的第1个AUG。90%以上符合第一AUG规律。但在有些mRNA中，在起始密码子AUG的上游（5′端）非编码区有一个或数个AUG，称为5′AUG。5′AUG的阅读框通常与正常编码区的阅读框不一致，不是正常的开放阅读框。如果从5′AUG开始翻译，很快就会遇到终止密码子，从而翻译出无活性的短肽。5′AUG和正常的起始密码子AUG都有一定的几率作为翻译的起始密码子。因此，5′AUG可以减少正常AUG启动翻译的作用，使翻译维持在较低的水平。5′AUG多存在于原癌基因中，是控制原癌基因表达的重要调控因素。5′AUG缺失是某些原癌基因翻译激活的原因。

4. mRNA 5′非编码区长度对翻译的影响 起始密码AUG上游非编码区的长度可以影响翻译水平。当第1个AUG密码子离5′端帽子的位置太近时，不容易被40S亚基识别。当第1个AUG密码子距5′端帽子结构的距离在12个核苷酸以内时，有一半以上的核糖体40S亚基会滑过第1个AUG；当5′端非编码区的长度在17～80个核苷酸时，体外翻译效率与其长度成正比。所以，第1个AUG至5′端之间的长度同样影响翻译起始效率和翻译起始的准确性。

（二）翻译后加工的调控

1. 新生肽链的水解 新合成的蛋白质半衰期的长短，也是决定蛋白质总的生物学功能强弱、持续时间长短的重要影响因素。因此，对新生肽链的水解，也是翻译后调控的一个重要环节。不同的肽链中带有不同的蛋白酶识别位点，这是控制降解的一个主要因素；还有另一个非常简单的降解信号，就是肽链的N-端的第一个氨基酸。Met、Ser、Thr、Ala、Val、Cys、Gly和Pro是稳定化氨基酸，其他12个氨基酸是去稳定氨基酸（destabilizing amino acid），是由特定的酶加到肽链N′端的。肽链合成的起始总是Met，在肽合成后，Met被氨肽酶（aminopeptidase）除去，而氨基酰-tRNA-蛋白质转移酶（aminoacyl-tRNA-protein-transferase）就会在肽链的N-端加上一个氨基酸，这种修饰决定了一种肽链的N-端是一个稳定化氨基酸还是去稳定氨基酸，这种修饰的控制机制还不清楚。由于合成的蛋白质运输到核及各种细胞器的速度也是受到控制的，未能及时运输的蛋白质就被迅速降解，这是控制功能蛋白质数量的一种重要机制。

2. 肽链内氨基酸的共价修饰 蛋白质的翻译后修饰发生在氨基酸侧链上，大部分修饰的作用还不清楚，但已知其中一些可逆的共价修饰对调节蛋白质的活性有重要作用。如可逆的磷酸化、甲基化、酰基化等。

3. 通过信号肽分拣、运输、定位 信号肽用来引导蛋白质从胞浆进入内质网、线粒体、叶绿体和核内，也用于将某些蛋白质保留在内质网内。信号肽通常（但并不总是）从合成后的蛋白质上被除去，不同信号肽引导蛋白质进入的部位不同。进入线粒体的蛋白质，其信号肽是带正电荷的氨基酸残基与疏水氨基酸残基交替排列，每隔3～5个疏水氨基酸就有一个带正电的氨基酸。进入核内的蛋白质，其信号肽有成簇（如5个连续排列）的带正电的氨基酸。定位于胞浆内的蛋白质，其信号肽可与脂肪酸链共价结合，然后与生物膜结合，而不进入内质网。

第三节　基因突变与多态性

基因虽能精确复制，保持自我的稳定性，但这是相对的。在某些特定条件下，基因可从原来的存在形式突然改变成另一种新的存在形式，即由一个新基因代替了原有基因，通过基因的累积和遗传效应，后代中逐渐出现新的性状，表现出个体乃至物种的多样性，这就是基因的突变与多态性，也是达尔文“进化论”的根源。

一、基因突变

基因突变是指基因组DNA发生突然的、可遗传的变异现象。从分子水平上看，基因突变是指基因在结构上发生碱基对组成或排列顺序的改变。按突变的形式，分为碱基置换（base substitution）、缺失（deletion）和插入（insertion）。碱基置换通常仅发生在一个碱基上，偶尔也有几个碱基同时被替换；缺失指一个或多个核苷酸从一个序列中被删除；插入指一个或多个核苷酸被插入某一序列，但也包括从另一位点的移换。携带突变的生物个体或群体（株/系）称突变体（mutant）；相反，没有发生基因突变的称野生型（wild type）。

（一）突变种类及其发生机制

自然界中发生的突变称为自发突变，所产生的突变体称为自发突变体；人为地诱发突变，称为诱变，所产生的突变体称诱发突变体。自发突变频率（突变率）很低，平均每世代10亿个核苷酸有一次突变，而诱变是分子生物学研究中的重要方法。

从突变中碱基对变化的数目上来看，可分为单点突变（point mutation）和多点突变（multiple mutation）。单点突变指仅发生一个碱基对的突变（多为替代），多点突变是指两个以上碱基对的突变。单点突变又包括碱基替代、碱基插入和碱基缺失。碱基替代是突变发生的常见形式，可以分为2类：转换，即一种嘧啶替换另一种嘧啶或一种嘌呤替换另一种嘌呤；颠换，即一种嘧啶被一种嘌呤替换或一种嘌呤被一种嘧啶所替换。从理论上来说，转换发生频率要比颠换发生频率高1倍。

从突变发生的细胞类型来看，可分为体细胞突变和生殖细胞突变。突变发生在体细胞中，变异只能在体细胞中传递，不能通过体细胞遗传给下一代。突变发生在生殖细胞，则可通过受精卵直接遗传给下一代。突变发生在某一个配子中，在子代中只有某个个体有可能继承这个突变基因。如果突变发生在配子发生的早期阶段（如发生在成熟分裂的卵母细胞或精母细胞），则多个配子都有可能接受这个突变基因，遗传到后代的可能性就会增加。

从突变发生的效应来看，可分为中性突变、沉默突变、移码突变和回复突变。中性突变是在基因中有一对碱基对发生替换，引起mRNA中密码子的改变，但多肽链中相应位点发生的氨基酸的取代并不影响蛋白质的功能，为中性突变。例如密码子AGG突变成AAG，导致了Lys取代Arg，这2种氨基酸都是碱性氨基酸，性质十分相似，蛋白质的功能并不发生重大改变。沉默突变是中性突变中的一种特殊情况，即在基因中碱基对发生替换，改变了mRNA的密码子，但蛋白质中相应位点发生了相同氨基酸的取代，由于氨基酸的序列未发生变化，所以蛋白质仍具有野生型的功能，实际上就是同义突变。移码突变是由于基因中增加或减少碱基（改变的碱基数不得是3或3的倍数）所致。增加或减少1 ~ 2个碱基会使该位点后面的RNA序列发生移码，产生无功能的蛋白质。回复突变根据突变表型和野生型相比较，将点突变分成2类：一类是正间突变，其突变方向是从野生型向突变型；另一类是回复突变，其突变方向是从突变型向野生型。

从理论上讲，DNA分子上每一个碱基都可能发生突变，但实际上突变部位并非完全随机分布。DNA分子上的各个部分有着不同的突变频率，即DNA分子某些部位的突变频率大大高于平均数，这些部位就称为突变热点（hot spots of mutation）。形成突变热点的原因仍不清楚，可能的机制包括：①5-甲基胞嘧啶（MeC）的存在，MeC脱氨氧化后生成T，引起G-MeC至A-T转换；②短的连续重复顺序处容易发生插入或缺失突变；③与突变剂种类有关，如DNA顺序中某个碱基对突变剂更敏感，有的则相反。

（二）突变的后果及影响

1. 功能丧失 因功能丧失导致的表现型，多数是由于某一基因突变后使其所表达的蛋白质失活。这种突变可以是点突变，也可以是缺失或基因紊乱所致。例如人Ⅰ型Waarden-burg综合征，是PAX3基因中的突变引起的氨基酸替换、移码突变、剪接突变或整个PAX3基因丢失引起。功能丧失可能是部分或全部的，不编码产物的等位基因通常称为无效等位基因（null alleles）。有时基因产物没有活性，但能够用免疫学方法检测出来，表示蛋白质仍然能被合成和输出，这种突变常称为CRM^+（positive for cross-reacting material）。

2. 功能获得 很多机制可以产生功能获得的显性表现型。除了在肿瘤中，获得完全是新功能的情况很罕见；而在遗传性疾病中，功能获得往往是在发育过程中的错误时期、错误组织，或对错误信号的反应下基因异常高水平表达的结果。肿瘤细胞中常见由基因的突变所导致的异常功能的出现，如许多肿瘤特异的染色体重排产生的嵌合基因可以导致无法控制的细胞增殖。

二、遗传多态性

任一物种在形态和生理特征上是没有完全相同的，同种生物个体对某些形态和性质等所表现的多样性的状态，即为多态现象（polymorphism）或多态性。遗传多态性，指在群体中遗传决定的某种特征，如身高、肤色、指纹、血型等，以2种或更多的形式存在，最少的形式所占比例至少大于1%的现象。因此，按照遗传性状表达的过程，可将遗传多态性分为表型多态性和DNA多态性2大类。

（一）表型多态性

表型多态性是指由遗传控制的性状，即遗传表型的多态性。除了外观上的变异外，研究得比较充分的是人体血液中各种成分的多态性。到目前为止，已知的表现在血液中的多态性系统有几十种，这些多态性系统的产物全都是蛋白质类物质。

（二）DNA多态性

DNA多态性是指发生在DNA水平上的多态性。在人类的进化过程中，由于DNA的重组交换、点突变、染色体结构的改变、转座子插入等，使得世界上除了单卵双生的2个个体外，没有2个人的DNA组成是完全相同的，这种DNA序列的高度个体特异性可以分为2类，即DNA位点多态性和DNA长度多态性。

1. DNA位点多态性 在每10个个体的常染色体非编码区域，每200 ~ 400个核苷酸就有一个核苷酸的差异，即为DNA位点多态性（site polymorphism）。它是由于等位基因之间在特定的位点上DNA序列存在差异，也就是基因组中散在的碱基的不同，包括点突变（转换和颠换），单个碱基的置换、缺失和插入。

同样，在基因组内某一特定核苷酸位置上，也可有不同的核苷酸。基因组中单个核苷酸的置换使得群体中基因组的某些位点上存在差别，如同等位基因那样可以有2种或2种以上的不同核苷酸，即单核苷酸多态性（single nucleotide polymorphisms，SNPs）。单核苷酸多态性是指发生在基因组序列中由单个碱基的变化引起的一种DNA序列化。例如一个SNPs可以使DNA序列AAGGCTA转变为ATGGCTA。人类基因组中可有以下4种方式的置换：C-T（G-A）、C-A（G-T）、C-G（G-C）和A-T（T-A），但在CG序列上出现最为频繁，而且有2/3是碱基C与T的置换，可能因为CpG二核苷酸上的胞嘧啶残基是人类甲基化的，可自发地脱去氨基而形成胸腺嘧啶。理论上SNPs可有2种、3种以及4种的多态形式，但实际上在人类基因组中，由于三等位型和四等位型很少且几乎无法检出，所以SNPs一般为二等位型多态标记（biallelic marker）。因此，在对已知突变位点检测时，只需对SNPs进行2种不同类型碱基的"+/-"确认分析，而无须对DNA片段进行全序列测定。

SNPs几乎遍布整个人类基因组，是人类基因组中最多的一种DNA多态性，平均每1 000bp就有1个SNPs，总数可达300万个，这意味着每一个碱基都有0.1%的杂合可能性。值得注意的是，SNPs既能在编码基因也能在非编码区域中发生。根据SNPs在基因中的位置，可分为基因编码区SNPs、基因周边SNPs以及基因间SNPs 3类。不同类型SNPs的杂合性存在差异，如基因编码区SNPs由于选择压力，杂合的可能性要小一些；而在HLA的某些非基因编码区SNPs，杂合性可达5%～10%。另外，由于基因组中为蛋白质编码的序列仅约为3%，绝大多数SNPs位于非编码区，在蛋白质编码区的SNPs和位于表达调控序列中的SNPs在功能或致病方面具有更加重要的意义，这样的多态性常被称为功能多态性（functional polymorphism）。

由于SNPs具有数量多、分布广和稳定遗传等特点，它与许多疾病直接相关，如血友病和苯丙酮尿症等，是决定人类疾病易感性和药物反应差异的主要因素。因此，SNPs分析在新药研究、个体化用药、临床检验和分子诊断等领域存在着巨大的应用潜能和产业价值。SNPs作为第3代遗传标记，直接以序列的变异作为标记，可实现分析的自动化。目前已开始进行SNPs数据的分析，并将所有SNPs数据收集和存储在SNPs公共数据库中，建立公共的SNPs数据库，以方便研究者的研究。

2. DNA长度多态性 DNA长度多态性包括2类：一类为可变数目串联重复序列（variable number of tandem repeats，VNTRs），它是由于相同的重复顺序重复次数不同所致，它决定了卫星DNA（satellite DNA）长度的多态性，又可分为串联重复序列多态性、散在重复序列多态性和性染色体多态性。另一类长度多态性是由于DNA的结构发生某种改变所致，如限制性片段长度多态性（restriction fragment length polymorphism，RFLP）。长度多态性是按照孟德尔方式遗传的，它们在基因定位、DNA指纹分析、遗传病的分析和诊断中应用广泛。

（1）串联重复序列多态性　这类重复序列的特点是以相同的核心序列按首尾相接的方式串联排列在一起，形成一段特殊的序列。由于不同个体间核心序列的重复次数不同，因而形成不同长度的DNA片段，这类多态性被称为数目可变的串联重复序列。除了串联重复的次数不同外，此类多态性的形成还可以是由于不同的串联重复序列中其核心序列的组成不同。此外，在核心序列之间，有时不同的个体间会因有无插入小段的DNA序列或插入的片段长短不同之差，进一步增加串联重复序列多态性的复杂程度。这些因素使得2个无关个体之间的VNTR的变异具有高度个体特异性，即形成DNA指纹。

1989年，另一类称作微卫星标记（microsatellite marker）系统被发现和建立，它们的重复单位长度为2～6个核苷酸，被称作微卫星或短串联重复（short tandem repeat，STR）。STR有3个突出的优点：高度多态性；遗传标记的高频率性；重复序列两侧单拷贝序列可作为其在基因组中定"点"的标记。由于在基因组中分布较广，数目多，且符合孟德尔遗传规律，因而可以为连锁分析提供足够多的遗传信息，加之可利用相对容易的PCR及电泳等手段进行检测，使得这一系统成为目前在基因定位的研究中应用最多的标记系统，微卫星已成为第2代遗传标记而被广泛使用。

（2）散在重复序列多态性　中度重复的散在重复序列遍布哺乳动物基因组中。在人基因组中散在重复序列又可分为短的散在重复序列和长的散在重复序列两大类，其中前者占人基因组的3%～6%。在人基因组中每8kb的片段即可有1个散在重复序列隔开，Alu序列即属此类，它长约300bp，含有1个限制性内切酶AluⅠ的识别序列，具有很强的保守倾向。

（3）性染色体多态性　X染色体的着丝粒周围也有一类重复序列形成X染色体的VNTR类多态性。Y染色体长臂上也有一组串联重复序列，其长度几乎占了Y染色体的40%。但在进行性染色体多态性研究时也应该注意：Y染色体的1个多态位点比常染色体的1个性染色体多态位点信息含量低，因前者只含有1个等位基因，而后者含有2个等位基因。

（4）限制性片段长度多态性（restriction fragment length polymorphism，RFLP）　RFLP是指用限制性内切酶切割不同个体的DNA时，会产生长度不同的DNA片段，这是因为酶切位点的变化使得酶切后的DNA片段长度发生了改变，使得某位点上的DNA片段在电泳后用克隆探针检测时就会出现泳动行为上的改变。RFLP按孟德尔式共显性标记遗传，是最早用来绘制遗传图的遗传标记，因此被称为第1代遗传标记，具有很多优点：①无表型效应，其检测不受环境和发育阶段的影响；②RFLP标记在等位基因之间是共显性的，在配制杂交组合时不受杂交方式的影响；③在非等位的RFLP标记之间不存在上位效应，因而互不干扰；④RFLP标记源于基因组DNA的自身变异，在数量上几乎不受限制。但是，RFLP也存在单体型和连锁不平衡现象。

第四节　表观遗传学

高等生物的每个细胞都具有全套基因组基因，但构成生物体各组织细胞的类型却千差万别。1942年Waddington首次提出“表观遗传学（epigenetics）”一词，即DNA序列不发生变化，但基因表达却发生了可遗传性的改变，这种改变是细胞内除了遗传信息以外的其他可遗传物质发生的改变，即基因型未发生变化，而表型却发生了改变，且这种改变在发育和细胞增殖过程中能稳定传递。因此，有学者定义为非孟德尔遗传，表观遗传学的“表”字译自“epi”前缀，既有表面作用之意，又有表达之意。

一、表观遗传学的概念

表观遗传学是与遗传学相对应的概念，是指基于非基因序列改变所致基因表达水平的变化，如DNA甲基化和染色质构象变化等。这种改变是细胞内除了遗传信息以外其他可遗传物质发生的改变，且这种改变是可遗传的。因此，对于基因组而言，不仅仅是序列包含遗传信息，其表达过程的修饰也记载了遗传信息。在基因组水平上研究表观遗传修饰的领域被称为表观基因组学（epigenomics）。

与高度稳定的基因组相比，表观基因组处于亚稳定或准稳定状态，它是可遗传的，是基因表达的改变，但没有DNA序列的变化。在一定条件下可逆，使个体高度分化的细胞重编程后再分化。这说明人类基因组有2类信息：一类是DNA序列决定蛋白质序列的传统遗传学信息；另一类是表观遗传学信息，提供了何时、何地以及如何应用遗传学信息的指令，确定基因适当的开关。

二、表观遗传学的调控机制

表观遗传改变主要从以下4个方面调控基因的表达：DNA修饰、组蛋白修饰、非编码RNA的调控和染色质重塑。DNA修饰是指DNA共价结合一个修饰基团，使具有相同序列的等位基因处于不同的修饰状态，如DNA的甲基化；组蛋白修饰是指通过对特殊蛋白修饰或改变组蛋白的构象，实现对基因表达的调控，如组蛋白的乙酰化；非编码RNA的调控是指RNA通过某些机制实现对基因转录的调控以及对基因转录后的调控，如RNA干扰（RNA interference，RNAi）；染色质重塑是指在基因表达复制和重组过程中，通过核小体、组蛋白和对应的DNA分子的变化改变基因调控区染色质的包装状态，从而实现对基因转录过程的调控。

（一）DNA甲基化

DNA甲基化是在DNA甲基转移酶（DNA methyltransferases，DNMTs）催化下，以S-腺苷甲硫氨酸（S-adenosyl-methionine，SAM）为甲基供体，将甲基转移到胞嘧啶第5位碳原子上，从而使胞嘧啶转化为5-甲基胞嘧啶（5-methylcytosine）。

哺乳动物细胞中已知有活性的DNA甲基转移酶有2种：①维持DNA甲基转移酶（DNMT1），作用于仅有一条链甲基化的DNA双链，使其完全甲基化，可参与DNA复制双链中的新合成链的甲基化，DNMT1可能直接与组蛋白去乙酰基转移酶联合作用，抑制转录。②从头甲基转移酶（DNMT3a/b），它们作用于未甲基化CpG，使其半甲基化，继而全甲基化。从头甲基转移酶可能参与细胞生长分化调控，其中DNMT3b在肿瘤基因甲基化中起重要作用。

哺乳动物基因组中，DNA甲基化的主要位点是CpG二核苷酸，它在基因组中呈不均匀分布。在某些区域CpG序列的密度比平均密度高10～20倍，G+C含量大于50%，其长度大于200个碱基，这些区域命名为CpG岛（5′-CG-3′序列）。在不同组织或同一类型组织的不同发育阶段，基因组DNA上各CpG位点甲基化状态的差异构成了基因组的DNA甲基化谱。DNA的甲基化修饰可以使某些特定组织或特定细胞里的一些不必要的基因不表达，而在特定时期又可通过去甲基化的修饰来表达该基因，从而调节个体生长发育。

当基因组DNA的甲基化状态发生改变时，会造成机体染色体不稳定或基因表达异常，这在肿瘤的发生中起重要作用。DNA异常的甲基化可分为高甲基化和低甲基化，前者指正常组织中不发生甲基化的位点被甲基化，后者指在正常组织中发生甲基化的位点去甲基化。基因启动子区的CpG岛在正常状态下一般是非甲基化的，当其发生甲基化时，常导致基因转录沉寂，使重要基因如抑癌基因、DNA修复基因等丧失功能，从而导致正常细胞的生长分化调控失常以及DNA损伤不能被及时修复，这与多种肿瘤形成密切相关，但DNA甲基化如何与其他致癌因素协同作用促进肿瘤发生仍需进一步研究。

（二）组蛋白的化学修饰

组蛋白是真核生物染色体的基本结构蛋白，是将DNA折叠形成染色质的关键蛋白，可通过共价修饰发生乙酰化、甲基化、磷酸化和泛素化等，这些修饰可能通过以下2种机制影响染色体的结构与功能。首先，这些修饰几乎都能改变组蛋白的电荷，因此改变了组蛋白与DNA结合的特性；其次，这些修饰能够产生蛋白识别模块的结合表面，因此能募集专一蛋白复合物到它们的表面起作用。组蛋白翻译完成后，其氨基末端发生的这些修饰方式共同构成了组蛋白密码，即在一个或多个组蛋白氨基末端的多种修饰状态，可以互相联合或依次地被特定的蛋白（酶）或其他复合体等识别、结合，为发动或阻遏基因转录的染色质相关蛋白提供结合位点。

1．组蛋白甲基化 组蛋白甲基化是表观遗传修饰中最为常见的一种方式，参与基因转录调控。甲基化通常发生在H3和H4组蛋白N端精氨酸或者赖氨酸残基上，由组蛋白甲基转移酶（histone methyltransferases，HMT）催化，该酶分为组蛋白赖氨酸甲基转移酶（HKMT）、组蛋白精氨酸甲基转移酶（HRMT）2个家族。HKMT酶催化的甲基化位点多位于H3N端尾区赖氨酸残基上，其中H3K4、H3K36的甲基化可以激活基因转录，而H3K9、H3K27、H3K79、H3K20的甲基化则抑制基因转录。促进基因表达或抑制基因表达，除取决于甲基化的位点外，还与甲基化的程度相关，即某一特定残基可以结合不同数目的甲基，赖氨酸残基的单甲基化、双甲基化和三甲基化（met1、met2、met3）似乎是基因表达调控较为稳定的标记。HRMT家族如PRMT5、PRMT1、CARM1，其甲基化位点多位于H3N端尾区精氨酸残基上，能够单甲基化、双甲基化。

多年以来，组蛋白甲基化被认为是不可逆的。然而有研究显示，有一种酶即组蛋白去甲基化酶可以催化组蛋白中赖氨酸和精氨酸单甲基化、双甲基化的去甲基化，而三甲基化似乎不能被去甲基化，因此目前暂时认为三甲基化可能是真正永久不可逆的。

组蛋白甲基化并非孤立，它与DNA甲基化及组蛋白乙酰化之间是相互联系的。尤其是赖氨酸甲基化令人关注，普遍认为其与基因转录调节有密切联系。研究结果表明，H3K9甲基化可能是指导DNA甲基化的一种常规信号。另外，H3K9乙酰化、H3K4甲基化是基因表达活跃的标志，大量H3K9和H3K27的单甲基化、双甲基化、三甲基化出现是转录抑制相关的组蛋白甲基化的标志，H3K9的三甲基化和异染色质高度紧密的结构相关，H3K9双甲基化和常染色体的沉默相关，H3K27则与雌性哺乳动物的X染色体失活相关。

2. 组蛋白乙酰化 组蛋白乙酰化是表观遗传修饰中最为常见的方式之一，也是一个可逆的动态过程。组蛋白乙酰基转移酶（histone acetyl-transferase，HAT）将乙酰辅酶A的乙酰基部分转移到核心组蛋白氨基末端上特定赖氨酸残基的ε-氨基基团。这些氨基酸的乙酰化导致电荷的中和以及DNA与组蛋白的分离，使核小体DNA易于接近转录因子。组蛋白乙酰化可激活因子调控转录，调节细胞周期，参与DNA 损伤修复，还可作为DNA 结合蛋白。组蛋白去乙酰化酶（histone deacetylase，HDAC）的作用则相反，它是移除组蛋白赖氨酸残基上的乙酰基，恢复组蛋白的正电性，带正电荷的赖氨酸残基与DNA之间的相互作用可限制核小体在DNA上的移动，使启动子不易接近转录调控元件，因此抑制转录。

组蛋白乙酰化与基因的表达调控的关系相对简单，通常组蛋白的乙酰化的增加会伴随着基因的表达上升，但目前对于组蛋白乙酰化的位点报道较少。

3. 组蛋白磷酸化 在组蛋白修饰过程中，蛋白质磷酸化修饰也发挥着重要的作用。组蛋白磷酸化是指通过蛋白激酶（protein kinase，PK）介导的酶促反应把磷酸基团从一个化合物转移到组蛋白N端氨基酸残基上的过程，是生物体内存在的一种普遍的调节方式。组蛋白磷酸化修饰和其他表观遗传修饰一样，也可能是通过2种机制影响染色体的结构和功能：①磷酸基团携带的负电荷中和了组蛋白上的正电荷，造成组蛋白与DNA之间亲和力的下降；②修饰能够产生与蛋白质识别模块（protein recognition modules）结合的表面，与特异的蛋白质复合物相互作用。组蛋白磷酸化与染色体的浓缩/分离、转录的激活、细胞凋亡以及DNA损伤的修复均有关。

4. 组蛋白泛素化 泛素化是组蛋白修饰的重要组成部分，是将激活的含76个氨基酸的泛素蛋白的羧基末端与组蛋白亚基多肽链N端处的赖氨酸残基相互结合的过程。这个过程需要3种酶先后作用，泛素C端甘氨酸的激活需要ATP-依赖性激活酶E1的作用：E1的C端与泛素通过硫酯键结合，继而发生水解作用，释放出磷酸而形成泛素腺苷酸。激活的泛素被转移至泛素结合酶E2的半胱氨酸残基上。在泛素连接酶E3的作用下，泛素C端的甘氨酸与底物赖氨酸残基的ε-氨基团通过异构肽键相连接，从而使底物被泛素化。泛素化过程通常仅有一种E1、多种E2和许多种特异性的E3，其中每种E3都能特异性地催化泛素蛋白连接。组蛋白既可以被单泛素化修饰，也可以被多泛素化修饰。单泛素化修饰即组蛋白的一个或几个赖氨酸残基仅结合一个泛素分子，而多泛素化修饰是指组蛋白的一个赖氨酸残基同时结合多个泛素分子。目前报道的组蛋白泛素化修饰以H2A和H2B较多见，H1、H3、H4也可发生泛素化修饰，但极为少见。

5. 组蛋白化学修饰之间的相互作用 在基因转录、修复、复制等过程中，组蛋白的不同修饰之间是相互联系的。研究发现，组蛋白的泛素化修饰与甲基化修饰之间存在着复杂的联系。目前研究发现，H2A泛素化有抑制H3K4二甲基化和三甲基化的作用。在染色质重构中，泛素化的H2A可通过抑制甲基转移酶的作用阻止H3K4二甲基化、三甲基化，而泛素特异肽酶21可通过使泛素化的H2A去泛素化解除这种抑制。

近来H2B泛素化和H3甲基化之间的关系是研究的热点。McGinty等证明了H2B泛素化对H3K79甲基化修饰有单向的直接作用，即组蛋白H2B的泛素化水平降低会使H3出现低甲基化。酵母中H2B泛素化是H3K4甲基化的前提，H2B的单泛素化可调控H3K4和H3K79的甲基化，但两者间无匹配关系。甲基转移酶SET1和Dot1分别是H3K4和H3K79甲基化的特异性甲基转移酶，单泛素化的H2B仅影响SET1介导的H3K4的甲基化，而不影响Dot1的功能。哺乳动物细胞中，组蛋白H2B泛素化是H3K4和H3K79甲基化所必需的，且与H3K79甲基化呈负相关，即H2B泛素化的增加将导致H3K79甲基化减低，反之亦然。人体细胞中，H2B泛素化也会影响H3K4甲基化，但具体影响有待进一步研究。

（三）非编码RNA

非编码RNA（non-coding RNAs）是指不能翻译为蛋白的功能性RNA分子，分为看家非编码RNA（house keeping non-coding RNA）和调控非编码RNA（regulatory non-coding RNA），其中具有调控作用的非编码RNA按其大小主要分为3类：短链非编码RNA（包括siRNA、miRNA、piRNA）、中链非编码RNA（包括反义RNA、核仁小RNA、核内小RNA、引导RNA）和长链非编码RNA（long non-coding RNA，lncRNA）。目前，对非编码RNA发生异常表达的调控机制研究尚处于初级阶段，但已有研究证实非编码RNA受多种因素调控，例如染色质结构异常、非编码RNA加工受损等。2006年Saito等首先在Cancer Cell杂志上报道了表观遗传学的改变，如DNA甲基化不足、CpG岛的过度甲基化以及组蛋白修饰等，均可影响非编码RNA的表达。近年来的研究发现，不仅非编码RNA的表达受到表观遗传学的调控，而且非编码RNA也可通过调节DNA甲基化转移酶的表达和直接维持细胞中DNA甲基化或改变组蛋白修饰等途径影响表观遗传。

（四）染色质重塑

染色质重塑（chromatin remodeling）指染色质位置和结构的变化，主要涉及密集的染色质丝在核小体连接处发生松解造成染色质解压缩，从而暴露基因转录启动子区中的顺式作用元件，为反式作用蛋白（转录因子）与之结合提供了一种称为可接近性的状态。染色质重塑主要包括2种类型：一类是含有组蛋白乙酰转移酶和脱乙酰酶的化学修饰；另一类是依赖ATP的物理修饰，利用ATP水解释放的能量解开组蛋白和DNA的结合，使转录得以进行。染色质重塑复合物、组蛋白修饰酶的突变均和转录调控、DNA甲基化、DNA重组、细胞周期、DNA的复制和修复的异常相关，这些异常可以引起生长发育畸形，智力发育迟缓，甚至导致癌症。

三、表观遗传学的展望

表观遗传学变化与传统遗传学变化的明显区别在于，它是渐变的而非突变的遗传过程，也可称为表观遗传漂变（epigenetic drift），它与人类疾病的易感性密切相关。对2个不同物种间的数百亿个基因对比研究，发现他们有着明显不同的DNA甲基化模式。这些不同的甲基化模式导致表达水平的不同，所涉及的许多基因都与人类特定的疾病有关。DNA甲基化能受环境的影响，因遗传和所处环境的不同所造成的甲基化的差异，决定了不同疾病易感性的差异。表观遗传学修饰虽然不能改变细胞的基本遗传信息，但它不仅能够影响基因的活性，而且对于疾病的发展进程有着深远的影响。因此，表观遗传学的不同或DNA化学性质的改变可能对与人类相关的某些疾病的表型尤为重要，这有助于针对人类某些疾病，研发更好的治疗方案。

对表观遗传学修饰引发人类疾病的认识才刚刚开始，因此仍有许多问题尚未阐明。如组蛋白甲基化何时出现，如何发生？组蛋白甲基化究竟如何促成DNA甲基化？组蛋白甲基化的作用是启动还是维持基因沉默？还有哪些组蛋白去甲基酶？其中具体机制如何？目前的研究主要集中在H3和H4，对于H2A、H2B和H1的修饰及其与基因调控的关系知之甚少。DNA修饰、组蛋白修饰、非编码RNA和染色质重塑之间的相互关系，这些因素与染色质高级结构之间的关系，染色质的高级结构究竟是什么，染色质结构的动态改变规律，细胞如何实现细胞特异的核小体定位等等，这都是表观遗传学研究亟待解决的问题。阐明表观遗传学的机制将是一个漫长而又令人期待的过程，因为它终将引导人类清楚地了解疾病的发展，为疾病的治疗指引新方向和新思路。

（曹东林 胡亮杉）

参考文献

[1] 查锡良，周春燕．生物化学［M］．7版．北京：人民卫生出版社，2008.

[2] 查锡良，药立波．医学分子生物学：供研究生用［M］．北京：人民卫生出版社，2003.

[3] 徐晋麟，徐沁，陈淳．现代遗传学原理［M］．3版．北京：科学出版社，2011.

[4] A.P.里德，T.斯特罗恩．人类分子遗传学［M］．孙开来，译．3版．北京：科学出版社，2007.

[5] 吕学诜．分子诊断学：基础与临床［M］．北京：科学出版社，2008.

[6] Portelal A，Esteller M．Epigenetic modifications and human disease［J］．Nature Biotechnology，2010，28（10）：1057–1068.

[7] Dawson MA，Kouzarides T．Cancer epigenetics：from mechanism to therapy［J］．Cell，2012，150（1）：12–27.

[8] Gonzalez M，Li F．DNA replication，RNAi and epigenetic inheritance［J］．Epigenetics，2012，7（1）：14–19.

[9] Kaikkonen MU，Lam MT，Glass CK．Non–coding RNAs as regulators of gene expression and epigenetics［J］．Cardiovasc Res，2011，90（3）：430–440.

[10] Chapman SJ，Hill AV．Human genetic susceptibility to infectious disease［J］．Nat Rev Genet，2012，13（3）：175–188.

[11] Qureshi IA，Mehler MF．Emerging roles of non–coding RNAs in brain evolution，development，plasticity and disease［J］．Nat Rev Neurosci，2012，13（8）：528–541.

[12] An S，Song JJ．The coded functions of non–coding RNAs for gene regulation［J］．Mol Cells，2011，31（6）：491–496.

[13] Mosher RA，Melnyk CW．siRNAs and DNA methylation：seedy epigenetics［J］．Trends Plant Sci，2010，15（4）：204–210.

[14] Esteller M．Non–coding RNAs in human disease［J］．Nat Rev Genet，2011，12（12）：861–874.

[15] Kooistra SM，Helin K．Molecular mechanisms and potential functions of histone demethylases［J］．Nat Rev Mol Cell Biol，2012，13（5）：297–311.

[16] Alabert C，Groth A．Chromatin replication and epigenome maintenance［J］．Nat Rev Mol Cell Biol，2012，13（3）：153–167.

[17] Cedar H，Bergman Y．Programming of DNA methylation patterns［J］．Annu Rev Biochem，2012，81：97–117.

[18] Feil R，Fraga MF．Epigenetics and the environment：emerging patterns and implications［J］．Nat Rev Genet，2012，13（2）：97–109.

第三章

临床分子诊断学基本技术

临床分子诊断学所采用的技术与方法是以临床实验室诊断为目的的分子生物学技术与方法，其基本技术方法包括核酸与蛋白质的纯化技术、分子杂交技术、DNA测序技术、聚合酶链式反应技术等，这些技术的标准化对检测结果至关重要。

第一节　核酸与蛋白质纯化技术

一、核酸分离纯化技术

核酸的分离纯化是临床分子诊断实验中开始的第一步，也是关键的一步。核酸的纯度、产量和质量都会影响下游实验的结果，如PCR、限制性内切酶酶切等酶促反应。有效去除样品中蛋白质、多糖等污染是完成下游实验的最基本条件，这就说明核酸的分离纯化在分子生物学实验中的重要作用。

（一）核酸分离纯化的原则

分离核酸时，应遵循2个原则：一是保证核酸一级结构的完整性，因为完整的一级结构是核酸结构和功能研究的最基本的要求；二是尽量排除其他分子的污染，保证核酸样品的纯度。

（二）核酸分离纯化的步骤

核酸在细胞中总是与各种蛋白质结合在一起的，因此大多数核酸分离纯化的方法一般都包括了细胞裂解、酶处理、核酸与其他生物大分子物质分离、核酸纯化等几个主要步骤。每一步骤又可由多种不同的方法单独或联合实现。

1. 细胞裂解　核酸必须先从细胞或其他生物物质中释放出来。细胞裂解可由机械作用、化学作用、酶作用等方法实现。

（1）机械作用　包括低渗裂解、超声裂解、微波裂解、冻融裂解和颗粒破碎等物理裂解方法。这些方法用机械力使细胞破碎，但机械力也可引起核酸链的断裂，因而不适用于高分子量长链核酸的分离。

（2）化学作用　一定的pH环境和变性条件可使细胞破裂，蛋白质变性沉淀，核酸被释放到水相。此pH环境由加入的强碱（NaOH）或缓冲液（TE、STE等）提供，而变性条件可通过加热、加入表面活性剂（SDS、Triton X-100、Tween 20、NP-40、CTAB、sar-cosyl、Chelex-100 等）或强离子剂（异硫氰酸胍、盐酸胍、肌酸胍）而获得。

（3）酶作用　主要是通过加入溶菌酶或蛋白酶（蛋白酶K、植物蛋白酶或链酶蛋白酶）以使细胞破裂，核酸释放。溶菌酶能催化细菌细胞壁的蛋白多糖N-乙酰葡萄糖胺和N-乙酰胞壁酸残基间的β-（1,4）键水解。蛋白酶K能催化水解多种多肽键，其在65℃及有EDTA、尿素（1～4mol/L）和去污剂（0.5%SDS或1%Triton X-100）存在时仍保留酶活性，这有利于提高对高分子量核酸的提取效率。

在实际工作中，机械作用、化学作用、酶作用经常联合使用，具体选择哪种可根据细胞类型、待分离的核酸类型及后续实验目的来确定。

2. 酶处理　在核酸提取过程中，可通过加入适当的酶使不需要的物质降解，以利于核酸的分离与纯化。如在裂解液中加入蛋白酶（蛋白酶K或链酶蛋白酶）可以降解蛋白质，灭活核酸酶（DNase和RNase）。

3. 核酸的分离与纯化　核酸的高电荷磷酸骨架使其比蛋白质、多糖、脂肪等其他生物大分子物质更具亲水性，因此根据它们理化性质的差异，用选择性沉淀、层析、密度梯度离心等方法可将核酸分离纯化。

（1）酚提取/沉淀法　核酸分离的一个经典方法是酚：氯仿抽提法。细胞裂解后离心分离含核酸的水相，加入等体积的酚：氯仿：异戊醇（25：24：1）混合液。依据应用目的两相经漩涡振荡混匀（适用于分离小分子量核酸）或简单颠倒混匀（适用于分离高分子量核酸）后离心分离。疏水性的蛋白质被分配至有机相，核酸则被留于上层水相。酚是一种有机溶剂，预先要用STE 缓冲液饱和，因未饱和的酚会吸收水相而带走一部分核酸。酚也易氧化发黄，而氧化的酚可引起核酸链中磷酸二酯键断裂或使核酸链交联，故在制备酚饱和液时要加入82羟基喹啉，以防止酚氧化。氯仿可去除脂肪，使更多蛋白质变性，从而提高提取效率。异戊醇则可减少操作过程中产生的气泡。核酸盐可被一些有机溶剂沉淀，通过沉淀可浓缩核酸，改变核酸溶解缓冲液的种类以及去除某些杂质分子。典型的例子是在酚、氯仿抽提后用乙醇沉淀，在含核酸的水相中加入pH5.0～5.5，终浓度为0.3mol/L的NaOAc或KOAc后，钠离子会中和核酸磷酸骨架上的负电荷，在酸性环境中促进核酸的疏水复性；然后加入2～2.5倍体积的乙醇，经一定时间的孵育，可使核酸有效地沉淀。其他的一些有机溶剂如异丙醇、聚乙二醇（PEG）等和盐类（10.0mol/L 乙酸铵、8.0mol/L的氯化锂、氯化镁和低浓度的氯化锌等）也用于核酸的沉淀。不同的离子对一些酶有抑制作用或可影响核酸的沉淀和溶解，在实际使用时应予以选择。经离心收集，核酸沉淀用70%～75%的乙醇漂洗以除去多余的盐分，即可获得纯化的核酸。

（2）层析法　是利用不同物质某些理化性质的差异而建立的分离分析方法。包括吸附层析、亲和层析、离子交换层析等方法。因分离和纯化同步进行，并且有商品试剂盒供应，而被广泛应用于核酸的纯化。在一定的离子环境下，核酸可被选择性地吸附到硅土、硅胶或玻璃表面而与其他生物分子分离。另外一些选择性吸附方法以经修饰或包被的磁珠作为固相载体，磁珠可通过磁场分离而无需离心，结合至固相载体的核酸可用低盐缓冲液或水洗脱。该法分离纯化核酸具有质量好、产量高、成本低、快速、简便、节省人力以及易于实现自动化等优点。

（3）密度梯度离心法　双链DNA、RNA和蛋白质具有不同的密度，因而可经密度梯度离心的方法形成不同密度的纯样品区带，该法适用于大量核酸标本的制备。

（三）真核基因组DNA/RNA的分离纯化

1. DNA的分离纯化　常用的方法有：

（1）酚抽提法　以含EDTA、SDS及无DNA酶的RNA酶裂解缓冲液裂解细胞，经蛋白酶K处理后，用pH8.0的Tris饱和酚抽提DNA，重复抽提至一定纯度后，根据不同需要行透析或沉淀处理，获得所需的DNA样品。

（2）甲酰胺解聚法　甲酰胺是一种离子化溶剂，既可以裂解蛋白质与DNA的复合物，还可使释放的蛋白质变性。细胞裂解与蛋白质水解同酚抽提法相似，但不进行酚的抽提，而是以高浓度的甲酰胺裂解DNA与蛋白质的复合物，然后通过火棉胶袋的充分透析以除去蛋白酶和有机溶剂。

（3）玻棒缠绕法　以盐酸胍裂解细胞，基因组DNA沉淀于细胞裂解液与乙醇液的交界面，将沉淀的DNA缠绕于带钩玻棒上，并转移到pH8.0的TE溶液中重溶。制备的DNA分子量大约有80kb，其长度不适用于构建基因组DNA文库，但用于Southern 杂交和PCR反应都可以获得很好的结果。该法简单快速，可同时提取多个样品。

（4）异丙醇沉淀法　通过SDS和蛋白酶K消化与DNA结合的蛋白质，并失活DNA酶，酚氯仿抽提去除蛋白质后，用2倍容积的异丙醇来沉淀含0.1mol/L NaCl的DNA溶液，DNA沉淀是丝状，而RNA在异丙醇溶液中仍为可溶状态，利用这一物理特性从DNA中去除RNA，省去了加RNA酶消化RNA的步骤。

2. RNA的分离纯化

（1）总RNA的分离与纯化　主要方法有：①（异）硫氰酸胍-酚氯仿一步法：是经典的一步法，首先以含4mmol/L的（异）硫氰酸胍与0.1mmol/L的β-巯基乙醇的变性溶液裂解细胞，然后在pH4.0的酸性条件下，用酚/氯仿抽提裂解溶液，最后通过异丙醇沉淀与75%的乙醇洗涤来制备RNA。主要用于从培养细胞和大多数动物组织中分离纯化总RNA。②同时制备RNA、DNA与蛋白质的一步法：以（异）硫氰酸胍-酚的单相裂解试剂裂解细胞，然后加入氯仿后形成两相。变性的DNA与蛋白质位于两相的界面，保留于上层水相的RNA在RNA沉淀溶液中通过异丙醇沉淀与75%的乙醇洗涤进行制备。目前该法已有多种商品化的单相裂解试剂供选择，成为最常用的总RNA提取方法。

（2）mRNA的分离与纯化　方法有：①oligo（dT）-纤维素柱层析法：待分离的总RNA样品加入oligo（dT）-纤维素填充层析柱中，mRNA的poly（A）结构在高盐条件下通过碱基互补与oligo（dT）-纤维素形成稳定的RNA-DNA杂交体，洗去未结合的其他RNA后，在低盐缓冲液中洗脱并回收mRNA。此法适合从哺乳动物细胞提取大量的mRNA。但该法分离速度慢，易阻塞，不适合同时对多个标本的处理，而且很难回收全部的mRNA，故不适合对少量RNA样品的分离。②oligo（dT）-纤维素液相结合离心法：原理与oligo（dT）-纤维素柱层析法完全相同，只是不经填柱，而是直接将oligo（dT）-纤维素加入到一系列含不同RNA样品的微量离心管中，通过离心收集吸附有poly（A）+RNA的oligo（dT）-纤维素，经漂洗后，用含70%的乙醇洗脱液将吸附的poly（A）+RNA从oligo（dT）-纤维素上洗脱并沉淀出来。该法可同时批量处理多个样品，而且能从少量的RNA样品中分离出mRNA。③磁珠分离法：是利用oligo（dT）与poly（A）互补配对的特性，用生物素标记oligo（dT），通过它与mRNA3′末端poly（A）的退火形成杂交体，然后用标有亲和素的顺磁球珠和磁性分离架捕获并洗涤生物素oligo（dT）/mRNA杂交体，最后用无RNase的去离子水将之洗脱下来，达到从总RNA中分离mRNA的目的。

（四）质粒DNA的分离与纯化

质粒是细菌内独立于染色体并能自我复制的小环状DNA分子，是携带外源基因进入细菌中扩增或表达的重要媒介物，因而质粒的分离与纯化是最常用、最基本的实验技术，由细菌的培养（质粒DNA的扩增）、细菌的裂解（质粒DNA的释放）及质粒DNA的分离纯化3个步骤组成。选择哪种方法制备质粒DNA，应考虑以下因素：菌株类型、质粒的大小、细菌染色体DNA变性条件强弱的控制、细菌的培养与收集。

1. 质粒DNA的分离　常用的方法有：

（1）碱裂解法　在NaOH提供的高pH（12.0 ~ 12.6）条件下，用SDS破坏细胞壁并裂解细胞，同时使宿主细胞的蛋白质与染色体DNA发生变性，释放出共价闭环的质粒DNA。细胞裂解后，细胞壁碎片与变性的蛋白质和染色体DNA形成大的复合物，这些复合物在高钾盐条件下，可有效沉淀，而质粒DNA保留于上清中。通过无水乙醇沉淀质粒DNA，并用70%的乙醇洗涤，获得的DNA纯度可满足测序与PCR等实验的要求。

（2）煮沸裂解法　先用Triton X-100和溶菌酶破坏细胞壁，再沸水浴裂解细胞，使宿主细胞的蛋白质与染色体DNA变性，而共价闭环质粒DNA因结构紧密不会解链。当温度下降后，共价闭环质粒DNA可重新恢复其超螺旋结构。通过离心去除变性的蛋白质和染色体DNA，然后回收上清中的质粒DNA。此法由于条件较剧烈，一般适用于小质粒DNA（＜15kb）的制备。

（3）SDS裂解法　是将细菌悬浮于等渗的蔗糖溶液中，用溶菌酶和EDTA破坏细胞壁，再用SDS裂解去壁细菌，温和地释放质粒DNA到等渗液后，用酚/氯仿抽提。该法条件温和但产率不高，可用于大质粒DNA（＞15kb）的提取。

（4）小量一步提取法　直接将酚/氯仿与细菌培养物混合，同时完成细胞裂解与蛋白质变性两个过程，然后离心去除大部分胞核DNA与蛋白质，最后从上清中回收质粒DNA。该法简单快速、经济可行，可用于内切酶图谱分析。

2. 质粒DNA的纯化　常用的方法有：

（1）聚乙二醇沉淀法　质粒DNA的粗制品首先用LiCl沉淀大分子RNA，并用RNase消化小分子

RNA；然后在高盐条件下，用PEG选择性地沉淀大的质粒DNA；沉淀的质粒DNA进一步用酚/氯仿抽提，乙醇沉淀。

（2）柱层析法　柱层析法纯化质粒DNA的关键是其填充的树脂。树脂可分为2类：一类是利用疏水的相互作用来纯化质粒DNA样品；另一类则通过离子交换与吸附的相互作用进行纯化。以硅基质作为填充材料的柱层析，其作用原理是在多盐条件下，依靠DNA与硅基质的可逆性结合来进行纯化。通过暴露的磷酸盐残基，DNA吸附到硅基质上，以50%的乙醇溶液洗去RNA和糖类等生物大分子，然后加入TE或水溶液使DNA 分子重新水合，并通过离心洗脱出来。

（3）CsCl-EB法　是一种沉降平衡离心法。经超速离心，离心介质CsCl形成一连续的密度梯度，在过量EB存在的条件下，各种不同密度的物质经离心平衡后得以分开。其中蛋白质密度小浮于液面，RNA密度大沉于管底，各种DNA密度介于蛋白质与RNA 之间处于中部。

二、蛋白质分离与纯化技术

以蛋白质的结构与功能为基础，从分子水平上诊断疾病已成为现代临床分子诊断学的主要方向。研究蛋白质首先要得到高度纯化并具有生物活性的蛋白质，因此蛋白质分离与纯化技术是临床分子诊断学一项基本技术。

（一）蛋白质分离纯化的一般原则

蛋白质提纯的目的是增加产品的纯度和产量，同时又要保持提高产品的生物活性。因此，要分离纯化某一种蛋白质，首先应选择一种含目的蛋白质较丰富的材料；其次，应设法避免蛋白质变性，以制备有活性的蛋白质。对于大多数蛋白质来说，纯化操作都是在0～4℃的低温下进行的。同时也应避免过酸、过碱的条件以及剧烈的搅拌和振荡。另外，还要设法除去变性的蛋白质和其他杂蛋白，从而达到增加纯度和提高产量的目的。

（二）蛋白质的分离纯化

蛋白质分离纯化的方法很多，主要有：

1. 根据蛋白质溶解度不同的分离方法

（1）蛋白质的盐析　中性盐对蛋白质的溶解度有显著影响，一般在低盐浓度下随着盐浓度升高，蛋白质的溶解度增加，此称盐溶；当盐浓度继续升高时，蛋白质的溶解度不同程度下降并先后析出，这种现象称盐析。将大量盐加到蛋白质溶液中，高浓度的盐离子（如硫酸铵的SO_4^{2-}和NH_4^+）有很强的水化力，可夺取蛋白质分子的水化层，使之“失水”，于是蛋白质胶粒凝结并沉淀析出。盐析时若溶液pH在蛋白质等电点则效果更好。由于各种蛋白质分子颗粒大小、亲水程度不同，故盐析所需的盐浓度也不一样，因此调节混合蛋白质溶液中的中性盐浓度可使各种蛋白质分段沉淀。

蛋白质盐析常用的中性盐，主要有硫酸铵、硫酸镁、硫酸钠、氯化钠、磷酸钠等。其中应用最多的硫酸铵，它的优点是温度系数小而溶解度大（25℃时饱和溶解度为4.1mol/L，0℃时饱和溶解度为3.9mol/L），在这一溶解度范围内，许多蛋白质和酶都可以盐析出来；另外硫酸铵分段盐析效果也比其他盐好，不易引起蛋白质变性。硫酸铵溶液的pH常在4.5～5.5，当用其他pH值进行盐析时，需用硫酸或氨水调节。

蛋白质在用盐析沉淀分离后，需要将蛋白质中的盐除去，常用的办法是透析，即把蛋白质溶液装入透析袋内（常用的是玻璃纸），用缓冲液进行透析，并不断地更换缓冲液，因透析所需时间较长，所以最好在低温中进行。此外也可用葡萄糖凝胶G-25或G-50过柱的办法除盐，所用的时间就比较短。

（2）等电点沉淀法　蛋白质在静电状态时颗粒之间的静电斥力最小，因而溶解度也最小，各种蛋白质的等电点有差别，可利用调节溶液的pH达到某一蛋白质的等电点使之沉淀，但此法很少单独使用，可与盐析法结合用。

（3）低温有机溶剂沉淀法　用与水可混溶的有机溶剂甲醇、乙醇或丙酮，可使多数蛋白质溶解度降低并析出，此法分辨力比盐析高，但蛋白质较易变性，应在低温下进行。

2. 根据蛋白质分子大小的差别的分离方法

（1）透析法与超滤法　透析法是利用半透膜将分子大小不同的蛋白质分开。超滤法是利用高压力或离心力，强使水和其他小的溶质分子通过半透膜，而蛋白质留在膜上，可选择不同孔径的滤膜截留不同分子量的蛋白质。

（2）凝胶过滤法　凝胶过滤层析（gel-filtration chromatography）又称为分子排阻层析或分子筛层析。这是根据分子大小分离蛋白质混合物最有效的方法之一。它是将葡聚糖凝胶（sephadex gel）或琼脂糖凝胶（agarose gel）装入一个柱子中，制成凝胶柱。这种凝胶颗粒具有网状结构，不同类型凝胶的网孔大小不同。当把蛋白质混合样品加到凝胶柱中时，比凝胶网孔小的蛋白质可进入网孔内，而大于网孔的分子则不能进入被排阻在凝胶颗粒之外。当用洗脱液洗脱时，被排阻的分子量大的蛋白质直接通过凝胶之间的缝隙先被洗脱下来，而比网孔小的蛋白质可连续不断地进入网孔内。这样的小分子不但流经的路程长，而且受到来自凝胶内部的阻力也很大，所以蛋白质越小，从柱子上洗脱下来所需时间越长。由于不同蛋白质的分子大小不同，进入网孔的程度不同，因此流出的速度不同，洗脱所用体积及时间不同，从而达到分离的目的。

3. 根据蛋白质带电性质进行分离　蛋白质在不同pH环境中带电性质和电荷数量不同，可将其分开。

（1）电泳法　蛋白质在同一pH条件下，因分子量和电荷数量不同、在电场中的迁移率不同得以分开。值得重视的是等电聚焦电泳，这是利用一种两性电解质作为载体，电泳时两性电解质形成一个由正极到负极逐渐增加的pH梯度，当带一定电荷的蛋白质在其中泳动时，到达各自等电点的pH位置就停止，此法可用于分析和制备各种蛋白质。

（2）离子交换层析法　该法是利用蛋白质的酸碱性质作为分离的基础。离子交换纤维素（cellulose ion-exchanger）是人工合成的纤维素衍生物，它具有松散的亲水性网状结构，有较大的表面积，使蛋白质大分子可以自由通过。目前常用的有：①羧甲基纤维素（CM-纤维素），在纤维素颗粒上带有羧甲基基团。在中性pH条件下，羧甲基上的质子可解离下来，而溶液中带正电荷的蛋白质分子可与纤维素颗粒上的羧甲基负电荷结合。可交换的基团带正电，因此是一种阳离子交换剂。②二乙氨基乙基纤维素（DEAE-纤维素），在中性pH条件下，它含有带正电荷的基团，可与溶液中的带负电荷的蛋白质结合，可交换的基团带负电荷，因此是一种阴离子交换剂。当被分离的蛋白质溶液流经离子交换层析柱时，带有与离子交换剂相反电荷的蛋白质被吸附在离子交换剂上，随后用改变pH或离子强度办法将吸附的蛋白质洗脱下来。

4. 根据配体特异性的分离方法——亲和层析法　亲和层析法（affinity chromatography）是分离蛋白质的一种极为有效的方法，它经常只需经过一步处理即可使某种待提纯的蛋白质从很复杂的蛋白质混合物中分离出来，而且纯度很高。这种分离技术是根据某些蛋白质对特定的化学基团具有专一性结合的原理。这些能被生物大分子如蛋白质所识别并与之结合的基团称为配基或配体（ligand）。例如，酶对它的底物具有特殊的亲和力；抗原和抗体互为配基。以伴刀豆球蛋白A（concanavalin A）的分离纯化为例，由于该蛋白对葡萄糖有专一性亲和吸附，因此可把葡萄糖通过适当的化学反应共价地连接到像琼脂糖凝胶一类的载体表面上。为了防止载体表面的空间位阻影响待分离的蛋白质大分子与其配基的结合，在配基和载体之间往往插入一段所谓的连接臂（或称为间隔臂，spacerarm），使配体与载体之间保持足够的距离。将这种多糖颗粒装入一定规格的玻璃管中就制成了一根亲和层析柱。当含有伴刀豆球蛋白的提取液加到层析柱的上部，并沿柱向下流过时，待纯化的蛋白质与其特异性配基结合而被吸附到柱上，其他蛋白因不能与葡萄糖配基结合将通过柱子而流出。然后采用一定的洗脱条件，如浓的葡萄糖溶液进行洗脱，即可把该蛋白质洗脱下来，达到与其他蛋白质分离的目的。

5. 其他蛋白质分离纯化的方法

（1）浊点萃取法　浊点萃取法（cloud point extraction，CPE）是近年来出现的一种新兴的液–液萃取技术，它不使用挥发性有机溶剂，不影响环境。它以中性表面活性剂胶束水溶液的溶解性和浊点现象为基础，改变实验参数引发相分离，将疏水性物质与亲水性物质分离。目前该法已成功地应用于金属螯合物、生物大分子的分离与纯化及环境样品的前处理中。CPE 除了利用增溶作用外，还利用了表面活性剂另一个重要性质——浊点现象。溶液静置一段时间（或离心）后会形成2个透明的液相：一为表面活性剂相（约占总体积的5%）；另一为水相。外界条件（如温度）向相反方向变化，两相便消失，再次成为均一溶液。溶解在溶液中的疏水性物质如膜蛋白，与表面活性剂的疏水基团结合，被萃取进表面活性剂相，亲水性物质留在水相，这种利用浊点现象使样品中疏水性物质与亲水性物质分离的萃取方法就是浊点萃取。

（2）置换色谱法　置换色谱（displacement chromatography）作为一种非线性色谱技术，是指样品输入色谱柱后，用一种与固定相作用力极强的置换剂通入色谱柱，去替代结合在固定相表面的溶质分子。样品在置换剂的推动下沿色谱柱前进，使样品中各组分按作用力强弱的次序，形成一系列前后相邻的谱带，并在置换剂的推动下流出色谱柱。

第二节　分子杂交技术

分子杂交技术是临床分子诊断领域最基本的技术之一，具有灵敏度高、特异性强等优点，在临床分子诊断学中具有重要作用。

一、分子杂交的基本原理

分子杂交（molecular hybridization）是指不同来源的2条核酸单链之间或蛋白质亚基之间由于结构互补而发生非共价键结合的过程。核酸分子杂交包括DNA与DNA、RNA与RNA、DNA与RNA之间的杂交，主要有2个过程：①变性：在某些理化因素作用下，DNA或RNA分子内碱基对之间的氢键断裂，使规则有序的双螺旋结构变为不规则无序的单线团样结构的过程。②复性：在适当条件下，变性DNA的2条互补链再恢复成天然的双螺旋结构的过程。蛋白质分子杂交是以抗原–抗体及受体–配体特异结合为特征的反应。

二、探针

以分子杂交为基础的技术均用探针来检测具有互补序列的核酸序列或蛋白质。探针是用放射性同位素或其他活性物质标记能特异检测靶分子（待测核酸或蛋白质）的活性物质。核酸杂交所用标记的单链DNA或RNA或寡核苷酸片段、蛋白质杂交所用标记的抗体等都是常用的探针。探针常分为放射性同位素标记探针与非放射性标记物探针。

放射性同位素标记探针常用以下几种方法：

1. 切口平移标记法　先由DNA酶Ⅰ在DNA双链上随机切口，再利用大肠杆菌DNA聚合酶Ⅰ作用于切口处开始，以另一条DNA链为模板，以4种三磷酸脱氧核苷酸为原料，沿切口水解5′端核苷酸和3′端修复加入标记核苷酸同时进行，这种切口平行推移可均一标记DNA链。

2. **引物延伸标记法** 本法与切口平移标记法相似，都是利用DNA聚合酶来合成与模板互补的新的DNA链。由于DNA聚合必须从具有3′-OH的末端开始合成，因此与切口平移标记法不同，引物延伸标记法需要一段与模板序列互补的寡聚核苷酸作引物，将它与模板杂交，以提供3′-OH端。

3. **末端标记法** 是待标记的DNA先用碱性磷酸酶切除5′端或3′端的磷酸基团，再用T4核苷酸激酶将同位素标记的磷酸基团导入线型DNA或RNA的5′端或3′端。

由于放射性同位素标记探针的局限性，人们一直在寻找非放射性标记物，目前常用的有地高辛、生物素、荧光素和一些如碱性磷酸酶的酶类。

探针根据其来源和性质的不同，可分为以下几类：

1. **DNA探针** DNA探针是最常用的核酸探针，指长度在几百碱基对以上的双链DNA或单链DNA探针。这类探针多为某一基因的全部或部分序列，或某一非编码序列。这些DNA片段必须是特异的，如细菌的毒力因子基因探针和人类Alu探针。通常采取分子克隆或PCR技术从基因组DNA文库筛选或扩增方法制备。

2. **cDNA探针** cDNA（complementary DNA）是指互补于mRNA的DNA分子。cDNA是由RNA经逆转录酶催化产生的，因此它不含有内含子序列，尤其适用于基因表达的检测。

3. **RNA探针** RNA探针是一类很有前途的核酸探针。由于RNA是单链分子，所以它与靶序列的杂交反应效率极高，但RNA探针也存在易于降解和标记方法复杂等缺点。

4. **寡核苷酸探针** 前述3种探针均是可克隆的，一般情况下，只要有克隆的探针，就不用寡核苷酸探针。克隆探针一般较寡核苷酸探针特异性强，因为从统计学角度而言，较长的序列复杂度也高，随机碰撞互补序列的机会较短序列少。克隆探针的另一优点是可获得较强的杂交信号，因为克隆探针较寡核苷酸探针掺入的可检测标记基因更多。但对于仅是单个碱基或少数碱基不同的两序列，克隆探针便不能区分。在这种情况下，通常要采用化学合成的寡核苷酸探针。

合成的寡核苷酸探针具有一些独特的优点：①由于链短，其序列复杂度低，分子量小，所以与等量靶位点完全杂交的时间比克隆探针短。②寡核苷酸探针可识别靶序列内1个碱基的变化，因为短探针中碱基的错配能大幅度地降低杂交体的Tm值。③一次可大量合成寡核苷酸探针（1～10mg），使得这种探针价格低廉。

筛选寡核苷酸探针也有一些原则：①长18～50bp，较长探针杂交时间较长，合成量低；较短探针特异性会差些。②碱基成分：G+C含量为40%～60%，超出此范围则会增加非特异杂交。③探针分子内不应存在互补区，否则会出现抑制探针杂交的“发夹”状结构。④避免单一碱基的重复出现（不能多于4个），如-CCCCC-。⑤一旦选定某一序列符合上述标准，最好将序列与核酸库中核酸序列比较，探针序列应与含靶序列的核酸杂交，而与非靶区域的同源性不能超过70%或有连续8个或更多的碱基的同源，否则，该探针不能用。

5. **蛋白质或多肽探针** 是一种用于蛋白质免疫印迹杂交的探针，通常是待检测蛋白质的抗体，可用放射性同位素标记或非放射性标记。

三、分子杂交的技术

基于核酸分子变性及复性原理基础上及蛋白质亚基之间结构互补发生非共价键结合基础上所发展起来的各种技术统称为分子杂交技术。根据被测定对象的不同，分子杂交基本可分为Southern杂交、Northern杂交、Western杂交、斑点（dot）杂交和原位杂交等。

（一）Southern杂交

此技术由Southern在1975年建立，故名Southern杂交。Southern杂交是DNA片段经电泳分离后，从凝胶中转移到硝酸纤维素滤膜或尼龙膜上，然后与探针杂交。被检对象为DNA，探针为DNA或RNA。可用来检测经限制性内切酶切割后的DNA片段中是否存在与探针同源的序列，它包括下列步骤：

（1）酶切DNA，凝胶电泳分离各酶切片段，然后使DNA原位变性。

（2）将DNA片段转移到固体支持物（硝酸纤维素滤膜或尼龙膜）上。

（3）预杂交滤膜，掩盖滤膜上非特异性位点。

（4）让探针与同源DNA片段杂交，然后漂洗除去非特异性结合的探针。

（5）通过显影检查目的DNA所在的位置。

Southern杂交能否检出杂交信号取决于很多因素，包括目的DNA在总DNA中所占的比例、探针的大小和比活性、转移到滤膜上的DNA量以及探针与目的DNA间的配对情况等。在最佳条件下，Southern杂交能很灵敏地检测出低于0.1pg的 DNA。如果将10μg基因组DNA转移到滤膜上，并与长度为几百个核苷酸的探针杂交，可检测出哺乳动物基因组中1kb大小的单拷贝序列。

将DNA从凝胶中转移到固体支持物上的方法主要有3种：

1. 毛细管转移 本方法由Southern发明，故又称为Southern转移（或印迹）。毛细管转移方法的优点是简单，不需要用其他仪器。缺点是转移时间较长，转移后杂交信号较弱。

2. 电泳转移 将DNA变性后，可电泳转移至带电荷的尼龙膜上。该法的优点是不需要脱嘌呤/水解作用，可直接转移较大的DNA片段。缺点是转移中电流较大，温度难以控制。通常只有当毛细管转移和真空转移无效时，才采用电泳转移。

3. 真空转移 有多种真空转移的商品化仪器，它们一般是将硝酸纤维素膜或尼龙膜放在真空室上面的多孔屏上，再将凝胶置于滤膜上，缓冲液从上面的一个贮液槽中流下，洗脱出凝胶中的DNA，使其沉积在滤膜上。该法的优点是快速，在30min内就能从正常厚度（4～5mm）和正常琼脂糖浓度（$<1\%$）的凝胶中定量地转移出来。转移后得到的杂交信号比Southern转移强2～3倍。缺点是如不小心，会使凝胶碎裂，并且在洗膜不严格时，其背景比毛细管转移要高。

（二）Northern杂交

Northern杂交与Southern杂交很相似。主要区别是被检测对象为RNA，探针为DNA或RNA。RNA片段经电泳后，从凝胶中转移到硝酸纤维素滤膜上，然后用探针杂交。其电泳在变性条件下进行，以去除RNA中的二级结构，保证RNA完全按分子大小分离。变性电泳主要有3种：乙二醛变性电泳、甲醛变性电泳和羟甲基汞变性电泳。电泳后的琼脂糖凝胶用与Southern转移相同的方法将RNA转移到硝酸纤维素滤膜上，然后与探针杂交。

（三）Western杂交

Western杂交是由Toubin等人在1975年建立的蛋白质免疫印迹技术，因为原理与Southern杂交及Northern杂交类似，被称为Western杂交。其与Southern杂交及Northern杂交的区别在于探针不是核酸而是待检测蛋白质的相应抗体。

Western 杂交技术的基本步骤是：将已用聚丙烯酰胺凝胶或其他凝胶或电泳分离的蛋白质转移到硝酸纤维滤膜上，固定在滤膜上的蛋白质成分仍保留抗原活性及与其他大分子特异性结合的能力，所以能与特异性抗体或核酸结合。第1抗体与膜上特异抗原结合后，再用标记的第2抗体（同位素或非同位素的酶）来检测，此方法灵敏度高，可检测1ng抗原蛋白。通常免疫印迹技术采用标记第2抗体的间接免疫检测反应，不用逐一标记第1抗体，所以试验简单易行。

（四）斑点杂交

斑点杂交是指将DNA或RNA样品直接点在硝酸纤维素滤膜上，然后与核酸探针分子杂交，以显示样品中是否存在特异的DNA或RNA。同一种样品经不同倍数的稀释，还可以得到半定量的结果。所以它是一种简便、快速、经济的分析DNA或RNA的方法，在基因分析和基因诊断中经常用到，是研究基因表达的有力工具。但由于目的序列未与非目的序列分离，不能了解目的序列的长度。尤其当本底干扰较高时，难以区分目的序列信号和干扰信号。

（五）原位杂交

原位杂交是用特定标记的已知顺序核酸为探针，在原位细胞或组织切片中与核酸进行杂交，从而对特定核酸顺序进行精确定量定位的方法。原位杂交可以在细胞标本或组织标本上进行，基本程序为：细胞或组织固定→预杂交→杂交→放射自显影或标记酶显色反应分析结果。原位杂交应用广泛，可用于：①细胞特异性mRNA转录的定位。②感染组织中病毒DNA/RNA的检测和定位，如EB病毒mRNA、人类乳头状瘤病毒和巨细胞病毒DNA的检测。③癌基因、抑癌基因及各种功能基因在转录水平的表达及其变化的检测。④基因在染色体上的定位。⑤检测染色体的变化，如染色体数量异常和染色体易位等。⑥分裂间期细胞遗传学的研究，如遗传病的产前诊断和某些遗传病基因携带者的确定，某些肿瘤的诊断和生物学剂量测定等。

四、杂交反应的条件及参数的优化

杂交反应是一个复杂的过程，牵涉到多种因素包括探针的类型、浓度及比活性，杂交反应时间、反应温度、反应方式及反应促进剂等。不同的反应条件对杂交结果的影响如下：

（1）根据杂交液的体积确定杂交的时间　一般来说，使用较小体积的杂交液比较好，因为在小体积溶液中，核酸重新配对的速度快、探针用量少，从而使滤膜上的DNA在反应中起主要作用。但在杂交中必须保证有足够的杂交溶液覆盖杂交膜。

（2）根据所用的杂交溶液确定杂交的温度　一般来说，杂交相为水溶液时，在68℃杂交；而在50%甲酰胺溶液中时，则在42℃下杂交。

（3）选用不同的封闭试剂　如Denhardt' s试剂、肝素或一种由5%脱脂奶粉组成的BLOTTO，这些试剂中需加入断裂的鲑鱼精子DNA或酵母DNA，并和SDS一起使用。与Denhardt' s试剂相比，BLOTTO价格便宜，使用方便，同样可获得满意的结果，但它不能用于RNA杂交。一般而言，尼龙膜用Denhardt' s试剂比用BLOTTO能得到更高的信价比。对硝酸纤维素滤膜而言，通常在预杂交溶液和杂交溶液中都含有封闭剂。但是对尼龙膜，经常从杂交溶液中省去封闭剂，因为高浓度的蛋白质会干扰探针和目的基因的退火。

（4）根据需要，在杂交过程中选用不同的振荡方法和程度，许多杂交膜一起反应时，连续的轻微振荡可获得较好的杂交结果。

（5）在杂交过程中加入其他化合物，如反应体系中加入10%硫酸葡聚糖或10% PEG，杂交速度可增加约10倍。检测稀有序列时常用该方法，但它们有时会导致本底较高，并由于溶液的黏稠性而使操作困难。因此，除非在滤膜上含有的目的DNA量很少，或放射性探针的量有限，一般不用硫酸葡聚糖或PEG。

（6）根据探针与被检测目标之间的同源程度选择清洗的程度，如具有很高的同源性可选用严紧型洗脱方式（高浓度SSC），反之则选用非严紧型洗脱方式（低浓度SSC）。洗脱通常在低于杂交体解链温度12～20℃的条件下进行。

（7）根据标记探针的浓度及其比活性，选择不同的杂交条件及检测方法。一般使用新的同位素可获得较强的信号。

（8）在水溶液中杂交时，用6×SSC或6×SSPE溶液的效果都一样；而在甲酰胺溶液中杂交时，应该用具有更强缓冲能力的6×SSPE。

上述这些条件的改变，对杂交的结果有不同的影响，应根据研究的具体情况，选用适当的方法。

第三节　DNA测序技术

核酸是生命的遗传载体，其结构从根本上决定了基因的表达及其功能。核酸序列的改变意味着生物学含义的改变。因此测定并分析核酸的序列，是研究其结构、功能及其关系的前提，是分子生物学最基本的课题，并为临床疾病的分子诊断提供最为精确的判断依据。DNA碱基序列蕴藏着全部遗传信息，测定和分析DNA的碱基序列对了解遗传的本质即了解每个基因的编码方式无疑是十分重要的。DNA的序列分析是分子诊断学的金标准，各种遗传性疾病、病毒或细菌的感染与变异，在基因水平上的个性化用药，最终都依赖于基因测序结果。

1965年Robert Holley测定了酵母丙氨酰-tRNA的77个碱基序列，从而完成了世界第1个核酸序列测定。1977年，英国科学家Fred Sanger首先创造链末端终止法，美国科学家Allan Maxam和Walter Gilbert建立了化学降解法。1981年，Messing等提出了以噬菌体M13为克隆载体的单链测序系统。1985年，Chen等建立了以质粒为克隆载体的双链测序系统，这一系列重要进展使得DNA测序效率不断提高。目前DNA测序方法多建立在荧光标记法的基础上的，荧光标记自动分析仪已经成为DNA测序技术进步最明显的标志。近年来，研制的毛细管阵电列电泳和DNA芯片极大地提高了测序速度和效率。此外，生物质谱法、杂交测序法、焦磷酸测序法、单分子和原子探针显微镜法等新技术的发明和应用，为DNA的序列分析研究提供了多种强有力的工具。

一、DNA测序策略

DNA测序策略因测定的DNA分子性质、测序方法和目的不同而有所不同，尤其采用根本不同的测序原理进行DNA序列分析时，其测序策略大相径庭。下面针对目前应用广泛的传统测序方法，介绍DNA分子的测序策略。

（一）已知序列的确证性测序策略

在临床研究中的多数情况下，测序是对已知序列进行鉴定和证实，即确证性测序（confirmatory sequencing）。如病原微生物保守序列分析，次级克隆DNA的插入方向、定点突变的检测，酶切产物的鉴定和待表达基因阅读框架的判定等。这类DNA片段通常较小，只需克隆到测序载体中进行单链或双链模板测序，也可以对PCR产物进行直接测序。对于一个稍大的DNA片段，可利用通用引物分别从两端进行双向测序，再通过中间重叠部分拼出全序列。对于更大的DNA序列，可以在序列中间的适当区域增加一个或数个测序引物分别测序，拼出全序列，最后与已知序列比较即可。

（二）未知序列的从头测序策略

未知DNA序列的分析是指确定一个未知序列的准确长度及核苷酸排列顺序，称为从头测序（de novo sequencing）。未知DNA序列的测序策略因长度而异。对于较小的目的DNA片段，可以直接利用M13mp或质粒系统克隆、测序。利用质粒载体系统测序具有显著的优势，因此，除非特殊用途，如体外定点突变，都可以用pUC系统代替M13mp系统进行克隆测序。未知序列DNA的测序方法主要有以下几种：

1. 随机测序法　其特点是无特定方向性、随机对靶DNA进行测序，最后通过计算机拼装而得到完整的序列信息。主要包括鸟枪法和人工转座子法。

（1）鸟枪法　鸟枪法（shotgun method）是一种传统的方法，首先利用DNaseⅠ、超声波或限制性酶处理，将靶DNA大片段随机切割成小片段，并进行亚克隆，然后分别测定亚克隆的序列，最后通过计算机的拼装就可以获得靶DNA的全序列。该法所得的序列准确，因为它由许多序列累积产生。由于测序的亚克隆是随机挑选出来的，某些序列往往被重复测定，而一些区段迟迟不出现，通常所要测定的序列会比靶DNA多4～7倍。此外，靶DNA有较多的散在重复序列，计算机很难进行拼装。

（2）人工转座子法　转座子是具有跳跃功能的DNA元件，对目标靶DNA插入有位点选择性，但人工合成的转子对靶目标DNA的插入选择完全呈一随机过程。从人工转座子的引物岛出发，双向测序，拼接测序信息，最终确定靶DNA的全序列。

2. 定向测序法　定向测序法是指从靶DNA的某一端开始测序，直至将靶DNA的序列全部测完。该类方法具有方向性，因而不会出现大量重复测定的现象。定向测序法主要包括互套缺失法和引物测序法。

（1）互套缺失法　互套缺失法（nested deletion）也是一种定向测序法，通过工具酶的催化作用，产生一组从同一端缺失的长度不一的互套缺失突变体，测定其序列，通过相互重叠的部分可以准确地将相邻片段的序列彼此拼接，如此重复互套，便可以获得靶DNA的全序列。产生互套缺失突变体的工具酶主要有核酸外切酶Ⅲ、核酸酶Bal 31、DNA酶Ⅰ和T4DNA聚合酶。

（2）引物测序法　引物测序法是指从靶DNA的3′端通过特定引物测定一段DNA序列，然后在此基础上，设计新的寡核苷酸作为下一个测序反应的引物，依此类推，从而循序渐进地得到靶DNA的全部序列。

（三）全基因组测序策略

随着大规模测序技术的日益成熟、人类基因组计划的顺利完成、多种重要生物基因组全长序列的测定，全基因组序列策略必将对其他生物全基因组的序列分析产生重要影响。其测序策略大体分为2种，一种是先作图后测序，另一种是先测序后作图。

1. 先作图后测序　该策略首先将基因组由粗到细地一步步进行有序的划分，直至可以用于测序的重叠度最小的连续克隆系。这种划分主要在3个层次上进行：①染色体水平，依据遗传标志绘制遗传图谱或通过序列标签位点得到物理图谱；②中片段DNA水平，通常几十个kb，即将酵母人工染色体（yeast artifical chromosome，YAC）随机切割后装入黏粒，以黏粒作图称为高精度物理作图；③大片段DNA水平，通常是数百个kb，通过构建YAC并对YAC作图，得到重叠的YAC连续克隆系，称为低精度物理作图。以上 3 个层次的作图是相互关联的，作图的速度成为全基因组测序的基础。

2. 先测序后作图　该策略又称为全基因组随机测序，它使用细菌人工染色体末端序列，先对全基因组进行扫描式测序，再整合多种图谱，对测序结果进行高效的染色体定位。这种测序也是在3个层次上进行：①细菌人工染色体层次，以BAC为载体，插入150kb左右的片段，直接对BAC两端的500个碱基进行测序。②低拷贝质粒层次，以其为载体，插入10kb左右的片段，直接对克隆两端的500个碱基进行测序。③高拷贝质粒层次，以其为载体插入2kb左右的片段，同样对克隆两端的500个碱基进行测序。这 3 个层次的测序工作是相互独立的，具有省时高效的特点，目前已经成为基因测序分析的主要策略。

二、 链末端终止法

（一）测序原理

Sanger等于1977年在加减法测序的基础上发明了双脱氧链末端终止法，又称酶法或Sanger法。其原理是将2′3′－双脱氧核苷酸（dideoxyribonucleoside triphosphate，ddNTP）掺入到合成的DNA 链中，由于脱氧核糖上没有聚合酶延伸链所需要的3′－OH基团，因此不能与下一位核苷酸反应形成磷酸二酯键，DNA合成反应即终止。在测定时，首先将模板分为4个反应管，分别加入引物和DNA聚合酶及用^{32}P或^{35}S标记的4种dNTP混合底物（仅标记一种即可）。在4组独立的酶反应体系反应一定时间后，每一管内加入4种ddNTP中的一种，就可获得4组分别终止于模板链的每一个A、C、G和T位置上的一系列大小不同的DNA片段。通过高分辨率变性聚丙烯酰胺凝胶电泳分离这些片段，随后利用放射自显影就可以读出DNA的序列。

DNA聚合酶Ⅰ能催化dNTP的5′磷酸基团与引物的3′-OH末端生成3′，5′磷酸二酯键。通过磷酸二酯键的不断形成，新的互补DNA从5′到3′不断延伸。ddNTP比dNTP在3′位置少一个羟基，可以通过5′三磷酸基团掺入到正在延伸的DNA链中，但由于缺少3′-OH，不能同后续的dNTP形成3′，5′-磷酸二酯键，使该链的延伸终止于这个异常的核苷酸处。

（二）测序体系

1. 待测模板

（1）单链DNA模板　按照经典的测序反应，一般是将靶DNA片段克隆于M13mp载体中，从而得到单链的DNA模板进行测序。

（2）双链DNA模板　采用变性双链DNA作为测序模板简便可行。双链模板测序能直接对变性双链DNA的亚克隆进行鉴定，可略去经M13载体亚克隆获取单链模板的过程，并已实现对PCR产物的直接测序。

2. 测序引物　酶法测序反应需要测序引物。无论是单链DNA模板还是双链DNA模板，都可以通过对应于其亚克隆载体序列的通用引物来测序，尤其适用于未知DNA序列的分析。而PCR产物的直接测序，由于知道部分序列，可以设计特异性的测序引物用于测序分析。

3. DNA聚合酶　选用合适的DNA聚合酶进行测定反应是保证测序质量的重要因素。

（1）大肠杆菌DNA聚合酶Ⅰ大片段　DNA聚合酶Ⅰ大片段又称Klenow片段，Sanger法最早采用此酶。但Klenow片段的链延伸能力较低，并且对同聚核或复杂二级结构的区域复制效能低下，通常产生较高的本底和假带。此酶价格便宜、易得，对已知序列的亚克隆进行鉴定仍有一定应用价值。

（2）测序酶　该酶又称序列酶，它是一种经过改造的噬菌体DNA聚合酶，该酶活性稳定，具有很高的链延伸能力和极快的聚合反应速度，是测定较长DNA的首选酶。

（3）TaqDNA聚合酶　用于PCR反应的TaqDNA聚合酶，也可用于以Sanger法为基础的TaqDNA聚合酶DNA测序方案，目前已发展成为PCR循环测序法。该法使用了耐热的TaqDNA聚合酶，在高温下能进行线性扩增。其特点具有所需模板量少、纯度要求不高，能对双链模板以及含有二级结构、回文结构的模板进行测序。

4. dNTP的放射性核素标记　传统的DNA测序方法采用 ^{32}P-dNTP作为放射性标记物，但由于^{32}P衰变产生β射线，常导致放射自显影图谱条带扩散、分辨率低，从而限制了序列识读的长度和准确性，其次高能β射线会引起DNA样品分解，测序反应产物必须24h内进行电泳，否则无法获得满意的结果。

5. DNA片段的凝胶电泳　DNA序列的正确识读在于能否有效分离测序反应中产生的各种序列梯度的DNA片段。变性聚丙烯酰胺凝胶电泳，能将长度相差仅一个核苷酸的DNA片段有效分离，保证了序列测定的可靠性。随着电泳技术的不断发展，毛细血管凝胶电泳、超薄凝胶板电泳技术的应用，极大地提高了序列分析的质量和效率。

（三）方法特点

链末端终止法测定的序列是酶促反应生成的产物，其准确性可能受碱基错误掺入的影响，并通常受酶促反应的影响，难以分析有碱基修饰和存在二级结构的DNA样品。随着测序载体的发展、DNA合成技术的进步及Sanger法测序反应的不断进步，目前该法一次反应可测500个以上的碱基序列，具有方法更加简便快速，便于实现自动化分析，能够满足绝大多数DNA样品序列的需要等特点，在DNA序列分析中得到最广泛的应用。

三、化学降解法

1977年，Maxam-Gilbert等提出了一种以化学修饰为基础的DNA序列测定法，称为Maxam-Gilbert化学修饰法或化学降解法。

（一）测序原理

化学降解法与链末端终止法的区别在于需要对原DNA进行化学降解。根据某些化学试剂可以使DNA链在1个或2个碱基处发生专一性断裂的特性，化学降解法首先对待测DNA末端进行放射性标记，再通过5组（或4组）相互独立的化学反应分别得到部分降解产物，其中每一组反应特异性地针对某一种或某一类碱基进行切割。因此，在反应后可得到5组（或4组）不同长度的放射性标记的DNA片段，每组中的每个片段都有放射性标记的共同起点，但长度取决于该组反应针对的碱基在原样品DNA分子上的位置。此后各组反应物通过聚丙烯酰胺凝胶电泳进行分离，通过放射自显影检测末端标记的分子，并直接读取待测DNA 片段的核苷酸序列。

（二）测序体系

1. 待测DNA 与Sanger法一样，作为化学降解的待测DNA，既可以为单链的DNA分子，也可以为双链的DNA分子。不同的是，化学降解法对标记的待测DNA的纯度要求较高，需要纯化去盐，并用去离子水溶解。

2．待测DNA的末端标记 化学降解法首先需要制备单侧末端标记的待测DNA片段，其核素标记法主要有3种：①以T4噬菌体多核苷酸激酶和^{32}P-ATP标记待测DNA的5′末端；②以末端转移酶和^{32}P-dNTP标记待测DNA的3′末端；③以Klenow片段和^{32}P-dNTP标记待测DNA的3′凹进末端。

对于双链DNA片段，采用上述方法①或方法②时，DNA分子的两侧均被标记，不能直接用于测序反应，需要经限制性内切酶处理，酶切后电泳分离2种不同大小的单侧标记片段，或直接用变性聚丙烯酰胺凝胶电泳分离2条单链。采用方法③，虽然直接自备单侧末端标记的DNA，但要求待测DNA符合不对称标记的条件。

3. 碱基特异的化学切割 化学断裂反应分两步进行：①各组反应体系分别以不同的化学试剂对特定碱基进行化学修饰；②以六氢吡啶取代被修饰的碱基，使DNA链发生特异性断裂。

用于碱基修饰的化学试剂主要有硫酸二甲酯和甲酸，分别作用于不同的反应体系（表3-1）。

表3-1 碱基特异性的化学切割反应

化学修饰试剂	各组反应体系	碱基修饰反应	主链断裂试剂	分子断裂位点
硫酸二甲酯	G组	鸟嘌呤甲基化	六氢吡啶	G
甲酸	G+A组	脱嘌呤作用	六氢吡啶	G和A
肼	C+T组	嘧啶开环	六氢吡啶	C和T
肼	C组	嘧啶开环	六氢吡啶	C

4. 电泳图谱的识读 同Sanger法一样，经电泳分离后待测DNA序列可以在电泳图谱上直接识读，但化学降解法要比链末端终止法较为复杂。

（三）方法特点

在化学降解法初期，利用该法进行测序，不仅重复性高于链末端终止法，而且由于只需要简单的化学试剂和一般的实验条件，易为普通实验室和研究人员所掌握和开展。该法可对合成的寡核苷酸进行序列分析，可以分析诸如甲基化等DNA的修饰，可以通过化学保护及修饰干扰实验来研究DNA二级结构和DNA与蛋白质相互作用中DNA的一级结构，所测序列来自DNA原分子，而不是酶促反应生成的产物。

化学降解法测序所需的DNA模板量要求较多、纯度要求较高；所用化学试剂有一定危害性；需要制备单侧末端标记的DNA样品；相对链末端终止法，费时、错误较多且识读序列较短。由于单侧末端标记的比活性低，必须^{32}P标记，所得条带较宽且有放射性扩散现象，使分辨率低，而DNA样品易被反射衰变破坏，不能长久放置。

四、自动化测序

自动化测序因测序方法的不同而有显著的差异，尤其各种测序新技术都有各自专门的自动化分析系统。目前最通用和有效的序列分析方法仍是经典的链末端终止法，其自动化测序技术也最为成熟可靠。

随着计算机技术、电泳技术、仪器分析技术和分子微生物学研究的迅速发展，DNA自动化测序技术取得了突破性进展。主要包括以全自动化操作系统代替传统的手工操作，以荧光染料标记代替传统的放射性核素标记，以PCR循环测序反应为主导方法代替传统的酶反应方法，以高速自动化的序列分析系统代替传统的人工识读等。目前，自动化测序已经成为DNA序列自动化分析的主流，几乎完全取代了手工测序。

（一）基于单一荧光染料标记的自动化测序系统

该系统采用非放射性的单一Cy5荧光染料标记测序引物或dNTP进行序列分析。沿用Sanger法原理进行测序反应，分别生成4组终止于不同种类碱基、带有Cy5荧光素标记的DNA片段。A、T、C和G 4组反应产物在不同的泳道上电泳，当标记的DNA条带迁移至激光探测区时，荧光染料被激发产生荧光，光信号由探测器接收，然后经电脑分析处理，就可以获得样品DNA的序列。

基于单一荧光染料标记的自动化测序系统除了以荧光染料代替放射性核素进行标记，以自动化的反应产物分析系统替代序列的手工识读外，与传统的链末端终止法无本质上的区别，但却使人们从大量枯燥、繁琐的工作中脱离出来，使测序过程变得简单、安全、高效，使得测序结果更为精确、可靠。

（二）基于多种荧光染料标记的自动化测序系统

随着荧光标记技术的发展，采用多种荧光染料标记不同的物质已经成功用于实践。基于多种荧光染料标记的自动化测序系统，采用4种专利荧光染料分别标记不同组的链反应终止物ddNTP或引物，经Sanger法测序反应后，混合4组反应产物，在同一泳道内电泳，通过电泳将各个荧光标记片段分开，同时激光扫描，激发的荧光经光栅分光，以区分代表不同碱基信息的不同颜色的荧光，经CCD摄像机，以电泳图谱、荧光吸收峰图或碱基排列顺序等多种方式输出结果。

多种荧光染料的使用，使得测序反应产物能在单一泳道内加以区别，避免了泳道间迁移率差异对结果判断的影响，提高了序列分析的精确性、识别长度和测序速度。同时，结合毛细血管阵列电泳技术，实现了对多个核苷酸样品的并行性分析。

目前，该类自动化测序系统广泛应用于大规模的基因组序列和大量待测样品的序列分析。此外，借助各种应用软件还可以对DNA片段进行大小和定量分析，在基因突变的SSCP、DNA指纹图谱、基因连锁图及基因表达水平等研究中应用前景广泛。

五、其他测序新技术

随着现代分析技术的发展和应用，各种新理论的不断涌现，出现了多种从根本原理上创新的测序方法，为DNA分子的序列研究提供了多种新的选择。

新一代测序技术将片段化的基因组DNA两侧连上接头，随后运用不同的步骤来产生几百万个空间固定的PCR克隆阵列。每个克隆由单个文库片段的多个拷贝组成。之后进行引物杂交和酶延伸反应。由于所有的克隆都在同一平面上，故这些反应就能够大规模平行进行。同样地，每个延伸所掺入的荧光标记的成像检测也能同时进行，从而获取测序数据。DNA序列延伸和成像的持续反复构成了相邻的测序阅读片段，再经过计算机分析就可以获得完整DNA序列信息。目前市场上新一代测序仪的测序原理主要有4种，即使用合成法测序（sequencing by synthesis）的454和Solexa，以及使用连接法测序（sequencing by ligation）的SOLiD和Polonator。这些测序仪的共同点是不需要大肠杆菌系统进行DNA模板扩增，且测序所得的序列较短。下面分别对454测序法和Solexa测序法进行介绍。

（一）454测序法

454测序法的原理是：单链DNA文库被固定在特别设计的DNA捕获磁珠上。每一个磁珠携带了一个独特的单链DNA片段引物。随后扩增试剂将磁珠乳化，形成油包水的混合物，这样就形成了只包含一个磁珠和一个独特片段的微反应器。每个独特的片段在自己的微反应器里进行独立的扩增，而没有其他竞争性或污染性序列的影响。整个DNA片段文库的扩增平行进行。对于每一个片段而言，扩增后产生了几百万个相同的拷贝。随后，磁珠乳化混合物被打破，扩增的片段仍然结合在磁珠上。携带DNA的捕获磁珠被放入PTP板中进行测序。PTP孔的直径（29μm）只能容纳一个磁珠（20μm）。放置在4个单独的试剂瓶里的4种碱基，依照T、A、C、G 的顺序依次循环进入PTP板，每次只进入一个碱基。如果发生碱基配对，就会释放一个焦磷酸。这个焦磷酸在ATP硫酸化酶和荧光素酶的作用下，经过合成反应和化学发光反应，最终将荧光素氧化成氧化荧光素，同时释放出光信号。此反应释放出的光信号实时被仪器配置的高灵敏度CCD捕获到。有一个碱基和测序模板进行配对，就会捕获到一分子的光信号；由此一一对应，就可以准确、快速地确定待测模板的碱基序列。所以这种测序方法也称为焦磷酸测序。与其他新一代测序平台相比，454 测序法的突出优势是读长。目前运用454测序原理的GSFLX测序系统的序列读长已超过400bp。

（二）Solexa测序法

Solexa方法首先将DNA从细胞中提取，然后将其随机打断，并回收100～200bp大小的片段，在片段的两个末端分别加上接头。DNA片段变成单链后，通过与芯片表面的单链引物碱基互补，被一端“固定”在芯片上；另一端（5′或3′）随机和附近的另一个引物互补，也被“固定”住，形成“桥”。经过反复30轮扩增，每个单分子得到了1 000倍扩增，成为单克隆DNA簇。DNA簇产生之后，扩增子被线性化，测序引物随后杂交在目标区域一侧的通用序列上。在下一步合成反应中，4种荧光标记的染料应用边合成边测序的原理。在每个循环过程里，用荧光标记的dNTP和聚合酶被加入到反应体系中。这些dNTP是“可逆终止子”，它只容许每个循环掺入单个碱基，因为其3′羟基末端带有可化学切割的部分。在DNA合成时，每一个碱基加到引物末端时都会释放出焦磷酸盐，可以作为能量提供给生物发光蛋白，比如荧光素酶，从而发出荧光。不同的碱基用不同的荧光标记可以激发出不同波长的荧光。实时读取每条模板序列第1轮反应所聚合上去的核苷酸所发出的荧光后，将这些基团3′羟基末端化学切割，恢复黏性，继续聚合第2个核苷酸。如此继续下去，直到每条模板序列都完全被聚合为双链。这样，统计每轮收集到的荧光信号结果，就可以得知每个模板DNA片段的序列。

（三）SOLiD测序法

该测序方法也是基于微珠技术的，但是它的密度高于其他系统，因此，每轮输出的数据可达到甚至超过500bp。SOLiD也与其他系统一样采取4种荧光标记，它的独特之处在于精巧的基于2个碱基的读出系统，每个链接步骤都询问相邻的一对核苷酸。通过链接步骤的强化，每个碱基都被询问2次。SOLiD测序的化学及读出过程与Sanger测序及其他边合成边测序的方法不同。它利用连接酶而不是聚合酶读取序列，目前，此种测序方法的典型代表是ABISOLiD测序仪。

第四节　聚合酶链式反应技术

聚合酶链式反应（polymerase chain reaction）简称PCR，是临床分子诊断学常用技术，用于放大特定的DNA片段。

一、聚合酶链式反应原理

PCR技术的基本原理类似于DNA的天然复制过程，由变性–退火–延伸3个基本反应步骤构成：①模板DNA的变性：经加热至约93℃一定时间后，模板DNA双链或经PCR扩增形成的双链DNA解离，成为单链；②模板DNA与引物的退火（复性）：模板DNA经加热变性成单链后，温度降至55℃左右，引物与模板DNA单链的互补序列配对结合；③引物的延伸：DNA模板–引物结合物在TaqDNA聚合酶的作用下，以dNTP为反应原料，靶序列为模板，按碱基互补配对与半保留复制原理，合成一条新的与模板DNA链互补的半保留复制链，重复循环变性–退火–延伸过程就可获得更多的“半保留复制链”，而这种新链又可成为下次循环的模板。每完成一个循环需2～4min，2～3h就能将待扩目的基因扩增放大几百万倍。

二、聚合酶链式反应技术的发展及相关技术

（一）聚合酶链式反应技术的发展

Khorana及其同事于1971年提出：“经过DNA变性，与合适引物杂交，用DNA聚合酶延伸引物，并不断重视该过程便可克隆tRNA基因。”但由于当时很难进行测序和合成寡核苷酸引物，且1970年Smith等发现了DNA限制性内切酶，使体外克隆基因成为可能，所以Khorana等的早期设想被人们遗忘。

1985年，美国PE–Cetus公司的人类遗传研究室Mullis等人发明了具有划时代意义的聚合酶链式反应（PCR），使人们梦寐以求的体外无限扩增核酸片段的愿望成为现实。其原理类似于DNA的体内复制，只是在试管中给DNA的体外合成提供一种合适条件。开始是使用大肠杆菌DNA聚合酶Klenow片段来扩增人基因组中的特异片段。由于该酶不耐热，因此每次加热变性DNA后都要重新补加Klenow酶。在操作多份标本时，这一过程耗时、费力且易出错。耐热DNA聚合酶的应用使得PCR反应更易于自动化，继而PE-Cetus公司推出了第一台PCR热循环仪，使该技术的自动化成为现实。Mullis等因该项技术于1993年获得诺贝尔奖。

（二）聚合酶链式反应的相关技术

主要有原位PCR、反转录PCR、反向PCR、不对称PCR 、巢式PCR和多重PCR等。

1. 原位PCR　原位PCR是使用细胞或组织的DNA作模板进行扩增的，以确定其生存细胞的类型，或在细胞中的位置，或生存细胞在组织中的百分比等。

（1）原理　经固定液处理后细胞具有一定的通透性，PCR试剂可进入，可利用标记引物在原位进行PCR扩增。

（2）操作步骤　①切片处理，将制成的细胞切片固定、烤片后，浸入Tween–20及蛋白酶K溶液，采用多种标记系统标记；②原位扩增，将切片置玻片上，淌加PCR反应缓冲液、引物、dNTP和TaqDNA聚合酶，随之加盖玻片，并于四周封指甲油，进行PCR扩增。末了根据不同标记物，加入相应底物溶液显色。

2. 反转录PCR　扩增真核生物基因时，须从mRNA开始，经反转录成cDNA后，再进行PCR扩增，这

一过程称为反转录PCR（reverse transcription，RT-PCR）。其间要用反转录酶，最早反转录酶发现于肿瘤病毒中，后来在所有肿瘤病毒中都发现含有此酶。现在常用的反转录酶有AMV-禽源和MMlv-鼠源2种反转录酶，也有人直接用TaqDNA聚合酶进行反转录。

反转录PCR敏感性很高，可用来分析不同组织或相同组织不同发育阶段中mRNA的表达情况。

3. 反向PCR 反向PCR可以对一段已知序列两端的未知序列进行扩增分析，操作过程是：①用内切酶进行酶切；②在连接酶的作用下进行DNA环化；③选已知序列两末端的适当序列合成引物，进行扩增。利用反向PCR可对未知序列扩增后分析，探索相邻已知DNA片段的序列，并可将仅知部分序列的全长cDNA进行分子克隆，建立全长的DNA探针。

4. 不对称PCR 不对称PCR用不等量的一对引物扩增后产生大量的单链DNA（ss-DNA）。这对引物分别称为非限制性引物与限制性引物，其比例一般为（50～100）：1。在PCR反应的最初10～15个循环中，其扩增产物主要是双链DNA（ds-DNA），但当限制性引物（低浓度引物）消耗完后，非限制性引物（高浓度引物）引导的PCR就会产生大量的单链DNA，产生的ds-DNA与ss-DNA由于分子量不同，可以在电泳中分开而得到纯ss-DNA。这种不对称PCR主要为测序制备ss-DNA，为了制备探针。

5. 巢式PCR 一对引物一次只能扩增极微量的目的DNA片段，难于满足实验需要，可用多对引物介导进行2次或多次扩增DNA片段，则能获得良好的结果，这种操作程序称巢式。

巢式PCR的优点在于它扩增的是一个基因内的不同区段，内部引物的模板几乎都是外部引物扩增出的长片段产物，是在长片段内再扩增出所需要的区段，因此基本上没有非特异性片段的产物。在一个反应管内，一次实验就可扩增出不同长度的片段，并最终得到目的DNA片段，这是常规方法无法比拟的。

6. 多重PCR 一般PCR仅用一对引物，多重PCR（multiplex PCR）又称多重引物PCR或复合PCR，是在同一PCR反应体系中采用2对以上引物，同时扩增多个核酸片段的PCR，其反应原理、反应试剂和操作步骤同一般PCR。

多重PCR主要用于多种病原微生物的同时检测，病原微生物、某些遗传病及癌基因的分型鉴定如乙型肝炎病毒的分型、杜氏肌营养不良症的分型及癌基因检测等。

三、聚合酶链式反应技术的常见问题及体系优化

（一）聚合酶链式反应技术的常见问题及对策

1. 出现假阴性 PCR出现假阴性原因：

（1）模板因素 ①模板中含有杂蛋白；②模板中含有TaqDNA聚合酶抑制剂；③模板中蛋白质残留，特别是染色体中的组蛋白残留；④提取制备模板时丢失过多；⑤模板核酸变性不彻底。

（2）酶失活 ①酶本身的质量问题（供应商的问题）；②酶存放时间太长；③酶存放方式不当，或其他意外原因；④忘记添加TaqDNA聚合酶。

（3）引物 ①引物质量；②引物浓度；③2条引物的浓度是否对称等。

（4）Mg^{2+}浓度 Mg^{2+}浓度对PCR扩增效率影响极大，浓度过高可降低PCR扩增的特异性；浓度过低则影响PCR扩增产量甚至使PCR扩增失败，出现假阴性。

（5）反应体积的改变 做小体积PCR后，再做大体积时，一定要重新摸索条件，而非简单地将反应体系中的各个成分加大几倍，否则易失败。

（6）物理原因 ①变性温度低，变性时间短；②退火温度过高，影响引物与模板的结合而降低PCR扩增效率；③延伸时间过短等。

（7）靶序列变异 靶序列变异导致假阴性的情况常常发生在靶序列变异正好发生于特异性引物与之结合部的中间，使引物失效。

PCR出现假阴性对策：

（1）模板因素引起的假阴性　①配制有效而稳定的消化处理液；②提取程序固定，不宜随意改动；③模板DNA的溶解液应固定不变。

（2）酶失活引起的假阴性　①检查加样程序及过程，看是否忘记加TaqDNA聚合酶；②更换新的TaqDNA聚合酶；③新旧2种TaqDNA聚合酶同时使用。

（3）引物引起的假阴性　①选定一个好的引物合成单位；②引物浓度不仅要看OD值，稀释时更要平衡其摩尔浓度；③引物应高浓度小量分装保存，防止反复冻融或长期冷冻保存，导致引物的变质降解失效，也可要求合成单位将固体分装；④引物设计不合理，如长度不够，引物本身或2条引物之间形成二聚体等。

（4）Mg^{2+}浓度引起的假阴性　设置一组反应，其中每一反应中的其他离子浓度相同（如Tris.Cl，KCl等），而$MgCl_2$浓度不同（由0.5～6mmol/L，每次增加0.5mmol/L），由此来摸索最佳Mg^{2+}浓度。

（5）物理原因引起的假阴性　①提高变性温度，延长变性时间，特别是首次循环，必要时可设为95℃，10min，或PCR反应以前在开水中煮沸几分钟；②退火温度应根据Tm值来设定，也可首先将退火温度设为45℃，然后再逐次提高（以每次2℃为宜）；③延伸温度以1 000bp/min足够，必要时也可适当延长，特别是末次循环，一定要延伸10min。

（6）靶序列变异引起的假阴性　根据已知序列重新选择区段设计引物。

2. 出现假阳性　PCR出现假阳性原因：

（1）引物设计不合适。

（2）靶序列或扩增产物的交叉污染　①整个基因组或大片段的污染；②空气中的小片段核酸污染，这些小片段比靶序列短，但有一定同源性，可互相拼接，与引物互补后，扩增出PCR产物，导致假阳性出现。

PCR出现假阳性对策：

（1）由引物设计不合适引起　选择的扩增序列与非目的扩增序列有同源性，从而扩增出非目的性序列的PCR产物。

（2）由靶序列太短或引物太短导致特异性不强引起　选择特异性强的区段设计引物。

（3）由空气中的小片段核酸污染引起　运用巢式PCR来减轻或消除。

3. 出现非特异性扩增带　PCR出现非特异性扩增带原因：

（1）引物与靶序列不完全互补，或引物聚合形成二聚体。

（2）Mg^{2+}浓度过高，退火温度过低，PCR循环次数过多。

（3）酶的质量不过关，或加TaqDNA聚合酶的量过多。

PCR出现非特异扩增带解决方案：

（1）必要时重新设计合成引物。

（2）减低酶量或调换另一来源的酶。

（3）降低引物量，适当增加模板量，减少循环次数。

（4）适当提高退火温度或采用二温度点法（94℃变性，65℃左右退火与延伸）。

4. 出现片状拖带或涂抹带　PCR出现片状拖带或涂抹带原因：

（1）酶量过多或酶的质量差。

（2）dNTP浓度过高。

（3）Mg^{2+}浓度过高，退火温度过低。

（4）循环次数过多。

PCR出现片状拖带或涂抹带解决方案：

（1）减少酶量或调换另一来源的酶。

（2）减少dNTP浓度。

（3）适当降低Mg^{2+}浓度。

（4）增加模板量，减少循环次数。

（二）聚合酶链式反应技术的体系优化

PCR反应体系通常包含模板、引物、TaqDNA聚合酶、4种底物dNTP混合物及缓冲液，因而PCR体系优化围绕这些方面进行。

1. TaqDNA聚合酶 双链DNA变性的温度为94℃，在PCR问世初期，在每一循环结束时补充新酶，1976年Chien分离出热稳定聚合酶，1986年Erich分离纯化出适于PCR的热稳定性TaqDNA聚合酶，为PCR成为实用方法奠定了基础，现已可用基因重组法生产TaqDNA聚合酶。TaqDNA聚合酶的最适温度为75～80℃，合成速率约为每个酶分子每秒150个核苷酸，即使在70℃，延伸速率亦可达60个核苷酸以上。普通PCR一般选择72℃作为延伸温度。

TaqDNA聚合酶在扩增过程中可引起错配，错误掺入核苷酸的比率为1∶7 500。当采用低浓度的dNTP（各20μmol/L）、Mg^{2+}浓度为1.5mmol/L及复性温度高于55℃时，可以提高酶的专一性，降低合成的错配率；也可以使用具有3′→5′外切核酸活性的DNA聚合酶参与反应，降低错配率。但是，3′→5′外切核酸酶会破坏引物和单链模板，在使用时，应将有3′→5′外切核酸酶活性的和无3′→5′外切核酸酶活性的酶联用，这样可使错配率大大降低（2.5×10^{-5}降低到8.5×10^{-6}）。

TaqDNA聚合酶具有类似于末端脱氧核苷酸转移酶（Tdt）的活性，可在新生成的双链DNA产物的3′端加上一个碱基，尤其易加dATP。因此，克隆PCR产物到载体上时，可采取2种方法：一是直接将构建的dT载体与PCR产物连接；二是先用Klenow片段将PCR产物的3′端的A去掉变为平端，与平端载体连接。

TaqDNA聚合酶具有反转录活性，在Mg^{2+}浓度2～3mmol/L下，68℃时出现类似反转录酶的活性，利用这一活性，可直接用于反转录PCR，尤其适合短片段的扩增。以往TaqDNA聚合酶进行PCR扩增时，一般只能扩增小于400bp的DNA片段。经过对PCR操作，此酶的结构和功能的改进，已能扩增20kb以上的DNA分子。

通常100μL PCR反应体系中，所需TaqDNA聚合酶的用量为0.5～5U。另外值得注意的是，尽管TaqDNA聚合酶热稳定性较好，但保存时，温度须＜20℃。

2. 模板 PCR反应的模板可以是单链分子、双链分子、线状分子或环状分子，可以是DNA，也可以是RNA（线状分子比环状扩增的效果稍好）。当用RNA作模板时，首先要进行反转录生成cDNA，然后再进行正常的PCR循环。模板来源较广泛，可以从培养的细胞、细菌、病毒和组织中提取，也可从收集的病理样品和考古标本等获得。

模板的数量和纯度均会影响PCR结果：一般反应中的模板数量为10^2～10^5个拷贝。过多可能会增加非特异性产物。DNA中的杂质也会影响PCR的效率。

3. 引物 引物可以决定PCR扩增产物的特异性与长度。PCR有2种引物，即5′端引物与3′端引物，是一种寡核苷酸片段，分别与模板5′端序列和3′端序列互补。

引物设计的一般原则：

（1）引物长度　引物不宜太短或太长，一般以16～36bp为宜，引物太短会影响PCR的特异性，引物过长会增加成本和引物的Tm值，Tm值如果超过TaqDNA聚合酶的最适延伸温度，也会明显影响产物的特异性。

（2）G+C含量　引物中G+C含量一般以40%～60%为宜。

（3）碱基分布　4种碱基应随机分布，嘌呤或嘧啶不要有3个以上连续排列，尤其是在引物3′端，否则会形成引物与核酸G（或C）富集区之间的错误互补，影响PCR的特异性。

（4）引物自身不含互补序列。

（5）两个引物之间的互补或同源碱基应<4个。

（6）引物与非特异性靶区之间的同源性要<70%或者连续互补同源碱基<8。

（7）引物3′端不能错配。3′端最好是G或C，切忌A。

（8）引物5′端可以修饰，包括增加酶切位点，用生物素、荧光物质、地高辛等标记，以及引入突变位点、启动于序列和蛋白质结合DNA序列等。

一般PCR反应中的引物终浓度为0.2～1.0μmol/L。引物过多会产生错误引导或产生引物二聚体，过低则降低产量。

4. 底物　dNTP为PCR合成DNA的底物，各种dNTP浓度相同，一般浓度为20～200μmol/L。

5. 缓冲液　根据经验，一个50～100μL的标准反应系统，应包括20μmol/L Tris-HCl缓冲液（pH7.5）、100mmol/L KCl、1mmol/L DTT、0.1mmol/L EDTA、0.5%Tween 20和1.5mmol/L $MgCl_2$。Tris-HCl缓冲液可稳定pH值，KCl有利于引物退火，而DTT与Tween 20则可以保护TaqDNA聚合酶的催化活性。

在PCR反应系统中应加入Mg^{2+}，因为TaqDNA聚合酶活性需要Mg^{2+}，但该离子浓度变化亦不能过低或过高，过低时酶活性降低，而过高会催化非特异性扩增，且酶活性还会受到抑制。此外，Mg^{2+}的浓度还会影响引物的退火、模板与PCR产物的解链温度、引物二聚体的生成等过程。

四、聚合酶链式反应技术的应用

（一）聚合酶链式反应技术的基础应用

1. 构建cDNA文库　主要过程：①根据特定的cDNA片段序列，设计出特异的引物；②挑出文库中的菌落，提取DNA，并以其作模板，进行PCR扩增；③其产物经琼脂糖凝胶电泳，若观察结果出现特异性扩增条带，即表明所挑菌落中含有目标DNA片段。用PCR筛选的基因较其他方法更迅速、更省事。

2. 直接测序　现在的序列测定几乎都采用PCR法进行。

3. 标记DNA

4. 寻找新基因　目前最常用的方法有差异显示法、消减杂交法和丰度差异分析等。差异显示法是显示mRNA差异表达的一种新方法。它通过PCR随机引物与锚定引物的合理搭配，在特定PCR过程中，展示不同条件、不同来源的真核细胞或组织的RNA或DNA的差异扩增片段，为寻找未知基因提供了一条便捷的途径。

（二）聚合酶链式反应技术的临床应用

单克隆抗体技术曾使免疫学理论与实践有了新的突破，近几年来PCR技术分子生物学及相关学科发生了一次方法学的革命。在以下几个领域中PCR技术已具有实用价值，且其应用范围正在不断扩大中。

1. 遗传病的产前诊断　用胎儿羊膜细胞、羊水甚至母血可以检查胎儿的性别，这在与性染色体关联遗传病诊断中是必要的。对于高发的遗传病，如地中海贫血、镰刀状细胞贫血、凝血因子缺乏等已在临床应用多年，为优生优育做出了贡献。对于有遗传倾向的疾病尤其是老年性疾病，如糖尿病、高血脂症甚至肿瘤中的一部分，均是当前研究的重点。

2. 致病病原体的检测　这些外源入侵的基因，一旦阐明其部分核酸序列，就可以设计引物或探针，用PCR、RT-PCR或杂交方法来检测，其范围包括细菌、病毒、寄生虫、真菌、立克次体、螺旋体衣原体和支原体等一切微生物。PCR诊断的特点是可以选择其基因中的保守区作通用检测，也可以选定差异较大的基因部位作分型检测。既可以做一病原体的专用检测，也可以将有关病毒、细菌中不同的品种作一次多元检测。而且检测的灵敏度和特异性都远高于当前的免疫学方法，所需时间也已达到临床要求，这对于难于培养的病毒（乙肝）、细菌（如结核杆菌、厌氧菌）和螺旋体（如梅毒螺旋体）等来说尤为适用。

3. 癌基因的检测和诊断 虽然对癌基因的研究大部分还属于基础阶段，但癌变是由基因变异所导致的这一基本事实已毋庸置疑，所以癌基因、抗癌基因及抗转移基因的研究，离开分子水平的诊断手段是无法进行的，临床上已可应用的例子有白血病残留细胞的定量（包括慢性粒细胞性白血病和急性粒细胞性白血病），肺癌中P53及Rb等抗癌基因的失活，神经质瘤N-myc基因的激活和表达。通过原位杂交观察特定癌基因及抗转移基因的植入和反义寡核苷酸对强表达癌基因的阻断均已成为近代基因治疗的着眼点。

4. DNA指纹、个体识别、亲子关系鉴别及法医物证 这一为公安局、检察院、法院部门所瞩目的课题已经在某些国家取得法律认可。肌红蛋白小卫星基因、β-珠蛋白基因、ApoB基因等的多肽性和重复次数的差异都被应用于鉴定，其灵敏度已达到一根头发、一个细胞、一个精子取得个体特征图谱，这一领域也已发展到骨髓或脏器移植配型及动物种系的研究中。

5. 动物、植物检疫 灵敏、特异、快速诊断检测方法是我国进出口口岸的门卫，检查出入国门的人员、动物（种畜）、植物（种子）等是否携带烈性传染病（艾滋病、动物病毒、植物病毒等）病原体，食品、饲料等是否带沙门氏菌等均需要基因诊断手段将这些病菌拒之于国门之外，是提高我国综合国力的必要保证。

6. 高科技生物医学领域中的应用 在转基因动植物中检查植入基因的存在。PCR技术尚可应用于基因拼接、测序等领域。

（何雅军）

第五节 临床分子诊断学标准化

临床分子诊断多用于临床疾病的诊断、治疗的监测和预后的判断，是临床疾病诊断中不可缺少的手段，但在临床应用中，受到许多因素的影响。不同实验室检测同一标本结果存在差异，就同一实验室不同检测批次间结果也有差异，这是常常困扰临床医师或检验医师的问题，也直接影响不同实验室间结果的互认。造成此种情况的原因一般包括临床标本的采集、运送与保存，实验方法，所使用的仪器设备，质控物和标准品的应用等因素，只有规范这些因素，才可以实现不同实验室结果的互认。因此，标准化检测的各个环节是十分重要的。

一、标本的采集、运送和保存

制定和落实一个标准化的临床标本采集、运送和保存的程序，并要求临床相关科室密切配合、规范操作，才能获得正确的检验结果。

（一）标本的采集

所有采集标本的试管或玻璃管均是无其他微生物污染且无DNA酶（针对DNA检测的标本）或无RNA酶（针对RNA检测的标本）的。在检出率最高的时间段或部位采集，最好用药前采集。不同种类的标本采集各有不同。

1. **血液** 包括全血或血清/血浆。用一次性真空采血管（含条形码的）抽取受检者静脉血2mL，室温静置2h。3 000r/min离心3～5min，吸取500μL血清（注意不带入红细胞）转入标记标本唯一编码的无菌1.5mL的离心管，放冰箱保存。要求为未溶血的血清或血浆，避免采血或处理不当造成的溶血。注意血浆标本所用的抗凝剂，一般用EDTA-K2，不可使用肝素。这是因为肝素是PCR中TaqDNA聚合酶的强烈抑制剂，且很难在核酸提取过程中完全去除。如使用肝素抗凝会出现假阴性的结果。DNA或RNA定量分析时应避免血液抗凝不充分；标本为全血时应及时分离出血浆或血清，特别是用于RNA检测时，RNA应尽快提取，避免核酸降解，如丙型肝炎病毒（HCV）的检测必须在2h内分离出血清，抗凝后6h内分离出血浆。也可使用RNA专用真空采血管，采血后立即离心，分离胶使红细胞和血清分离，可使RNA在16～18h内避免被降解。否则，红细胞内含有RNA酶可能破坏RNA，导致假阴性的结果。不能使用溶血的标本也是这个道理。

因此，以下情形是必须拒收标本的：使用肝素抗凝的全血标本、严重溶血的标本、静脉营养时严重脂血并影响检测结果的血标本、血量不足检验需要量的标本、经查对与患者信息不相符者的标本等。血浆DNA（即循环DNA）是一种无细胞状态的细胞外DNA，主要由DNA-蛋白质复合物、游离的单链或双链DNA组成的混合物，将在分子诊断中具有重要意义。血浆多用来检测可以释放入血的游离核酸、蛋白质产物、病毒和细菌等，它具有无细胞成分、核酸含量低的特点，检测时应反复离心去除所有细胞。

2. **体液** 包括尿液、胸水、腹水、乳汁和脑脊液等，采集完毕均应密闭立即送检。检测尿液中的病原体时应采集晨尿，用无菌10mL玻璃管取受检者无菌获取的尿液1～3mL，也可用膀胱穿刺取尿；胸腹水用无菌10mL玻璃管取受检者无菌穿刺取得的胸水或腹水1～3mL；乳汁用无菌10mL玻璃管取受检者无菌获取的初乳1～3mL；脑脊液用无菌10mL玻璃管取受检者无菌穿刺取得的脑脊液1～3mL。对尿液、胸水、腹水和脑脊液离心后取沉淀提取体液中细胞的核酸。对释放入体液中的病毒或细菌的游离核酸应超高速离心或体液浓缩后再提取核酸。

3. **培养细胞或组织** 后者包括新鲜组织、陈旧组织和石蜡切片等。尽量使用新鲜的组织和细胞，避免反复冻融标本；陈旧的组织核酸含量尤其是RNA降解明显，与组织存放时间相关。对于采集蛋白质标本应选择新鲜的组织和细胞，取含量丰富的目的蛋白的材料，选择的材料是由实验目的决定的。

4. **分泌物** 包括痰液、分泌物拭子、脓液等。

（1）采集痰液应注意以下问题

1）深部咳痰，采集晨起后的第一口痰，采前应先漱口，以避免混入大量的口腔脱落的上皮细胞和唾液等影响检测结果。

2）结核分枝杆菌的检测，应以NaOH液化痰液。

3）非结核分枝杆菌的检测，使用生理盐水后取上清液。

4）痰液检测病原体的核酸不适宜做定量分析。

5）痰液细胞作DNA含量检测时，样本不宜冻存。

（2）采集分泌物拭子应注意以下事项

1）按照采集部位，正确选择使用相关器材，采样动作应有一定力度，确保采集足够量的上皮细胞。

2）标本采集后应放适量的标本保存液或生理盐水，避免标本中的细胞干燥和破碎。

3）标本不能及时分离核酸时，应在去除黏液和杂质后将细胞冻存于-70℃超低温冰箱中。

4）标本不能立即检测时，应及时去除黏液和杂质，提取核酸并短期保存冻存于-20℃冰箱或长期保存冻存于-70℃超低温冰箱中。

（3）对于细菌处于对数生长期取菌液抽提DNA，此时DNA含量丰富。

5. **产前分子诊断标本** 包括绒毛、羊水、脐带血和孕妇外周血等。对羊水细胞的DNA提取或染色体培养是产前诊断遗传性疾病重要的检测技术。无菌抽提16～24周孕妇10～20mL羊水，经体外培养收集分裂细胞检测染色体，或沉淀羊水细胞提取DNA。对于染色体病分子诊断标本为细胞或中期染色体，培养细胞最好在30min内固定。及时固定是为了保持细胞的完整性和防止细胞内DNA与RNA的降解。标本通过稀酸、去污剂或蛋白酶去除蛋白质的预处理以增强细胞组织通透性，可促进探针进入细胞。

（二）标本的运送原则

（1）标本采集后应尽快检测，运送和保存时间越短，检测结果就越准确。

（2）加强标本运送过程的管理，专人专业运送，同时注意生物安全的适当防护。

（3）传送过程采用密闭、防震、防漏和防污染措施，需要长途运输的标本应及时处理，进行适宜的稳定化处理。

（三）标本的处理与保存

1. RNA标本的稳定化处理

（1）用于RNA检测的标本需要长距离运送时，应对标本进行稳定化处理，在标本材料中加入适量的异硫氰酸胍盐。

（2）目前已有成品的RNA保护剂，替代传统的液氮、干冰。

2. 预防RNase污染，应注意事项

（1）建立专门的RNA操作区。

（2）经常更换新手套，使用不含RNase的塑料和玻璃器皿。

（3）配制溶液用的乙醇、异丙醇等应为RNA专用，溶液须用DEPC水配制。

3. 核酸的保存

（1）DNA保存应考虑以下因素　减少DNA降解，稳定DNA；抑制DNA酶；减少DNA脱氨基；预防微生物污染。

（2）DNA保存条件　DNA保存于pH8.0 TE，短期保存于-20℃冰箱，长期保存于-70℃冰箱。DNA保存中加入少许氯仿，可避免细菌污染。

（3）RNA的保存主要靠抑制RNA酶。

1）RNA保存于DEPC水或在RNA中加入RNA酶抑制剂，延长保存时间。

2）RNA以沉淀形式在70%乙醇或去离子的甲酰胺溶液中-20℃或-70℃长期保存，但必须避免反复冻融。

3）将mRNA逆转录为cDNA利于长期保存。

4. 蛋白质提取的预处理

（1）去除组织中不需要的结缔组织和脂肪组织。

（2）细胞中含有蛋白质水解酶，在标本中加入蛋白酶抑制剂防止蛋白质水解。

（3）了解目的蛋白特点，保护蛋白质一些重要基团防止蛋白质失去活性。

5. 血液标本的保存

（1）新鲜的血液标本最好尽快提取核酸，若不能当天检测，可在-4℃短暂保存。

（2）全血标本抽提RNA时不可直接冷冻标本，因为冷冻保存将导致细胞破裂，细胞内RNA酶大量释放，使RNA降解。

二、实验室质量控制

质量控制的目的是检测分析过程中的误差，控制与分析有关的各个环节。要保证实验室工作的质量，防止得出不可靠的结果，必须做好质量控制，而且实行全面的质量控制，也就是说，对每个标本在分析前、分析中和分析后进行各个环节的质量控制。

（一）分析前的质量控制

分析前的质量控制是全面质量控制的前提，国内外学者研究揭示实验室误差中60%～70%是该环节造成的，主要涉及医生开申请单、患者标本采集前的准备、标本的采集、标本的运送和保存。医生开申请单必须严格按照相关的法规规定开具。许多非疾病因素，如是否空腹、精神状况、体力活动、使用药物等都可能影响检验结果。所以，在标本采集前，要根据需要要求患者做好准备。一般要求患者处于安静状态。晨起时的精神、体力、情绪等因素的影响较小，作为大部分标本采集的最佳时间；如果可能，患者最好停服干扰检测的药物；根据检测项目和标本类型选择相应的无DNA酶和RNA酶的容器和其他器具采集。

（二）分析中的质量控制

分析中的质量控制包括标本接收与处理、分析测定、室内质量控制（internal quality control，IQC）和室间质量评价（external quality assessment，EQA）。

1. 标本接收与处理 实验室在接收标本时，首先所接收的标本应放在原始容器中，不能接收从生化、免疫、血液和微生物等其他实验室检测的标本，因为其他室用过的标本发生标本间污染的可能性较大。接收标本时，操作者必须戴手套和穿工作服，对于RNA标本的检测项目，还需戴口罩，防止呼出空气的影响。其次应认真检查标本的质量是否符合检验申请单所要检测项目的要求，对于不合格的标本应马上拒收，通知临床科室，并及时按规范操作重新采集。凡是拒收的标本必须详细登记、签名和通知对方的人员。最后实验室应按照标本类型和分析要求对标本进行接收处理。每份标本应放在指定的地方，防止泄漏，并给出统一的唯一编号。最好立即检查，否则，按照规定放冰箱保存。

2. 分析测定 主要包括实验方法、检测仪器和试剂等方面。

（1）实验方法 随着分子诊断技术的不断发展，推动着临床分子诊断技术和方法的发展，这些技术和方法的标准化直接影响着临床诊断证据的客观性和科学性。

在选择一个可靠的实验方法时，必须了解该检测方法的性能，经过综合判断检测精密度、敏感性、特异性和准确性等各项指标，结合该实验的具体条件进行选择和评估，参照临床的允许误差要求，判断可接受性。选择好实验方法后，还要标准化该方法。

（2）检测仪器和试剂 标准化实验方法必须规定所用的仪器设备和采用的试剂。仪器设备涉及仪器的类型和型号，试剂涉及不同公司的产品，但必须符合所规定的要求，如仪器必须定期校准，试剂的质量、用法、保存方式和有效期等。操作人员必须具备临床检验技师资质和临床分子诊断技术的上岗证资质，才能真正做出可信的实验结果。同时实验室必须树立实验室生物安全管理的理念，在做好高质量的实验结果前提下还要做好实验室生物安全。

（3）规范化的操作步骤 写好各自实验的国际上规范化的操作步骤（standard operation procedure，SOP），然后每个操作人员均按照SOP进行操作。

3. 室内质量控制 是在实验室内部对所有影响质量的每一个环节进行系统控制，是为了控制本实验室常规工作的精密度（或重复性），以提高常规工作前后的一致性。一般在做临床标本的同时质控品放在其内检测，观察结果时，先看质控结果是否在控，在控就可以审核实验室结果并发出报告；否则，必须找出原因，消除原因，再次检测在控后才可以发出报告，而且必须把失控的原因进行记录并撰写失控分析报告。通常失控会涉及到仪器的校准和维护、试剂的批次和有效期、分析程序的标准化与否等问题。

4. 室间质量评价 是指多家实验室分析同一标本，由外部独立机构收集、分析和反馈实验室检测结果，评定实验室常规工作的质量。观察试验的准确性，建立各实验室分析结果之间的可比性。室间质量评价主要目的：鉴定实验室的工作缺陷；建立方法的可接受性；鉴定方法的可信度；为实验室执照评定或认可提供客观依据；评价实验室工作人员的能力；评价实验室结果的可比性。目前评价机构有卫生部临床检验中心和各省、市临床检验中心。它们定期发放室间质评的模拟临床标本，按照规定时间进行检测并上传数据给相应的评定机构，定期公布测定结果的信息。各实验室可以在规定的时间上网获得公布的结果，打印结果，科主任审核并签名；对于不合格的标本必须查找原因，并找到解决问题的办法。

（三）分析后的质量控制

分析后的质量控制主要包括数据处理、检验结果的审核、检验报告单的发送、检验结果的临床评估与信息反馈以及标本的最后处理。随着自动化仪器与实验室信息系统的不断应用，检验结果实现了自动化处理，对报告输出的适当结果的分析、异常结果的提示（特别是危急值报告）和检验结果生成时的自动审核等，可进一步保证分析后结果的可靠性；也可以进行自动化的统计分析、试剂的效能鉴定和保存记录、仪器的校准和维修保养以及人员管理等。咨询服务也是临床实验室应尽职责之一。

对于出现无审核、结果有疑问的，可以及时检查，发现问题及时解决。还应了解临床各科对结果情况的反馈。汇总以上所有的信息就能真正做到标准化实验结果，可以进行实验室的结果互认。

三、临床分子诊断实验室设置标准化

临床分子诊断实验室即临床基因扩增检验实验室的设置一般分为4个区：试剂准备区、样本制备区、基因扩增区和产物分析区。这些区必须做到以下5个方面：

（一）4个区域必须相互独立

在设计这类实验室时，4个区域必须完全隔开，各自独立，防止任何气体的流动。只有这样，才能杜绝气溶胶扩散造成DNA污染。

（二）各区的仪器设备与各种物品务必专用

每个区域均有相应的仪器设备和使用的物品，不能混合使用，否则会造成污染。因此，各区的仪器设备和各种物品必须是专用的，为了不至于混淆使用，分别贴上不同的颜色加以鉴别。

（三）各区间不能直通，应有缓冲间

各区间不能直通，应有缓冲间，供操作者进入实验室前换工作服、帽子和口罩用。

（四）4个区域应安装排风扇或其他抽风装置

各个区域内的空气应该及时被排除，一般安装排风扇或其他抽风装置，尤其是产物分析区。每次实验时，均要打开排风扇或其他抽风装置，随时把实验室内混有DNA气溶胶的空气排出室外，保证实验室内空气的纯净，杜绝DNA污染。在产物分析区特别容易造成高浓度的DNA气溶胶，更应该尽快排出，否则极易造成气溶胶的污染。一般气溶胶污染后要排除干净是挺不容易的，因此必须防止这种情况出现。

（五）各区间传递窗必须合格

各区间不能直通，但可以通过合格的传递窗来传递标本或物品，而且传递窗必须合格，否则无法达到各个区域相互独立的设置。只要传递窗不会有任何空气流动且传递的物品均通过完全灭菌后进行转移，就表示合格。

四、质控品与标准品的规范使用

（一）质控品的规范使用

所谓质控品是指专门用于质量控制目的的标本或溶液，不能作为校准用。质控工作者首先要解决的问题是质控品的选择，它将直接影响最后的结果。市场上可供选择的有各种进口或国产的质控品，实验室可以根据自己的实际需要选择。通常选择卫生部临床检验中心或各省临床检验中心出售的质控品，质量可以保证。有时采用试剂厂家直接提供的质控品。总之，选择的质控品必须是规范的、标准的和质量可靠的，并且按照其要求进行保存和使用。

（二）标准品的规范使用

标准品是具有一种或多种足够均匀的和明确了的特性值的材料或物质，可以用来校准仪器、评价测量方法和给材料赋值。以效价单位（U）表示。目前有国际标准和国内标准，以前者为主。所有核酸测定的标准品均是按照国际标准进行定值。实验室购买标准品后先制定标准曲线，然后按照Ct值计算临床标本的核酸含量。

一般标准品是试剂公司直接提供的。每个试剂公司均有各自的标准品，以便提供给使用者定值。标准品的选择余地较少，选择好试剂公司就选择了标准品。必须按照标准品的规定稀释、调配和保存。

五、实验室生物安全防护

临床分子诊断实验室涉及对感染性疾病的诊断，存在各种感染性病原体污染的危害，必须进行有效的实验室生物安全防护。为此，应该做好以下方面：

（一）操作者必须穿好工作服、戴好帽子和口罩

操作者进入实验室前，在缓冲间必须穿好工作服、戴好帽子和口罩，一方面是防止DNA酶或RNA酶掉入标本中，破坏临床标本中的核酸，造成假阴性；另一方面是为了自身的生物安全。

（二）涉及感染性疾病的标本应在生物安全柜内操作

凡是感染性疾病的标本，特别是通过空气传播的病原体如丙型肝炎病毒和结核分枝杆菌，极易形成气溶胶造成实验室感染，且不易被觉察。一旦知道感染就较严重了。因此，这些标本的操作务必在生物安全柜内进行。

（三）实验完成后务必对实验室台面或空气进行消毒

每次实验结束时，对实验室台面必须使用10%次氯酸钠或盐酸溶液擦拭，然后开紫外线或杀菌紫外灯照射过夜。每次使用过的吸嘴（tips）打在装有10%次氯酸钠或10%盐酸溶液中，使用前吸嘴必须经过高压消毒灭菌。

（四）临床标本检测后应灭菌处理

检测完标本后，一般要求保存2周（血清保存-70℃冰箱除外），随后必须进行灭菌处理。可以向标本管加入2滴10%过氧乙酸，混合后按感染性废物处理；也可以经过高压消毒灭菌后再处理。

（温旺荣）

参考文献

[1] 吕学诜. 分子诊断学：基础与临床［M］. 北京：科学出版社，2008.
[2] 尹一兵. 分子诊断学［M］. 北京：高等教育出版社，2007.
[3] 李振刚. 分子诊断学［M］. 3版. 北京：科学出版社，2008.
[4] 孙树权. 医学分子遗传学［M］. 北京：科学出版社，2009.
[5] 李金明. 实时荧光PCR技术［M］. 北京：人民军医出版社，2007.
[6] 丛玉隆. 现代临床检验医学［M］. 北京：人民卫生出版社，2009.

第四章

临床分子诊断学应用技术

临床分子诊断学应用技术主要包括荧光定量聚合酶链式反应技术、荧光原位杂交技术、基因芯片技术、基因多态性分析技术、单链构象多态性分析技术以及蛋白质组技术等，一些先进的分离和检测技术也大大促进了上述技术的完善和发展，如流式细胞术、毛细管电泳技术、色谱-质谱技术、变性高效液相色谱技术、非荧光遗传标记分析技术等。

第一节　荧光定量聚合酶链反应技术

从1985年Kary Mullis发明了聚合酶链反应技术，到1988年Saiki发现耐热DNA聚合酶，PCR进入应用阶段至今已有20多年的历史。传统的PCR反应应用琼脂糖凝胶电泳和紫外线检测，产物易污染造成假阳性，且只能定性检测。上世纪90年代荧光定量聚合酶链反应（fluorescent quantitative PCR，FQ-PCR）技术［或称为定量荧光聚合酶链反应（quantitative fluorescent PCR，QF-PCR）技术］的推出，不仅实现了PCR从定性到定量的飞跃，而且与常规PCR相比，它具有特异性强、灵敏度高、重复性好、定量准确、速度快、全封闭反应、自动化程度高等特点，成为分子生物学领域不可或缺的一项重要技术。

一、荧光定量PCR

荧光定量聚合酶链反应，也叫real-time PCR，指在PCR反应体系中加入荧光基团，利用荧光信号积累实时监测整个PCR进程，从而实现对起始模板进行定性及定量（通过标准曲线）分析的方法。

二、荧光定量PCR的几个基本概念

（一）荧光共振能量转移（fluorescence resonance energy transfer，FRET）

荧光能量共振转移是指距离很近的2个荧光分子间产生的一种能量转移现象，目前FQ-PCR无一例外均是基于FRET原理。当一个荧光基团与一个荧光淬灭基团（其吸收光谱与前者的发射光谱重叠，可以淬灭前者的发射光谱）的距离临近至一定范围时（10nm以内），就会发生荧光能量转移，淬灭基团会吸收荧光基团在激发光作用下的激发荧光，从而使其发不出荧光。但如果荧光基团一旦与淬灭基团分开，淬灭作用即消失。

（二）扩增曲线（amplification curve）

PCR的扩增曲线是描述PCR进程的曲线，它并不是一条标准的指数曲线，而是“S”形曲线（图4-1）。一般而言，FQ-PCR扩增曲线可以分成3个阶段：荧光背景信号阶段（基线期，baseline），荧光信号指数扩增阶段（对数期，exponential phase）和平台期（plateau phase）。在荧光背景信号阶段，扩增的荧光信号被荧光背景信号所掩盖，无法判断产物量的变化。而在平台期，由于反应的消耗，荧光信号强度达到饱和，扩增产物不再呈指数级的增加，PCR的终产物量与起始模板量之间没有线性关系，根据最终的PCR产物量也不能计算出起始DNA拷贝数。只有在荧光信号指数扩增阶段，PCR效率达到最高，PCR产物量的对数值与起始模板量之间存在线性关系，一般选择在这个阶段进行定量分析。

（三）扩增效率（amplification efficiency）

指一个循环后的产物增加量与这个循环的模板量的比值，其值位于0～1。

（四）荧光阈值（threshold）

一般我们将PCR反应的前15个循环的荧光信号作为荧光本底信号（基线期），即样本的荧光背景值和

阴性对照的荧光值。荧光阈值的缺省设置是3～15个循环的荧光信号的标准偏差的10倍（图4-1）。

（五）Ct值（threshold cycle）或Cp值（crossing point）

Ct值指在FQ-PCR扩增过程中，每个反应管内的荧光信号到达设定的阈值时所经历的循环周期数，与原始模板的起始拷贝数有线性关系，见图4-1。

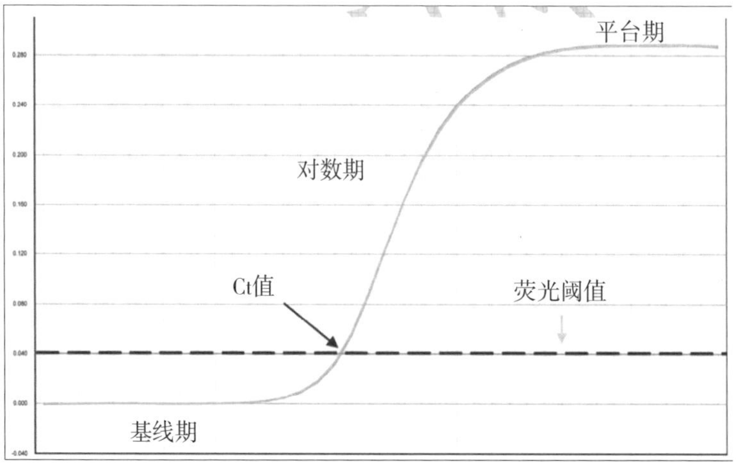

图4-1　荧光定量PCR扩增曲线图

三、常见荧光定量PCR技术

荧光定量PCR的化学原理包括探针类和非探针类2种。探针类是利用与靶序列特异杂交的探针来指示扩增产物的增加，非探针类则是利用荧光染料或者特殊设计的引物来指示扩增产物的增加。前者由于增加了探针的识别步骤，特异性更高，但后者则简便易行。荧光探针包括水解探针、分子信标和双杂交探针等。荧光染料包括饱和荧光染料与非饱和荧光染料，非饱和荧光染料的典型代表就是现在最常用的SYBR Green Ⅰ，饱和荧光染料有Eva Green、LC Green等。

（一）水解探针（hydrolysis probes）

水解探针即TaqMan探针，目前在国内应用较为广泛。TaqMan探针的PCR体系中包括一对PCR引物和一个特异性的荧光探针。该特异性的荧光探针是一种寡核苷酸探针，其5′端标记一个报告荧光基团（reporter，R），如6-羧基荧光素（FAM）、四氯-6-羧基荧光素（TET）、六氯-6-羧基荧光素（HEX）等；3′端标记一个淬灭荧光基团（quencher，Q），如6-羧基-四甲基罗丹明（TAMRA）等。探针完整时，与目标序列配对，R与Q构成FRET对，无荧光信号产生。在PCR扩增时，TaqDNA聚合酶的5′→3′外切酶活性将探针酶切降解，使R与Q分离，荧光监测系统可接收到荧光信号，即每扩增一条DNA链，就有一个荧光分子形成，实现了荧光信号的累积与PCR产物形成完全同步。在TaqMan探针基础上进一步发展了TaqMan-MGB（minor groove binding）探针，其3′端连接有一种非荧光淬灭剂（nonfluorescence quencher，NFQ），大大降低了反应中的荧光本底，提高了淬灭效率。另外，该探针3′端还有一种小沟结合分子，提高了探针与靶基因结合的稳定性和特异性。MGB探针对目标序列有很高的特异性，在检测单核苷酸多态性和定量分析甲基化等位基因方面有优势。

（二）分子信标（molecular beacon）

分子信标是一种呈发夹结构的双标记寡核苷酸探针。在此发夹结构中，报告基团（R）和淬灭基团（Q）分别标记在分子的两端。靶DNA不存在时，其形成茎环结构，R与Q通过FRET作用，无荧光信号产生；与模板配对后，构象发生改变，R与Q分开，淬灭被解除，荧光信号得以释放，其荧光强度也与被扩增的模板量相对应。分子信标必须非常仔细地设计，以保证在复性温度下，模板不存在时能形成茎环结构，其不足之处在于需要特定的能量才能打开环形结构，对PCR反应的条件及分子信标的设计要求较高，常用于科研及对特异性要求较高的点突变检测。

（三）双杂交探针（dual hybridization probes）

双杂交探针由2个特异的探针组成，其中上游探针的3′端标记有供体荧光基团（donor），而下游探针的5′端标记有受体荧光基团（acceptor）。在复性时，两探针同时与扩增产物杂交，并形成头尾结合的形式，使供体和受体荧光素距离非常接近，构成FRET对（此作用与上述水解探针的方式相反），使得受体荧光基团发出荧光；当变性时，两探针处于游离状态，无荧光产生。由于反应中运用了2个探针，因此增加了方法的特异性，而且探针不水解，荧光发生是可逆的，可利用荧光寡核苷酸熔解曲线（melting curve）对与寡核苷酸探针结合的序列进行分析，从中获取有用的信息。

（四）SYBR荧光染料

在PCR反应体系中，加入过量的SYBR荧光染料，SYBR荧光染料能特异性地掺入到DNA双链中，发射荧光信号，而不掺入链中的SYBR染料分子不会发射任何荧光信号，从而保证荧光信号的增加与PCR产物的增加完全同步。

SYBR Green Ⅰ是FQ-PCR中最常用的DNA结合染料，能结合于所有双链DNA（dsDNA）双螺旋小沟区域，是一种具有绿色激发波长的染料。在游离状态下，它不发出荧光，但一旦结合到dsDNA中以后，便可以发出很强的荧光信号。SYBR Green Ⅰ的最大吸收波长约为497nm，发射波长最大约为520nm。

这种DNA结合荧光染料，应用广泛，实验设计简单，不需要设计探针，仅需要2对引物，可以快速检测多个基因，且能够利用熔解曲线分析，通用性好，且价格相对较低。但是由于SYBR Green Ⅰ能与所有的双链DNA相结合，因此由引物二聚体、单链二级结构以及错误的扩增产物引起的假阳性会影响定量的精确性。利用荧光染料可以指示双链DNA熔解温度（TM值）的性质，用熔解曲线分析识别扩增产物和引物二聚体，从而可以区分非特异扩增。

（五）饱和荧光染料

高分辨率熔解曲线（high resolution melting，HRM）采用了新型的饱和荧光染料（如LC Green，SYTO 9等），是近年来兴起的一种检测基因突变、进行基因分型和SNP检测的新工具。HRM可实时监测升温过程中dsDNA荧光染料与PCR产物的结合情况，迅速检测出核酸片段中单碱基的突变。由于SNP位点碱基不同会使dsDNA 的Tm值发生变化，使其在升温过程中先后解开，形成不同的熔解曲线，荧光染料从局部解链的DNA分子上释放，从荧光强度与时间曲线上就可判断是否存在SNP，而且不同SNP位点、杂合子与纯合子等都会影响熔解曲线的峰形，因此HRM能够有效区分不同SNP位点与不同基因型。与SYBR Green Ⅰ不饱和染料法相比，HRM更易于检测单碱基突变、小片段插入或缺失，其速度快，操作简单，高通量，灵敏度特异性高，适合用于甲基化、点突变的检测，其不足之处在于对FQ-PCR分析仪的要求较高。

（六）荧光标记引物

荧光标记引物是从分子信标的概念变化而产生的一种联合分子探针系统，它把荧光基团标记的发夹结构序列直接与PCR引物相结合，从而使荧光标记基团直接掺入PCR扩增产物中。

蝎形引物（scorpions primers）是在普通引物5′端报告基团（R）和淬灭基团（Q）双标记探针，形成茎环尾状结构，茎环部分的核酸链为特异性探针序列，可与靶序列结合形成分子内结构。靶DNA不存在时，尾部茎环结构5个互补的碱基臂互补配对，呈发夹结构，R与Q靠近通过FRET作用，无荧光信号产生。在PCR扩增时，探针与靶DNA杂交，形成比5个互补的碱基臂杂交更稳定的蝎形结构，发夹结构打开，R与Q分开，产生荧光信号。

二聚体蝎形引物（duplex scorpions primers）是蝎形引物的改进型，摒弃了发夹结构，而是将R、Q分别标记在序列互补的2个不同分子上，在有特异产物时，与引物相连的分子与产物链杂交，淬灭链完全分离，产生荧光。

LUX（light upon extention）引物是一种自淬灭单荧光标记引物，通过二级结构实现淬灭，不需要荧光淬灭基团，也不需要设计特异的探针序列。目标特异的引物对中的一个引物3′端用荧光报告基团标记，在没有单链模板的情况下，该引物自身配对，形成发夹结构，使荧光淬灭。当引物与模板配对时，发夹结构打开，产生特异的荧光信号。

DzyNA primers是一种通用型双荧光标记的引物，它含有10～23个DNA核酶（DNAzyme）的反义序列（antisense sequence），两端分别标记R与Q。在PCR扩增中生成的DNA核酶会切割R与Q，则R与Q分离而产出荧光。

四、荧光定量PCR的数据分析

在FQ-PCR中，模板定量有2种策略：相对定量和绝对定量。相对定量指的是在一定样本中靶序列相对于另一参照样本的量的变化。绝对定量指的是用已知的标准曲线来推算未知的样本的量。

（一）绝对定量

在FQ-PCR中，每个模板的Ct值与该模板的起始拷贝数的对数存在线性关系，起始拷贝数越多，Ct值越小。利用已知起始拷贝数的标准品可做出标准曲线，其中横坐标代表起始拷贝数的对数，纵坐标代表Ct值。因此，只要获得未知样品的Ct值，即可从标准曲线上计算出该样品的起始拷贝数。正常的Ct值范围在18～30，过大和过小都将会影响实验数据的精度。

Ct值数学原理：第n次PCR循环时的荧光信号强度（R_n）等于背景信号强度（R_B）加上每个分子的荧光强度（即单位荧光强度，R_S）与分子数目的乘积：

$$R_n = R_B + X_0(1+e)^n R_S$$

R_n代表荧光信号强度；R_B代表背景信号强度；X_0代表起始模板拷贝数；e代表扩增效率；R_S代表单位荧光强度；n代表循环次数。

设$n = \mathrm{Ct}$，则 $R_{Ct} = R_B + X_0(1+e)^{Ct} R_S$

$$\lg(R_{Ct} - R_B) = \lg X_0 + \mathrm{Ct}\lg(1+e) + \lg R_S$$

$$\mathrm{Ct}\lg(1+e) = -\lg X_0 + \lg(R_{Ct} - R_B) - \lg R_S$$

$$\mathrm{Ct} = -\frac{\log X_0}{\log(1+e)} + \frac{\log(R_T - R_B) - \log R_S}{\log(1+\mathrm{e})}$$

即$\mathrm{Ct} = -\mathrm{k}\lg X_0 + b$（线性方程）

绝对定量是将未知样品与标准曲线相比较进行分析，一般标准品要求均一稳定，是一个已知绝对浓度的DNA样品，理想的标准品其扩增方式应该与待测样品一致，绝对定量分析的准确性取决于标准品的准确性。

（二）相对定量

相对定量是指2个或更多的基因互相进行比较，其结果是一个比率。相对定量均需要使用内标，根据内标与待测靶核酸是否在同一管内扩增而分为相对校正曲线法（不同管内扩增）、比较Ct法（不同管内扩增）和多重PCR法（同一管内扩增）等。

校正曲线法首先是使用一条校正曲线确定每一个测定样本的量，然后以相对于单个校准品（特定组织的靶核酸或内源性内标）的方式表示。校准品的浓度设为1，待测标本的量以相对于校准品n倍的量进行报告。

$2^{-\Delta\Delta Ct}$法又称为比较Ct法，其与校正曲线法类似，只不过是使用数学公式来取得同样的相对定量结果，所不同的是其要求靶基因与参比内标具有相同的扩增效率。所用的内标通常是一些随时间或组织变化不大的管家基因如16S rRNA，β-actin，GAPDH等。

多重PCR法又称竞争性内标法，是将校准内标与待测样本在同一管内扩增，然后通过内标的量来推导待测模板的量，从而排除了因管间差异而产生的影响。内标一般分为竞争性内标和非竞争性内标。

五、荧光定量PCR技术的应用

实时荧光定量PCR技术是DNA定量技术的一次飞跃，目前实时荧光定量PCR技术已经被广泛应用于基础科学研究、临床诊断、疾病研究及药物研发等领域，其中最主要的应用集中在以下几个方面：

（一）病原体检测及疗效监测

采用荧光定量PCR检测技术可以对传染性疾病进行定性定量分析，如对淋球菌、沙眼衣原体、解脲支原体、人类乳头瘤病毒、单纯疱疹病毒、人类免疫缺陷病毒、肝炎病毒、流感病毒、结核分枝杆菌、EB病毒和巨细胞病毒等病原体进行定性定量测定。与传统的检测方法相比，具有灵敏度高、取样少、快速简便等优点。

荧光定量PCR检测技术还可以用于疾病的疗效观察、耐药基因检测及疾病预后评估。例如对乙型肝炎病毒（HBV）、丙型肝炎病毒（HCV）定量分析显示，病毒量与某些药物的疗效相关。HCV高水平表达，干扰素治疗作用不敏感；而HCV低滴度，干扰素作用敏感。在拉米呋啶治疗过程中，HBV-DNA的血清含量曾有下降，随后若再度上升或超出以前水平，则提示病毒发生变异。

（二）肿瘤基因检测

尽管肿瘤发病的机制尚未清楚，但相关基因发生突变是致癌性转变的根本原因的观点已被广泛接受。癌基因的突变和表达增加，在许多肿瘤早期就可以出现。荧光定量PCR技术不但能有效地检测到基因的突变，而且可以准确检测到癌基因的表达量。有研究发现监测癌基因与抑癌基因的水平变化，有助于肿瘤患者疗效的观察与预后的评估。目前用此方法对肺癌患者ras、myc、src癌基因，乳腺癌ERBB2基因，慢性粒细胞性白血病WT1基因及肿瘤相关的病毒基因等多种基因的表达进行检测。

（三）遗传性疾病产前诊断

人们对遗传性物质改变引起的绝大多数遗传性疾病还无法治疗，到目前为止，还只能通过产前监测来减少病婴出生，以防止各类遗传性疾病的发生，如为减少X连锁遗传病患儿的出生，从孕妇的外周血中分离胎儿DNA，用荧光定量PCR检测其Y性别决定区基因是一种无创伤性的方法，易为孕妇所接受。应用荧光定量PCR技术进行地中海贫血、血友病、性别发育异常、智力低下综合征和胎儿畸形等优生优育检测，既方便又快捷并且无创伤。

（四）科研

荧光定量PCR技术能够快速、准确、定量、灵敏地测定血液或组织中病原体的含量，有利于分析药物的作用效果，为新药开发，比较不同配方的疗效、用药量及用药时间等提供快速、定量的评价。还可以用于比较经过不同处理样本之间特定基因的表达差异（如药物、物理或化学处理等），特定基因在不同时相的表达差异以及进行cDNA芯片或差异结果的确证。利用特异性的探针或引物以及HRM进行基因分型、SNP和甲基化位点的检测，不仅方便而且准确，灵敏度高。

第二节 流式细胞技术

流式细胞分析（flow cytometry，FCM）又称流式细胞术，是以流式细胞仪（flow cytometer）测量悬浮细胞（或微粒）的一种现代细胞分析技术。同传统的荧光显微镜检查相比，具有速度快、精度高、准确性好等特点，成为当代最先进的细胞定量分析技术。

一、流式细胞术的基本概念

流式细胞分析是一种可以快速、准确、客观，并且能够同时检测快速直线流动状态中的单个细胞（或微粒）的多项物理及生物学特性，加以定量分析的技术，同时可以对特定群体加以分选。

流式细胞仪是进行流式细胞分析的仪器，是集激光技术、电子物理技术、光电测量技术、电子计算机技术、细胞荧光化学技术、单克隆抗体技术为一体的一种新型高科技仪器。

二、流式细胞仪工作原理

流式细胞仪只能检测单个细胞或微粒的信号，一般是将待测样品（细胞或微粒）用特异性荧光染料染色后制成悬液标本，在一定压力下将待测样品压入流动室。不含细胞或微粒的缓冲液（又称鞘液）在高压作用下从鞘液管喷出，鞘液管入口方向与待测样品流成一定角度，于是鞘液就能够包绕着样品高速流动，从而形成一个圆形的流束（即鞘流），这样，鞘液便包裹着单行排列的待测细胞依次通过检测区。

流式细胞仪通常以激光作为激发光源，经过聚焦整形后的光束垂直照射在样品流上，被荧光染色的细胞在激光束的照射下会产生散射光并激发荧光。这2种信号同时被前向光电二极管和90° 方向的光电倍增管（PMT）接收。光散射信号在前向小角度（0.5° ~2.0° ）进行检测，称为前向散射光（forward scatter，FSC），这种信号基本上反映了细胞体积的大小。与激光束–液流平面垂直的散射光为90° 散射光，又称侧向散射光（side scatter，SSC），它对细胞膜、胞质、核膜的变化更为敏感，其信号强度可反映细胞内部结构的信息。荧光信号由荧光素分子受激发后发射，常用的荧光素分子有异硫氰酸荧光素、藻红蛋白、别藻青蛋白和德州红等。荧光信号的接收方向与激光束垂直，经过一系列双色性反射镜和带通滤光片的分离，形成多个不同波长的荧光信号。这些荧光信号的强度代表了所测细胞膜表面抗原的强度或其细胞内、核内物质的浓度，经光电倍增管接收后转换为电信号，再通过模数转换器将连续的电信号转换为可被计算机识别的数字信号（图4–2）。

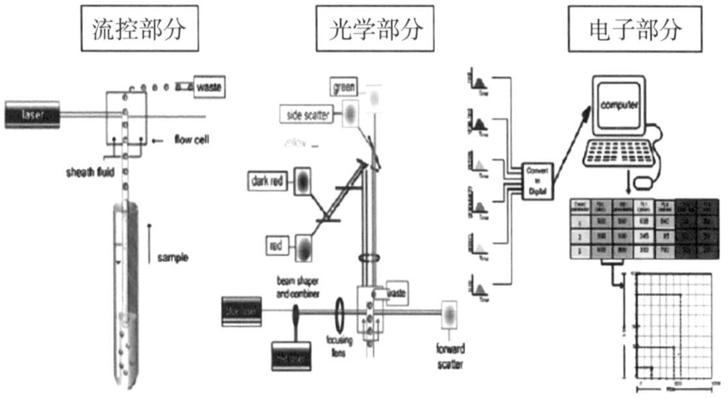

图4–2 流式细胞仪原理及基本结构

细胞的分选是通过分离含有单细胞的液滴而实现的。在流动室的喷口上配有一个超高频压电晶体，充电后振动，细胞液流从喷嘴喷出后断裂成一连串的均匀小液滴，待测细胞就分散在这些液滴之中。这些细胞在形成液滴前，光学系统已测定了它们的信号（代表细胞的性质），如果测得信号与所选定的要进行分选的细胞性质符合，或者说，如果发现了要进行分选的细胞，则在这个选定细胞刚形成液滴时，仪器给整个液流充以短暂的正电荷或负电荷。当该液滴离开液流后，其中被选定细胞的液滴就带有电荷，而不被选定的细胞液滴则不带电。当液滴流经带有几千伏的偏转板时，选定细胞的液滴在高压电场的作用下发生偏转，落入各自的收集容器中，不被选定的细胞液滴落入中间的废液容器，从而实现细胞的分选（图4–3）。

三、流式细胞仪基本结构

流式细胞分析系统包括流式细胞仪、流式细胞分析专用软件及储存、分析、显示数据的电子计算机。无论何种类型的流式细胞仪，基本上由3个部分组成，包括液流系统、光学系统、电子系统。

（一）液流系统（fluidics system）

液流系统，包括流动室（flow chamber）和液流驱动系统，其作用是依次将待测样本中的细胞或微粒传送到激光照射区，其理想状态是把细胞传送到激光束的中心。流动室是液流系统的核心部件，由石英玻璃制成，充满鞘流液，根据层流原理，其内细胞排成单列并被鞘液包绕形成细胞液柱流出流动室喷口。鞘流液是一种稳定的液体，在整个系统中流速不变，这种同轴流动的设计使样品流在鞘液流的环包下形成流体聚焦，从而保证了每个细胞通过激光照射区的时间相等。流动室的喷口上配有压电晶体，收到震荡信号后可发生振动。

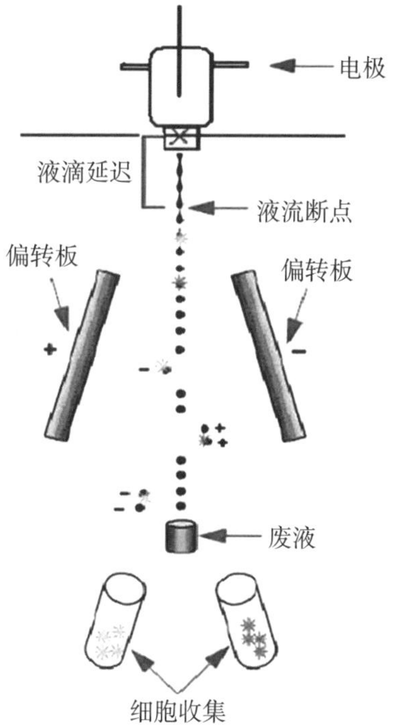

图4–3　流式细胞仪分选原理

（二）光学系统

流式细胞仪所用的激发光源包括弧光灯和激光2大类。汞灯是最常用的弧光灯，价格便宜，其发射光谱大部分集中于300～400nm，适合需要用紫外光激发的场合。由于弧光灯在单一谱线上能量较弱且功率不够稳定，现代流式细胞仪的激发光源通常采用激光，激光光源稳定性好、能量高、发散角小。激光光源按照激光器的种类可分为气体激光器、染料激光器和半导体激光器。气体激光器主要有氩离子激光（激发波长488nm）、氦–氖激光（激发波长633nm）、氪离子激光（激发波长647nm）、氦–氩混合气体激光（激发波长568nm）。染料激光器的共激物质是一种荧光染料的溶液，需要泵浦激光器（pump laser）激发才能发出长波长的激光，如氩离子激光器的绿光泵浦含有Rhodamine 6G水溶液的染料激光器，可得到550～650nm连续可调的激光，尤其在590nm处转换效率最高，约可占到一半。半导体激光器是较新的产品，价格低，结构简单，寿命长。

流式细胞仪的检测是基于对光信号的检测来实现的，包括对荧光的检测和对散射光的检测，因此在流式细胞仪中，光学系统是最为重要的一个系统，它由一系列进行光采集和光过滤的镜片（若干组透镜、滤光片和小孔）组成。为使细胞得到均匀照射，并提高分辨率，照射到细胞上的激光光斑直径应和细胞直径相近，因此需将激光光束经透镜会聚。荧光信号的各个检测通路中都配有特定的带通滤片，它可以使特定波长的光信号通过，称为单色器。不同的滤光片具有不同的通透特性，常用的有长通（long pass，LP）滤片可阻挡短波而使长波通过，短通（short pass，SP）滤片则与之相反，带通滤片（bandpass filt）可以阻挡高于或低于特定波长范围的光通过，跳光滤片（notch filt）则用于去除连续光谱中某一段特定光谱。双色器也是一种重要光学器件，又称双色性反射镜或分光镜，具有反射特定长波或短波的特性。在进行光路设计时，必须使两者相互配合，并要考虑到能量的衰减，合理分配光信号的强度，保证最佳的信噪比，从而提高结果的准确性。因此选择与使用合适的滤光器和双色器对流式细胞仪的检测结果至关重要。

（三）电子系统

流式细胞仪的电子系统主要由光电转换器件光电二极管、光电倍增管（PMT）和信号处理电路（signal processing electronics）组成。经荧光染色的细胞受到合适的光激发后所产生的荧光是通过光电转换器转变成电信号而进行测量的。

光电转换器件可将光信号转换为电流信号，由于传统的模拟电路更适合处理电压信号而不是电流信号，因此需要由前置放大电路进行处理。前置放大电路将电流信号转换为电压信号，同时调整直流背景噪声为零，是流式细胞仪信号处理电路中的第一个环节。前置放大电路所输出的电压信号为脉冲信号，脉冲高度与入射光信号强度成正比，其峰值为被测细胞通过光束中心位置时所产生的最强信号，在前置放大电路后使用峰值检测器记录这一峰值信号。模/数转换电路是检测信号传递到计算机系统进行处理前的最后一个环节，模/数转换芯片的位数和速度决定了数字信号的精度。电流信号经由前置放大电路、峰值检测器及模/数转换电路进行放大转换为数字信号，后由计算机进行数据处理和分析。

四、流式细胞仪数据分析

（一）"设门"

"设门"是伴随数据的图形化分析而产生的，指在细胞分布图中指定一个范围或一片区域，对其中的细胞进行单参数或多参数分析。"门"的形状可包括线性门、矩形门、圆形门、多边形门、任意形状门和四象限门。

（二）FCM的数据显示方式

包括单参数直方图（histogram）、二维散点图（dot plot）、二维等高图（contour）、假三维图（pseudo 3D）和列表模式（list mode）等（图4-4）。

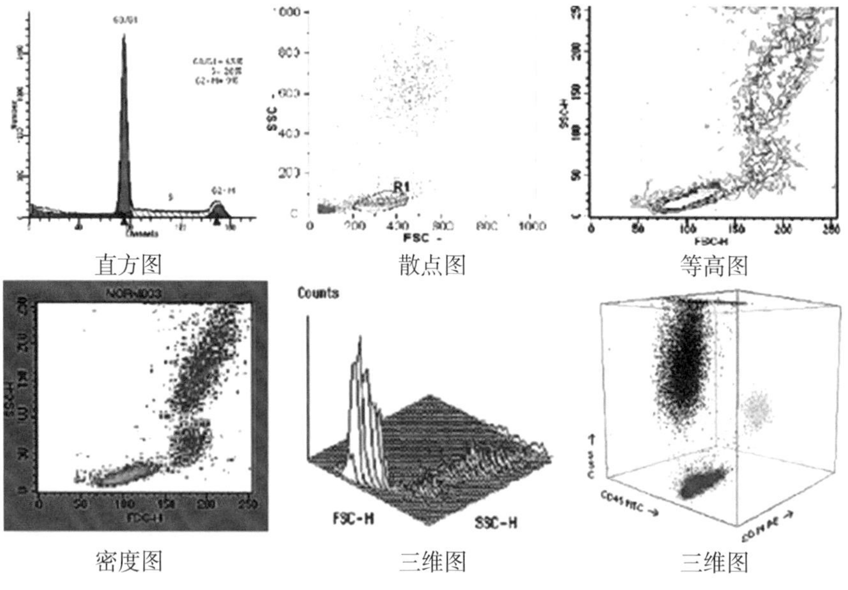

图4-4　常见FCM数据图

直方图是一维数据应用最多的图形显示形式，可用于定性或定量分析，形同一般X-Y平面描图仪给出的曲线，其只能显示一个参数与细胞之间的关系。其中横坐标可以代表荧光信号或散射光信号的强度，用通道（channel）数表示，通道数也就是模/数转换器的位数，它和光强度之间为线性关系或对数关系。纵坐标一般代表该通道内所出现具有相同光信号特性的细胞的频率，一般为相对细胞数。

二维散点图能够显示2个独立参数与细胞相对数之间的关系。横坐标和纵坐标分别为与细胞有关的2个独立参数，平面上每一个点表示同时具有相应坐标值的细胞存在。可以由二维散点图得到2个一维直方图，但是由于兼并现象存在，二维散点图的信息量要大于2个一维直方图的信息量。所谓兼并，是指多个细胞具有相同的二维坐标在图上只表现为一个点，这样对细胞点密集的地方就难于显示它的精细结构。

二维等高图类似于地图上的等高线表示法，可以同时表达测量参量和细胞频度。它是为了克服二维散点图的不足而设置的显示方法。等高图上每一条连续曲线上具有相同的细胞相对数或绝对数，即“等高”。曲线层次越高所代表的细胞数越多。一般层次所表示的细胞数间隔是相等的，因此等高线越密集则表示变化率越大，越疏则表示变化率平衡。二维密度图则依据细胞分布的密度大小，细胞密度大的地方则点的密度大，细胞密度小的地方则点的密度小，数据显示更直观。

假三维图是利用计算机技术对二维等高图的一种视觉直观的表现方法。它把原二维图中的隐坐标——细胞数同时显现，但假三维图可以通过旋转、倾斜等操作，以便多方位地观察“山峰”和“谷地”的结构和细节，有助于对数据进行分析。

列表模式其实只是多参数数据文件的一种计算机存贮方式，3个以上的参数数据显示是用多个直方图、二维图和假三维图来完成的。

五、流式细胞术应用

随着流式细胞技术水平的不断提高，其应用范围也日益广泛。目前，流式细胞分析已普遍应用于肿瘤学、免疫学、血液学、细胞生物学、细胞遗传学、生物化学等临床医学和基础医学研究领域。

（一）肿瘤学

当人体发生癌变或具有恶性潜能的癌前病变时，在其发生、发展过程中可伴随细胞DNA含量的异常改变，FCM可精确定量DNA含量的改变，作为诊断癌前病变发展至癌变中的一个有价值的标志，能对癌前病变的性质及发展趋势作出评估，有助于癌变的早期诊断。FCM通过对肿瘤细胞DNA含量做定量分析，解析细胞周期，通过细胞异倍体测定预测各种肿瘤的预后，并能在化疗中对药物的选择和放疗中强度、时间的决定等起指导作用，解析抗癌药物作用机制。

此外，FCM在对凋亡、周期蛋白、癌基因及抗癌基因的研究中也发挥着重要作用。FCM分析已成为肿瘤研究方面重要的手段之一，被广泛应用于肿瘤基础和临床研究中，为癌前病变检查、早期癌变的检出、肿瘤诊断、疗效评价和预后预测提供了重要参考指标，特别是荧光细胞化学技术的发展，使FCM在肿瘤学的应用具有更为广阔的发展前景，极大地提高了肿瘤研究的水平。

（二）免疫学

机体免疫状态是机体是否罹患疾病的重要指标之一，目前FCM技术已被广泛应用于机体免疫状态的检测，其中最重要的指标是T淋巴细胞、B淋巴细胞和NK淋巴细胞的水平。FCM可同时检测出一种或几种淋巴细胞表面抗原，将不同的淋巴细胞亚群区分开来，并可计算出它们互相间的比例；同时还可以进行血清/血浆细胞因子检测，评价细胞免疫功能。

应用FCM技术检测机体免疫状态可用于免疫缺陷和自身免疫性疾病的辅助诊断；了解病毒细菌抗原感染引发的细胞免疫的变化（如HIV的细胞学诊断）；及时评估疗效，选择正确的治疗方案；肿瘤患者生物治疗效果的评估及校正；移植前后免疫状态的监控，及时发现患者急性排斥反应的发生等。

（三）血液学

FCM通过对外周血细胞或骨髓细胞表面抗原和DNA的检测分析，对各种血液病的诊断、预后判断和治疗起着举足轻重的作用。FCM采用特异性的抗血细胞表面CD的单克隆抗体，并借助于不同的荧光染料同时检测一个细胞的多种参数，用于正确地判断出该细胞的属性；FCM还可以利用CD45/SSC“设门”对癌变细胞进行免疫类型分析。

通过检测GPI相连蛋白的缺失来诊断PNH，并可判断疾病的严重程度；通过某些荧光染料与红细胞中RNA结合，定量测定网织红细胞中RNA，得到网织红细胞占成熟红细胞的百分比；此外，还可以测量出网织红细胞的成熟度，判断红细胞增殖能力，还可以判断干细胞移植术后恢复情况，贫血的治疗监测以及肿瘤患者放化疗骨髓的抑制状况等。

FCM在血小板相关疾病的诊断方面也有许多应用，如可以通过单抗免疫荧光标记（血小板膜糖蛋白Ⅱb/Ⅲa、CD62、CD63等）监测血小板功能及活化情况，用于血小板膜糖蛋白异常所致疾病的诊断；FCM还可用于评价活化血小板程度在血栓疾病和血栓前状态发生、发展中的作用。

第三节　荧光原位杂交技术

荧光原位杂交（fluorescence in situ hybridization，FISH）技术是20世纪80年代末在放射性原位杂交技术基础上发展起来的一种非放射性分子生物学和细胞遗传学结合的新技术，是以荧光标记取代同位素标记而形成的一种新的原位杂交方法。

一、荧光原位杂交的产生

荧光原位杂交技术是在同位素原位杂交技术的基础上发展起来的。1969年，Pardue和John 2个研究小组开发了同位素原位杂交技术。1975年，Manning等人最先在溶液的分子杂交中使用非放射性标记，通过细胞色素C将生物素与RNA分子连接起来。1977年，Rudkin等发明了用间接免疫荧光法检测目的DNA的非同位素原位杂交技术。1980年，Bauman首次将荧光原位杂交用于核酸检测，直接将RNA-3′端用荧光素标记作为特异DNA序列的探针。1981年，Langer等用生物素标记核苷酸制备探针，成功进行了染色体原位杂交。1986年，Pinkel等首次将荧光图像定量分析用于基本细胞遗传学检测。随着荧光标记的发展，非同位素染料逐渐被替代。20世纪90年代，随着人类基因组计划的进行，由于绘制高分辨人类基因组图谱的需要，FISH技术得到了迅速发展和广泛应用。

二、荧光原位杂交的原理

荧光原位杂交技术是一种重要的非放射性原位杂交技术，原理是利用报告分子（如生物素、地高辛等）标记核酸探针，然后将探针与染色体或DNA纤维切片上的靶DNA杂交，若两者同源互补，即可形成靶DNA与核酸探针的杂交体。此时可利用该报告分子与荧光素标记的特异亲和素之间的免疫化学反应，经荧光检测体系在镜下对待测DNA进行定性、定量或相对定位分析（图4-5）。

与其他原位杂交技术相比，荧光原位杂交具有很多优点，主要体现在：①FISH不需要放射性同位素标记，更经济安全；②FISH的实验周期短，探针稳定性高，特异性好，定位准确，能迅速得到结果；③FISH通过多次免疫化学反应，使杂交信号增强，灵敏度提高，其灵敏度与放射性探针相当；④多色FISH通过在同一个核中显示不同的颜色可同时检测多种序列；⑤既可以在玻片上显示中期染色体数量或结构的变化，也可以在悬液中显示间期染色体DNA的结构。

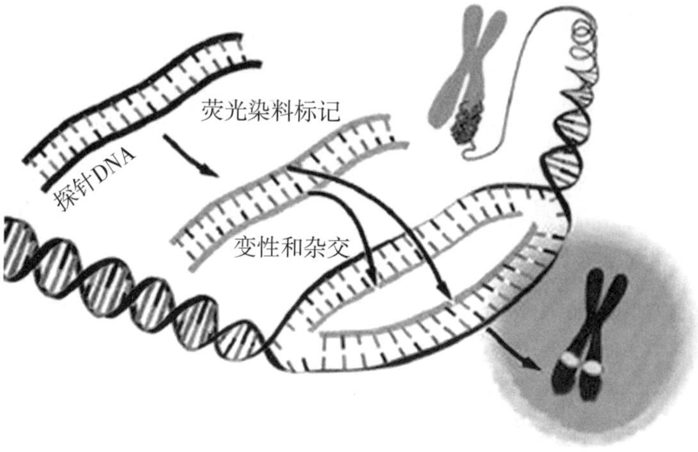

图4-5　荧光原位杂交原理

三、荧光原位杂交的探针

杂交所用的探针大致可以分为3类：

（一）染色体特异重复序列探针（probes to chromosome-specific repeated sequence）

染色体特异重复序列探针类似于α卫星、卫星Ⅲ类的探针，其杂交靶位常大于1Mb，不含散在重复序列，与靶位结合紧密，杂交信号强，易于检测，常用于检测间期细胞非整倍体和微小标志染色体。

（二）全染色体或染色体区域特异性探针（whole-chromosome or chromosome region-specific probes）

全染色体或染色体区域特异性探针由一条染色体或染色体上某一区段上极端不同的核苷酸片段所组成，可由克隆到噬菌体或质粒中的染色体特异大片段获得。探针片段较小，常用于检测中期染色体重组和间期核结构分析。

（三）特异性位置探针（specific locus probes）

特异性位置探针常由一个或几个克隆序列组成，可由cDNA克隆或克隆到大片段插入载体的核酸片段制取。主要进行染色体克隆、DNA序列定位和检测靶细胞序列拷贝数和结构变化。

（四）RNA探针

RNA探针包括ssRNA探针和寡核苷酸RNA探针2种，其中单链反义RNA探针广泛应用于组织切片和整体制备物上。寡核苷酸RNA探针比DNA探针优越，它与目标RNA形成的杂交体更为紧密，可用来鉴别一些特定序列（如同型RNA），而且其长度较短，通透性强。

探针的荧光素标记可以采用直接标记或间接标记的方法。间接标记法是采用中间分子（如生物素或地高辛等）标记探针，杂交后需要通过荧光分子标记的中间分子的亲和物或抗体进行检测。而直接标记法是将荧光素直接与探针结合，杂交后可以直接在荧光显微镜下检测。直接标记法在检测时步骤简单，但由于不能进行信号放大，因此灵敏度不如间接标记的方法。

四、荧光原位杂交技术的发展

（一）多彩色荧光原位杂交（multicolor fluorescence in situ hybridization，mFISH）

mFISH是在荧光原位杂交基础上发展起来的新技术，它不仅具有FISH的优点，而且克服了FISH的许多局限，其最大特点是可将多次繁琐的FISH实验和多种不同的基因定位在一次FISH实验中完成。mFISH能同时检测多个基因，分辨复杂的染色体易位和微小缺失，区分间期细胞多倍体和超二倍体等。mFISH

利用激发光谱和吸收光谱不同的荧光素按一定调色方法标记不同的探针，从而对不同靶DNA同时进行定位和分析，并能对不同探针在染色体上的位置进行排序。探针荧光素颜色调配的方法有非调色法、混合调色法和比例调色法。这3种调色法中，比例调色法只需要极少几种荧光素就可标记多种探针，因而更有发展潜力。染色体描绘（chromosome painting）、比较基因组杂交（comparative genomic hybridization，CGH）、光谱染色体自动核型分析（spectral karyotyping，SKY）、交叉核素色带分析（cross-species color banding，Rx-FISH）和多彩色原位启动标记（multicolor primed in situ labeling，multicolor PRINS）等技术都是在mFISH的基础上发展起来的。

（二）DNA纤维荧光原位杂交技术（DNA fiber-FISH）

FISH的分辨率取决于载体DNA的浓缩程度，如何提高分辨率一直是一个重要课题。Wiegant和Heng等首先利用化学方法对染色体进行线性化，再以此为载体进行FISH，使其分辨率显著提高，这就是最初的纤维-FISH。纤维-FISH应用各种不同技术，将待研究细胞的全部遗传物质即DNA在载玻片上制备出DNA纤维，用不同颜色荧光物质标记的探针与DNA纤维杂交，在荧光显微镜下观察结果并进行分析。

纤维-FISH的关键就在于制备高质量的线性DNA纤维。理想制备出的DNA长度应与完全自然伸展的DNA纤维相近，并且断裂点应尽可能少，近年来已发展了多种制备DNA纤维的方法。纤维-FISH能进行定量分析，所需模板量少且要求不高，具有分辨率高和灵敏度高等优点。因此，纤维-FISH在染色体图谱绘制、基因重组研究以及临床染色体基因序列检测工作中起着十分重要的作用。

五、荧光原位杂交技术的应用

荧光原位杂交技术在基因定性、定量、整合、表达等方面的研究中颇具优势，目前已经被广泛应用于遗传病诊断、病毒感染分析、产前诊断、肿瘤遗传学和基因组研究等许多领域，在临床检验、教学和研究等方面扮演着重要的角色。

（一）基因（或DNA片段）染色体定位和基因图谱绘制

目前应用的基因定位的主要方法是FISH。分离到的DNA序列直接通过FISH，同时采用多种颜色荧光素的标记探针，结合中期染色体和间期细胞方面的信息，可快速确定一系列DNA序列之间的相互次序和距离，完成基因制图。用不同颜色荧光素标记2个不同的DNA链，而且他们在染色体上的距离大于1Mbp时，可以依据不同探针信号的排列关系分辨他们在染色体上的顺序。

若采用5-溴脱氧尿嘧啶（5-Burd）处理细胞，能够获得高分辨显带的染色体，提高DNA链标记到染色体上的分辨能力。如使用间期细胞，2个DNA链的距离可以缩短至50kb，这个间距是染色体上分辨距离的1/20，不同探针的次序可以通过测量间期细胞的距离来确定。确定DNA链在染色体上的精细位置适用于检查某些特殊的染色体易位和缺失。标记同一DNA链与不同种属细胞的染色体杂交，可以找出不同种属之间的同源基因以及基因在染色体上的位置，从而了解种属之间的进化关系。

（二）染色体数目与结构异常

在细胞遗传学检查中，重复序列的探针应用最多，包括α卫星DNA探针、β卫星DNA探针和经典卫星DNA（classic-satellite DNA）探针。α卫星DNA探针主要检测人染色体的着丝粒。β卫星DNA探针位于顶端着丝粒染色体及染色体的异染色质周围。经典卫星DNA探针有AATGG短片段重复，位于染色体1、9、15、16和Y染色体长臂异染色质周围。后2种探针除可用于染色体数目检查外，还可用于上述部位精细改变的检查。应用FISH技术检测染色体数目与结构异常，具有较高的特异性及敏感性，目前已被广泛应用于快速产前诊断。

（三）血液肿瘤学

临床上对血液肿瘤的FISH检测主要集中在：染色体异位形成的融合基因的检测，如bcr/abl易位DNA探针、t（15；17）易位DNA探针和t（18；21）易位DNA探针等；基因缺失检测可以发现一些关键基因的缺失，有助于疾病的诊断及预后判断；使用荧光原位杂交技术可对微小残留病灶进行检测，以及进行造血干细胞移植状态的监测。

（四）实体肿瘤学

在FISH技术之前的所有测定基因扩增的方法，都是采用经典的分子生物学方法，与FISH相比，这些方法不仅费时费力，而且也不能在细胞水平上观察到基因扩增的状态。FISH技术更大的优点是可以在间期细胞核上观察到DNA扩增的直接证据，而且间期细胞核所显示出的扩增DNA荧光信号的数量多少及荧光强度常与DNA扩增的水平有关。

FISH被广泛应用于乳腺癌、膀胱癌、宫颈癌、肺癌和淋巴癌等实体肿瘤的辅助诊断。乳腺癌细胞中Her-2/neu基因的扩增常预示着患者预后较差，25%～30%的乳腺癌患者有Her-2/neu基因的扩增和/或过度表达。应用Her-2/neu基因DNA探针检测Her-2/neu基因的扩增表达水平，有利于对乳腺癌进行临床诊断及疗效检测。使用染色体着丝粒特异性探针可以对间期细胞进行染色体数量变异分析，如Hopman采用FISH技术研究膀胱癌，发现9号染色体的丢失。采用多种染色体探针，以不同的颜色标记，可用于肿瘤染色体数目改变的异质性研究。目前，FISH主要集中用于对肿瘤的早期诊断、疗效检测、个体化治疗和预后判断等方面。

第四节　生物芯片技术

一、概述

生物芯片技术（biochip technique）是通过缩微技术，根据分子间特异性相互作用的原理，将大量具有生物识别功能的分子或生物样品有序地点阵排列在支持物上组成密集二维分子排列，然后与标记的靶分子同时反应或杂交，通过放射自显影、荧光扫描、化学发光或酶标反应可获得大量有用的生物学信息的新技术，可实现对细胞、蛋白质、基因及其他生物组分的准确、快速、高通量的检测。由于常用硅片作为固相支持物，且在制备过程中模拟计算机芯片的制备技术，所以称之为生物芯片技术。

生物芯片技术是20世纪90年代初生命科学领域兴起的一种高度集成化的分析技术和研究手段，近10多年以无可比拟的高信息量、高通量、灵敏、快速、准确的特点显示出了巨大威力，被公认为将会给21世纪的生命科学和医学科学研究带来一场革命。生物芯片技术起源于核酸分子杂交，根据生物分子间特异相互作用的原理，将生化分析过程集成于芯片表面，从而实现对DNA、RNA、多肽、蛋白质以及其他生物成分的高通量快速检测。生物芯片的出现，充分体现了生物学技术与其他学科和技术的相互交叉与渗透，它是融微电子学、生命科学、物理学于一体的一项崭新技术，使一些传统的生物学研究实验在非常小的空间范围内，以非常快的速度完成。

狭义的生物芯片概念是指通过不同方法将生物分子（如寡核苷酸、cDNA、基因组DNA、多肽、抗体、抗原等）固定于硅片、玻璃片（珠）、塑料片（珠）、凝胶、尼龙膜等固相递质上形成的生物分子点阵，称为微阵列（microarray）芯片，包括基因芯片、蛋白质芯片、细胞芯片和组织芯片。生物芯片在此类芯片基础上又发展出微流体芯片（micro fluidics chip），是以各种微结构为基础的芯片，利用它可实现对各种生化组分的微流控操作和分析，这类芯片的代表有毛细管电泳芯片、PCR反应芯片、介电电泳芯片等。

生物芯片发展的最终目标是将各种生物化学分析操作的整个过程，从样品制备、生化反应到结果检测，都集成化并缩微到芯片上自动完成，以获得所谓的微型全分析系统，亦称微电子芯片（microelectronic chip），也就是微缩芯片实验室。微缩芯片实验室代表了生物芯片技术发展的未来。图4-6为生物芯片样本处理与检测流程简图。

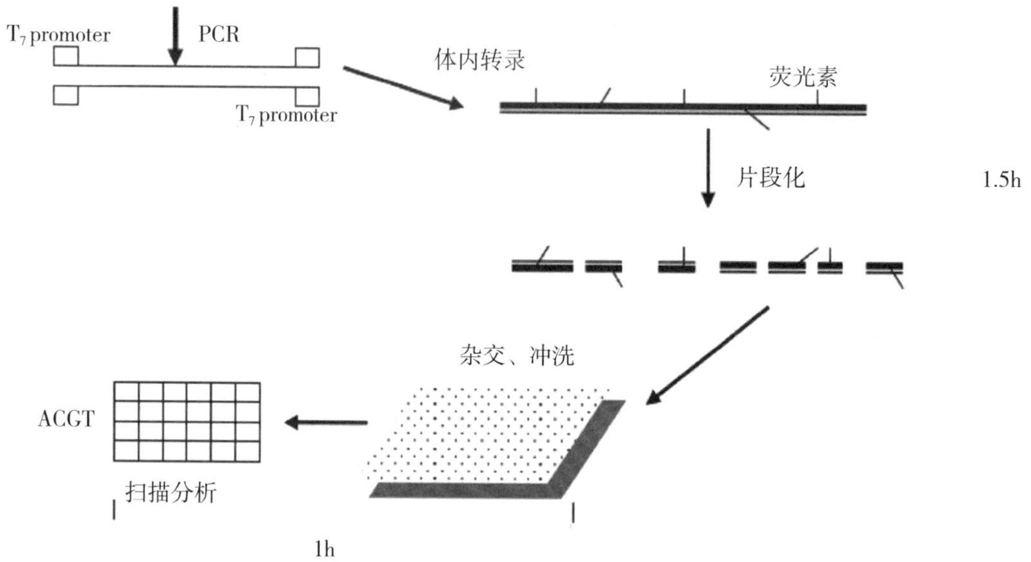

图4-6　样品处理与检测过程简图

二、分类

生物芯片虽然只有10多年的发展历史，但包含的种类较多，分类方式和种类也没有完全的统一。

（一）根据用途分类

1. **生物电子芯片**　用于生物计算机等生物电子产品的制造。

2. **生物分析芯片**　用于各种生物大分子、细胞、组织的操作以及生物化学反应的检测。

目前，生物电子芯片在技术和应用上很不成熟，一般情况下所指的生物芯片主要为生物分析芯片。

（二）根据作用方式分类

1. **主动式芯片**　把生物实验中的样本处理纯化、反应标记及检测等多个实验步骤集成，通过一步反应就可主动完成。其特点是快速、操作简单，因此有人又将它称为功能生物芯片，主要包括微流体芯片和缩微芯片。

2. **被动式芯片**　即各种微阵列芯片，是指把生物实验中的多个实验集成，但操作步骤不变。其特点是高度的并行性，目前的大部分芯片属于此类。由于这类芯片主要是获得大量的生物大分子信息，最终通过生物信息学进行数据挖掘分析，因此这类芯片又称为信息生物芯片，包括基因芯片、蛋白芯片、细胞芯片和组织芯片。

3. **根据固定在载体上的物质成分分类**

（1）基因芯片（gene chip）　又称DNA芯片（DNA chip）或DNA微阵列（DNA microarray），是将cDNA或寡核苷酸按微阵列方式固定在微型载体上制成。

（2）蛋白质芯片（protein chip）　是将蛋白质或抗原等一些非核酸生命物质按微阵列方式固定在微型载体上而获得。芯片上的探针构成为蛋白质或芯片作用对象为蛋白质者统称为蛋白质芯片。

（3）细胞芯片（cell chip）　是将细胞按照特定的方式固定在载体上，用于检测细胞间相互影响或相互作用。

（4）组织芯片（tissue chip） 是将组织按照特定的方式固定在载体上，用于进行免疫组织化学等组织内成分差异研究。

（5）其他 如"芯片实验室"，用于生命物质的分离和检测的微型化芯片。现在，已经有不少的研究人员试图将整个生化检测分析过程缩微到芯片上，形成所谓的"芯片实验室"，它代表了生物芯片技术发展的未来，亦称微电子芯片（microelectronic chip）。"芯片实验室"是生物芯片技术发展的最终目标，它将样品的制备、生化反应到检测分析的整个过程集约化形成微型分析系统。由加热器、微泵、微阀、微流量控制器、微电极、电子化学和电子发光探测器等组成的"芯片实验室"已经问世，并出现了将生化反应、样品制备、检测和分析等部分集成的芯片。"芯片实验室"可以完成诸如样品制备、试剂输送、生化反应、结果检测、信息处理和传递等一系列复杂工作。

三、生物芯片的主要特点

（一）高通量

成千上万个生化反应在小小芯片上同时进行，能够在很短时间内分析大量的生物分子，使人们能够快速、准确地获取样品中的生物信息，检测效率是传统检测手段的成百上千倍。同时，提高了实验进程，利于显示图谱的快速对照和阅读。

（二）微型化

表现为芯片密度的增加，成千上万个生化反应在小小芯片上同时进行，目前已有将近40万种不同的DNA分子放在1cm^{2}的高密度基因芯片，原位合成的芯片密度已经达到了1cm^{2}上千万个探针。使用纳克级的mRNA、微升级的杂交液就能分析成千上万个基因的表达信息，一张芯片上足以分析一个物种的基因组信息。

（三）自动化

芯片设计制作和检测可实现自动化，可根据要求将需要分析的基因制作成符合要求的芯片，杂交、洗片等过程都可实现自动化，可实现快速自动检测。自动化可大幅提高工作效率，减低成本和保证质量。

这些微型集成化分析系统携带方便，可用于紧急场合、野外操作甚至放在航天器上。如Gene Logic公司设计制造的生物芯片可以从待检样品中分离出DNA或RNA，并对其进行荧光标记，当样品流过固定于栅栏状微通道内的寡核苷酸探针时便可捕获与之互补的靶核酸序列。应用检测设备即可实现对杂交结果的检测与分析。这种芯片由于寡核苷酸探针具有较大的吸附表面积，所以可以灵敏地检测到稀有基因的变化。同时，由于该芯片设计的微通道具有浓缩和富集作用，所以可以加速杂交反应，缩短测试时间，从而降低了测试成本。

四、载体材料及要求

作为载体，必须是固体片状或者膜、表面带有活性基因，以便于连接并有效固定各种生物分子。目前制备芯片的固相材料有玻片、硅片、金属片、尼龙膜等。目前较为常用的支持材料是玻片，因为玻片适合多种合成方法，而且在制备芯片前对玻片的预处理也相对简单易行。其他载体种类有PVDF膜、聚丙烯酰胺凝胶、聚苯乙烯微珠、磁性微珠等。

五、生物样品及芯片的制备

（一）生物样品的制备

分离纯化、扩增、获取其中的蛋白质或DNA、RNA并用荧光标记，才能与芯片进行反应。用DNA芯片做表达谱研究时，通常是将样品先抽提mRNA，然后反转录成cDNA，同时掺入带荧光标记的dCTP或dUTP。

（二）芯片的制备方法

1. 原位合成 分为光引导原位合成和打印原位合成。原位合成适于制造寡核苷酸和寡肽微点阵芯片，具有合成速度快、相对成本低、便于规模化生产等优点。已有P53、P450、BRCAI/BRCA2等基因突变的基因芯片。

2. 预合成后点样 是将提取或合成好的多肽、蛋白、寡核苷酸、cDNA、基因组DNA等通过特定的高速点样机器人直接点在芯片上。该技术的优点在于相对简易、低廉，已被国内外广泛使用。

3. 接触式点样 是指打印针从多孔板取出样品后直接打印在芯片上，打印时针头与芯片接触。优点是探针密度高，通常1cm^{2}可打印2 500个探针；缺点是定量准确性及重现性不太好。

4. 非接触式点样 针头与芯片保持一定距离。优点是定量准确，重现性好；缺点是喷印的斑点大，密度低。通常1cm^{2}只有400点。但是某著名公司能把喷印点直径大小由150 ~ 100 μm降到30 ~ 25 μm。将哺乳动物整个基因组DNA点阵于一张芯片上成为可能。

目前，除了Affymetrix公司等个别公司使用原位合成技术制造芯片外，大多中小型公司普遍采用点样技术制作生物芯片。

六、使用寿命

按照美国生物芯片制备标准，使用寿命为10 ~ 15年。

七、应用领域

（一）疾病检测

1. 基因表达水平的检测 用基因芯片检测可自动、快速地检测出成千上万个基因的表达情况。谢纳（M.Schena）等用人外周血淋巴细胞的cDNA文库构建了一个代表1 046个基因的cDNA微阵列，用于检测体外培养的T淋巴细胞对热休克反应后不同基因表达的差异，发现有5个基因在处理后存在非常明显的高表达，11个基因中度表达增加和6个基因表达被明显抑制。该结果还用荧光素交换标记对照组和处理组，及用RNA印迹方法证实。用于检测在不同生理、病理条件下的人类所有基因表达变化的基因组芯片已为期不远了。

2. 基因诊断 从正常人的基因组中分离出DNA与DNA芯片杂交可以得出标准图谱；从患者的基因组中分离出DNA与DNA芯片杂交可以得出病变图谱。通过比较和分析这2种图谱，可以得出病变DNA的信息。这种基因芯片诊断技术以其快速、高效、敏感、经济、平行化、自动化等特点，将成为一项现代化的诊断新技术。例如Affymetrix公司把p53基因全长序列和已知突变的探针集成在芯片上，制成p53基因芯片，在癌症早期诊断中发挥作用。又如，Heller等构建了96个基因的cDNA微阵，用于检测分析风湿性关节炎（RA）相关的基因，以探讨DNA芯片在感染性疾病诊断方面的应用。

3. 药物筛选 利用基因芯片来分析用药前后机体的不同组织、器官基因表达的差异。如果再将cDNA表达文库得到的肽库制作肽芯片，则可以从众多的药物成分中筛选到起作用的部分物质。利用RNA、单链DNA有很大的柔韧性，可以形成复杂的空间结构，更有利与靶分子相结合的特点，可将核酸库中的RNA或单链DNA固定在芯片上，然后与靶蛋白孵育，形成蛋白质-RNA或蛋白质-单链DNA复合物，可以筛选特异的药物蛋白或核酸，因此芯片技术和RNA库的结合在药物筛选中将得到广泛应用。

在寻找治疗HIV药物的过程中，Jellis等用组合化学合成及DNA芯片技术筛选了654 536种硫代磷酸八聚核苷酸，并从中确定了具有XXG4XX样结构的抑制物，实验表明，这种筛选物对HIV感染细胞有明显阻断作用。生物芯片技术使得药物筛选、靶基因鉴别和新药测试的速度大大提高，成本大大降低。

4. 个体化医疗 临床上，同样药物的剂量对患者甲有效但可能对患者乙不起作用，而对患者丙则可能有副作用。在药物疗效与副作用方面，患者的反应差异很大。这主要是由于患者遗传学上存在差异，导致对药物产生不同的反应。如果利用基因芯片技术对患者先进行诊断，再开处方，则可对患者实施个体化治疗。另外，很多同种疾病的具体病因是因人而异的，在治疗中用药也应因人而异。例如乙肝有很多亚型，HBV基因的多个位点如S、P及C基因区易发生变异，若用乙肝病毒基因多态性检测芯片，每隔一段时间检测一次，这对指导用药及防止乙肝病毒耐药性的形成很有意义。

（二）测序

基因芯片利用固定探针与样品进行分子杂交产生的杂交图谱而得出待测样品的序列，这种测定方法十分快速，具有诱人的应用前景。研究人员用含有135 000个寡核苷酸探针的微阵列测定了全长为16.6kb的人线粒体基因组序列，准确率达99%；用含有48 000个寡核苷酸的高密度微阵列分析了黑猩猩和人BRCA1基因序列差异，结果发现在外显子约3.4kb长度范围内的核酸序列同源性达83.5%～98.2%，提示两者在进化上的高度相似性。利用基因芯片进行杂交测序的原理见图 4-7。

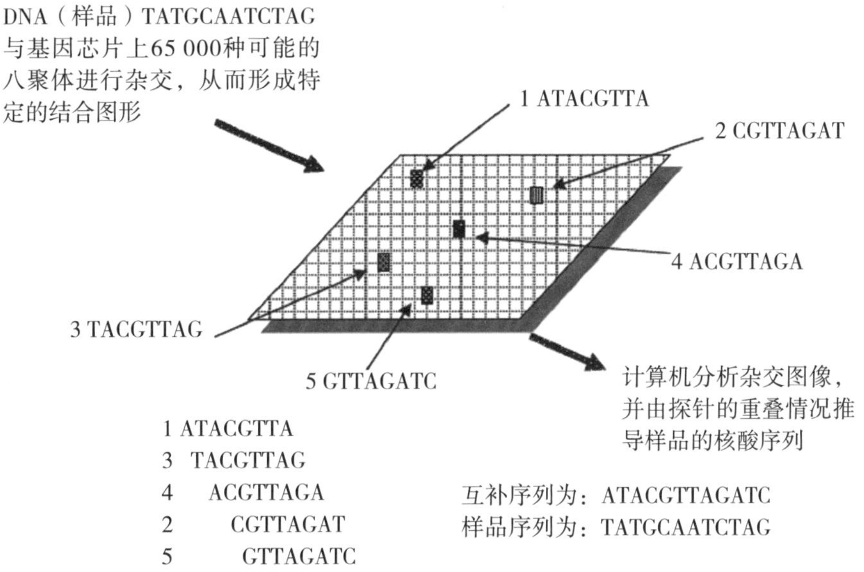

图4-7　利用基因芯片进行杂交测序的原理

（三）生物信息学研究

人类基因组计划是人类为了认识自身而进行的一项伟大而意义深远的研究计划。目前的问题是面对大量的基因或基因片段序列如何研究其功能，只有知道其功能，才能真正体现这个计划的价值——破译人类基因这部天书。后基因组计划、蛋白组计划、疾病基因组计划等就是为实现这一目标而提出的。生物信息学将在其中扮演至关重要的角色。生物芯片技术就是为实现这一目标而建立的。有了这项技术，使个体生物信息进行高速、并行采集和分析成为可能，它必将成为未来生物信息学研究中的一个重要信息的采集和处理平台，成为基因组信息学研究的主要技术支撑，其广阔的发展空间就不言而喻。

生物芯片技术将为人类认识生命的起源、遗传、发育与进化及为人类疾病的诊断、治疗和预防开辟全新的途径，为生物大分子的全新设计和药物开发中先导化合物的快速筛选和药物基因组学研究提供技术支撑平台，这从中国1999年3月国家科学技术部起草的《医药生物技术“十五”及2015年规划》中便可见一斑：规划所列15个关键技术项目中，就有8个项目（基因组学技术、重大疾病相关基因的分离和功能研究、基因药物工程、基因治疗技术、生物信息学技术、组合生物合成技术、新型诊断技术、蛋白质组学和生物芯片技术）要使用生物芯片。生物芯片技术被单列作为一个专门项目进行规划。总之，生物芯片技术在医学、生命科学、药业、农业、环境科学等凡与生命活动相关的领域中均具有重大的应用前景。

八、应用前景

尽管生物芯片技术还处于萌芽期，但在国内外都已经引起了足够的重视。由于其分析能力巨大，样品用量极少，简便、快速、高效，未来的生物学研究越来越可能在生物芯片上进行。这种趋势表明，许多基于凝胶和薄膜的方法将最终让位给生物芯片。当然生物芯片技术要被广泛采用则必须降低芯片成本（现在一块芯片要几百美元至上千美元），但生物芯片技术的应用前景是乐观的。随着大量基因序列的确定，生物芯片技术为生物内部的生命信息的处理和应用提供了可靠的手段，对推动农业、人口、健康和环境的发展将发挥重大的作用。国外生命科学界、工业界和医学界等都认为生物芯片将会给21世纪整个人类生活带来一场“革命”。现在，又开发了几种新的生物芯片，如材料芯片、药物芯片等。纳米材料目前研究得很多，DNA芯片在纳米电子学中已有应用。的确，在不久的将来，这种以多门学科、多项技术相互融合产生的工具和手段的广泛应用，对生物学领域的发展将起重要的推动作用。

第五节　色谱-质谱技术

一、色谱技术

色谱法（chromatography）由俄罗斯植物专家Michail Tswett首先提出，并成功用于植物色素的分离。随着分离技术的不断发展，色谱法得到了极其广泛的应用，特别是气相色谱法和高效液相色谱法，已成为药品、食品、石油化工等诸多领域中不可缺少的分离分析手段。色谱过程的本质是待分离物质分子在固定相和流动相之间分配平衡的过程，不同的物质在两相之间的分配会不同，这使其随流动相运动速度各不相同，随着流动相的运动，混合物中的不同组分得以相互分离。

根据物质的分离机制，色谱法可以分为吸附色谱、分配色谱、离子交换色谱、凝胶色谱、亲和色谱等类别；按色谱法分离所依据的物理或化学性质的不同，又可将其分为吸附色谱法、分配色谱法、离子交换色谱法、尺寸排阻色谱法、亲和色谱法；按两相状态可分为气相色谱法、气固色谱法、气液色谱法、液相色谱法、液固色谱法、液液色谱法。

二、质谱技术

质谱法（mass spectrometry，MS）是在真空系统状态下将被测物质离子化，按离子的质荷比大小不同而实现物质的成分和结构分析的分析方法。质谱图通过离子潜峰强度及相互关系，提供与分子结构有关的信息。自20世纪50年代以来，质谱就成为鉴定有机物结构的重要方法，质谱是唯一可以确定物质分子式的方法，而分子式对推测结构至关重要。质谱法的原理是待测化合物分子吸收能量（在离子源的电离室中）后电离，生成分子离子。分子离子由于具有较高的能量，会进一步按化合物自身特有的碎裂规律分裂，生成一系列确定组成的碎片离子，将所有不同质量的离子和各离子的多少按质荷比记录下来，就得到一张质谱图。由于在相同实验条件下每种化合物都有其确定的质谱图，因此将所得谱图与已知谱图对照，就可确定待测化合物。

利用运动离子在电场和磁场中偏转原理设计的仪器称为质谱计或质谱仪。前者指用电子学方法检测离子，而后者指离子被聚焦在照相底板上进行检测。质谱法的仪器种类较多，根据使用范围，可分为无机质谱仪和有机质谱计。常用的有机质谱计有单聚焦质谱计、双聚焦质谱计和四极矩质谱计。目前后两种用得较多，而且多与气相色谱仪和电子计算机联用。质谱仪包括进样系统、电离系统、质量分析系统和检测系统。

三、质谱色谱联用技术

随着现代分析方法，特别是色谱-质谱联用技术迅猛发展，色谱-质谱联用技术逐渐成为了重要的分离分析手段。主要联用技术有气相色谱-质谱（gas chromatography-mass spectrometry，GC-MS）、液相色谱-质谱（liquid chromatography-mass spectrometry，LC-MS）技术。由于色谱仪-质谱计联用后给出的信息量大，该法与计算机联用，使质谱图的规格化、背景或柱流失峰的舍弃、元素组成的给出、数据的储存和计算、多次扫描数据的累加、未知化合物质谱图的库检索，以及打印数据和出图等工作均可由计算机执行，大大简化了操作手续。质谱中出现的离子有分子离子、同位素离子、碎片离子、重排离子、多电荷离子、亚稳离子、负离子和离子-分子相互作用产生的离子。综合分析这些离子，可以获得化合物的分子量、化学结构、裂解规律和由单分子分解形成的某些离子间存在的某种相互关系等信息。

（一）气相色谱-质谱联用技术

气相色谱-质谱联用简称气质连用，是实现最早的分析技术，是用气相色谱法分离并定性与用质谱法定性相联用的分析方法。自1957年Holmes JC和Morrell FA首次实现气相色谱和质谱联用以后，这一技术得到了长足的发展，由于灵敏度高、定量准确，逐渐成为微量、痕量物质分析的重要手段之一。GC-MS的使用包括药物检测（主要用于监督药物的滥用）、火灾调查、环境分析、爆炸调查和未知样品的测定。GC-MS也用于为保障机场安全测定行李和人体中的物质。另外，GC-MS还可以用于识别物质中以前认为在未被识别前就已经蜕变了的痕量元素。

GC-MS已经被广泛誉为司法学物质鉴定的金标方法，因为它被用于进行“专一性测试”。所谓“专一性测试”，是指能十分肯定地在一个给定的试样中识别出某个物质的实际存在。而非专一性测试则只能指出试样中有哪类物质存在。尽管非专一性测试能够用统计的方法提示该物质具体是哪种物质，但存在识别上的正偏差。

1. 结构 气质联用色谱是由2个主要部分组成：即气相色谱部分和质谱部分（图4-8）。气相色谱使用毛细管柱，其关键参数是柱的尺寸（长度、直径、液膜厚度）以及固定相性质（如5%苯基聚硅氧烷）。当试样流经柱子时，根据各组分分子的化学性质的差异而得到分离，分子被柱子所保留，然后，在不同时间（保留时间）流出柱子。流出柱子的分子被下游的质谱分析器做俘获，离子化、加速、偏向，最终可分别测定离子化的分子。质谱仪是通过把每个分子断裂成离子化碎片并通过其质荷比来进行测定的。

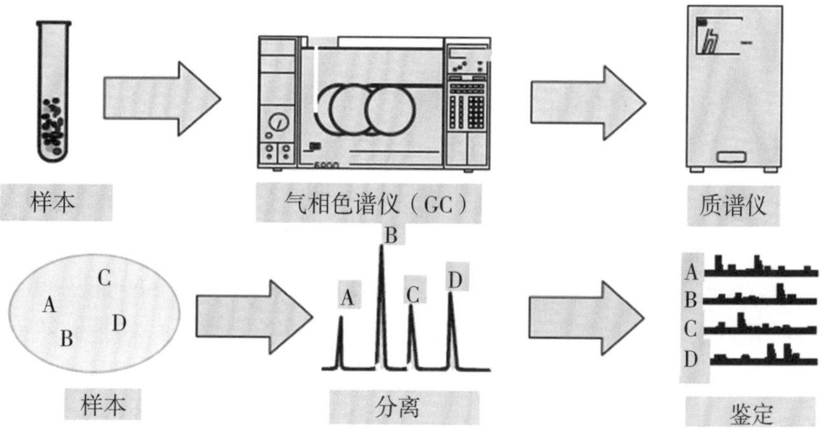

图4-8　GC-MS联用仪器原理图

GC-MS schematic把气相色谱和质谱这两部分放在一起使用，要比单独使用其中一种方法对物质的识别会精细很多倍。单用气相色谱或质谱是不可能精确地识别某种特定的分子的。通常，经质谱仪处理的，要求是非常纯的样品，而使用传统检测仪器的气相色谱（如火焰离子化检测器），当有多种分子同时通过色谱柱时（即具有相同的保留时间）就不能予以区分，这样会导致2种或多种分子在同一时间流出柱子。在单独使用质谱检测器时，也会出现相似的离子化碎片。将这2种方法结合起来则能减少这种情况出现的可能性，因为2种分子同时具有相同的色谱行为和质谱行为实属罕见。因而，当一张分子识别质谱图出现在某一特定的GC-MS分析的保留时间时，将明显提高对样品中感兴趣的被分析物的确定性。

2. 定量方法 仪器分析的最初目的是为某种物质定量，这要通过在产生的谱图中比较各原子质量间的相对浓度来实现。有可能通过2种方法实现定量分析：比较分析法和从头分析法。比较分析法的关键是将所获得的被分析物的谱图与谱库里的谱图进行比较，在谱库中是否存在具有和该物质特征一致的样品谱图。这种比较最好靠电脑来执行，因为由于标度的变化，会产生很多视觉上的扭曲。电脑同时还能关联更多的数据（比如由气相色谱测定的保留时间），可获得更精确的结果。

另外的方法是测量各质谱峰的相对峰高。在该方法中，将最高的质谱峰指定为100%，其他的峰根据对最高峰的相对比例标出其百分相对高度。将所有的大于3%相对高度的峰都进行标注。通常通过母体峰来确定未知化合物的总质量。用母体峰的总质量值与所推测的该化合物中所含元素的化学式相适配。对于具有许多同位素的元素，可以用谱图中的同位素模式确定存在的元素。一旦化学式与谱图相匹配，就能确定分子结构和成键方式，而且必需和GC-MS记录的特点相一致。这种测定通常是通过和仪器配备的程序自动进行的，仪器给出样品中可能存在的元素列表。

3. 应用

（1）环境检测和清洁　在环境方面，GC-MS正在成为跟踪持续有机物污染的工具。GC-MS设备的费用已经显著地降低，同时其可靠性也已经提高，这样就使该仪器更适合用于环境监测研究。对于一些化合物，如某些杀虫剂和除草剂GC-MS的敏感度不够，但对大多数环境样品的有机物分析，其中包括许多主要类型的杀虫剂，它是非常敏感和有效的。

（2）刑事鉴识　GC-MS可通过分析人身体上的微小颗粒将犯罪嫌疑人与其罪行建立起联系。已经建立了用GC-MS进行火灾残留物分析的分析方法，而且美国试验材料学会确定了火灾残留物的分析标准。在这种分析中，试样中常常含有非常复杂的基质，GC-MS能有效地分离和鉴定被分析物，并且，实验结果的精确度也能满足法庭的要求。

（3）执法方面的应用　GC-MS在麻醉毒品的监测方面的应用逐渐增多，甚至最终有可能会取代缉毒犬。GC-MS也普遍地用于刑侦毒理学，帮助警方从嫌疑人、受害者或死者的生物标本中发现药物和毒物。

（4）运动反兴奋剂分析　GC-MS也能用于运动反兴奋剂分析，在运动员的尿样中检测是否存在被禁用的体能促进类药物，例如测定合成代谢类固醇类药物。

（5）社会安全　“9·11”后开发的爆炸物监测系统已经成为全美国飞机场设施的一部分。这些监测系统的操作依赖大量的技术，其中，许多是基于GC-MS的。美国联邦航空管理局仅授权3家制造商提供这些系统，其中之一是Thermo Detection公司，以前叫Thermedics，它生产EGIS爆炸物检测器（EGIS是一个基于GC-MS爆炸物检测线原理）。另外2家制造商是Barringer Technologies（现在被Smit' s Detection Systems收购）和Ion Track Instruments（它是General Electric Infrastructure Security Systems的一部分）。

（6）食品、饮料和香水分析　食品和饮料中包含大量芳香化合物。一些是天然就存在于原材料中，另一些是在加工时形成的。GC-MS被广泛地用于分析这些化合物，它们包括酯、脂肪酸、醇、醛、萜类等。GC-MS也用于测定由于腐坏和掺假所造成的污染物，这些污染物可能是有害的，而且常常由政府有关部门对其实行控制，例如杀虫剂。

（7）医药　越来越多的先天性代谢疾病（也叫先天性代谢缺陷）现在都可以通过新生儿筛检试验检测到，特别是使用气相色谱-质谱法进行监测。GC-MS可以测定尿中的化合物，甚至在极微量的浓度下都可被测出。这些化合物在正常人体内不存在，但出现在患代谢疾病的人群中。因而，该方法日益成为早期诊断IEM的常用方法，这样可及早制订治疗方案，最终可获得更好的预后。目前在患者出生时用GC-MS检测技术，通过尿液监测可测出100种以上的遗传性代谢异常。

（二）液相色谱-质谱联用技术

虽然自20世纪50年代以来气质联用技术已经得到迅速的发展和广泛应用，然而在实际分析中，只有20%左右的样品可以通过GC-MS进行分析，绝大多数化合物由于低挥发度、极性大、高分子量或热不稳定性等特点，不能采用这一方法进行分析。这些物质的分离需要使用液相色谱才能够完成，因此LC和质谱的联用逐渐被重视起来。90年代后，由于大气压电离接口技术的成功应用及质谱本身的发展，液相色谱与质谱的联用得到了极大的发展。

液相色谱-质谱联用技术又叫液质联用技术，它以液相色谱作为分离系统，质谱为检测系统。样品在色谱部分和流动相分离，被离子化后，经质谱的质量分析器将离子碎片按质量数分开，经检测器得到质谱图。色谱对复杂样品的分离能力高，MS具有高选择性、高灵敏度及能够提供相对分子质量与结构信息，液质联用技术体现了色谱技术和质谱技术的优势互补，将两者的优点结合起来，在药物分析、食品分析和环境分析等许多领域得到了广泛的应用。

液质联用与气质联用的区别：气质联用仪（GC-MS）是最早商品化的联用仪器，适宜对小分子、易挥发、热稳定、能气化的化合物进行分析；用电子轰击方式（EI）得到的谱图，可与标准谱库对比。液质联用（LC-MS）主要可对不挥发性化合物、极性化合物、热不稳定化合物、大分子量化合物（包括蛋白、多肽、多聚物等）等进行分析测定，并且没有商品化的谱库可对比查询，只能自己建库或自己解析谱图。

应用：

（1）药代动力学　LC-MS非常普遍地用于药物的药代动力学研究，并且是生物分析中最常使用的技术。这些技术可给出关于药物在肝脏血流和人体其他器官中清除的速率。这类研究中使用MS的原因是MS与UV相比较具有更高的敏感度和超乎一般的特异性（只要被分析物可以被离子化），并且分析时间很短。

MS的主要优点是它使用串联质谱（MS-MS）技术，可以给检测器编程，让它选择某种离子，将其断裂成碎片。这个过程从根本上讲是技术的选择，但是事实上要复杂得多。被测量的量是操作者所选择的分子碎片的总和，只要没有干扰和离子抑制作用，色谱分离会进行得特别快，目前用MS-MS检测器的分析时间不到1min，而使用UV检测器要超过10mim。

（2）蛋白质组学/代谢物组学　LC-MS也用于研究蛋白质组学。在蛋白质组学中，人们遇到的问题也是要在复合混合物体系中检测出某些组分并用某种方法确定其详细结构。用于蛋白质组的自下而上（bottom-up proteomics）的LC-MS方法一般涉及蛋白酶解消化和变性，通常选用胰蛋白酶进行酶解消化，用尿素将三级结构变性，再用碘乙酰胺给半胱氨酸“戴帽”，最后用LC-MS肽质谱指纹区（peptide mass fingerprinting）或LC-MS/MS串联质谱去推导各个多肽的序列。LC-MS/MS通常用于复杂试样的蛋白质组分析。对于复杂试样，即使用高分辨率的质谱仪多肽的质量也可能发生重叠。像人血清那样复杂的生物体液试样，只要首先使用SDS-PAGE凝胶电泳或HPLC-SCX进行分离，都可以在现代的LC-MS/MS系统中操作并且可以确定出1 000种以上蛋白分子的结构。

（3）药物开发　LC-MS也频繁地用于药物开发的不同阶段，包括做肽图、做糖蛋白图、天然产物的去重复化、生物亲和性筛选、代谢稳定性筛选、代谢物结构确定、杂质确定、降解产物的结构确定、定量生物分析和质量控制等。

第六节 其他相关技术

近些年在PCR技术的基础上产生了一系列用于分子诊断的新技术，这些技术着重于检测各种基因变异，包括与疾病相关的变异以及SNP变异。本节介绍目前常用且方法成熟的几种技术，可用于检测基因已知和/或未知的变异。

一、寡核苷酸连接实验

利用DNA连接酶连接2段寡核苷酸探针依赖于下面3个条件：①探针必须杂交到靶基因的DNA片段上；②探针必须以5′→3′方向相邻排列；③在两探针连接之处，它们必须与靶序列严格互补配对。寡核苷酸连接实验（oligonucleotide ligation assay，OLA）就是基于这3个条件发展起来的一种鉴别序列特异性的方法，该方法可靠、精确、重现性好，已经成为临床遗传病分子诊断检测的一种基本方法。目前很多技术基于此原理，只是采用不同的检测方法和不同的检测设备。

二、温度梯度凝胶电泳和变性梯度凝胶电泳

双链DNA在发生部分突变后其电泳迁移率会显著降低，温度梯度凝胶电泳（temperature gradient gel electrophoresis，TGGE）和变性梯度凝胶电泳（denaturing gradient gel electrophoresis，DGGE）都是基于这一原理。因为DNA片段的解链特性具有序列依赖性，因此可检测出序列的突变。虽然这2种方法在遗传病检测点突变中的灵敏度接近100%，但由于PCR引物较难设计等原因，其在临床中的应用并不像其他的突变检测方法那么普遍。

DGGE和TGGE已广泛用于分析自然环境中细菌、蓝细菌、古细菌、微型真核生物、真核生物和病毒群落的生物多样性。这一技术能够提供群落中优势种类信息并能同时分析多个样品，具有操作简单和可重复等特点，适合于调查种群的时空变化，并且可通过对条带的序列分析或与特异性探针杂交分析鉴定群落组成。DGGE和TGGE分别通过逐渐增加的化学变性剂线性浓度梯度，和线性温度梯度，可以把长度相同但只有一个碱基不同的DNA片段分离。DNA分子的双链在特定温度下会分离，这个温度取决于互补链的氢键含量（富含GC的区域熔解温度较高）和相邻碱基的引力。

三、错配接合蛋白质截短试验

错配接合蛋白质截短试验（protein truncation test，PTT）只检测与疾病发生相关的病变，即检测蛋白不能全长翻译的突变，又被称为体外蛋白合成检测技术（in vitro protein synthesis assay，IVPSA）。它包括3个主要步骤：首先提取基因组DNA及PCR扩增靶基因，或摄取RNA通过RT-PCR得到靶基因；然后就以PCR产物为模板转录成RNA，翻译成蛋白质；最后采用SDS-PAGE分析所合成的蛋白质，通过观察迁移率的变化，基因变异而产生的截短产物与正常的全长蛋白产物就很容易区分出来。

四、脉冲场凝胶电泳

脉冲场凝胶电泳（pulsed-field gel electrophoresis，PFGE）是用于分离大分子DNA的一种电泳方法。由于超过一定大小（>40kb）的线状DNA分子在琼脂糖凝胶中电泳的速度几乎相同，无法在恒场强凝胶电

泳中分离。而此电泳法则以2个不同方向的电场周期性交替进行，DNA在电场方向变更中作出反应所需要的时间取决于其大小，较小的分子重新定向较快，在凝胶中移动也较快，从而能使不同大小的DNA分子（可大至5Mb）分开。电场变换方向的间隔时间为脉冲时间，通常脉冲时间越长，分辨的DNA片段越长。

五、分子影像学

分子影像学（molecular imaging）也被称为分子成像或分子显像，最初是在1999年由Weissleder等人提出的，它是指在活体状态下从细胞、基因和分子水平，通过无创伤的影像技术，对其生物学行为进行定性和定量研究。分子影像学融合了医学影像学、细胞生物学、分子生物学、医学、化学、药理学、物理学、数学、信息学等多门学科，与分子诊断和分子治疗一起被称为分子医学的重要组成部分。

（一）分子影像探针

分子探针是分子影像学中的关键部分，高度特异的分子探针是进行分子影像学研究的先决条件。分子影像学中采用的分子探针是一类标记有示踪剂，能参与体内自然的生理生化活动的特殊分子。将这类特殊分子无创伤引入体内，当它到达部位与细胞内特定的分子（靶分子）特异性结合时能够产生信号，在体外通过成像系统探测即能进行成像。目前用于分子影像学的探针有500多种，常用的小分子探针有受体、生物酶及单克隆抗体等。

在分子影像学中，分子探针需要具备以下特点：

（1）具有良好的生物学功能，能参与人体正常的生物学活动。

（2）相对分子质量小、纯度高、安全，不影响所研究的疾病过程。

（3）能够克服人体内部的“生理屏障”，顺利到达靶分子所在的器官，同时不会积聚于其他组织。

（4）示踪剂、分子探针和靶分子应该紧密结合，不能脱落，且要有足够长的半衰期以便于检测。

根据探针的作用方式不同，分子影像学有2种基本的检测策略：①直接成像（direct imaging），是采用一个细胞表面的报告分子、细胞内分子或基因表达的特异性探针，它与靶分子作用后可直接提供一个与靶分子浓度相关的信号而成像。②间接成像（indirect imaging），这种成像原理较为复杂，一般需要一个报告基因和一个报告探针，它们在特定的靶细胞中相互作用产生一个代谢物截留于细胞中发出信号，通过成像设备探测到而成像。

（二）放射性核素成像

放射性核素成像的原理是将有明确生物学效应的放射性探针导入体内，使它参与体内的生物学活动。利用相关成像技术进行探测和显像，以反映体内特定的生物学活动，从而了解体内的生理、生化状态。

（三）磁共振成像

在外加磁场的作用下，原子核即质子以一种特定方式绕磁场方向旋转。用一个适当频率的射频脉冲从与主磁场相垂直的方向上对质子进行激发时，会引起质子共振，称为激发态，即所谓磁共振（magnetic resonance，MR）。在射频脉冲停止激发时，质子由激发后状态转变为原始状态，并发射出与激发脉冲频率相同的信号。通过身体附近的接收器探测从体内发射的信号，经过电子计算机的运算处理后即称为MRI图像。

六、光学成像

光学成像技术主要包括荧光（fluorescence）成像技术和生物发光（bioluminescence）成像技术2种。荧光成像技术常用绿色荧光蛋白基因为报告基因，其光谱范围位于可见光能量较低的绿光区域。该技术存在发射荧光需要外在光源激发、组织穿透力弱和所获影像信号噪比低等不足。生物发光成像技术的优点是无自发荧光，所得影像的信噪比高，因此检测的敏感性和灵敏性均较高，目前广泛应用于小动物全身成像。

目前临床诊断中分子影像应用最多的是对肿瘤的临床检查，占临床检查总数的85%左右。有资料证实，这种技术可以使早期肿瘤的诊断率提高30%～40%。除了早期诊断，分子影像技术还可以对肿瘤进行分期、分型，提示肿瘤的恶性程度和预后。分子影像在心血管系统疾病诊断中的应用，主要是关于心肌存活性对心功能的判断、临床治疗方案选择和心功能预后分析；对神经系统疾病的诊断，多采用放射性核素成像系统对神经系统进行受体显像，可同时观察受体的分布和密度，为临床提供定量的检测数据。

七、异源双链分析法

异源双链分析法（heteroduplex analysis，HA）是在电泳条件下按DNA片段大小分离双链DNA时，外加电场拖动DNA链通过凝胶网，迁移率取决于DNA的长度和依电场方向端对端排列的多聚载体浓度，但在低于变性温度和不同溶剂条件下，单碱基错配对双链DNA构象的影响知之甚少。

X射线和核磁共振分析显示，在某种条件下互补链中的错配碱基仍在双螺旋内，而在另一些条件下则在螺旋外。当外加碱基在双螺旋内时，核磁共振测得链的弯曲角度增加。若构象效应由适当长度的连接体扩大时，使链的弯曲度增加，就会妨碍其电泳迁移率。当错配碱基部位呈泡状或桶腰状时，错配碱基仍在双螺旋内不影响其电泳迁移率；若2个碱基的不对称取代使得一个碱基仍在螺旋内，另一个在螺旋外，双螺旋将弯曲，可大大改变其构象和电泳迁移率。实验显示，室温条件下，低于使DNA完全变性的乙二醇和甲酰胺的浓度，能使DNA的构象发生微妙的改变，使单碱基错配处的双螺旋弯曲，增加异源双链与同源双链在凝胶中泳动率的差异。

目前分子诊断中有许多依赖于异源双链形成的技术，而HAD的优势在于它可以在短凝胶上快速分析且不需要特殊的设备或使用放射性标记。该法的优点是技术简单、特异性较高、成本低、无需特殊设备，以及操作可自动化便于高通量检测。突变条带与野生型条带分离后易于进行其他分析，无需标记，结合单链构象多态性分析（SSCP）技术可检出近100%的突变。其缺点是：①用于未知突变检测时，检测出的突变位置未知；②分析的片段与SSCP一样只能是小片段；③其结果的分析依赖于实验条件，有可能会漏检突变；④电泳结果有时可能会难以解释。

（晁　艳　石　文　周华友）

参考文献

［1］李金明．实时荧光PCR技术［M］．北京：人民军医出版社，2007.

［2］黄宪章，胡波，邓建平，等．分子生物学检验基础与临床［M］．武汉：湖北科学技术出版社，2006.

［3］王建中．临床流式细胞分析［M］．上海：上海科学技术出版社，2005.

［4］吴后男．流式细胞术原理与应用教程［M］．北京：北京大学医学出版社，2008.

［5］耿波，梁利群，孙效文．荧光原位杂交概述［J］．水产杂志，2004，11（2）：89-92.

［6］Toujani S，Dessen P，Ithzar N，et al. High resolution genome 2 wide analysis of chromosomal alterations in Burkitt' s lymphoma［J］．PLoS One，2009，4（9）：e7089.

［7］Reva I，Higuchi W，Takano T，et al. A rapid screening method for panton-valentine leucocidin-positive community-acquired methicillin-resistant staphylococcus aureus belonging to multilocus sequence type 30 and its related clone using a combination of multiplex PCR and pulsed-field gel electrophoresis［J］．Infect Chemother，2009，15（2）：75-83.

第五章

遗传性疾病分子诊断

遗传性疾病的发生通常经历从分子变异，到细胞病变、代谢异常，再到组织坏死的过程，如果能够早期在分子或细胞水平上做出诊断，发现病变发生的分子基础，大多数情况下可找到预防与救治的办法，防止患儿的出生或使患者康复，延长其生存期。本章把遗传性疾病分为染色体病和基因病2大类，并分别介绍染色体病的分子诊断和常见的基因病（遗传性耳聋和地中海贫血）的分子诊断。

第一节　染色体病分子诊断

自从1971年发现染色体G-显带技术以来，染色体核型分析已成为全球性的临床检测染色体病的主要手段。但这种传统细胞遗传学染色体核型分析技术只能够检测到分辨率大于3～5Mb的染色体结构和数目的异常，如易位、缺失、倒位、插入等，即通过对外周血、绒毛、羊水、脐带血、皮肤等活组织细胞进行培养而获取染色体，经G-显带后，分析染色体数目及结构得出诊断，但整个过程需要细胞培养，故产前诊断所需的时间较长，从取材到诊断报告需要1～2周。20世纪90年代以后，随着分子生物学技术的飞速发展，传统的细胞遗传学技术已经不能满足当前临床诊断和治疗的需要，更精确、快速的分子遗传学诊断技术被结合运用到遗传学诊断中，形成了广泛应用于医学领域的分子细胞遗传学，如荧光原位杂交（fluorescence in situ hybridization，FISH）、多重连接探针扩增（multiplex ligation-dependent probe amplification，MLPA）、荧光定量聚合酶链反应、全基因组扩增（whole genome amplification，WGA）、比较基因组杂交基因芯片（array comparative genomic hybridization，aCGH）和单核苷酸多态性基因芯片（single nucleotide polymorphism array，SNP-array）等（图5-1）。

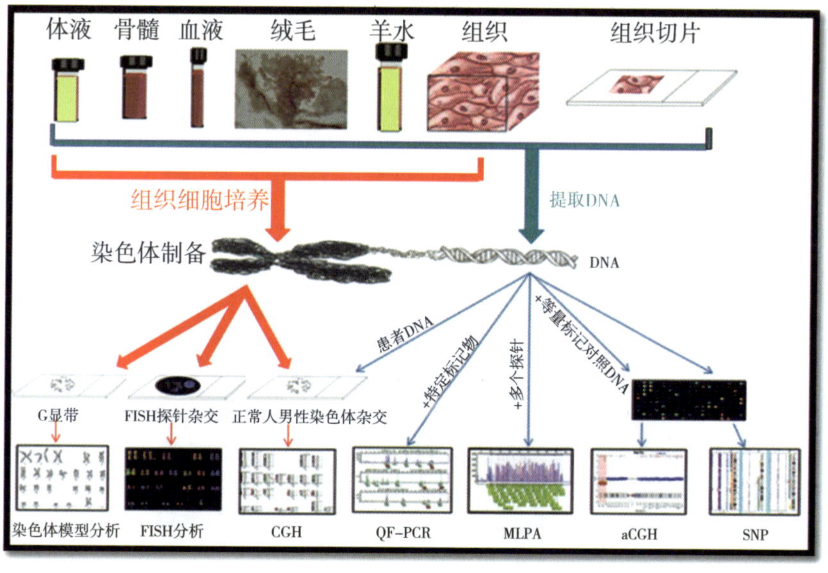

图5-1　标本处理及进行各项染色体检测示意图

这些分子细胞遗传学技术能够检测到染色体微小畸变，并且已确定了许多新的染色体微缺失与微重复综合征。分子细胞遗传学技术绝大多数无需组织细胞培养，可直接使用间期细胞和DNA进行染色体数目异常及结构异常的快速诊断。FISH、FQ-PCR和MLPA分辨率高，但需要预先知道待测的染色体部位，并且不能进行全基因组检测，而基因芯片技术克服了这些缺点达到一次试验完成全基因检测。尽管分子细胞遗传学能够更快速、准确和精细地检测染色体异常，但一些染色体异常如低水平嵌合体和平衡重组仍需要传统的G-显带技术进行检测。本章将分别介绍这些分子细胞遗传学技术。

一、荧光原位杂交

FISH是在20世纪80年代将细胞遗传学和分子遗传学技术结合起来诊断染色体异常的分子细胞遗传学技术，即是使用有荧光素标记的探针对遗传物质特定区域检测的技术，所以它是首个连接起细胞遗传学诊断和分子遗传学诊断的桥梁。

FISH是根据DNA同源碱基互配的原理用荧光素标记的探针（DNA片段）与靶DNA互补杂交，靶DNA是指制备在玻片上的细胞中期染色体DNA和/或细胞间期染色质DNA，在荧光显微镜下观察荧光信号，通过摄图、软件处理对染色体数目、位置和结构进行分析从而得到诊断。FISH实验步骤包括DNA和探针制备、探针和靶DNA变性、杂交、荧光信号检测与摄图、软件分析诊断。

FISH技术可以对经过细胞培养所制备的染色体和未经培养的间期细胞进行检测，它作用范围很广，可以检测染色体结构异常如易位、倒位、插入、环状染色体，以及染色体数目的异常如单体、多体、多倍体和额外染色体的来源，能够检测到小至几百个碱基对（bp），大到1Mb的染色体/染色质DNA片段的改变，基因定位简便准确，常用于诊断染色体微改变疾病以及对绒毛、羊水、脐带血间期细胞的快速产前诊断染色体非整倍体，同时也用于肿瘤组织石蜡切片细胞染色体变异的诊断等。它比染色体核型分析的分辨率高，但与基因芯片技术相比，仍然属于分辨率较低的分子细胞遗传学诊断技术。

（一）FISH探针的分类

FISH探针的类型有很多，绝大多数为检测染色体某一区域的探针，目前临床主要使用的探针是直接荧光标记的DNA探针。

1. 卫星序列探针（satellite sequence probe） 可用于检测细胞中期染色体和细胞间期核中染色质，判断染色体数量、来源、易位和缺失。

（1）α-卫星DNA探针　检测染色体着丝粒（图5-2）。

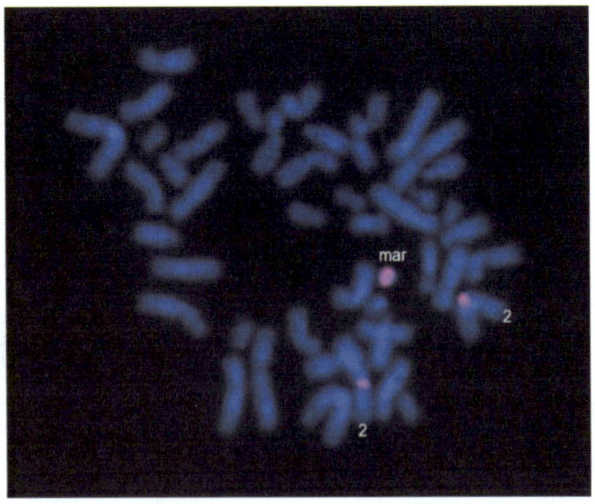

图5-2　图中可见2条正常的2号染色体和1条含有2号染色体着丝粒的标记染色体（mar）。红色信号表示2号染色体着丝粒

（2）β-卫星DNA探针　检测近端着丝粒染色体短臂。近端着丝粒染色体包括13号、14号、15号、21号和22号染色体（图5-3，图5-4）。

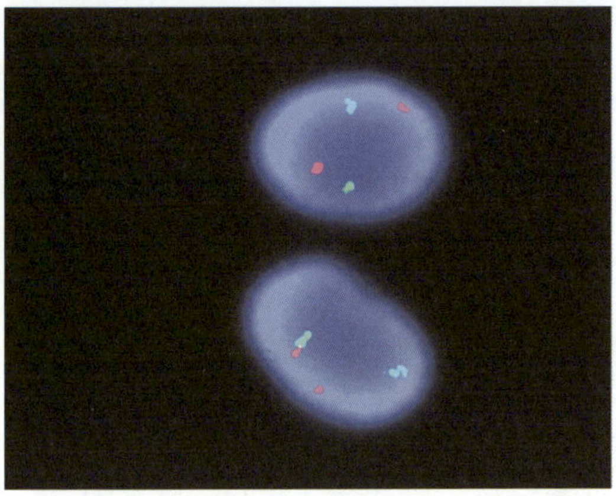

图5-3　正常13号、21号染色体（分别为2个绿色信号、2个红色信号）

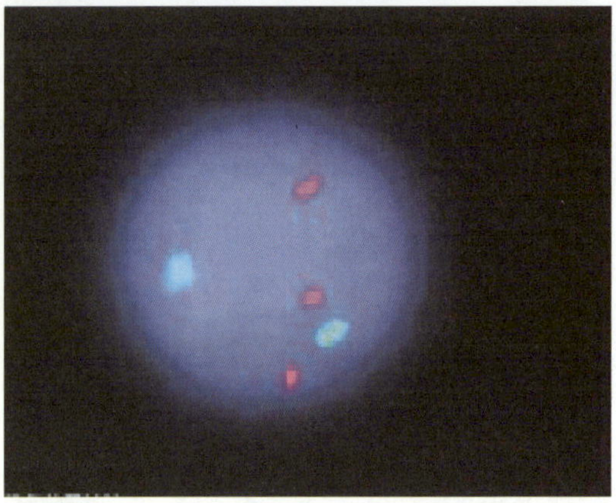

图5-4　3个红色信号为21号染色体，2个蓝色信号为13号染色体

2. **端粒探针**　检测染色体端粒位置和数量，作出正常、缺失、易位和重复的诊断（图5-5，图5-6）。

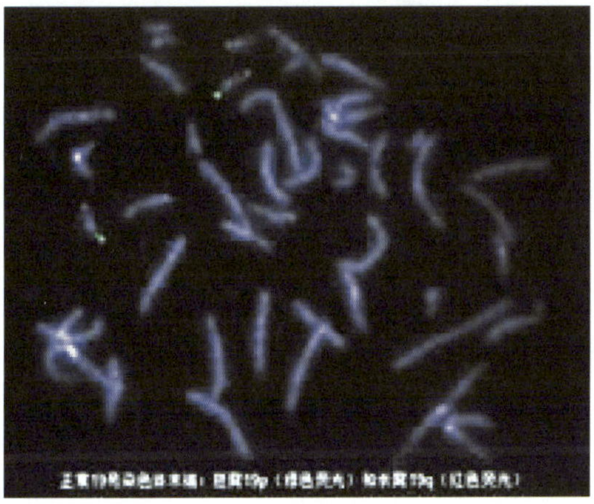

图5-5　正常19号染色体末端：短臂（绿色）、长臂（红色）

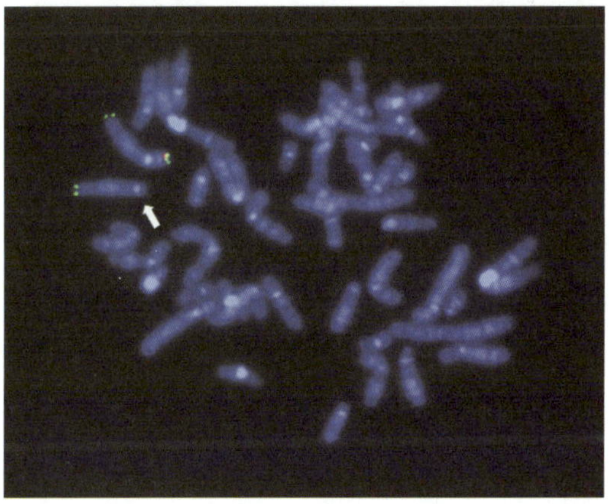

图5-6　5号染色体短臂缺失：短臂（绿红）、长臂（红色）

3. **特殊区域的探针**　这是一种专一序列的特异性探针，用于检查人类基因组中不重复的靶基因。临床上常用于检测染色体微缺失综合征和肿瘤。与卫星序列探针相同的是可以检测中期染色体以及间期细胞核中染色质（图5-7，图5-8）。

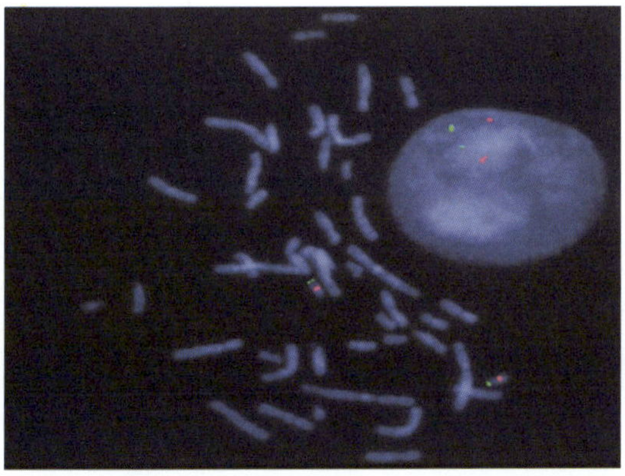

图5-7　2条正常22号染色体（22q11区域红色信号）

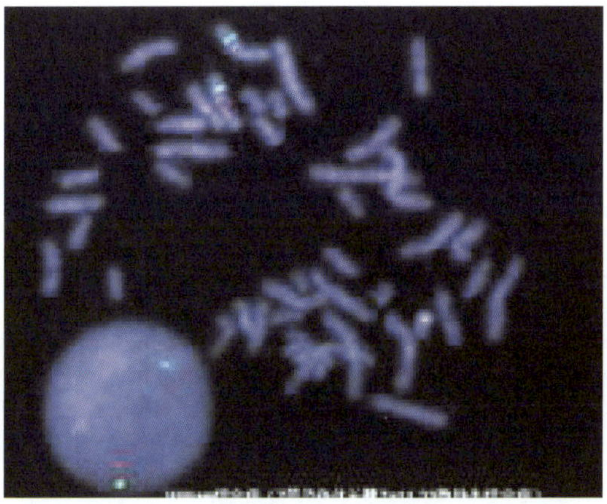

图5-8　22q11微缺失（在染色体和间期细胞内缺少1个代表22q11的红色信号）

4. 染色体涂染探针 仅用于检测细胞中期染色体，可以对单一异常的同源染色体进行涂染检测（图5-9），也可以同时对23对染色体进行多色涂染（m-FISH）检测，每条染色体可以标记成不同的荧光颜色来判断染色体的结构改变和变异染色体来源（图5-10），如G-显带染色体分析不能判断额外增加的染色体片段易位、重复、插入、标记染色体和环状染色体的来源，但染色体涂染技术不能检测到染色体倒位、微小的缺失和小重复。

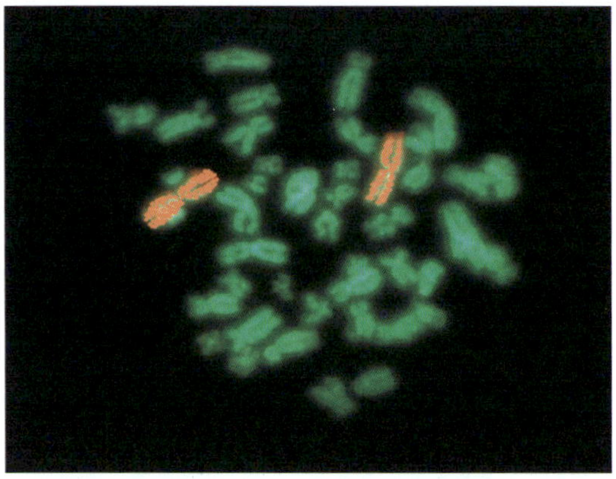

图5-9　1号染色体涂染

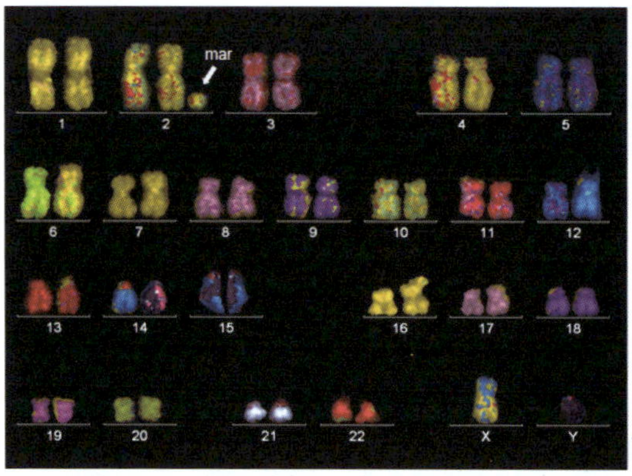

图5-10　m-FISH检测出标记染色体来源于2号染色体

5. FISH多色分带 用含多色荧光的探针对整条染色体多区域进行杂交，使整条染色体显示不同颜色荧光带（m-band FISH），通过检查染色体带纹的颜色、宽度和顺序的情况来分析染色体是否存在缺失、重复或倒位（图5-11）。

6. 比较基因组杂交（comparative genomic hybridization，CGH） 是一种改进的染色体荧光原位杂交，可以对全基因组进行检测，其原理是将被检DNA和正常对照基因组DNA分别标记不同红色、绿色荧光素后混合作为探针，与正常有丝分裂中期染色体进行染色体原位杂交，杂交后的荧光信号用荧光显微镜连接计算机数字式图像分析系统对绿色和红色荧光比值进行分析，判断被检基因组中DNA的扩增或缺失区域（图5-12，表5-1）。

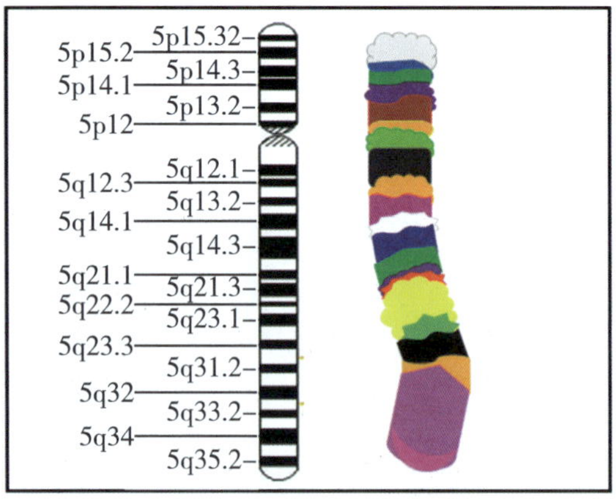

图5-11　5号染色体FISH多色分带

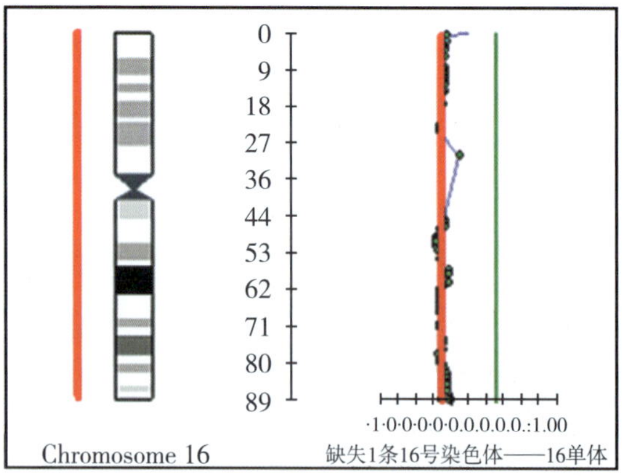

图5-12　CGH检测提示整条16号染色体缺失

表5-1　FISH探针类型与临床应用

类型	标本要求	检测染色体异常
着丝粒、近端着丝粒染色体探针 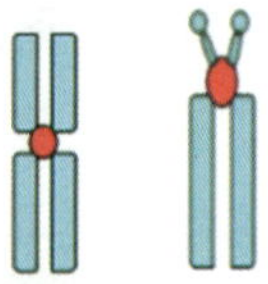	①中期染色体：培养、染色体制备 ②间期细胞：无需培养	①染色体数目异常 ②含着丝粒标记染色体
端粒探针 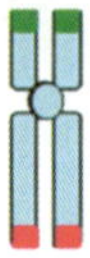	①中期染色体：培养、染色体制备 ②间期细胞：无需培养	染色体末端异常：末端缺失、末端易位
特殊区域探针 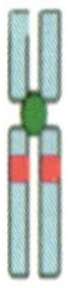	中期染色体：培养、染色体制备	①染色体微缺失 ②染色体重复 ③染色体数目异常 ④染色体易位
全染色体涂染探针（单一对或23对染色体） 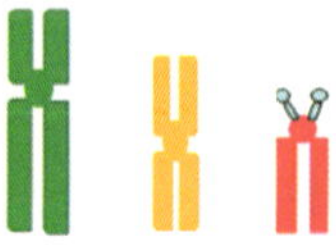	①被检测的DNA ②正常人中期染色体：培养、染色体制备	①染色体易位、插入、增加片段的来源 ②标记染色体 ③环状染色体
多色分带 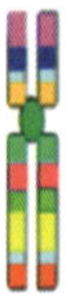	中期染色体：需要培养、染色体制备	①染色体易位、插入、重复 ②标记染色体 ③环状染色体
比较基因组杂交 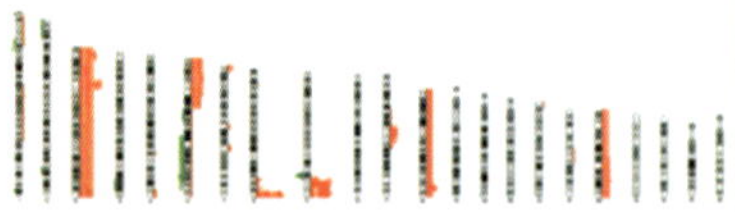	①被检测的DNA ②正常人中期染色体：培养、染色体制备	①染色体重复 ②染色体缺失

（二）FISH的临床应用

FISH可以检测染色质（含有细胞核的标本组织）和染色体（染色体制片），但是如果组织标本中细胞坏死导致DNA退化，从而得不到好质量的DNA将影响FISH检查效果。选择FISH探针进行检测是根据临床表现和症状，考虑为何种染色体异常疾病或已知家族遗传性染色体病，再做相应的FISH检测。

1. 植入前遗传学诊断（pre-implantation genetic diagnosis，PGD）和植入前遗传学筛查（pre-implantation genetic screening，PGS）　当今绝大多数的遗传性疾病仍然没有找到有效的治疗方法，因此降低异常遗传物质的传递是预防遗传病出生的关键。对胚胎细胞进行植入前遗传学诊断和植入前遗传学筛查在预防遗传病的出生中起了重要的作用。

（1）胚胎活检　包括极体、卵裂期和囊胚期细胞活检。在卵子的成熟过程中经过2次减数分裂，产生1个体积大含单倍数染色体（n=23）可以受精的卵细胞（ovum）、1个第一极体（first polar body）和2个第二极体（second polar body）。第一极体在排卵后可见，第二极体在受精后2～3h可见，3个极体位于卵母细胞或受精卵表面（图5-13A）。极体不能继续发育而退化、消失。其优点是不减少胚胎遗传物质、从取材到胚胎植入宫腔有足够的诊断时间；缺点是极体只来源于母亲，不含有父亲的遗传物质，但是常见的染色体数目异常，绝大多数来源于母亲，这是由于随着孕妇年龄增高，卵子在减数分裂过程中发生染色体不分离的数目差错越多。卵裂期胚胎的细胞（Blastomere）活检在受精的第3天7～8个细胞阶段时，取

1个细胞进行遗传学检查（图5-13B）。优点是检查结果可以反映父母双方的遗传物质情况，并有约3天的时间可用于诊断而不耽误胚胎植入时间；缺点是减少胚胎的遗传物质。囊胚期（blastocyst）滋养外胚层细胞活检是在受精的第6天进行（图5-13C），此期可以取多个细胞进行遗传学检查。优点是可以得到较多的DNA，检查结果可以反映父母双方的遗传物质情况；缺点是提供诊断的时间短，所以胚胎常常需要冷冻保存来等待诊断结果，这样可能减少适合移植的胚胎数量和减少胚胎的遗传物质。

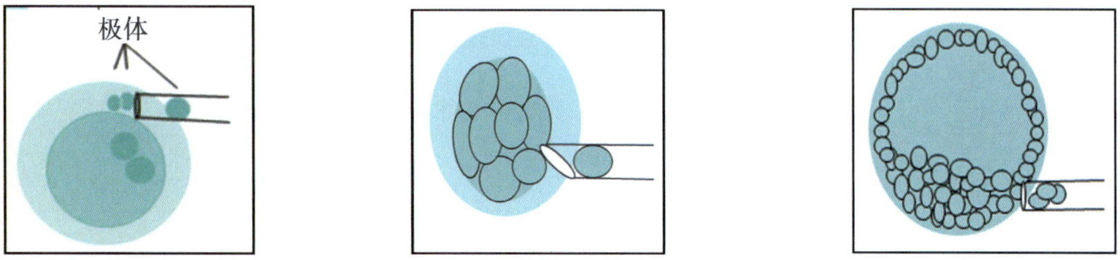

A．极体活检　　B．卵裂期卵细胞活检　　C．囊胚期卵细胞活检

图5-13　胚胎活检

（2）PGD　在胚胎植入母体子宫之前，对遗传病携带者的父母的配子或胚胎的遗传物质进行检查，以避免患遗传病的胚胎移植到母体子宫内。PGD用于染色体病主要是对染色体平衡易位携带者的胚胎进行检测，以明确胚胎是否有染色体结构异常、性连锁疾病携带者的胎儿性别鉴定或染色体非整倍体；同时还可用于对地中海贫血、镰刀状细胞贫血、囊性纤维病等单基因疾病的诊断。

（3）PGS　在胚胎植入母体子宫之前，对配子和/或胚胎的遗传物质进行筛查，如非整倍体筛查。适应证包括：①≥35岁的女性；②不明原因的反复自然流产；③反复胚胎植入失败；④严重的精子畸形症。

值得注意的是，FISH技术运用在PGD和PGS时有它的局限性，不能同时检测23对染色体，只能通过胚胎活检的一至数个细胞进行检测，而FISH技术是建立在检测大量细胞的一种诊断方法，尤其在卵裂期染色体异常细胞和嵌合体发生的概率较高，加上荧光信号重叠以及操作技术都会影响检测结果的准确性。

2. 产前快速诊断　妊娠期最常见的染色体病为染色体非整倍体，如13、18、21三体和性染色体数目异常，因此快速的产前诊断可以减少孕妇及其家人的担忧并为临床处理赢得时间。FISH技术较传统染色体核型分析有快速、无需组织培养的优势，即直接使用绒毛、羊水、脐带血组织的间期细胞，进行快速染色体非整倍体及结构异常如染色体微缺失和已知的家族性染色体异常的检测，能够在24～48h出结果。

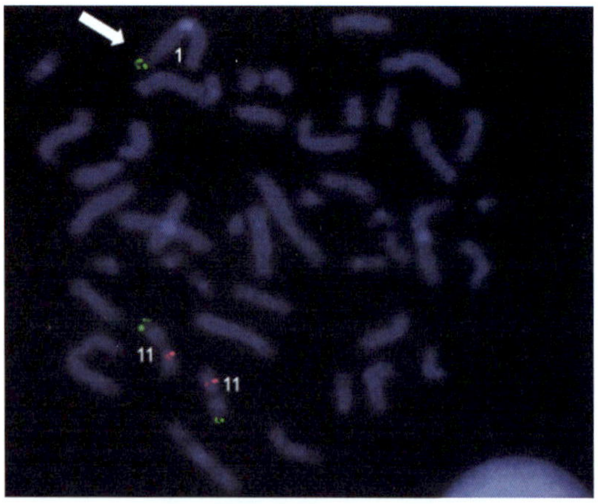

图5-14　2条正常11号染色体长臂末端（绿色）和着丝粒（红色），1条含有11号染色体长臂末端（绿色）的异常1号染色体短臂末端

产前诊断中影响FISH检测结果的原因主要是羊水标本母细胞污染造成假阴性、活细胞比率低如晚孕羊水、敏感度低、染色体13和染色体21之间以及染色体14和染色体22之间的着丝粒顺序同源而无法区别，因此市场上将13/21、14/22制作成组合探针。FISH由于工作量大、成本高和自动化程度低，因此快速的非整倍体产前诊断逐渐被快速、成本低和自动化程度高的FQ-PCR技术取代。

3. 染色体微缺失综合征　它是由于染色体微小缺失导致的临床综合征（表5-2），通常光学显微镜下染色体核型分析观察不到，可以通过FISH检测细胞中期染色体和间期染色质，观察荧光信号是否有缺失来诊断染色体微缺失（图5-14）。

表5-2 部分用FISH检测的微缺失和重复综合征

综合征	主要症状	染色体定位
1p36微缺失综合征（或1p36单体征）	严重的精神运动性发育迟缓，小头畸形，癫痫发作和视力障碍	1p36
1q21.1微缺失/重复综合征	智力障碍，小头畸形，心脏畸形和白内障	1q21.1
1q41-1q42微缺失综合征	智力障碍，腭裂，马蹄内翻足，膈疝，脑发育异常	1q41-q42
2p15-2p16.1微缺失综合征	智力障碍，视神经发育不全，肾和大脑发育异常	2p15-2p16.1
Wolf-Hirschorn综合征	畸形，多发性先天性畸形，智力障碍	4p16.3
Greig头多指/趾综合征	颅缝早闭，多发性并指/趾，智力低下	7p13
Saethre-Chotzen综合征	颅缝早闭	7p21.1
Williams综合征	五官畸形，婴儿期高钙血症，先天性心脏疾病，身高矮小，智力障碍，健谈	7q11.23
Langer-Giedion综合征	多发性外生性骨疣，智力障碍	8q24.1
9q22.3微缺失综合征	智力障碍，关节松弛，脑萎缩及高骨龄	9q22.3
Potocki-Shaffer综合征	颅顶骨孔，多发性外生骨疣，智力低下，颅面畸形	11p13.11
Aniridia-Wilms肿瘤综合征	无虹膜，肾母细胞瘤，泌尿生殖系统异常，智力障碍	11p13
Angelman综合征	肌无力，喂养困难，抽搐，小头，智力障碍	15q11.2-q13
Prader-Willi综合征	肌张力低下，喂养困难，肥胖，性腺功能减退，智力低下	15q11.2-q13
15q13.3微缺失综合征	智力障碍，脑电图异常	15q13.3
15q24微缺失综合征	尿道下裂，隐睾，关节松弛，肠闭锁，脊柱侧弯和智力障碍	15q24
α-地中海贫血伴智力障碍综合征	α-地中海贫血，智力障碍	16p13.3
Rubenstein-Taybi综合征	头面部畸形，拇指（趾）增宽，智力低下	16p13
16p11.2微缺失/重复综合征	自闭症	16p11.2
16p11-16p21.1微缺失综合征	智力障碍，唇裂/唇腭裂，心脏缺陷，听力丧失	16p11-p21.1
Miller-Dieker综合征	大脑组织表面平滑，脑回缺如，五官畸形，智力低下	17p13.3
Smith-Magenis综合征	头面部畸形，短指畸形，语言发育延迟，怪异的行为异常，周围神经病变，智力障碍	17p11.2
17q12微缺失综合征	肾囊性发育不良和成熟的青年发病型糖尿病	17q12
17q21.31微缺失综合征	头面部畸形，肌张力低下，智力障碍	17q21.31
Diamond-Blackfan贫血伴神经症状综合征	智力障碍，小脑症和肌张力低下，先天性纯红细胞再生障碍性贫血和骨骼畸形	19q13.2
Alagille综合征	面部畸形，胆汁淤积	20p11.23-20p12.2
DiGeorge综合征	第三和第四咽囊发育障碍，胸腺发育不全，甲状旁腺发育不全，主动脉弓畸形	22q11.2
22q11.2微重复综合征	智力障碍，生长发育迟缓，肌张力低下	22q11.2
22q13微缺失综合征	智力障碍，语言发育延迟，肌张力低下	22q13.3
Kallman综合征	促性腺激素分泌不足，性腺功能低下，嗅觉丧失	Xp22.3
ADHD学习困难/注意力不集中/多动症	严重的学习障碍/多动症/轻度智力低下，身材矮小，骨骼发育异常	Xp22.3
非特异性智力障碍综合征	智力障碍	Xp21.3-p22.1
眼球与线性皮肤缺损	眼球，线性皮肤缺损	Xp22.3

随着分子细胞遗传学技术的发展并广泛运用于临床诊断，更多新的微缺失和重复综合征将逐步被发现和认识。

4. **染色体微重复** 由于荧光信号融合导致多数染色体重复而造成漏诊，故不作为首选的检测方法。

5. **染色体易位、插入** 根据介入的染色体数目多少决定对单一对染色体或多对染色体涂染，根据同源染色体是否显示同一种荧光色或含有其他荧光色来判断是否有染色体易位或插入，以及其来源和定位（图5-15，图5-16）。

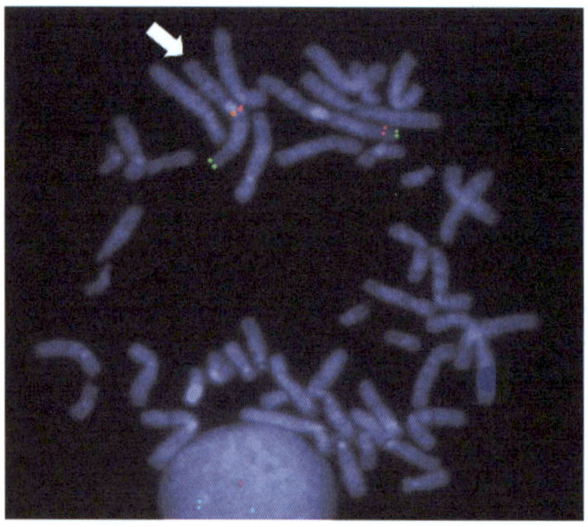

图5-15 正常1号染色体短臂末端呈现红绿色信号，异常1号染色体短臂1p36.1（红色）插入1号染色体长臂1q11

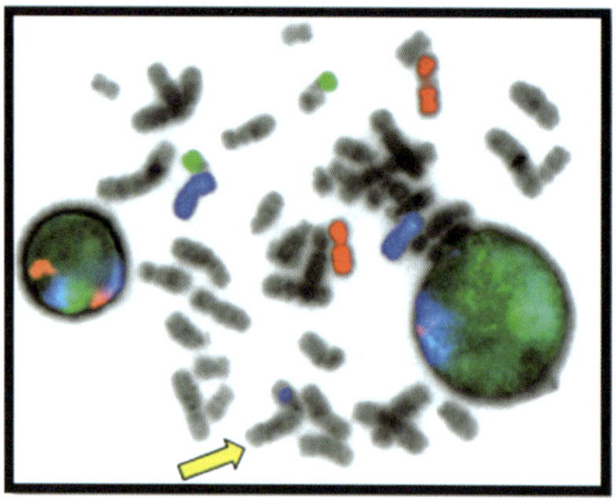

图5-16 ins（2；11）：部分11号染色体（蓝色）插入2号染色体；2条正常9号（红色）、11号（蓝色）和22号（绿色）

6. **标记染色体、环状染色体** 根据标记染色体或环状染色体的大小、是否含有着丝粒、随体和估计为何种染色体异常来选择FISH探针进行检测，可以使用特殊区域探针（图5-17，图5-18）、染色体涂染探针对单一对染色体或23对染色体涂染检查。

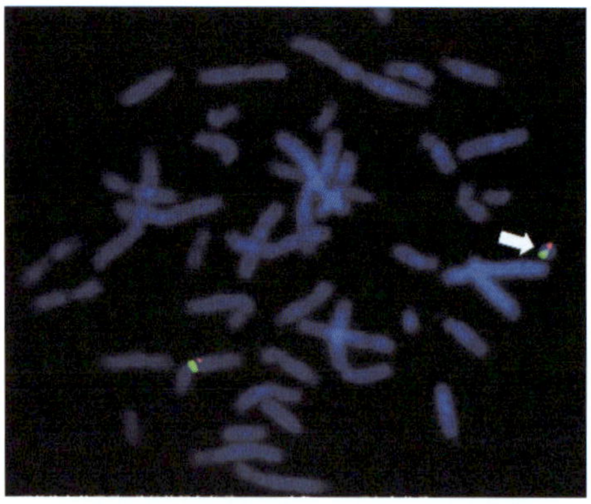

图5-17 环状染色体来源于X染色体

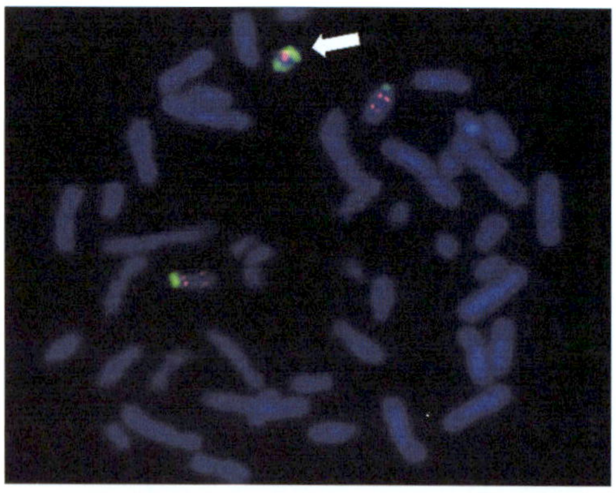

图5-18 2个正常15号染色体各含有1个短臂（绿色）、紧连着1个SNRP基因（红色）和远离短臂15q22（红色）；1个标记染色体含有SNRP基因（红色）和2个15号染色体短臂（绿色）

7. **肿瘤诊断**　可在石蜡切片上检测间期细胞是否有染色体易位、基因扩增或缺失等改变（图5-19），已被广泛应用于淋巴瘤、骨和软组织肿瘤、乳腺癌等肿瘤的临床病理诊断和鉴别诊断、判定预后、指导治疗和监测肿瘤复发及对临床治疗反应的评估。

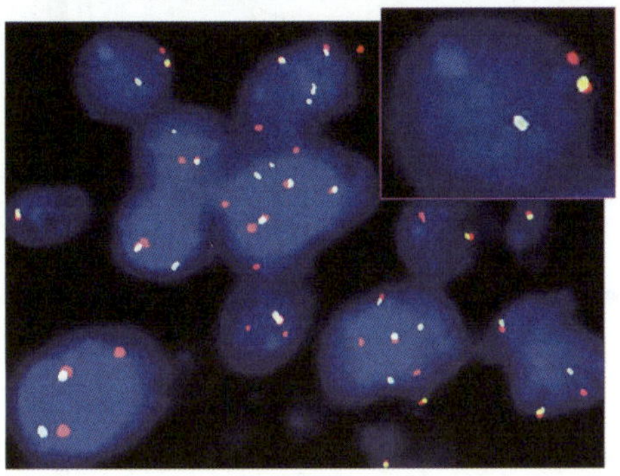

图5-19　滑膜肉瘤组织切片，可见18号染色体SS18基因断裂（红色、绿色）

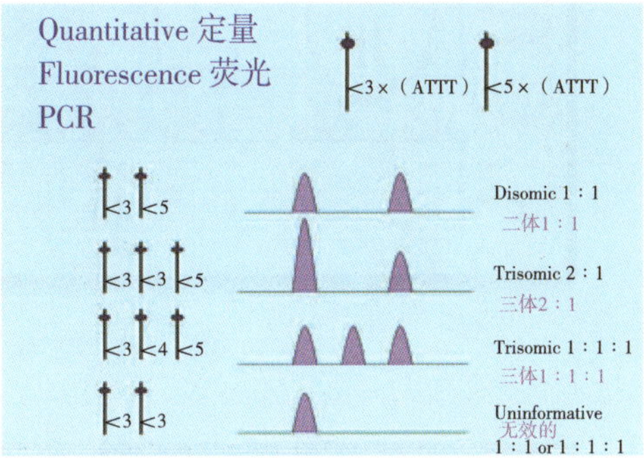

图5-20　FQ-PCR作用机制示意图

二、荧光定量PCR（FQ-PCR）

FQ-PCR是用荧光标记的探针标记在染色体特定区域的DNA序列即短串联重复序列（STRs）上，经过PCR扩增、分析荧光强度比值峰来诊断染色体片段或数目的增加或减少。每条染色体需要荧光标记3～4个STR位点，提高检测的特异性和准确性；目前国际上仍然采用2001年奥地利研讨会的标准暨每条染色体至少有2个或2个以上诊断意义的STR位点，才能判定染色体数目。

多重荧光定量PCR是用荧光探针一次性对多个染色体的多个特定区域的DNA进行标记检测，这样可以通过一次试验操作检测到多条染色体，从而大大地提高了检测效率（图5-20）。

1. **FQ-PCR优势及局限性**　检测成本低，标本需要量少；只需要非常少量的DNA。自动化程度高；一次可以检测大批量标本。检测速度快；仅需24～48h可以得出诊断。由于不需要组织培养，所以对标本质量要求低，如不需要标本严格的无菌操作等。因为只能对染色体部分区域进行标记，所以只能检测到被标记的染色体片段的情况，不能检测全基因组和染色体结构平衡变异，如染色体倒位、平衡易位以及未被标记的染色体区域的异常。羊水细胞存在母血污染、绒毛清理不净含有母亲凝血块和/或蜕膜组织，可产生母细胞污染，从而不能提取到纯胎儿DNA而影响诊断结果。可以通过提取母血DNA检测母亲基因型来鉴别胎儿的结果。

2. **临床应用**　主要用于产前诊断。

（1）染色体数目异常　FQ-PCR检测可用于快速产前诊断常见的染色体非整倍体，仅需要1～2mL羊水、1～5mg绒毛或胎儿组织，就能快速、简便、准确地检测出13、18、21、X和Y染色体非整倍体、多倍体和含有15%以上嵌合体（图5-21至图5-25）。FQ-PCR与FISH相比较，FISH几乎全手工操作，而且探针较贵，每次只能做1～2个探针的诊断；而FQ-PCR可以一次性对大批量标本进行自动化快速检测，检测成本较低。在英国对21三体母血筛查高危的孕妇，FQ-PCR已作为唯一的常规的快速产前诊断方法。

（2）染色体结构异常　微缺失综合征，重复等。

（3）性连锁疾病的性别鉴定　脆性X、血友病、Duchnne肌营养不良综合征等。

（4）基因型和亲缘性检查　母体细胞污染的诊断、镶嵌体（chimerism）的诊断。

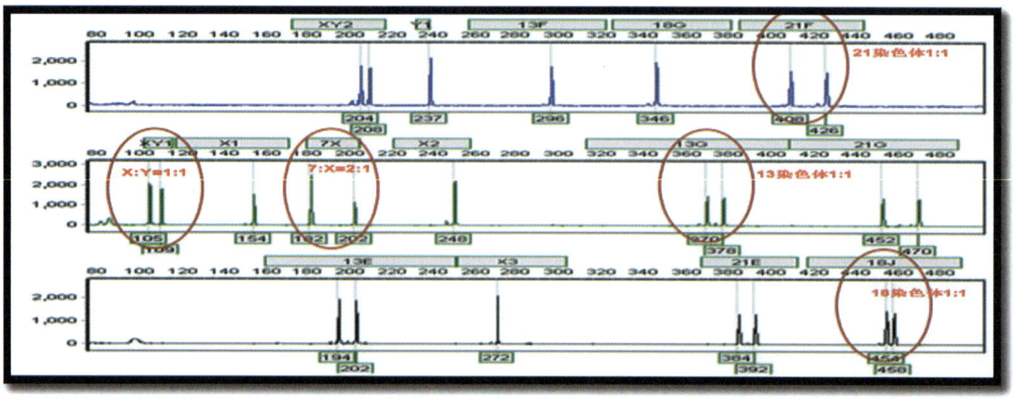

图5-21　正常13、18、21染色体（男性）

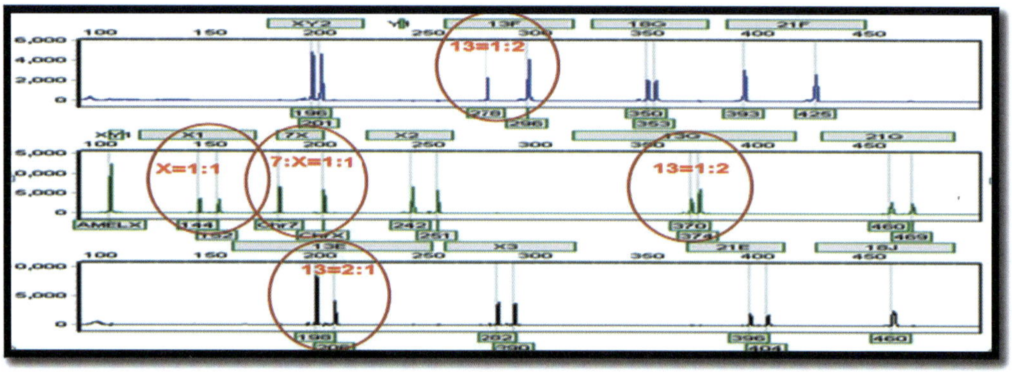

图5-22　13三体（女性）

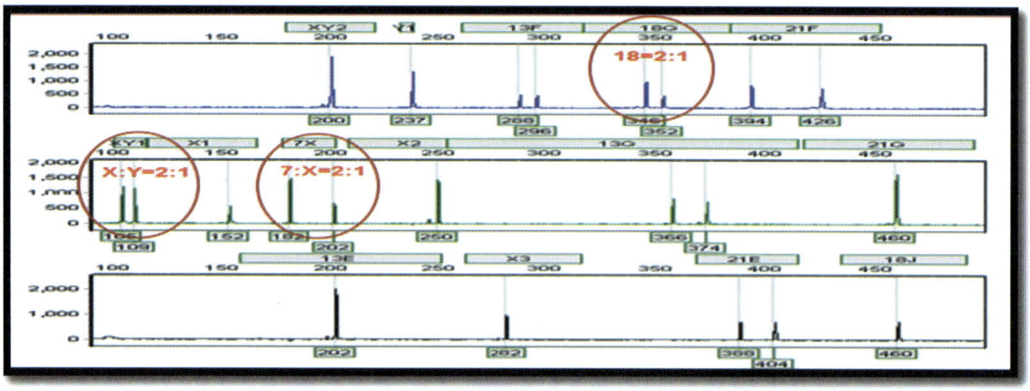

图5-23　18三体（男性）

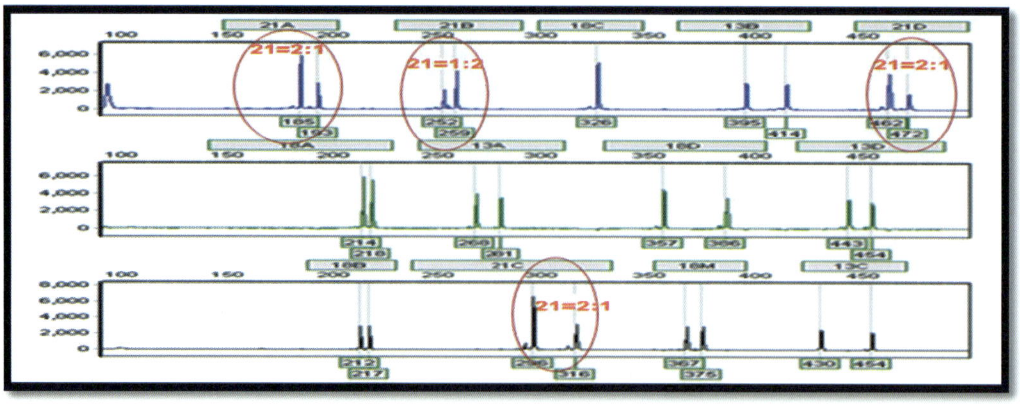

图5-24　21三体

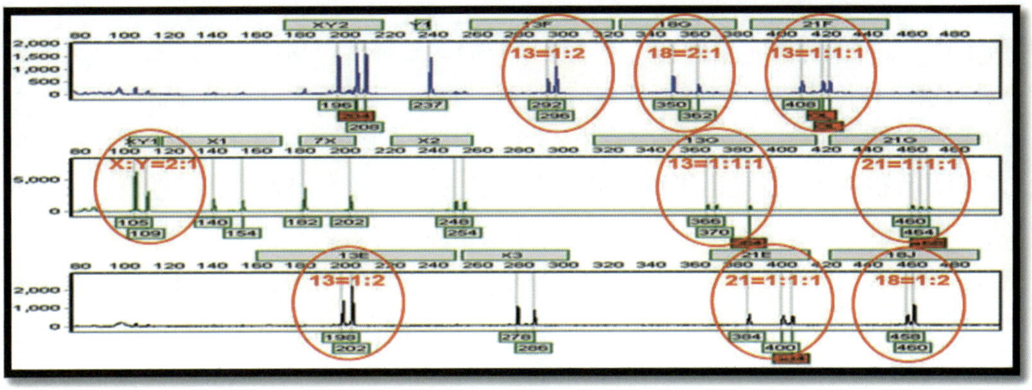

图5-25　XXY三体

三、多重连接探针扩增技术（MLPA）

MLPA是一种高通量、对靶DNA序列进行定量和定性分析的技术，它通过杂交、连接和PCR扩增在单一反应管内，可以同时检测到50个不同的基因序列拷贝数的变化。在医学领域已广泛地应用于染色体病诊断、基因缺失或重复导致的遗传性疾病和基因甲基化检测等。

（一）MLPA技术原理

每一待测靶DNA序列设计一对MLPA探针即短探针和长探针，短探针含有与靶DNA序列完全互补的杂交序列和一个共同序列，它的共同序列与标记的PCR引物Y相同；长探针含有与靶DNA序列完全互补的杂交序列、特异填充片段和一个共同序列，其共同序列与未标记的PCR引物X互补，其特异填充片段长短不同，可以用于区分不同的探针。探针与靶DNA杂交后，长、短探针在DNA连接酶的作用下相互连接形成一个完整探针进行扩增；如未连接则无法扩增。所有连接探针是由一对通用引物进行扩增，因此可以同时检测多个不同靶基因。使用电泳检测分离扩增产物，再经软件分析得出探针信号峰的缺失、增高或降低来诊断靶基因拷贝数的异常（图5-26）。MLPA的优势为需要很少的DNA量（20～500ng）、高通量可以一次性检测50个靶基因、特异性和敏感度高、无需组织培养、操作简单快速（24～48h完成）、重复性强；但不能用于单细胞检测、不能检测低于20%～30%水平染色体嵌合体、多倍体（如69，XXY；69，XXX等）和平衡重组（如染色体平衡易位、倒位和插入等）。

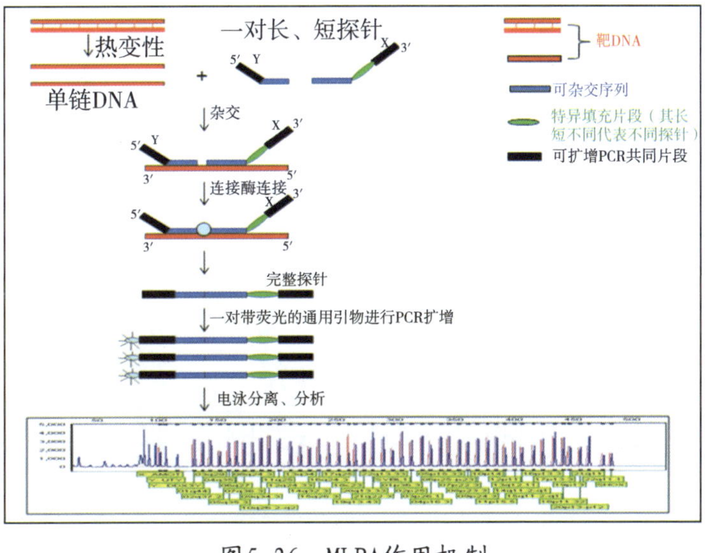

图5-26　MLPA作用机制

（二）染色体病诊断临床应用

1. 产前诊断 主要是诊断常见的13、18、21、X和Y染色体非整倍体，从绒毛、羊水、脐带血中直接提取DNA进行检测。和FQ-PCR一样，标本的制备是关键，应尽可能避免母细胞污染。由于产前诊断中绒毛细胞发生嵌合体（mosaicism）的比率为1%～3%，其中只有10%的胎儿为嵌合体，故大部分为不代表胎儿的胎盘限制性嵌合体，这是由于绒毛表层滋养细胞来源于胚外外胚层，绒毛内层间充质细胞来源于胚外中胚层，部分滋养细胞在有丝分裂过程中发生染色体不分离而导致不代表胎儿的异常细胞系的产生，称为胎盘限制性嵌合体。而绒毛间充质和胎儿同来源于胚胎的内细胞团。因此，用绒毛间充质提取DNA进行MLPA检测更能代表胎儿真实情况。Gerdes等使用胰酶消化去除绒毛表层滋养细胞后再提取绒毛间充质的DNA进行MLPA检测，从而提高检测的准确性。羊水标本经过离心去除上清液获得羊水细胞提取DNA，如血性羊水则常常含有母亲血细胞，因而无法提取到纯胎儿DNA进行检测。

2. 流产、死胎和畸形胎儿 主要是通过检测23对染色体末端来诊断染色体非整倍体和末端缺失或重复（图5-27），也可以使用染色体特定片段探针检测已知部分的缺失和重复。流产绒毛、胎儿组织应清理后提取DNA；死胎病例可以从胎盘绒毛、胎膜、脐带和胎儿软组织中取标本，应首选胎儿组织（皮肤、肌肉或脏器标本）用于提取DNA从而提高检测的准确性，这可以避免因使用胎盘组织提取DNA进行检测而获得的胎盘限制性嵌合体检测结果。福尔马林固定的标本也可以提取DNA进行MLPA检测。值得注意的是DNA质量影响MLPA检测。

在进行同一批标本MLPA的检测时，为了提高检测的准确性和减小不同标本结果之间分析时带来的干扰，应将不同类的标本进行分类检测，如绒毛（可与脐带、胎膜及胎儿软组织共同检测）、羊水细胞、血液、固定组织分别检测。影响MLPA检测的因素还有DNA质量。

当检测结果为近端着丝粒染色体（13、14、15、21、22）非整倍体时，应对父母进行染色体核型分析，以排除罗伯逊易位导致的遗传性染色体非整倍体，从而指示临床处理。

染色体三倍体是导致流产的常见的病因之一，由于MLPA技术不能检测出染色体多倍体，故可以和FQ-PCR或FISH联合使用来弥补这一不足。目前临床上对流产、死胎组织染色体的诊断常采用首先进行FQ-PCR检测出染色体多倍体和常见的13、18、21、X、Y非整倍体，再使用MLPA检测23对染色体长臂和短臂末端来诊断染色体缺失和重复。

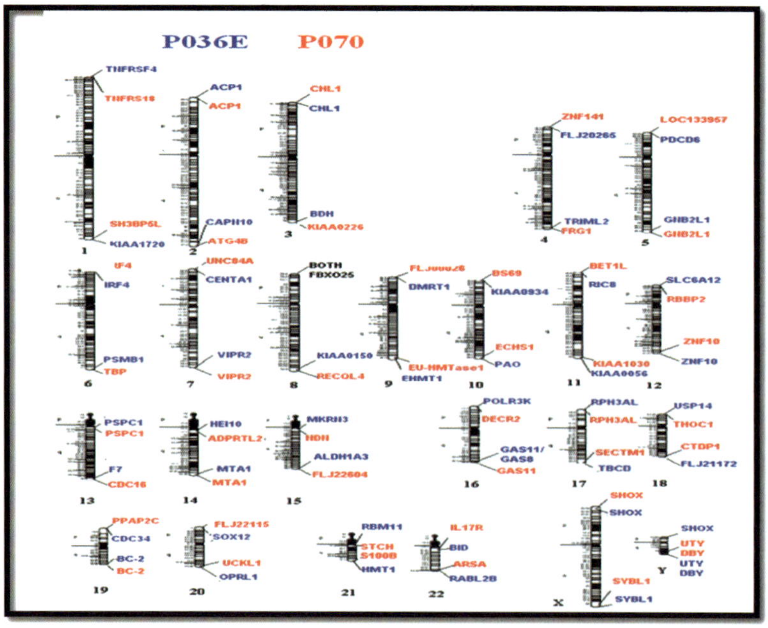

图5-27 MLPA染色体长臂和短臂末端探针P036E（蓝色）、P070（红色）（引用于MRC-Holland公司）

以下图示MLPA检测结果。蓝色为被检DNA，红色为正常对照（图5-28至图5-31）。

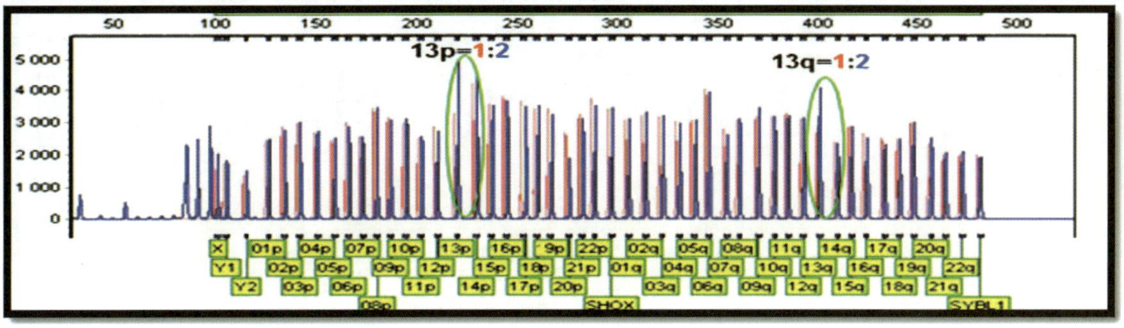

图5-28　13三体：13号染色体长臂和短臂重复增多

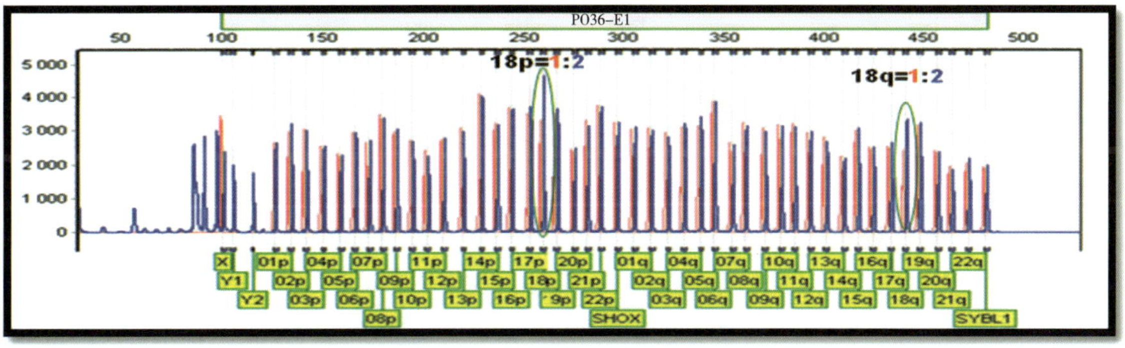

图5-29　18三体：18号染色体长臂和短臂重复增多

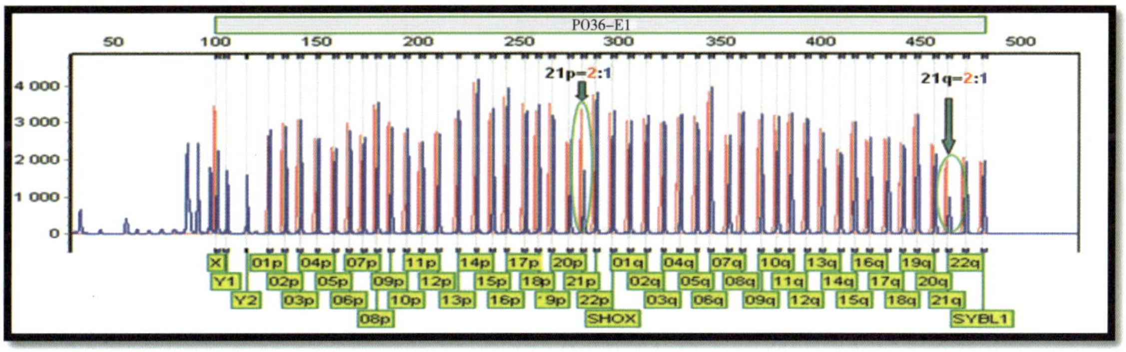

图5-30　21单体：21号染色体长臂和短臂均缺失

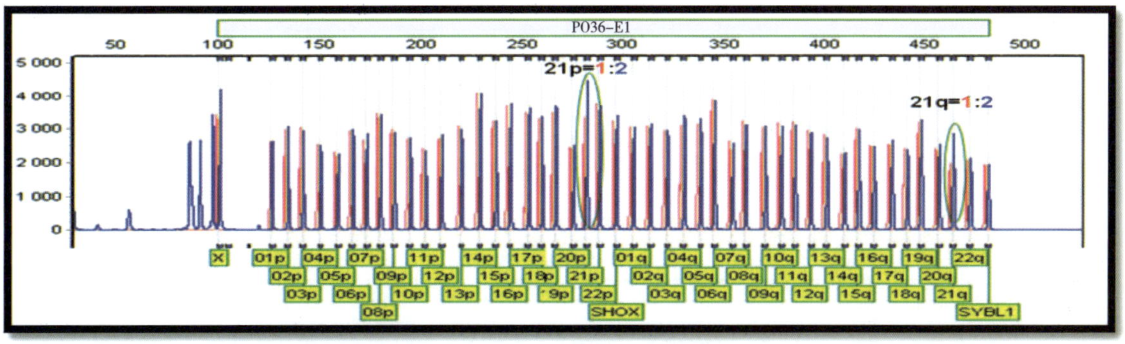

图5-31　21三体：21号染色体长臂和短臂均重复增多

3. 染色体微缺失、微重复和标记染色体　MLPA通过检测染色体着丝粒、末端区域可诊断染色体非整倍体和染色体末端缺失，它还可以检测一些已知染色体综合征区域如DiGeorge（22q11微缺失）综合征

（图5-32）、Williams综合征、Smith-Magenis综合征等。

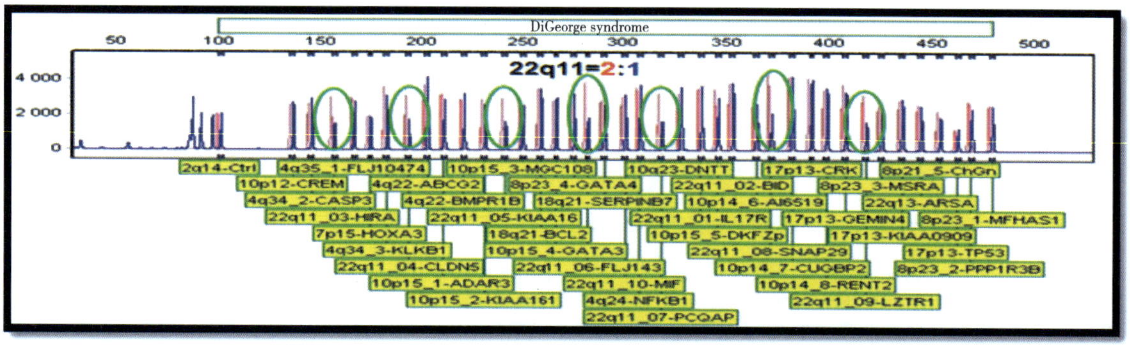

图5-32　DiGeorge（22q11微缺失）综合征

四、基因芯片

基因芯片的差异取决于所采用探针的组成不同，目前临床上主要用于在全基因组检测的基因芯片技术包括大片段细菌人造染色体（bacterial artificial chromosome，BAC）为探针的BAC-array、寡核苷酸（也称单核苷酸）为探针的比较基因组杂交芯片技术（array comparative genomic hybridization，aCGH）和单核苷酸多态性芯片技术（single nucleotide polymorphism array，SNP-array）。BAC-array的探针为150～750bp的DNA片段，aCGH的探针为30～50bp的寡核苷酸片段，SNP-array检测单个核苷酸多态性。前2种方法是通过检测拷贝数变异（copy number variation，CNV）检测出染色体非整倍体和染色体缺失、扩增，但不能检测染色体多倍体、平衡重组如易位、倒位、插入和低水平的嵌合体；SNP-array是通过检测单核苷酸多态性和拷贝数变异，从而诊断染色体缺失、扩增，而且还可以在全基因组范围内确定基因型，便于进行疾病连锁或关联分析和杂合性缺失分析，如染色体非整倍体、多倍体、缺失、扩增和单亲二倍体（UPD）异常检测，它的局限性是不能检测出染色体平衡变异和低水平的嵌合体（表5-3）。

表5-3　临床分子细胞遗传学技术与染色体核型分析的比较

	G显带	FISH	FQ-PCR	MLPA	CGH芯片	SNP芯片
多倍体	√	√	√	×	×	√
非整倍体（三体、单体征）	√	部分√	√	√	√	√
缺失	>3～5Mb	√	部分√	部分√	√	√
重复	>3～5Mb	部分√	部分√	部分√	√	√
易位	>3～5Mb	√	×	√不平衡易位但不能定位	√不平衡易位但不能定位	√不平衡易位但不能定位
倒位	>3～5Mb	部分√	×	×	×	×
插入	>3～5Mb	部分√	×	×	√不平衡插入但不能定位	√不平衡插入但不能定位
嵌合体	√	部分√	细胞系>15% √	细胞系>20%～30% √	细胞系>10% √	细胞系>5%～10% √
镶嵌体	×	×	√	×	×	√
单亲二倍体	×	×	×	×	×	√

（一）比较基因组杂交芯片技术（aCGH）

1. 技术原理 待测DNA和等量的对照正常DNA分别用不同的荧光素进行标记后混合加入芯片中，与芯片中大量的探针竞杂交，经过扫描装置获取2种荧光信号的相对强弱及图像，软件分析待测染色体CNVs的变化得出诊断结果（图5-33）。基因芯片探针的分辨率密度选择非常重要，并不是密度越高越好，而是应该包括所有已知的染色体上病理性CNVs，特别是应用于产前诊断的探针，应减少检测出临床意义不明确的CNVs。

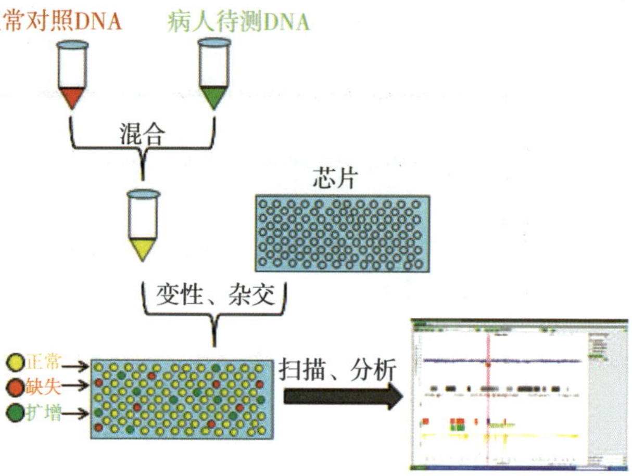

图5-33　aCGH作用原理

2. 结果分析 CNVs是指基因组中大于1kb DNA片段的拷贝数改变，通常包括插入、缺失和扩增。CNVs与人类疾病发生密切相关，临床诊断将CNVs分为3种，即良性CNVs、病理性CNVs和临床意义不明确的CNVs。

（1）良性CNVs　某些CNVs在群体中发生频率大于1%时，称其为拷贝数多态性（copy number polymorphism，CNP），通常无明显临床意义者称为良性CNVs，不含或含有少量与疾病无关基因的CNVs亦多为良性CNVs（图5-34，图5-35）。

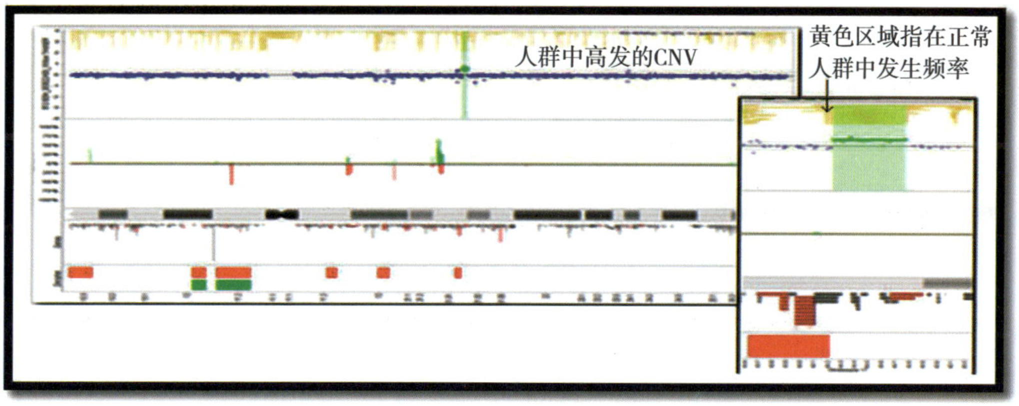

图5-34　良性扩增CNVs

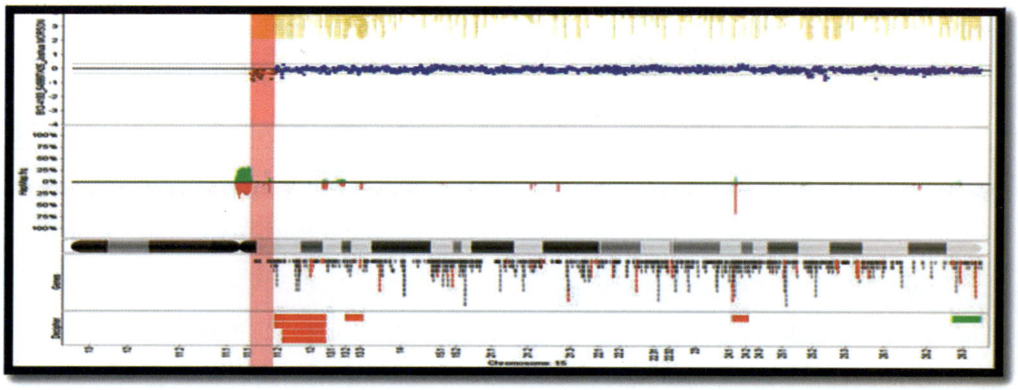
图5-35　良性缺失CNVs

第五章　遗传性疾病分子诊断

（2）病理性CNVs　如果CNVs在敏感基因部位发生缺失、扩增或者结构完整性破坏时，即CNVs发生在已知的微缺失、微重复综合征和亚端粒区重叠的关键区域及大于3Mb的CNVs缺失或扩增时，就会导致基因组疾病的发生，则称为病理性CNVs（图5-36至图5-38）。

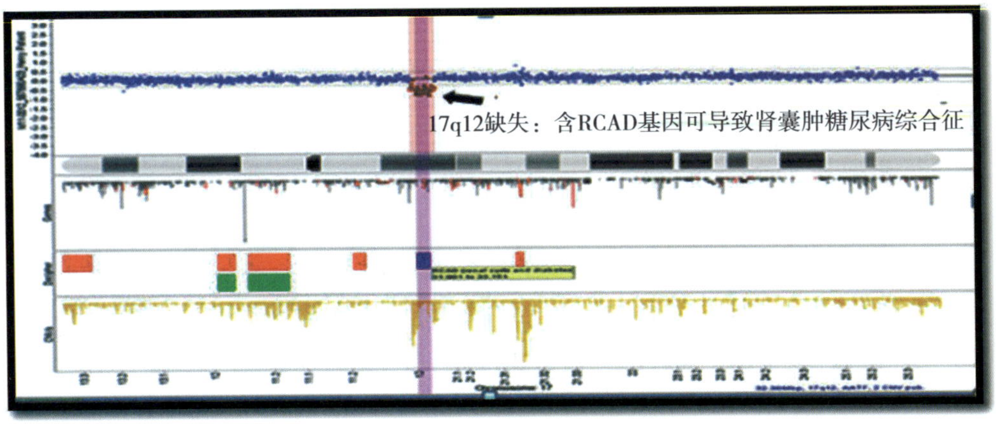

图5-36　病理性CNVs缺失（17q12缺失，内含可导致肾囊肿糖尿病综合征的RCAD基因）

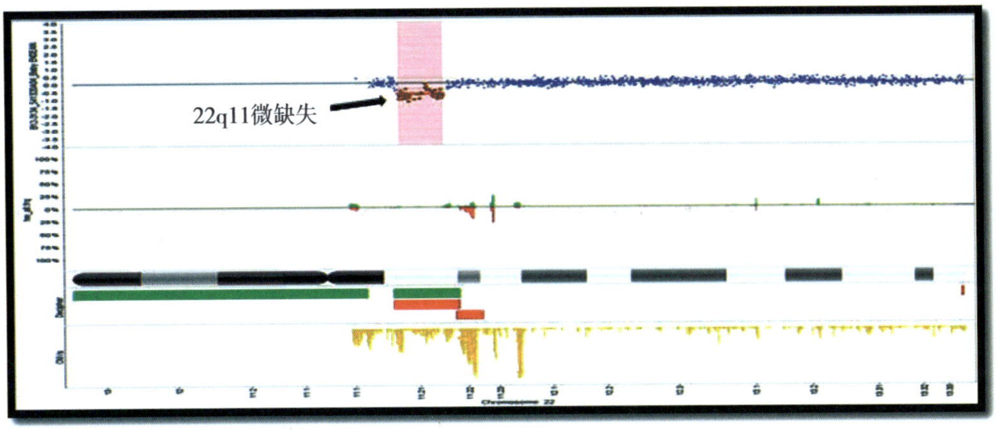

图5-37　病理性CNVs缺失［DiGeorge（22q11微缺失）综合征］

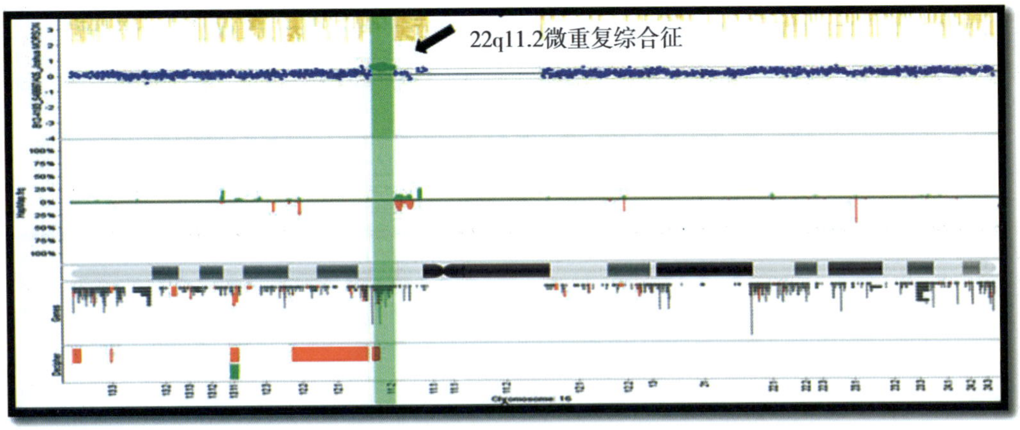

图5-38　病理性CNVs扩增（22q11.2微重复综合征）

（3）临床意义不明确的CNVs　当发生临床意义不明确的CNVs时，应该对父母等亲属进行检测，如同时也出现在正常的亲属，则诊断为无临床意义的CNVs；如出现在相同患病亲属时，则考虑为病理性CNVs；如果是新产生的（非遗传性的）CNVs，则需要与数据库中的病理性CNVs和良性CNVs进行交叉对比做出诊断。发生缺失的CNVs要比扩增的CNVs病理风险性要大。因此，诊断的关键问题是快速、准确地检测出CNVs，及时和有效地识别基因缺陷。

3. 结果核实 临床意义不明确的CNVs的核实诊断即判断是家族遗传性或新产生的CNVs，可以根据CNVs缺失和/或扩增片段的大小及其变异的复杂性（即涉及多条染色体的变异）来选择使用染色体核型分析、FISH、FQ-PCR或基因芯片进行核实诊断，通过结果分析判断属于良性CNVs或病理性CNVs。FISH、FQ-PCR较基因芯片检测花费成本低，但需要根据CNVs发生部位及大小来选择FISH探针和设计FQ-PCR引物进行检测，FISH能对一定大小的染色体缺失或扩增部位进行检测核实，但不能检测太小的缺失和扩增，FQ-PCR能对染色体缺失和扩增进行定量核实，但无法定位。

（二）单核苷酸多态性芯片技术（SNP-array）

单核苷酸多态性（SNP）是指在基因组水平上由单个核苷酸的变异所引起的DNA序列多态性，包括碱基易位、倒位、插入和缺失等最常见的遗传变异。在人类基因组中大概每1 000个碱基就有一个SNP，人类基因组上的SNP总量大概是3×10^6个。SNP-array也称SNP芯片，即是指在一微小面积的硅片或微珠表面集成高密度的分子识别探针，能够同时对大量SNP进行检测和分析。SNP-array的优势是快速简便，全基因组关联分析，即对全基因组范围内的常见遗传变异（单核苷酸多态性和拷贝数）的整体研究分析，分辨率高，可达kb碱基对水平，能够检测大量的细微 DNA 改变，从而诊断很多单基因突变，能诊断多倍体、非整倍体和不平衡染色体结构；但不能诊断平衡性的染色体重组，如平衡易位、平衡倒位、平衡插入；能通过基因型分析诊断单亲二倍体（uniparental disomy，UPD）、染色体杂合性缺失等拷贝数正常的染色体异常；可以鉴定胎儿细胞和诊断一定水平的嵌合体。

单亲二倍体是指正常人的体细胞内每对同源染色体都是1条来源于父亲和1条来源于母亲组成的异二倍体（heterodisomy），当一对同源染色体全部来源于父亲或母亲时则称为单亲二倍体，即是一种异常的同源染色体组合。单亲二倍体可以分为2条完整的同一单亲来源的染色体形成的完全性单亲二倍体和染色体上部分片段同一单亲来源的片段性单亲二倍体。发病机制是一部分的单亲二倍体由于具有基因组印迹效应而表现出病理性变化，同时这对单亲同源染色体含有突变的常染色体隐性遗传等位基因时则为纯合子而患病，再有单亲二倍体常常由三体“营救”而产生，有部分组织可能还残留有三体细胞而出现异常表现。SNP-array技术可以检测出染色体UPD，这是常规的G-显带染色体核型分析无法检出的。从目前已报道的完全性的单亲二倍体病例发现，单亲二倍体几乎可发生在任何一条染色体，除12号、16号、18号、19号染色体没有单亲二倍体病例报道外，其他染色体单亲二倍体均有报道（表5-4）。临床表现可从无明显异常到各种不同程度的异常。罗伯逊易位携带者在产前诊断中可能发生单亲二倍体的风险，以含有13号染色体和/或14号染色体的罗伯逊易位发生单亲二倍体的概率高。

表5-4 单亲二倍体疾病

染色体或片段	亲源性	疾病名称或主要临床表现	印迹基因
1	母	无明显异常	未知
1	父	躯体矮小、不孕症、耳聋	未知
2	母	严重宫内发育障碍、羊水过少、躯体矮小、尿道下裂	未知。可能与残余三体效应有关
3	不详	发育障碍	未知
4	母	肌营养不良症	未知
5	父	无明显异常	未知
6	父	隐性新生儿糖尿病、严重宫内发育障碍	*IGF2R*

续表

染色体或片段	亲源性	疾病名称或主要临床表现	印迹基因
7	母	Silver-Russel综合征或囊性纤维变性样病变：宫内发育障碍和生长迟缓矮小	*PegI/Mest*、*MegI/Grb10*
8	母、父	2例报道，无明显异常	未知
9	母	3例报道，Leigh综合征	未知
10	母	1例报道，无明显异常	未知
11p15带	父	Beckwith-Wiedemann综合征：生长过度综合征、巨舌、巨内脏、巨体、腹壁缺陷、新生儿低血糖、智力中度/轻度低下或正常	*IGF2*、*INS*、*H19*、$p57^{KIP2}$、*KVLQT1*和*HASH2*
13	母、父	3例报道，无明显异常	未知
14	母	智力低下、发育障碍、躯体矮小、早熟、肥胖	未知
14	父	羊水过多、低体重、智力低下、人中过长、小耳朵、关节挛缩、睑裂狭小	未知
15	母	Prader-Willi综合征：轻度/中度智力低下、食欲亢进、肥胖、性功能减退、男性多见	*SNRPN*、*NDN*、*ZNF127*、*IPW*
15	父	Angelman综合征：严重智力低下、语言障碍、小脑共济失调、无意识发笑	*UBE3A*
17	母	多脏器贮存病	未知
20	母、父	多发畸形、生长迟缓	未知
21	母、父	无明显异常	未知
22	母	大多数无明显异常，宫内发育迟缓	未知
X	母、父	Turner综合征	未知

1. **SNP-array的技术原理** SNP芯片类型多样，不同公司的基因芯片各有不同，而且相同的公司也开发了不同的基因芯片，在芯片制备、样品预处理、敏感性及检测方法上有所差异，但它们均有检测基因型和CNVs的功能。其基本原理都是将靶DNA扩增后与已知DNA序列的探针杂交，荧光素标记后借助荧光信号扫描和软件分析。现以Affymetrix公司的SNP 6.0（图5-39）和750K（图5-40）2种芯片为例阐述其技术原理。

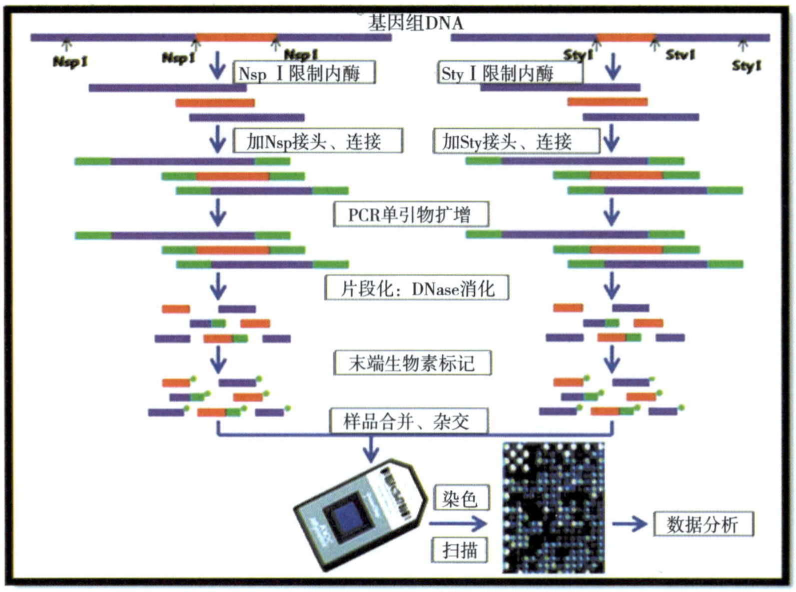

图5-39 Affymetrix公司的SNP 6.0

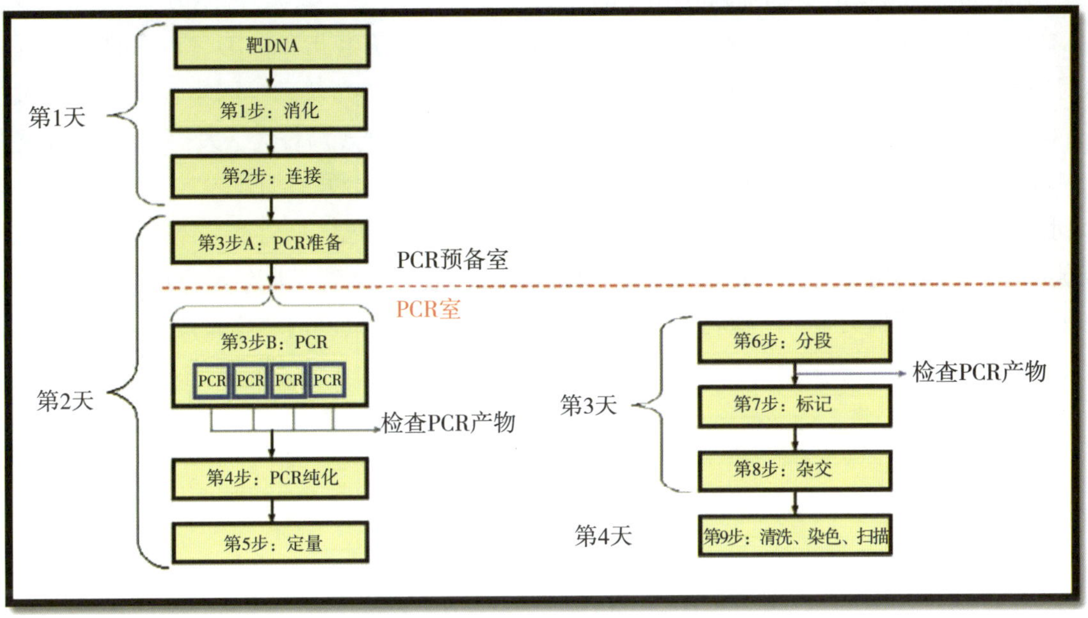

图5-40　Affymetrix公司的750K

2. 结果分析　SNP-array的结果分析（图5-41）。

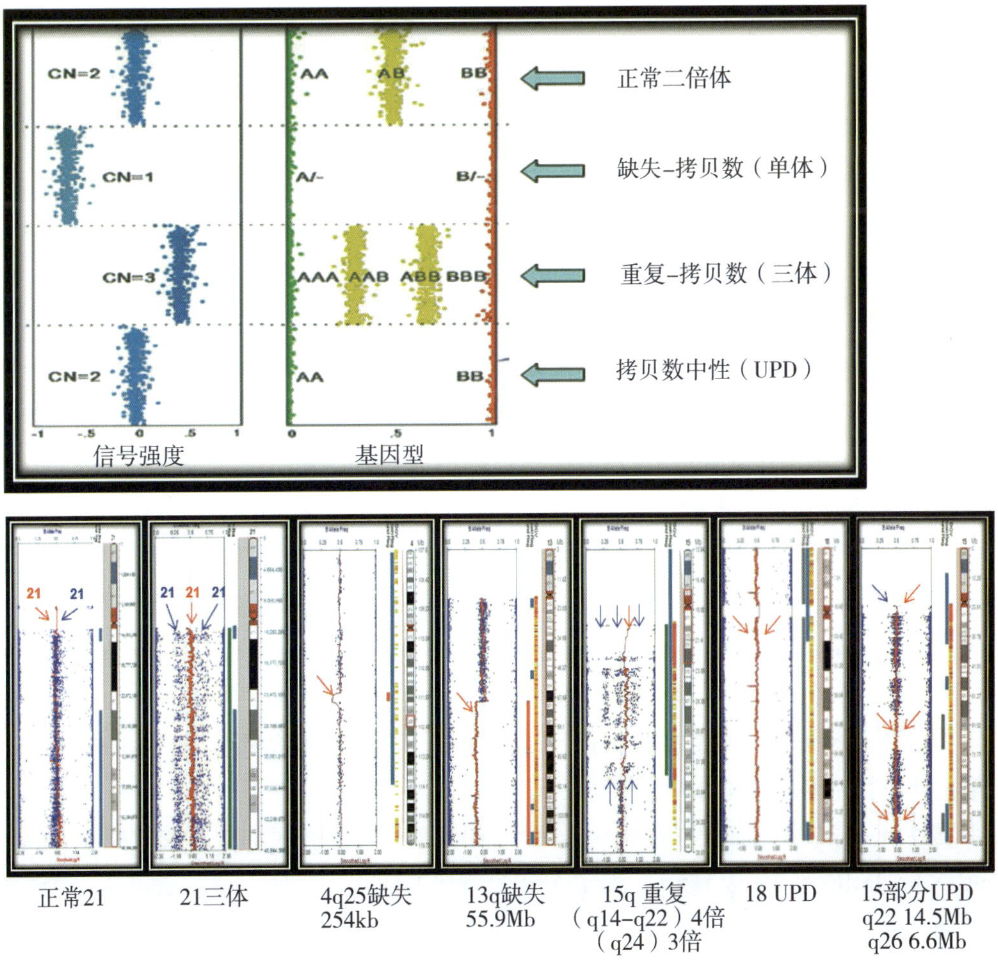

图5-41　SNP-array结果分析

（三）基因芯片在染色体诊断临床应用展望

aCGH和SNP-array已逐渐广泛用于临床携带者的夫妇、新生儿和PGD、PGS的染色体异常检测，是对染色体病和基因疾病预防的重要新技术，可使怀孕率增高及减少因染色体异常导致的流产（0.1%~0.5%）。在国外，aCGH和SNP-array基因芯片检测目前已经逐渐替代了大多数的产后染色体核型分析，成为一线诊断工具，主要的临床诊断指征：染色体核型正常合并有明显异常表型如先天性畸形或面部异形、智障、过度生长或生长迟缓、行为异常、癫痫发作；染色体平衡重组合并明显异常表型；复杂染色体重组、原因不明反复流产的流产组织（胎膜和胎儿血），无需细胞培养就可以进行全染色体组分析，以及对患者家族病史鉴定。随着分子遗传学的飞跃发展，相信基因芯片在染色体病诊断方面将会取得更大的进展。

（郑　茜）

第二节　遗传性耳聋分子诊断

耳聋是一种威胁人类健康、严重影响生活质量和语言交流的最常见疾病。全世界有2.78亿人患有听力障碍，英国报道约每1 000个新生儿中就有1名聋儿。在我国根据2006年第 2 次全国残疾人抽样调查数据显示，当时我国听力残疾（含多重残疾）人共2 780万，占残疾总人口33%，其中单纯听力残疾人2 004万，多重残疾中听力残疾人776万。听力残疾致残率为2.11%。0~6岁听力障碍婴幼儿有13.7万，6~14岁听力障碍儿童有29万。而在我国每年有3万以上患中度和重度严重耳聋残疾的新生儿出生（不包括迟发性耳聋以及药物性致聋），新生儿耳聋发病率为（1~3）/1 000。估计有7 800万听力正常的人是耳聋突变基因的携带者。

一、单基因耳聋遗传病的遗传规律

耳聋的致病原因复杂，大致可分为2类：遗传因素和环境因素，但也可由遗传因素与环境因素两者共同作用而致病。现从遗传因素论述其遗传机制与诊断：先天性耳聋可以由单基因突变或不同基因的复合突变引起，有50%~60%的新生聋儿或儿童期耳聋与遗传因素有关，而70%的遗传性耳聋表现为非综合征耳聋（即除耳聋外不伴有其他症状和体征）。迄今为止，与非综合征耳聋相关的基因有：常染色体隐性遗传基因占77%、常染色体显性遗传基因占21%、X连锁基因占1% 、线粒体突变基因占1%。而遗传性耳聋当中约有30%为综合征性耳聋，如*USH*致病基因（临床表现为视网膜色素变性综合征）、*COL4A5*致病基因（临床表现为眼–耳–肾综合征）、*SLC26A4*致病基因（临床表现为耳聋–甲状腺肿综合征）、*PAX3*致病基因（临床表现为异色巩膜–白额发–耳聋综合征）、*EYA1*致病基因（临床表现为鳃–耳–肾综合征）等。此外，环境因素诸如细菌、病毒感染、耳毒性药物蓄积、噪声损伤等都可致聋，在本章不作论述。

（一）染色体隐性基因与线粒体基因的遗传规律

现已知我国大部分非综合征性耳聋由少数几个热点基因突变引起，包括*GJB2*、*GJB3*、*SLC26A4*（*PDS*）、mtDNA 12SrRNA等（表5–5），随着分子机制研究的深入，使学者对遗传性耳聋的临床症状、基因的定位、筛查成为现实，加上基因芯片技术的日益成熟，对耳聋的筛查与基因诊断已应用于临床。

表5-5　非综合征性耳聋热点基因突变临床症状

检测基因	相关疾病	遗传性信息	
		突变位点	染色体位置
GJB2	先天性重度以上感音神经性耳聋，21%听力障碍者携带此基因突变	35delG、176delG、235delC、299delAT	13q11-12 常染色体隐性遗传
SLC26A4（*PDS*）	大前庭水管综合征，先天或后天中度以上感音神经性耳聋，14.5%听力障碍者携带此基因突变	2168A>G、IVS7-2A>G	7q22+31.1 常染色体隐性遗传
12SrRNA	药物性耳聋，4.4%听力障碍者携带此基因突变	1494C>T、1555A>G	线粒体DNA母系遗传方式
GJB3	后天高频感音神经性耳聋，我国本土上克隆的第一个遗传性疾病基因	538C>T	1p33-p35，常染色体显性和隐性遗传

先天性耳聋具有较高的遗传异质性，其遗传基础有染色体畸变致聋和基因突变致聋。现就常染色体隐性致聋突变基因*GJB2*、*GJB3*、*SLC26A4*（*PDS*）和遵循母系遗传的线粒体致聋mtDNA 12SrRNA基因遗传规律详细阐述：在我国这4个常见致聋基因，每个基因中又散在数目众多的耳聋突变位点［其中10个突变位点，如 *GJB2*（35delG、176delG、235delC、299-230delAT），*GJB3*（538C>T、547G>A），*SLC26A4*（2168A>G、IVS7-2A>G），12SrRNA基因（1555A>G、1494C>T）］，这些分子信息为耳聋基因的检测，以及大规模开展筛查及诊断提供了理论依据，因为听力正常的如均为带遗传性耳聋突变基因携带者的夫妇，他们生育的后代，就有1/4的概率产生耳聋综合征。2/4的概率生听力正常携带者和1/4的概率生听力正常婴儿。图5-42示家系婴儿耳聋与听力正常的后代，他们的表型和基因型如图中各型分布的情况。婚育年龄携带者可以通过产前诊断降低出生聋儿风险。

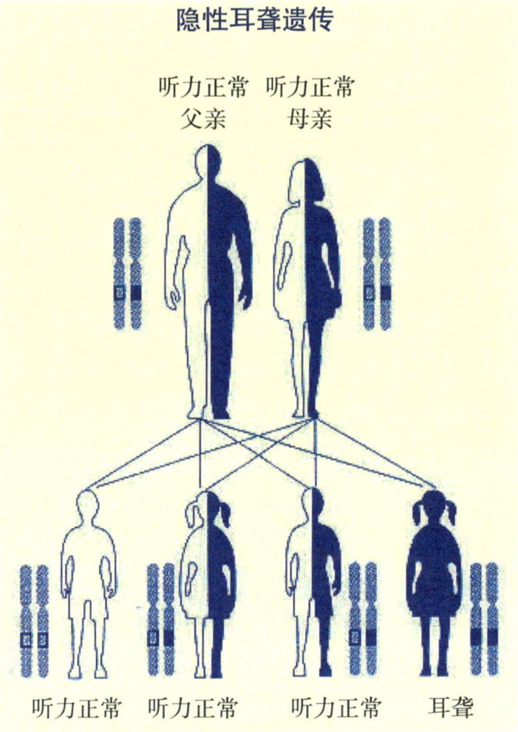

图5-42　父母为隐性耳聋基因携带者，所生后代的发病概率示意图

（二）线粒体基因遗传方式复杂与多样化

线粒体mtDNA没有组蛋白结构，其“裸露”的DNA很容易积累损伤并发生变异。mtDNA变异分同质性（homoplasmy）和异质性（heteroplasmy）2类；异质性变异的程度往往与疾病的发病以及病情的严重程度相关。当突变mtDNA在细胞内所占比例较低时，正常mtDNA会弥补突变mtDNA不会导致的缺陷；然而当mtDNA损伤累积超过阈值时，变异的mtDNA会引起病理变化的发生。如果在女性体内有小部分mtDNA发生了变异，那么这些变异可能不会带来明显的临床表现，但是mtDNA的变异会传递给下一代。 线粒体基因组的变异可以分为数量（mtDNA拷贝数）和结构（碱基突变、插入、缺失）等的变异。如G3460A、G11778A等基因点突变均可导致Leber遗传性视神经病。

已发现多种线粒体基因与非综合征耳聋有关，线粒体基因突变致聋占遗传性耳聋的1%～2%。在中国人群这些位点集中于12SrRNA基因（A1555G、C1494T）和tRNA-UcN′基因（A7445G、7472insC、

17510C和17511C等），而tRNA A3243G等突变可以导致综合征性耳聋。这些遗传性耳聋的突变位点之间有协同作用，首先形成的12SrRNA基因A1555G突变（原发突变）可以诱发tRNA基因的A3243G突变（继发突变），两者共同影响耳聋的病理发生。此外，继发突变（如tRNA G15927A等突变）则对原发突变（如A1555G等突变）起协同作用，影响耳聋表型的表达。其中以对氨基糖苷类抗生素（aminoglycoside antibiotics，AmAn）易感的mtDNA 12SrRNA A1555G、1494C>T点突变较为常见。存在这一突变的个体对AmAn高度敏感，导致临床上用药常见的“一针致聋”现象。在我国线粒体基因A1555G突变母系遗传耳聋家系已发现100多个，各家系发病患者数从2人至50人不等。AmAn导致的感音神经性耳聋目前没有有效的治疗方法，只能利用分子生物学手段准确检测出敏感个体。如是线粒体耳聋基因检测结果阳性的患者，应该采取措施，根据线粒体疾病的母系遗传规律（图5-43，图5-44）：女性患者会把缺陷传递给下一代，她的儿子和女儿均为易感个体。明确先证者家族内未发病的母系家庭成员作为宣教对象，通过严格禁止母系家族成员应用敏感性耳聋基因致病的药物来预防药物性耳聋是一种有效的预防方法。现已知道致聋的药物有氨基糖苷类药物，如以下抗生素应禁用：链霉素、卡那霉素、妥布霉素（抗普霉素）、大观霉素、新霉素、庆大霉素、威他霉素、西索米星（紫苏毒素、西索霉素）、小诺霉素、阿司米星、阿米卡星（丁胺卡那霉素）、奈替米星（奈特、力确兴、诺达）、核糖霉素、爱大（硫酸依替米星）、依克沙（硫酸异帕米星）、小儿利宝（硫酸庆大霉素）。对携带药物敏感性耳聋基因的孕妇、胎儿及其母系携带者家族成员也应终身禁用耳毒性药物，以避免发生耳聋的悲剧。

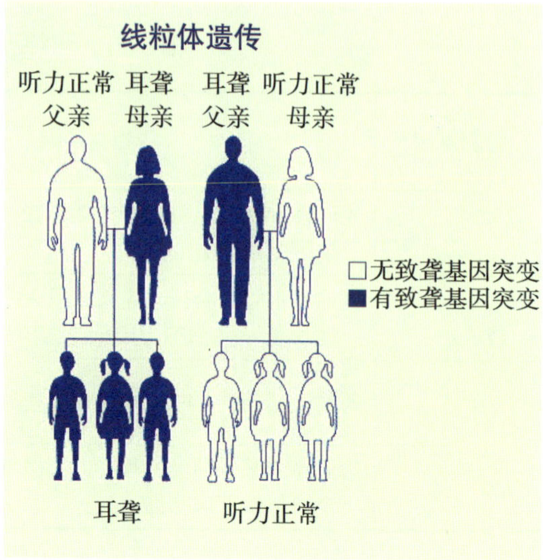

图5-43　线粒体耳聋母性遗传基因携带者其后代的发病概率图

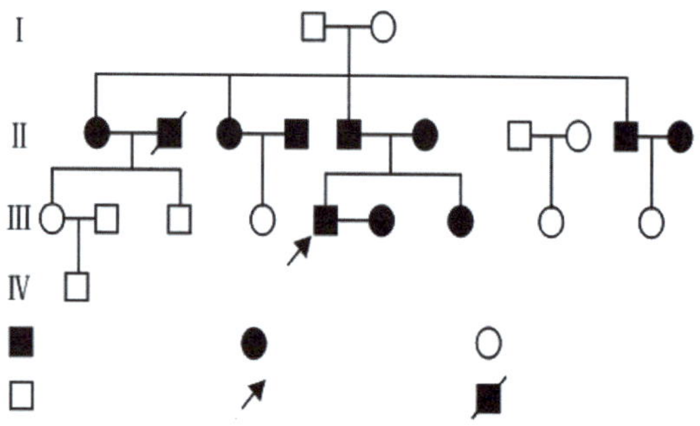

图5-44　线粒体耳聋母性遗传家系图谱

二、开展新生儿耳聋基因筛查与听力异常临床联合筛查的重要性

基于耳聋基因病的遗传规律揭示，所以必须进行听力异常人群家系成员耳聋基因筛查，及早发现常见药物性耳聋敏感人群，以免发生耳聋的悲剧。特别对新生儿遗传性耳聋基因检测，通过分析新生儿的血液，确认是否存在中国人常见的4个基因10个位点耳聋相关的基因缺陷，从而明确病因，为耳聋的临床诊断与预防提供依据，对药物敏感性致耳聋的发生具有非常重要的预防措施和深远的意义：

（1）有效提高遗传性耳聋新生儿的检出率　在常规听力筛查的基础上，及早发现迟发性耳聋和药物性耳聋原因等，做好预防措施，避免聋儿发生。

（2）极大缩短随访和确诊时间　对于听力筛查和耳聋基因筛查可疑者，不需要经过3个月到3年的多次随访和复诊，可以及早采取干预和康复措施，有效避免语前聋。

（3）对迟发性耳聋的新生儿给予遗传咨询　对于耳聋基因筛查发现的药物性耳聋患者及家人，给予用药指导和提示，避免药物性耳聋的发生；可以发现大前庭导水管综合征患者，降低或避免这种类型的迟发性耳聋的发生。

（4）对*SLC26A4*（*PDS*）耳聋基因检测结果阳性的患者，基因相关位点的突变与大前庭导水管综合征有密切关系 应对患者进行生活指导以预防或延缓耳聋的发生，如：严格防止头部外伤，不参加剧烈体育活动，防止头部倒立，尽量防止感冒，不要用力喷鼻或咳嗽；勿用耳毒性药物，远离噪声；如果在原有基因上听力再次发生下降，应及时到医院就诊，按突发性耳聋治疗。

（5）对遗传性耳聋基因突变携带者，可以预警其在婚育年龄及时遗传咨询，降低出生聋儿的风险。

三、基因芯片技术检测遗传性耳聋基因的方法

（一）检测研究对象

取感音神经性中度耳聋和重度耳聋综合征性耳聋男女、新生儿的外周血或孕妇的羊水、绒毛、脐带血作产前诊断。

（二）研究的方法

传统基因诊断方法包括限制性片段长度多态性分析、变性高效液相色谱；具有灵敏度高、特异性高，因此可以作为分析异质性突变的检测方法。DNA测序技术是目前鉴定突变的金标准，能够测出指定DNA片段的全部碱基序列，是各种致突变的诊断非常有用的互补手段，同时还可验证其他检验方法。但这些传统基因诊断方法或不能定性，或耗时费力，所需设备和材料昂贵，更重要的是这些传统方法难以同时对不同基因的多个突变位点进行检测，也难以在早期对存在听力缺陷的婴幼儿进行筛查。因此，建立一种高通量、高效率的基因突变检测方法，以实现临床快速检测或大规模人群筛查是必要的。而遗传性耳聋基因芯片能够提供高效的检测平台，以其固有的高效平行检测特点与耳聋基因高遗传异质性的特点相契合，是一种具潜力的耳聋基因检测工具。在我国已广泛应用试剂盒进行大规模全国耳聋分子流行病学调查，并将耳聋的突变热点等位基因特异性引物延伸PCR与通用芯片相结合，开发遗传性耳聋诊断基因芯片，应用在临床检测耳聋患者及产前诊断。

（三）遗传性耳聋基因芯片的原理

前面已简述过，其基本原理是核酸杂交，即采用原位合成或合成后点样的方法将许多特定的DNA探针有规律地固化于支持物——微小的基片（硅片、玻片、塑料片等）集成的表面，产生二维DNA探针微阵列，将样品DNA或RNA通过PCR扩增并进行荧光标记，然后与芯片探针进行杂交，再用激光扫描仪扫描出杂交信号，可同时诊断包括染色体基因、线粒体 12SrRNA A1555G和C1494T突变等在内的10个致聋突变热点的遗传性耳聋基因，通过目测或软件分析得到基因表达或突变的信息鉴定结果。这是耳聋的临床诊断的强有力新一代的耳聋基因检测方法，具有高效、准确、平行的检测特性。该方法将取代传统的基因诊断方法，成为实现规模化、标准化、高通量、高效率耳聋基因诊断、药物性耳聋预警以及耳聋出生缺陷预防的有力措施。

（四）基因芯片诊断耳聋的方法

1. 材料样品 提取血液、羊水细胞、绒毛的基因组DNA。

2. 试剂与基因检测、产前诊断操作流程 遗传性耳聋基因芯片检测均使用博奥生物公司试剂盒，现阐述如下：

（1）提取羊水细胞、脐带血和外周血DNA 以提取外周血或脐带血等的DNA为例：吸取600μL抗凝剂（肝素除外）处理血至1.5mL离心管中，然后加入600μL细胞裂解液，10 000×g离心30s。加入900μL细胞裂解液，涡旋震荡混匀，然后10 000×g离心30s，弃上清液并将离心管倒置在干净的吸水纸上停留1min，以除去残留溶液。加入缓冲液与蛋白酶K的混合液（配比为100：1），立即涡旋混匀，然后65℃水浴10min，其间轻弹3次。加入300μL预冷的异丙醇上下颠倒数次，直至出现白色絮状沉淀，10 000×g离心3min，弃上清液并将离心管倒置在干净的吸水纸上。加入300μL 70%预冷的乙醇，涡旋振荡5s，10 000×g

离心3min，弃上清液，至沉淀干燥。加入80μL洗脱液，低速涡旋5s，65℃加热30～60min溶解DNA，其间轻弹数次助溶。得到样本核酸后检测浓度（标准100～200ng/μL）及纯度$A_{260/280}$（标准1.7～2），于-20℃保存备用。

（2）PCR扩增测试样本　从试剂盒B部分中取出PCR扩增试剂（A1、A2、B1、B2），在2个新的PCR扩增管中分别配制A体系（12.5μL A1+4.5μL A2）和B体系（12.5μL B1+4.5μL B2），向相对应的A、B系列试剂中分别加入3μL同一样本核酸溶液，进行PCR扩增。PCR扩增条件：37℃保温10min，预变性95℃ 15min，96℃ 60s；循环条件94℃ 30s，以0.4℃/s的速度下降到55℃，55℃ 30s，以0.2℃/s的速度上升至70℃，70℃ 45s，共循环32次；最后60℃延伸10min，冷却至4℃保存。

（3）杂交反应　PCR产物95℃条件下变性5min，变性完毕后取出立即冰浴3min。从同一模板的2个不同扩增体系管（A、B）中各取出2.5μL PCR产物加入到10μL杂交缓冲液管中，得到15μL的杂交反应混合物，充分混匀并瞬时离心。PCR扩增管冰浴过程中，可进行杂交盒准备，在杂交盒中加入托架，并向杂交盒的两侧底部加入200μL蒸馏水，依次放入芯片、盖片（注意夹持芯片边缘）。取14μL杂交混合物经加样孔加入芯片点阵中，加样过程注意尽量快速完成。盖好盒盖并使用金属封条密封杂交盒，注意操作过程中芯片需始终保持水平状态。将杂交盒放进芯片杂交仪，运行基因检测杂交程序，杂交条件：温度50℃，转速5r/min，时长1h。配制洗液：洗液Ⅰ（400mL），依次加入20×SSC（6mL）、蒸馏水（390mL）和10%SDS（4mL）至洗液瓶Ⅰ中混合；洗液Ⅱ（800mL），依次加入20×SSC（2.4mL）和蒸馏水（797mL）至洗液瓶Ⅱ中混合。杂交程序运行完毕后，将杂交芯片置于芯片洗干仪进行洗涤、甩干。洗涤程序如下：洗液Ⅰ清洗1次，温度42℃，时长2min，清洗力度5；洗液Ⅱ清洗2次，温度42℃，时长1min，清洗力度5，随后放进甩干仓中进行甩干。

（4）扫描及结果判读鉴定　开启扫描仪，打开基因检测基因芯片判别系统，激光预热10min，将芯片插入芯片扫描仪后进行扫描，注意操作方法：手持芯片边缘，标签正面朝上，水平推入扫描仪仓口。运行软件分析芯片图像及判读结果，打印检测报告。基因芯片诊断结果如图5-45所示，如果荧光信号只出现在突变型探针所在位置（图5-45A），那么该个体的基因型为耳聋基因突变纯合子；如果荧光信号同时出现在野生型和突变型探针所在的点上（图5-45B），则该个体的基因型为耳聋基因突变的杂合子。

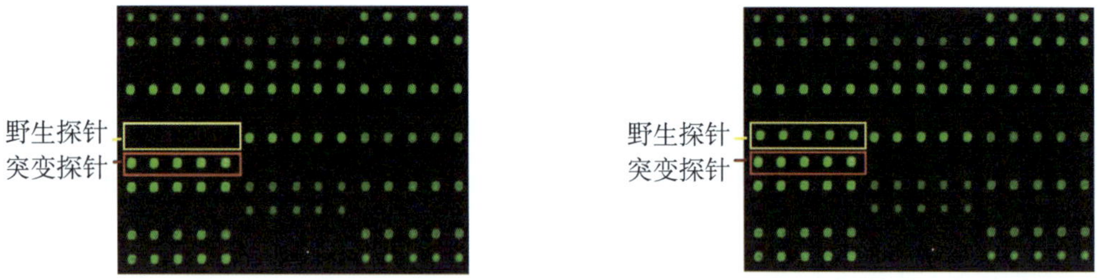

A. 遗传性耳聋基因芯片杂交检测的纯合子　　B. 遗传性耳聋基因芯片杂交检测的杂合子

图5-45　遗传性耳聋基因芯片检测结果

（五）遗传性耳聋基因芯片检测技术与传统的听力筛查方法比较的优势

（1）传统的听力筛查方法主要有耳声发射法和听觉诱发电位。与遗传性耳聋基因芯片检测技术相比，这2个方法只能用于新生儿先天性耳聋诊断，而对于迟发性、药物性耳聋则不能提早发现。而基因芯片检测技术可对耳聋患者确定其分子病因，突破了以往非综合征性感音神经性耳聋诊断，超越只能通过病史和排除法推测病因的限制，而引入正确的防治措施，因为不是所有的遗传性耳聋都表现为新生儿一出生就重度耳聋或全聋。药物性耳聋和大前庭导水管综合征型耳聋的患儿出生时听力正常，但随着生长发育中碰到诱因，听力才会逐步下降。所以查出是药物性耳聋基因携带者或大前庭导水管综合征患者，要防止接触诱因，可以避免或延缓听力下降。对于出生就重度耳聋或全聋的新生儿，如确定是遗传所致，就可以尽早配助听器或电子耳蜗，使患儿聋而不哑，与人正常交流沟通。

（2）在常规测听技术或影像技术发现耳聋易感人群的临床症状前，基因芯片技术可以成为替代的诊断技术，并满足实现远程诊断的条件。

（3）遗传咨询指导、遗传性耳聋芯片检测，可以实现生育风险预测。

（4）夫妇双方或有一方是耳聋基因携带者或患遗传性耳聋病先征者，应通过取胎儿的羊水细胞、绒毛、脐带血提取基因组DNA做产前诊断，如胎儿基因有突变，还要确定属于哪种基因突变的位点类型，以便采取相应的措施。

（5）在耳科诊断新时代来临之际，耳鼻喉科医师、听力学工作者、儿童保健人员应该及时地学习、更新相关知识，充分利用耳聋基因诊断来实现减少聋病发生、避免聋儿出生的目标。

耳聋基因诊断的应用前景：耳聋基因在分子水平诊断方面明确遗传性耳聋的病因，开展耳聋出生缺陷预测的干预及药物性耳聋的预警，对贯彻优生优育政策十分重要。同时，在明确诊断基因突变耳聋的高危夫妇，可以在遗传学指导和干预下再次生育，应用基因芯片技术对胎儿作出产前诊断，鉴定胎儿是否有遗传缺陷或先天性畸形，是预防性优生的重要措施。

（梁志成）

第三节　地中海贫血分子诊断

地中海贫血（thalassemia）是一类常染色体缺失和基因突变导致血红蛋白的珠蛋白质α链或β链合成量不足的隐性遗传性分子病。

WHO估计全球地中海贫血携带者有3.45亿人，每年出生重型地中海贫血患儿30万以上。我国长江以南各省及新疆为高发区，其中以广西发病率最高，发病率为20%～24%，每出生250个新生儿就有一个重型地中海贫血患儿，人群中每5个人就有一个携带者，每年出生重型地中海贫血患儿4 000个以上。广东地区发病率为11.75%，每出生700～1 000个新生儿就有一个重型地中海贫血患儿，人群中每10个人就有一个携带者，每年出生重型地中海贫血患儿2 000个以上。而海南黎族人群中β-地中海贫血携带者高达8%～11.6%，比广西、广东更高，严重危害人民的健康。地中海贫血根据α链或β链的结构与合成的情况，可分为α-地中海贫血与β-地中海贫血。为了要了解地中海贫血的遗传机制，首先要知道血红蛋白的结构和发育演变及变异遗传原因。

一、血红蛋白（hemoglobin，Hb）的结构

血红蛋白是由珠蛋白和血红素结合组成的复合蛋白，血红蛋白分子由4个亚单位（2条α链与2条β链）构成的四聚体，每个亚单位由一条珠蛋白肽链和一个血红素辅基构成。血红蛋白肽链有α、β、$^{G}\gamma$、$^{A}\gamma$、δ、ε、ζ、θ1 8种。绝大多数血红蛋白都是由一对α链（或类α链的ζ链）与一对β链（或类β链的γ链、δ链、ε链）共同组成。正常人的血红蛋白的珠蛋白产生受遗传基因控制，人体发育的不同阶段，各种血红蛋白的合成呈严格相互交替消长过程。在胚胎发育第6～8周，α基因簇的ζ基因与β基因簇的ε基因在卵黄囊内表达，产物是ζ-珠蛋白链和ε-珠蛋白链，此后α基因簇及β基因簇的γ基

因表达，其表达从肝、脾逐渐移至骨髓，产生α-珠蛋白链及γ-珠蛋白链。与此同时至出生β基因簇的δ基因及β基因表达，γ基因逐渐关闭。孕36周β链合成迅速增高，出生后3个月α链与β链占绝对优势。所以Hb Gower2、Hb Gower1和 Hb Portland仅见于胚胎期；胎儿血红蛋白主要是HbF；而成人有3种血红蛋白：HbA（αβ约占97%），HbA_2（αδ，约占2%），HbF（αγ，约占1%）（图5-46）。

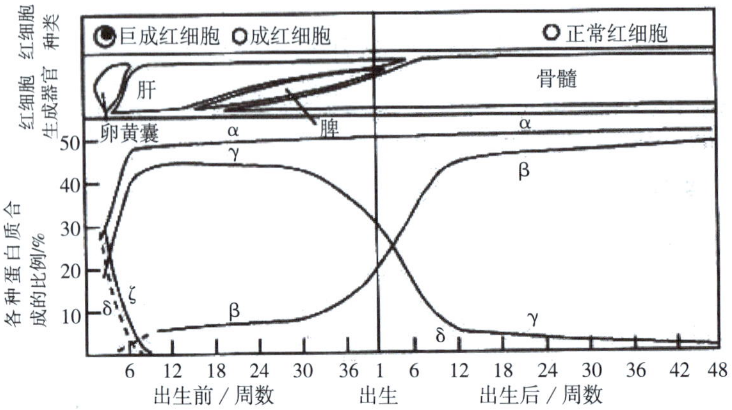

图5-46 个体发育的不同时期各珠蛋白基因表达的规律

二、血红蛋白合成的遗传控制

（一）人类珠蛋白基因的分布

人类的6种珠蛋白链是由各个相应的珠蛋白基因编码控制的，珠蛋白基因分成2类，一类是α-珠蛋白基因簇（α-globin gene cluster），包括α基因和ζ基因，位于16号染色体短臂末端（16P13-16Pter），每条16号染色体上均有2个α-珠蛋白等位基因。因此，二倍体细胞具有4个α基因，每一个α基因产生不等量的α-珠蛋白链。在人类α-珠蛋白基因簇中除2个α基因外，还有ζ基因和一个假基因Ψα，这些基因紧密连锁排列顺序5′-ζ-Ψζ-Ψα-$α_2$-$α_1$-θ1-3′，总长30kb，每个α基因有2个内含子（插入顺序），即IVS-1、IVS-2。另一类是β-珠蛋白基因簇（β-globin gene cluster），包括β基因、γ基因、δ基因和ε基因、假基因Ψβ，Ψ$β_2$位于第11号染色体短臂上（11P15.3），这些基因紧密连锁，排列顺序为5′-Ψ$β_2$-ε-$^{G}γ$-$^{A}γ$-Ψβ-δ-β-3′，总长60kb，也有2个内含子。假基因的75%～80%碱基序列与正常基因相同，但不能转录为有结构蛋白，可能是进化过程中“退化”的基因（图5-47）。

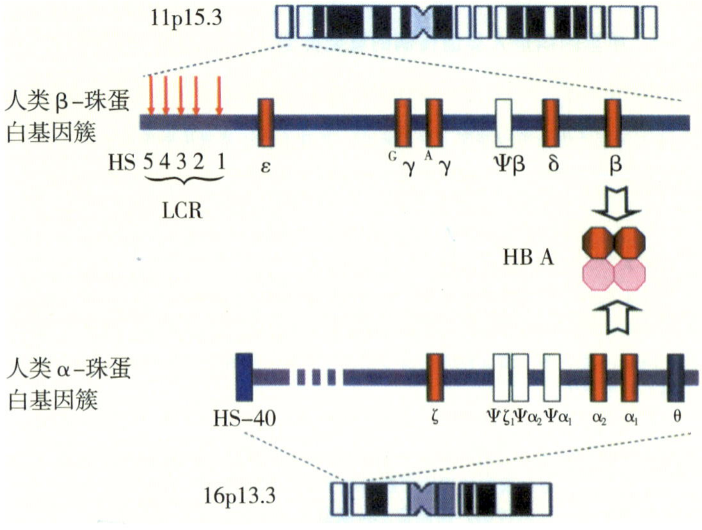

图5-47 人类β-珠蛋白基因簇和α-珠蛋白基因簇的染色体定位和基因结构

（二）珠蛋白基因的结构和表达

珠蛋白基因是不连续的，DNA的编码区被2个非编码区隔开，编码区称为外显子（exon），非编码区称为内含子（intron）或插入序列（intervening sequence，IVS）。珠蛋白基因表达合成珠蛋白链时，首先细胞核内珠蛋白基因转录形成一个大分子量的核mRNA前体，包括3个外显子和2个内含子互补的RNA序列，经过剪接加工，即首先在5′端加上“帽”（cap 5′m7Gppp）结构，在3′端接上多聚腺苷酸（polyA），再由剪接酶识别mRNA前体分子中特异切割部位，把2个内含子（IVS-1和IVS-2）的RNA互补序列切除，然后3个外显子的RNA互补序列拼接起来，形成有功能成熟的珠蛋白mRNA，成熟的珠蛋白mRNA从细胞核进入细胞质与核糖体结合，经过转录、翻译合成相应的珠蛋白链。

三、地中海贫血的分类、基因结构与临床症状

（一）α-地中海贫血的分类、遗传机制与临床症状

α-地中海贫血是由于α-珠蛋白基因部分或全部缺失或功能障碍导致有不同的类型症状。α-地中海贫血大部分由于基因缺失，只有少数突变。α-珠蛋白由16号染色体上2对等位基因控制，如果一条染色体的2个基因均缺失或突变，称为α-地中海贫血1（简称α-地1）；如果只有一个α基因缺失或突变，称为α-地中海贫血2（简称α-地2）；另有少数α-地中海贫血突变基因，如终止密码突变：Hb constant spring（Hb α^{CS}）、Hb Quang Sze（Hb QS）等。

1. α-地中海贫血临床分类 依据临床症状和受累基因的数量，以单体型不同可分为4种类型。

（1）α-地中海贫血2（α-地2或称静止型） 在4个α基因中只缺失一个α基因（-α/αα），其α-珠蛋白与β-珠蛋白肽链合成接近1，所以不表现有临床症状，只是胎儿期在脐带血中查到有Hb Bart’s约2%。它包括由于终止密码子突变非缺失型α-地中海贫血$\alpha\alpha^{CS}/\alpha\alpha$，导致α链延长，使正常α-珠蛋白合成减少。同样$\alpha\alpha^{T}/\alpha\alpha$，也是由于基因突变致功能缺陷，表达水平降低等。

（2）α-地中海贫血1（α-地1或称标准型） 其特征是2个基因缺失或功能障碍，包括在一条染色体上缺失2个α基因（--/αα）或在2条染色体上各缺一个α基因（-α/-α）。我国主要是（--/αα）型，患者末梢血血常规变动较大，小红细胞增多，红细胞大小不均和不同程度血红蛋白减少，常看到包涵体，有些患者在婴儿期检查血红蛋白Bart’s达5%～10%。

（3）HbH病 是α-地1与α-地2的双重杂合子，基因型为（--/-α），4个α基因缺失3个，只有少量α链合成，α-珠蛋白、β-珠蛋白合成比在0.3～0.6，所以过多β链聚合成快速泳动的异常HbH（β_4）。HbH对氧亲和力很高（为HbA的10倍），没有Bohr效应，是一种不稳定四聚体，其β链上巯基（-SH）容易氧化，导致β_4的解体，生成游离β链，并于红细胞中沉淀形成H包涵体。包涵体常附着在红细胞膜上，使细胞膜变形受损而破坏溶血。临床特征在出生后一年内就显示，除脸色苍白外，约有30%病例骨骼变形，有70%病例肝脾肿大，病情严重不亚于重型地中海贫血。但也有一些病例可以度过一生而无明显症状，患者的贫血可因感染或服磺胺类和抗疟疾药物而造成严重贫血。HbH病有些伴Hb constant spring（Hb α^{CS}），Hb α^{CS}的影响相当于α-地2，累及一个α基因，故与α-地1基因组合成双重杂合子α-地1/α^{CS}时，相当于缺失3个α基因所造成的危害性。HbH的双亲其中一人为标准型（--/αα），另一人为静止型（-α/αα），就有1/4的概率产生HbH的患者。

（4）Hb Bart’s胎儿水肿综合征（hydrops fetalis syndrome） 这是α-地1的纯合子，基因型为（--/--），由于4个α基因缺失或突变，而导致α链完全缺失，只有γ链聚合而形成Hb Bart’s（γ_4）和少量Hb Portland（$\zeta_2\gamma_2$）。Hb Bart’s对氧亲和力很强，因而释放到组织的氧较少，造成组织缺氧而坏死导致死胎，临床特点是婴儿往往早产死胎，有半数婴儿生下来已死亡，即使出生后仍存活，也只能活半小时左右。婴儿苍白、水肿、肝脾肿大，在肝和脾中能看到多处髓外红细胞生成；心脏增大，伴有心肌

水肿；在腹腔、胸腔和心包腔中均有渗出液，胎盘明显增大（图5-48），红细胞大小不均，血红蛋白一般为4～10g/100mL，在末梢血有许多有核红细胞与不同程度网织细胞增多。

患儿的家系基因分析：婴儿的双亲基因均为标准型（--/αα），相互结合就有1/4的概率产生Hb Bart's胎儿水肿综合征，2/4的概率生标准型（--/αα），1/4的概率生正常婴儿（αα/αα）（图5-49）。

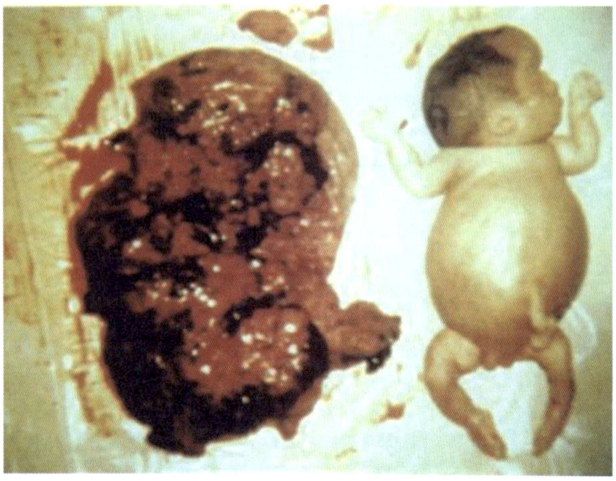

图5-48　Bart's胎儿水肿综合征患儿和大胎盘

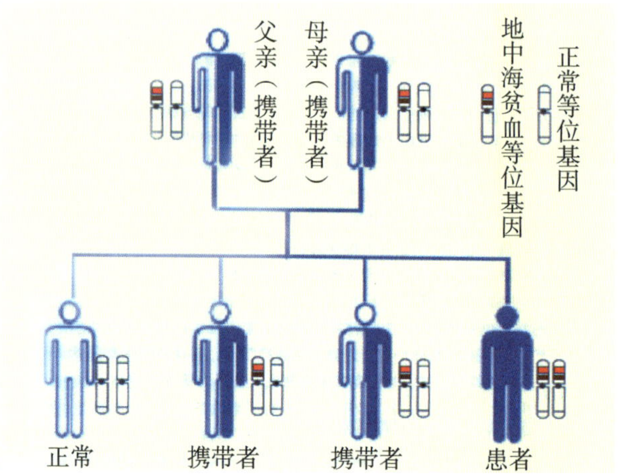

图5-49　α-地中海贫血携带者相互结婚的后代发病概率

2. α-地中海贫血的分子遗传机制及地理分布　通过限制性内切酶图谱、基因克隆和DNA序列分析，α-地中海贫血基因变化有下列几种情况和地理分布（图5-50）。

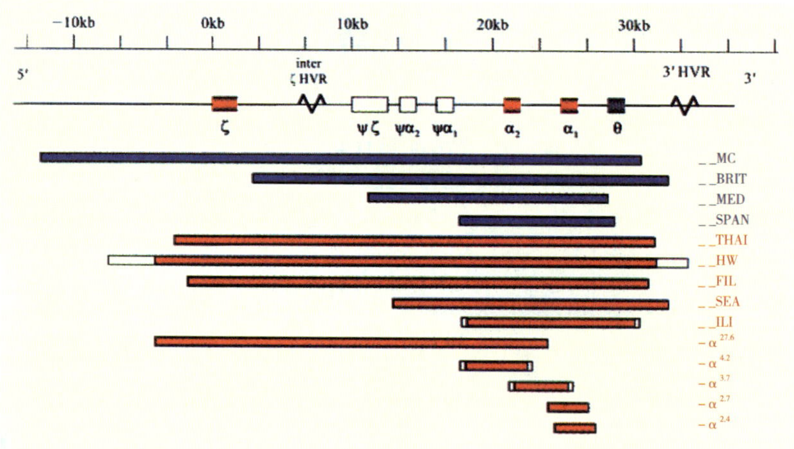

图5-50　α-地中海贫血的基因缺失类型及地理分布

（说明：有色表示缺失区域，红色区域代表中国人的缺失突变；$--^{SEA}$、$-\alpha^{3.7}$、$-\alpha^{4.2}$为中国人常见的3种缺失类型）

（1）α-地中海贫血2有2种类型

1）左侧缺失型（leftward deletion）　涉及α_2基因及其周围区域一个4.2kb片段缺失，是在亚洲人中发现的。

2）右侧缺失型（rightward deletion）　涉及α_1基因的5′端和α_2基因的3′端的一个3.7kb片段缺失，在地中海地区、美国人及亚洲人中发现。缺失发生的机制是人类α链基因不等交换所造成的。

（2）α-地中海贫血1有4种类型

1）α基因复合体缺失　包括ζ_2、ζ_1、$\psi\alpha_1$、α_2和α_1基因的5′非编码区序列和编码区第1～56个氨

基酸密码子在内的缺失，而残余的α_1基因是无功能的，为地中海地区人常见的缺失型。

2）缺失涉及ζ_1、$\psi\alpha_1$、α_2和α_1基因，但ζ_2基因完整；缺失长度未明确，但至少缺失17.4kb。见于亚洲人和地中海地区人。

3）缺失涉及$\psi\alpha_1$、α_2和α_1基因，但保留ζ_2、ζ_1基因。

4）缺失涉及α_2基因及α_1基因5′端片段，长度约5.2kb，残余α_2基因无功能。

（3）非缺失型α-地中海贫血　非缺失型α-地中海贫血主要是亚洲人，而在地中海地区人、美国黑人等偶见，利用基因克隆和DNA序列分析，发现非缺失型地中海贫血有5种类型以上。例如α基因终止密码突变，亚洲Hb α^{CS}就是此类型，由于142位密码子UAA→CAA，α链延长至172个氨基酸，成为无功能肽链。

1）mRNA加工错误　α_2基因IVS-1 5′切点处有5个核苷酸（TGAGG）缺失，导致α基因转录的mRNA前体不能正常剪接，因而不能形成成熟的mRNA。

2）α基因编码区碱基置换突变　如Hb Guongxi（Hb 广西）的α_2基因编码第125个氨基酸的密码子，由亮氨酸（CTG）变成脯氨酸（CCG），其置换位置正好在α_1-珠蛋白和β_1-珠蛋白接触时临界的“H”螺旋区，妨碍了$\alpha_1\beta_1$二聚体的形成，进而影响四聚体的产生，导致不稳定的血红蛋白而致病。

3）多聚腺苷酸（polyA）信号突变　α_1基因3′端的polyA添加信号由AATAAA突变为AATAGA，使多聚腺苷酸化不能进行，尽管没有附加polyA的mRNA前体仍能被剪接加工，但由于没多聚腺苷酸化，因而使成熟的mRNA合成量降低。

4）移码突变　α_1基因密码子第14位缺失1个核苷酸（TGG→-GG），从而使α_1肽链不能正常合成等。随着研究的深入，非缺失型α-地中海贫血的类型还会增多。

（二）β-地中海贫血的分类、遗传机制、临床症状与诊断

β-地中海贫血是红细胞的血红蛋白β链合成显著减少（为正常的5%～30%）或完全不能合成的一组常染色体隐性遗传性溶血病。位于11号染色体上β基因缺陷，它是由一对等位基因控制的，每条染色体上只有1个β基因，如果染色体的等位基因均突变或缺失就不能形成正常的血红蛋白（$\alpha_2\beta_2$），世界范围内有200多种突变型，在我国发现有48种突变型，这些突变基因位点分布都定位。

β-地中海贫血可分为2种类型：β^0-地中海贫血的β链合成完全抑制；β^+-地中海贫血的β链合成部分受到抑制，即正常β链合成量降低。在临床上表现为多种症状，所以通常根据基因型和病情分为轻型β-地中海贫血、中间型β-地中海贫血、重型β-地中海贫血和遗传性胎儿血红蛋白持续存在症等。

1. β-地中海贫血临床分类

（1）轻型β-地中海贫血　患者是β^+-地中海贫血或$\delta\beta^0$-地中海贫血杂合体，基因型分别为β^+-地中海贫血/β^A、$\delta\beta^0$-地中海贫血/β^A。患者尚能合成相当量β链，血红蛋白水平可高达90～120g/L，故临床仅表现低血红蛋白的轻度贫血，甚至可以代偿而无症状。本病HbA_2可增高达3.5%以上，这可作为携带者鉴别指标之一。测试红细胞渗透脆性减低（<60%），也可定为β-地中海贫血携带者。

（2）中间型β-地中海贫血　患者通常是某些β-地中海贫血变异型的纯合体，如伴有HbF增高的β^+-地中海贫血/β^+-地中海贫血或2种不同变异型地中海贫血的双重杂合体，如β^0-地中海贫血/β^A、β^+-地中海贫血/δβ-地中海贫血，贫血症状介于轻型与重型之间，有些患者巩膜发黄并随年龄而加深，脾脏肿大，但血红蛋白维持一定水平，一般不需输血。HbA_2增高达3.5 %以上，可作为携带者鉴别指标。

（3）重型β-地中海贫血　患者为β^0-地中海贫血、β^+-地中海贫血和$\delta\beta^0$的纯合体或是β^0-地中海贫血的双重杂合体，基因型分别为β^0-地中海贫血/β^0-地中海贫血、$\delta\beta^0$-地中海贫血/δβ-地中海贫血或β^+-地中海贫血/β^0-地中海贫血。这些患者的β链不能合成或合成量很少，α链与γ链或δ链结合，故HbA_2（$\alpha_2\delta_2$）和HbF（$\alpha_2\gamma_2$）明显增高，HbF高达50%～95%。由于α链相对过多，结果游离的α链在红细胞内膜沉积，形成亨氏小体（Heinz body），改变细胞膜的通透性，引起溶血反应。所以患儿在出生5个月左右便出现严重的进行性溶血性贫血，不同程度的黄疸，口腔黏膜苍白，红细胞大小不均和畸形，肝、脾肿大等。由于骨髓增生，导致骨质疏松、颅骨与长骨变形、头部显示头大、鼻梁扁、眼距宽、颧骨突出与眼睑浮肿、上唇萎缩，形成特殊的地中海贫血面容。患儿的生长缓慢，反应迟钝，有些可见皮肤色素沉着，下肢溃疡，血红蛋白水平低至40～50g/L（图5-51）。因严重贫血而需输血延续生命，但多在儿童期即死亡，给家庭与社会在精神上与经济上造成沉重的负担。

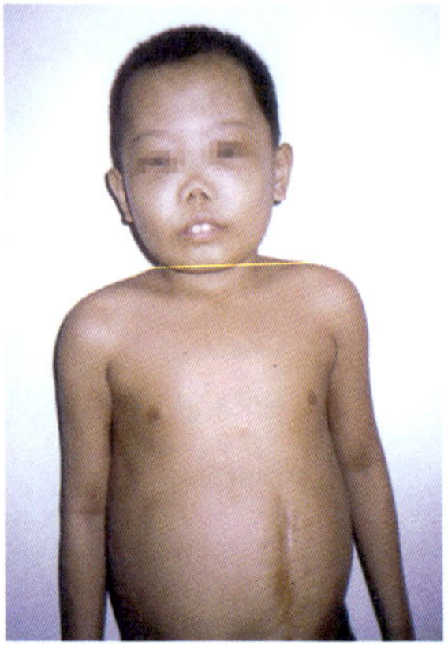

图5-51　重型β-地中海贫血血患儿的肝大、脾大（见脾切除伤疤）和头颅变形

（4）遗传性胎儿血红蛋白持续存在症（hereditary persistence of fetal hemoglobin，HPFH）　特点是HbF在成年人仍持续较高，无明显的血液学异常或临床症状，但患者的红细胞氧亲和力较高，红细胞大小不等，个别有脾肿大。

2. β-地中海贫血基因突变的分子遗传机制　β-地中海贫血主要是由于基因的突变，而像α-地中海贫血那样基因大片段DNA缺失是很少的，现分述如下：

（1）β-珠蛋白基因的突变型

1）翻译缺陷　基因编码区遗传密码单个碱基的突变，产生异常的终止密码子（TAG、TGA、TAA），使mRNA翻译的β-珠蛋白链过早终止，造成β链缩短，而没有β-珠蛋白功能。例如中国人的密码子17，由AAG突变为TAG（A→T）、IVS-2 654（C→T）；撒丁人中的密码子CD39，由CAG突变为TAG（C→T），CD37，由TGG突变为TAG（G→A）等错义突变，导致β^0-地中海贫血。

编码区的插入或缺失碱基导致β-地中海贫血。例如中国人的密码子β41-42有4个碱基缺失（-TCTT），造成移码突变，形成58位的终止密码，此外还有CD71-72（+A）、CD31（-C）、CD38（-A）等移码突变，提前终止β链合成而造成β^0-地中海贫血。

2）转录产物加工的缺陷　在β-地中海贫血的基因突变中占较大比例，当转录产物加工成mRNA时，主要的过程是内含子的剪接。在内含子与外显子交界处总是以GT起，以AG止。前者称为给位裂解信号，后者称为受位裂解信号。突变后若造成正常裂解信号的改变，或者使原来无活性的隐蔽的裂解信号活化，就会造成加工过程的异常，产生异常的mRNA，它通常不稳定，易被破坏而失去合成β链的功能。这类突变使mRNA加工异常有下述3种情况：

A. 裂解信号本身的突变，如内含子1（IVS-1-1）的GT突变为AT（G→A），产生大于正常的mRNA，很不稳定，造成β^0-地中海贫血。

B. 在内含子上发生一个碱基取代，产生一个假裂解信号；如中国人β-地中海贫血的内含子2（IVS-2-654）第654位碱基转换，由C→T，（IVS-1-5）G→C等异常的mRNA不能合成正常β链，导致β^0-地中海贫血。

C. 编码区的单个碱基突变，使相邻的隐蔽裂解信号活化，造成β链异常。如中国人常见的HbE病，密码子26（G→A）就属于这类β链异常的贫血。

3）转录调控的缺陷　β-珠蛋白基因的左段（5′旁侧区）是转录的调控区。在转录起始点上游约30碱基处有多个AT区，叫TATA盒，它对转录调控起重要作用，它的突变会造成转录水平下降，βmRNA的合成降低，从而导致β^+-地中海贫血。如中国人β-地中海贫血的-28位A→G、-30位T→C、-73位A→T、美国黑人β-地中海贫血-29位A→C等均为转录调控缺陷。

β-地中海贫血在中国人群中，已发现有48种突变型，而其中发病高的主要有10种突变型，占96.5%

以上，它们依次顺序是：β^{41-42}、β^{-28}、β^{654}、β^{17}、β^{71-72}、β^{-29}、β^{-26}、β^{43}、β^{14-15}、β^{37}。

（2）β-珠蛋白基因的缺失型　我国β-珠蛋白基因的大片段缺失型有5种：广州型、云南型、中国型、东南亚型、中国台湾型。缺失片段的长短包括基因$^{A}\gamma$、Ψβ、β、δ等，现以图示红色表述（图5-52）。

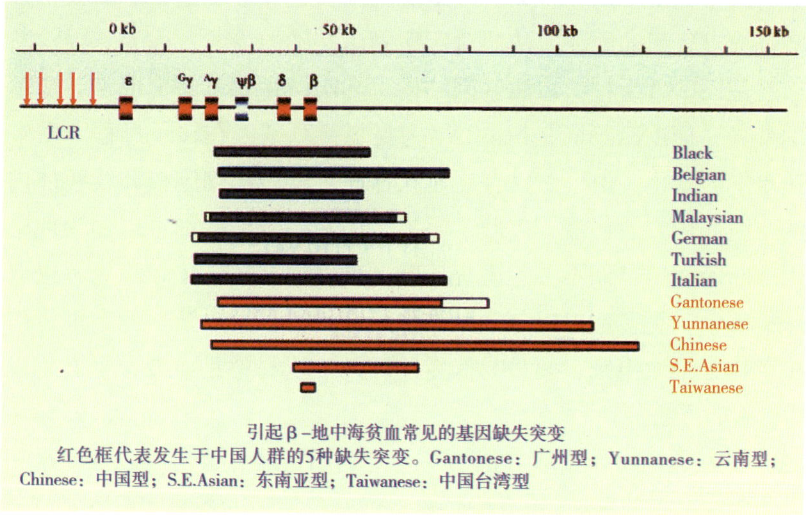

图5-52　基因缺失类型及地理分布

（说明：有色表示缺失区域，红色框代表中国人的缺失突变；$--^{SEA}$、$-\alpha^{3.7}$、$-\alpha^{4.2}$为中国人常见的3种缺失类型）

3. β-地中海贫血的诊断　β-地中海贫血的诊断主要依据临床表现与实验室诊断。先进行筛查，如夫妇均为携带者，则后代的发病概率：正常为1/4；患病为1/4；携带者为2/4（图5-53）。对疑为β-地中海贫血患者或患胎，应进行基因诊断或产前诊断。依据点突变的特点，可用各种等位基因特异性PCR技术进行诊断，包括反向点杂交、PCR-SSCP、PCR-ASO、PCR-DGGE、PCR-RFLP、PCR-异源双链分析、PCR-错配化学裂解、DNA序列分析和基因芯片等技术方法。

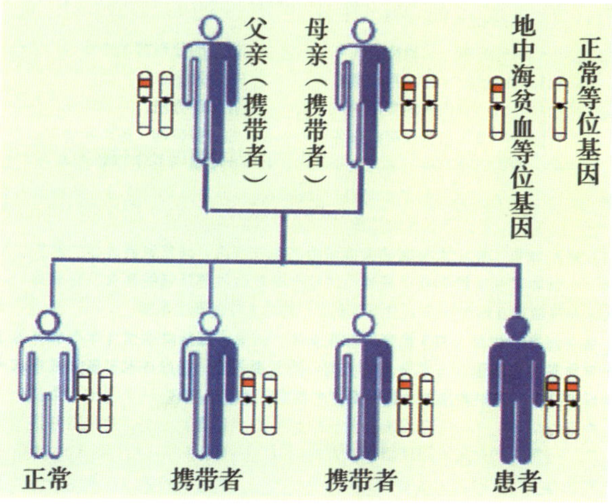

图5-53　β-地中海贫血基因突变的夫妇均为携带者的后代发病概率

反向点杂交（reverse dot blot，RDB）是目前常用于β-地中海贫血突变检测的新技术，它与传统等位基因特异性寡核苷酸探针点杂交的不同点，是将固定探针取代固定靶DNA方式，从而改变传统的杂交法，以前一次只能检测一种突变，而反向点杂交的优点是在一张杂交薄膜上可以同时检查多种点突变，即在尼龙薄膜上固定一系列已知的与β-地中海贫血基因突变杂交的等位基因特异性杂交探针，用这薄膜与PCR扩增样品待测的DNA杂交，经洗脱和显色，一次就可以鉴定多个被测样品是否携带与膜上探针杂交的β-地中海贫血基因突变，显示膜上的斑点就一目了然，整个诊断程序在一天内可完成。针对我国β-地中海贫血基因分布特点，现设计一张尼龙膜，一次就可以检查17种以上常见的β-地中海贫血突变基因的通用膜条，如41/42、654-2、-29、-28、17、β^{E}和71/72等。此外还有较少的β-地中海贫血突变基因，可设计一张为稀有基因特异性杂交探针膜条检查：如-32、-30、40-43、IVS-1、27/28、31、43等已广泛应用于临床。

四、地中海贫血的基因诊断方法

（一）人体细胞基因组DNA的提取方法

人类绝大多数疾病都与基因的变异有关。应用现代生物学和分子遗传学的技术方法，检测基因结构及其表达水平的异常以找出致病的原因，从而对疾病做出准确的诊断，称为基因诊断。它包括DNA诊断和RNA诊断。DNA诊断是以DNA为材料检测基因结构（如DNA序列、缺失或点突变）和基因拷贝数（如重排、三联体等）的变异；而RNA诊断是以mRNA为材料检测基因在转录过程中发生的剪接、加工的缺陷及其转录产物表达水平的变化。由于DNA存在于人体各种组织的细胞核和线粒体内，且有核细胞内包含的DNA都是一样的，因而用人的血液、皮肤、毛发、羊水、绒毛等都可以作为地中海贫血分子病等的DNA分析和产前基因诊断的材料，而不必考虑表达问题；再加上DNA比较稳定，提取和保存也比RNA方便和快捷，故在临床检测中，更多地以DNA为基本材料来进行基因诊断。但在进行DNA诊断之前，首先要将DNA从复杂的染色体中抽取出来，而最易获得的DNA提取材料是血液，下面就以此为例介绍最常用的DNA提取和遗传病诊断的方法。

1. 苯酚–氯仿法 是经典的DNA提取方法，主要是利用核酸、蛋白等成分在水相和有机相中溶解度的不同而重新分配来获取DNA。苯酚–氯仿方法经典、便宜，使用的都是实验室常规试剂，提取的DNA纯度比较高；缺点是费时费力，苯酚和氯仿还有一定毒性，在操作中注意通风和防护。

2. 磁珠法 磁珠法基因组DNA提取技术主要是利用磁珠在高盐、低pH下吸附核酸，在低盐、高pH下与核酸分离，再通过移动磁珠来获取DNA。其基本原理是：在磁场的作用下，携带有DNA的磁珠与液体分离，收集磁珠，先用70%的乙醇对DNA–磁珠复合物进行清洗，再用Tris缓冲液或纯水将DNA洗脱下来，最后通过磁场的作用把用过的磁珠分离出来，得到纯的DNA溶液。磁珠法提取DNA目前有疏水作用磁珠、金属螯合磁珠、离子交换磁珠、糖蛋白磁珠和免疫亲和磁珠，技术操作简单，不需要离心，反应都在同一个反应管中进行，样品不会丢失和污染，耗时较短，而且适合于自动化。

3. 微柱法 微柱法基因组DNA提取技术是利用DNA在高盐、低pH的特定溶液环境下可吸附在固相介质上（如硅胶膜），洗涤去除杂质后，再改变溶液环境使DNA溶解到纯水或TE中。经典的离心微柱法的基本原理是：把硅胶膜固定在离心管中，在离心力或者负压的作用下让液体通过硅胶膜，硅胶膜类似于超滤膜的作用，液体通过时核酸则留在膜上，再经过洗涤、洗脱的多步骤得到核酸。这种方法的优点是操作简单、费时短；缺点是制备量受到限制。目前国内外用于血液DNA提取的微柱法类试剂盒很多，操作步骤大同小异。

（二）α–地中海贫血以基因缺失为主的诊断

α–地中海贫血基因突变以α–珠蛋白基因的大片段缺失为主要类型，也有少数为非缺失型点突变。因此，α–地中海贫血基因诊断的基本原则按下列流程操作：常见3种缺失类型（$-\alpha^{3.7}/$、$-\alpha^{4.2}/$、$--^{SEA}/$），然后非常见缺失类型（$--^{THAI}/$、$--^{FIL}/$），以及α–珠蛋白基因点突变的杂交和测序的分析。

1. 多重Gap–PCR检测中国人群中3种常见α–地中海贫血缺失

（1）技术原理 Gap–PCR又称裂口PCR，是目前检测缺失型α–地中海贫血的常用方法。其原理是：于缺失序列的两侧设计一对引物，在正常DNA序列中，上下游引物间相距很远，扩增片段很长或超出有效扩增范围而不能生成扩增产物；由于缺失的存在使断端连接而致两引物之间的距离靠近，因而可以扩增出特定长度的片段。

α–地中海贫血90%以上是由于α–珠蛋白基因簇大片段缺失所引起，我国南方最常见的缺失类型有（$--^{SEA}/$）、（$-\alpha^{3.7}/$）和（$-\alpha^{4.2}/$）3种；缺失基因型主要是$--^{SEA}/\alpha\alpha$、$-\alpha^{3.7}/\alpha\alpha$、$-\alpha^{4.2}/\alpha\alpha$、$--^{SEA}/-\alpha^{3.7}$、$--^{SEA}/-\alpha^{4.2}$、$-\alpha^{3.7}/-\alpha^{3.7}$、$-\alpha^{4.2}/-\alpha^{4.2}$和$--^{SEA}/--^{SEA}$。根据这3种缺失突变的缺失范围及断裂点，分别设计特

异引物可以同时检测这3种缺失类型。此外，在这3种缺失片段的共同区域还设计一对正常内对照引物，指示当发生任一种缺失纯合子或双重杂合子时该正常对照不扩增。基于此原理所建立的四重Gap-PCR检测体系，可根据PCR特异性扩增片段定性检测这3种α-地中海贫血基因缺失，并根据阳性扩增片段的组合结果诊断各种不同的基因型。

（2）试剂制备

1）α-地中海贫血基因检测试剂盒。

2）人基因组DNA提取试剂　采用苯酚-氯仿法提取DNA，如血液基因组DNA提取试剂盒，磁珠法血液DNA自动提取试剂。

3）电泳用琼脂糖　0.5×TBE（TAE）电泳缓冲液，0.5μL/mL EB（溴乙啶）。

（3）操作步骤

1）标本采集及基因组DNA抽提　标本类型包括外周血、脐带血、绒毛、羊水细胞，基因组DNA抽提则参照苯酚-氯仿法。用于检测的基因组DNA调浓度至20～200 ng/μL备用。

2）PCR扩增目的基因片段　取出PCR反应液，在Eppendorf反应管盖上做好标记，5 000r/min短暂离心，将液体甩至管底，加入待检DNA样品4.0μL（100～800ng），总反应体系为25μL。同时，在每批检测中，以一管中加入4.0μL灭菌蒸馏水作为空白对照，另一管中加入无α-基因缺失的正常DNA样品作为阴性对照，再于另3管中分别加入已知的上述3种缺失的DNA样品为阳性对照。然后按以下条件扩增：96℃预变性15min；98℃ 45s→64℃ 90 s→72℃ 3min，35个循环；72℃延伸5min。PCR参数可根据仪器作适当调整。

3）PCR扩增产物电泳分析　5～6μL PCR产物加1μL 6×Loading Buffer，标准DNA分子量Marker，于1.0%～1.5%琼脂糖凝胶，5V/cm电压电泳60～90min。

（4）结果分析　电泳结束，将琼脂糖凝胶放入凝胶成像系统或紫外透射分析仪上观察结果。阳性结果：（$-\alpha^{3.7}$/）缺失的扩增片段为2 051bp，（$-\alpha^{4.2}$/）缺失的扩增片段为1 645bp，（$--^{SEA}$/）缺失的扩增片段为1 306bp，正常内参序列的扩增片段为1 826bp，根据这些缺失类型的特异性扩增产物可以诊断被检样品的基因型，样品检测见电泳图谱（图5-54）。

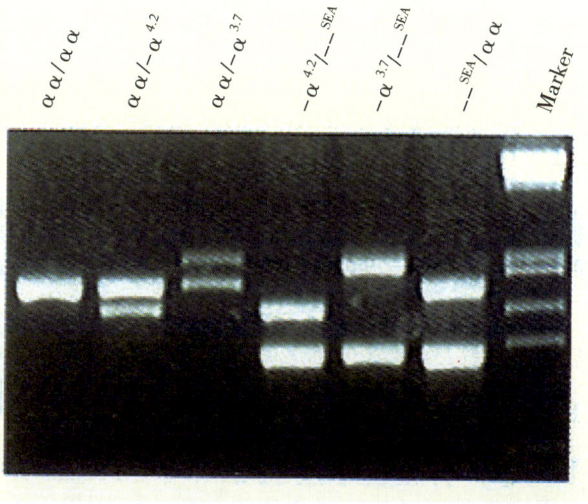

图5-54　3种常见缺失型α-地中海贫血的代表性基因型诊断图谱

（说明：单管多重Gap-PCR技术检测3种常见的缺失型（$-\alpha^{3.7}$/、$-\alpha^{4.2}$/、$--^{SEA}$/）α-地中海贫血杂合子及双重杂合子；各泳道的基因型见图上方，基因型αα/αα为正常对照）

对检测结果的分析还需考虑：

1）本方法只针对上述3种α-地中海贫血基因缺失，在仅有正常内对照扩增片段阳性出现的情况下，不能排除其他类型的α-地中海贫血缺失或点突变，必要时可根据样品表型资料检测这3种α-地中海贫血缺失以外的基因缺陷类型。

2）中国南方人群中还存在一种少见的表型完全正常但含2个特殊组成的α-珠蛋白基因结构（α_2-$\alpha_2\alpha_1$），$\alpha_2\alpha_1$表示类似（$-\alpha^{3.7}/$）缺失中由α_2和α_1形成的融合基因，并且不影响正常的基因表达；这一特殊正常基因结构的样品可扩增出（$-\alpha^{3.7}/$）缺失片段，但这一结构要与真正的（$-\alpha^{3.7}/$）缺失区分开来。

（5）临床意义　基因型检测结果须结合血液学和临床资料进行综合分析，本方法得到的基因型检测结构的临床意义要点如下。

1）表型资料和基因诊断结构均正常的个体，一般可排除α-地中海贫血基因缺失，但尚有可能漏检极少数罕见静止型α-地中海贫血（如$-\alpha_2^{.7}/\alpha\alpha$等）。

2）基因型为（$-\alpha^{3.7}/\alpha\alpha$）或（$-\alpha^{4.2}/\alpha\alpha$）的个体，一般表型正常或红细胞参数处于正常低值范围，为静止型α-地中海贫血基因携带者，无临床表型。此外，还有上述（$-\alpha^{3.7}/$）检测阳性，属于α_2-$\alpha_2\alpha_1$基因特殊情况的正常个体。

3）基因型为（$--^{SEA}/\alpha\alpha$）、（$-\alpha^{3.7}/-\alpha^{3.7}$）、（$-\alpha^{3.7}/-\alpha^{4.2}$）或（$-\alpha^{4.2}/-\alpha^{4.2}$）的个体，有典型的小细胞低色素贫血表型，$HbA_2$正常低值或降低，可诊断为α-地中海贫血基因携带者。

4）基因型为（$--^{SEA}/-\alpha^{3.7}$）或（$--^{SEA}/-\alpha^{4.2}$）的个体，有中度贫血（Hb 62～133g/L）和小细胞低色素性贫血表型，HbA_2正常低值或降低，血红蛋白分析0.8%～40%，可诊断为缺失型HbH病（中间型α-地中海贫血）。这类患者的临床表型个体差异较大，一般缺失型个体较非缺失型HbH病（$--/\alpha^{T}\alpha$）个体的临床表型较轻。

5）基因型为（$--^{SEA}/--^{SEA}$）的个体，一般为进行产前诊断的胎儿或引产后复查样品，脐带血中有大量Hb Bart's，可诊断为Hb Bart's胎儿水肿综合征，受累胎儿通常于妊娠23～38周或出生后1h内死亡。

（6）检测报告

1）阴性　表示未检出所涉及的3种缺失的任何一种，报告为：被检样本中排除（$--^{SEA}/$）、（$-\alpha^{3.7}/$）和（$-\alpha^{4.2}/$）3种α-地中海贫血缺失。

2）阳性　检测到的缺失类型及基因型，并根据基因型进一步给出临床诊断结果。采用Gap-PCR技术：①在被检样品中检测到导致α-地中海贫血的基因缺失（$--^{SEA}/$），基因型为（$--^{SEA}/\alpha\alpha$），诊断结果为α-地中海贫血基因携带者；②在被检样品中检测到导致α-地中海贫血的基因缺失（$--^{SEA}/$）和（$-\alpha^{3.7}/$），基因型为（$--^{SEA}/-\alpha^{3.7}$），诊断结果为HbH病；③在被检样品中检测到导致α-地中海贫血的基因缺失（$--^{SEA}/$），基因型为（$--^{SEA}/--^{SEA}$），诊断结果为Hb Bart's胎儿水肿综合征。

2. 反向点杂交（RDB）技术检测α-地中海贫血点突变基因

（1）技术原理　PCR结合反向点杂交（reverse dot blot，RDB）检测点突变的方法是采用等位基因特异性寡核苷酸（allele-specific oligonucleotide，ASO）探针杂交法的基本原理。ASO探针是人工合成探针对突变位点的特异性寡核苷酸探针，通过ASO探针检测PCR扩增产生的来自被检者样品DNA的片段进行突变基因的检测。即通过位于ASO探针（长度一般为18～20个碱基）中部的序列特异性碱基与PCR扩增固定在杂交膜条上靶序列DNA的碱基序列杂交，如有一个碱基不匹配，就不能形成稳定的杂交链，因此在严格条件下洗膜，以达到检测基因中少数碱基变化（少至单个碱基）。RDB技术是在膜上固定一系列已知突变位点的ASO探针而非固定靶DNA，这就是"反向点杂交"的含义，故在一个杂交反应中便能同时分析一个标本中可能存在的多种点突变。杂交信号的检测则在引物末端标记生物素，再通过生物素辣根过氧化物酶（peroxidase，POD）催化底物显色而观察杂交结果。方法方便、快捷、准确，有一定的检测通量，是目前临床上普遍应用的地中海贫血点突变分子诊断技术。

中国人群中的α-地中海贫血基因突变除常见的缺失类型以外，还存在一些α-珠蛋白基因点突变（$\alpha^{T}\alpha$）类型，主要为（$\alpha^{QS}\alpha$/）、（$\alpha^{CS}\alpha$/）和（$\alpha^{WS}\alpha$/）3种。现以亚能公司生产的“α-地中海贫血点突变基因检测试剂盒”为例，详述PCR结合RDB技术检测α-地中海贫血点突变基因的检测技术与操作。

（2）试剂制备

1）α-地中海贫血点突变基因检测试剂盒。

2）人基因组DNA提取试剂：均有商品化试剂盒。可采用苯酚-氯仿法提取外周血、毛发组织、羊水细胞、绒毛、脐带血的基因组DNA。

3）杂交和显色试剂：需要自己配制。①20×SSC缓冲液（pH7.0）　175.2g氯化钠，88.2g枸橼酸钠·$2H_2O$，先溶于800mL去离子水，调pH7.0，最后定容至1 000mL，分装后高压灭菌。②10% SDS（pH 7.0）　20g SDS，溶于180mL去离子水，调pH7.0，最后定容至200mL。③溶液A（2×SSC，0.1% SDS）　20×SSC 100mL，10% SDS 10mL，加去离子水定容至1 000mL。④溶液B（0.5×SSC，0.1% SDS）　20×SSC 25mL，10% SDS 10mL，加去离子水定容至1 000mL。⑤溶液C（0.1 mol/L枸橼酸钠）　1mol/L枸橼酸钠100mL，加去离子水定容至1 000mL。⑥显色液（新鲜配制，按顺序加入以下溶液）　溶液C 19mL，TMB 1mL，30%过氧化氢溶液2μL。

电泳用琼脂糖：0.5×TBE（TAE）电泳缓冲液，0.5μL/mL EB（溴化乙啶）。

（3）技术操作

1）标本基因组DNA抽提　标本类型包括外周血、脐带血、绒毛、羊水细胞，基因组DNA按苯酚-氯仿法抽提。用于检测的基因组DNA调浓度至20～200ng/μL备用。

2）PCR扩增目的基因片段　取出PCR反应液，在Eppendorf反应管盖或管壁上做好标记，5 000r/min短暂离心，将液体甩至管底，加入待检DNA样品4μL（100～800ng），总反应体系为25μL。同时，在每批检测中，以一管中加入4μL灭菌蒸馏水作为空白对照，另一管中加入无α-基因点突变的正常DNA样品作为阴性对照，再于另3管中分别加入已知的上述3种α-地中海贫血基因点突变DNA样品为阳性对照。然后按以下条件扩增：50℃ 15min；95℃预变性10min；95℃ 45s+64℃ 2min，15个循环；95℃ 30s→49℃ 30s→72℃ 30s，30个循环；72℃延伸5min。PCR参数根据仪器可作适当调整。

3）PCR扩增产物电泳分析　电泳参数：5～6μL PCR产物加1μL 6×Loading Buffer、标准DNA分子量Marker，于1.0%～1.5%琼脂糖凝胶，5 V/cm电压电泳60～90min，见约1 000bp片段大小PCR产物条带即可进行RDB检测。

4）RDB的检测方法　①镊取膜条（每份样品一条），用铅笔在RDB膜条右边编号区域标记样品编号。②取15mL一次性塑料离心管（每份样品一支），做好相应标记，每管放入一张标记好的膜条。加溶液A至液面刚没过膜条（约10mL），再分别加入PCR反应产物，混匀，上盖松紧适度。③100℃沸水浴中变性10min，取出后拧紧盖，封口膜封口。④48℃水浴中杂交1.5～4h，要在旋转式杂交仪或恒温水浴摇床上进行。期间将溶液B置于杂交仪中预热，至少20min以上。⑤将膜条转入已于48℃预温的溶液B中，48℃轻摇洗涤15min（从此步开始，以后的操作均可将多条膜置于同一容器内）。⑥孵育盒内用溶液A配制1：2 000的孵育液（如做2张膜只需4μL POD溶液，配制成8mL孵育液，做4张膜则需6μL POD溶液，配制成12mL孵育液），将膜条放入孵育液中，室温轻摇浸泡30min，弃去孵育液。然后用溶液A室温轻摇洗涤2次，每次5min，再用溶液C室温洗膜1～2min。⑦在显色盒内配制显色液，将膜条浸泡于显色液中避光显色10～30min。⑧倒去显色液，用清水冲洗一次膜条，判读结果。膜条若需保存，可将湿膜条放入密闭的封口袋中存于2～8℃冰箱，或直接干燥，扫描保存。

（4）结果分析

1）判断依据　看图膜上各探针位点是否有肉眼清晰可见的圆形蓝色斑点，有显色信号指示反应体系正常。

2）阴性结果　仅在正常探针位点有显色信号，说明样品DNA正常或不是突变类型。

3）阳性结果　若突变探针位点有显色信号，说明所检测样品含有此种突变基因。同时，需根据该突变的正常位点有无显色信号，如果正常位点无显色信号，则为此突变位点的纯合子；同时还需观察其他突变位点有无显色信号，如果有2个突变位点显色，且所有正常位点均显色，则为双重杂合子病例（图5-55）。

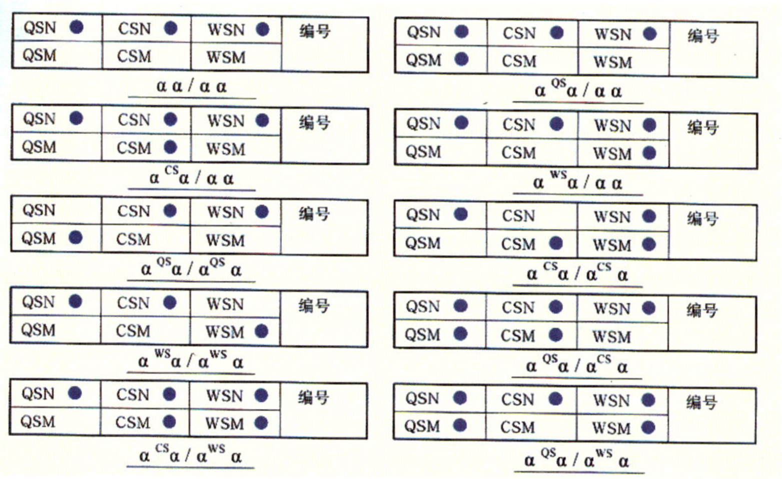

图5-55　α-地中海贫血基因型点突变RDB检测结果

［说明：QSN、CSN和WSN分别代表（$\alpha^{QS}\alpha$/）、（$\alpha^{CS}\alpha$/）和（$\alpha^{WS}\alpha$/）正常对照位点；QSM、CSM和WSM分别代表（$\alpha^{QS}\alpha$/）、（$\alpha^{CS}\alpha$/）和（$\alpha^{WS}\alpha$/）突变位点。检测得到的基因型标注在膜条的下方］

4）受检样本基因型分析　α-地中海贫血以基因缺失突变为主，点突变较少，按α-地中海贫血诊断的一般原则及流程，当受检个体具有α-地中海贫血相应表型，而未检测到α-地中海贫血基因缺失突变，或缺失突变检测结果与表型不符的情况下，再进行α-地中海贫血基因点突变检测，也就是先查缺失，再查点突变。所以检测的结果须与受检个体的基因缺失突变检测结果相结合，分析样品的α-地中海贫血基因型。

（5）不同基因型临床表现

1）在成人外周血红细胞中，α_2-珠蛋白基因的转录效率高于α_1-基因，当α_2-基因缺失时，α_1-基因的转录活性会代偿性提高。α-珠蛋白基因点突变多发生在转录效率较高的α_2-基因，因此，点突变所引起地中海贫血表型较缺失型严重。

2）基因型为（$\alpha^{T}\alpha/\alpha\alpha$）的杂合子个体，根据突变类型的不同，其血液学表型可表现为轻型α-地中海贫血（如Hb α^{CS}，Hb α^{QS}），或静止型α-地中海贫血（如Hb α^{WS}）。

3）基因型为（$-\alpha/\alpha^{T}\alpha$）的个体，与（$-\alpha/-\alpha$）个体表型相似，一般表现为2个α-基因缺陷的轻型α-地中海贫血。

4）基因型为（$--/\alpha^{T}\alpha$）的个体，与（$--/-\alpha$）个体表型相似，一般表现为3个α-基因缺陷的Hb H病，但（$--/\alpha^{T}\alpha$）型H病较（$--/-\alpha$）型H病的表型严重（$--/\alpha^{WS}\alpha$除外）。

（6）检测报告

1）阴性　表示未检出所涉及的3种基因突变中的任何一种，即被检者排除Hb α^{CS}、Hb α^{QS}和Hb α^{WS} 3

种基因点突变。

2）阳性　如检测到点突变类型，综合缺失型α-地中海贫血检测的结果，提供受检者的α-地中海贫血基因型，并根据基因型进一步给出临床诊断结果。例如：①用RDB技术，在样品中检测到导致α-地中海贫血的（$\alpha^{CS}\alpha$/）基因点突变，综合其缺失基因型检测结果，受检者的α-地中海贫血基因型为（$\alpha\alpha$/$\alpha^{CS}\alpha$），诊断结果为Hb α^{CS}点突变α-地中海贫血携带者；②用RDB技术，在被检者中检测到导致α-地中海贫血的（$\alpha^{CS}\alpha$/）基因点突变，综合其缺失基因型检测结果（如$-\alpha^{3.7}$/$\alpha\alpha$），受检者的α-地中海贫血基因型为（$-\alpha^{3.7}$/$\alpha^{CS}\alpha$），诊断结果为α-地中海贫血基因携带者；③用RDB技术，在被检者中检测到导致α-地中海贫血的（$\alpha^{CS}\alpha$/）基因点突变，综合其缺失基因型检测结果（如$--^{SEA}$/$\alpha\alpha$），被检样品的α-地中海贫血基因型为（$--^{SEA}$/$\alpha^{CS}\alpha$），诊断结果为Hb H病。

（7）操作过程与质量控制

1）PCR扩增待测样品时，必须设置阳性和阴性对照，以验明体系正常与否；用电泳检查PCR产物，必须保证特异性扩增并有足够的产物量，否则需重新扩增。

2）操作中不用手接触膜条，用干净镊子夹取膜条边角。

3）显色液现配现用，配置时按顺序加入；显色过程应避光。

4）注意按实验室诊断的质量控制管理内容操作。

3. α_2-珠蛋白基因和α_1-珠蛋白基因序列分析　根据地中海贫血诊断的原则与流程，对于有α-地中海贫血表型阳性的样品，首先排除本地区常见的α-基因缺失突变类型（$--^{SEA}$/、$-\alpha^{3.7}$/、$-\alpha^{4.2}$/、$-\alpha^{THAI}$/、$--^{FIL}$/），然后再检测本地区常见的几种点突变（$\alpha^{CS}\alpha$/、$\alpha^{QS}\alpha$/和$\alpha^{WS}\alpha$/）。如果仍未检测到α-珠蛋白基因突变，则提示此被检样品为罕见基因突变类型，或尚未发现的基因突变新类型。在这种情况下，则需考虑对α-珠蛋白基因进行测序分析，以期发现造成非缺失型α-地中海贫血的点突变。DNA测序有Sanger双脱氧链末端终止法和Maxam-Gilbert化学降解法，目前用于临床遗传学诊断的技术主要是Sanger双脱氧链末端终止法。

（三）β-地中海贫血基因点突变的诊断

β-地中海贫血以β-珠蛋白基因点突变为主要类型，也有少数大片段缺失型突变，因此，β-地中海贫血基因诊断按常见β-地中海贫血点突变，然后检测常见大片段缺失突变（图5-56）。

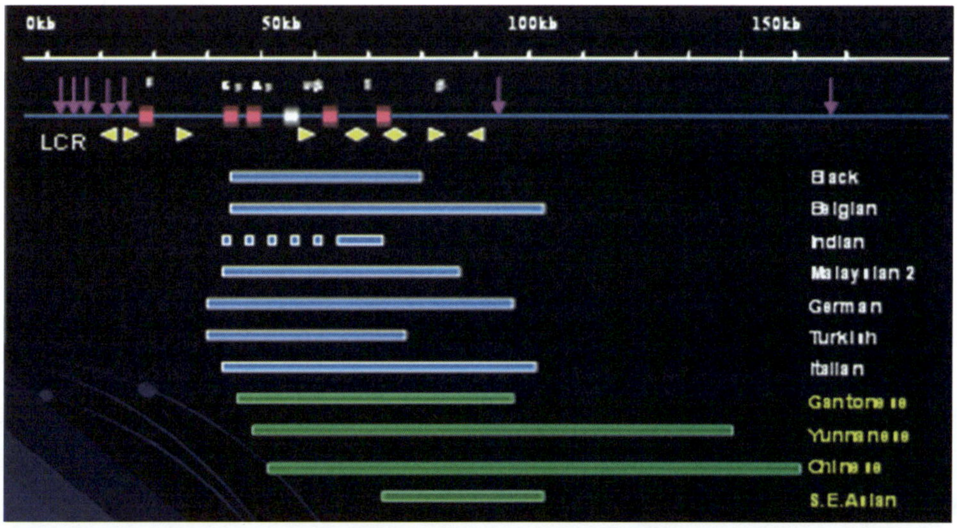

图5-56　引起β-地中海贫血的基因缺失，绿色代表中国人群的缺失状况

1. 反向点杂交技术检测中国人群的β-地中海贫血点突变

（1）技术原理　反向点杂交技术原理［参阅本节P122“反向点杂交（RDB）技术检测α-地中海

贫血点突变基因”内容］。β-地中海贫血主要是由于β-珠蛋白基因发生点突变或小的缺失或插入所致的。我国已经发现了48种基因突变类型，其中CD41-42（-TCTT）、IVS-Ⅱ-654（C>T）、-28（A>G）、CD71-72（+A）、CD17（A>T）、CD26（G>A）、CD31（-C）、CD27-28（+C）、IVS-Ⅰ-1（G>T）、CD43（G>T）、-32（C>A）、-29（A>G）、-30（T>C）、CD14-15（+G）、Cap+40-43（-AAAC）、起始密码子突变Initiation condon（T>G）和IVS-Ⅰ-5（G>C）这17种突变约占我国南方β-地中海贫血突变的99%。根据这17种突变的突变位点及序列，分别设计突变探针和野生型（正常）探针以同时检测这17种β-地中海贫血突变类型。基于此原理所建立的β-地中海贫血RDB检测体系，就可通过观察膜条上斑点显色结果分析这些基因突变并判断其基因型。

（2）试剂制备

1）β-地中海贫血基因检测试剂盒　试剂盒包含β-PCR Mix、POD母液、TMB（2mg/mL）、30% H_2O_2、RDB膜条、PCR反应管等。

2）人基因组DNA提取试剂　均有商品化试剂盒。可采用苯酚-氯仿法或磁珠法提取基因组DNA。

3）RDB杂交用试剂　参考“PCR结合RDB技术检测α-地中海贫血点突变基因”试剂内容部分。

4）电泳用琼脂糖　0.5×TBE（或TAE）电泳缓冲液和0.5μg/mL EB（溴化乙啶）。

（3）技术操作

1）标本采集及基因组DNA抽提　取待检样品抽提基因组DNA，并将待测的基因组DNA的浓度调至20～200ng/μL，备用。

2）PCR扩增目的基因片段鉴定　①取出试剂盒内的PCR反应管，编号。②各加入45μL PCR反应混合物至各管中，扩增管内含有扩增所需的DNA聚合酶。③小心吸取3μL处理好的DNA至相应的PCR反应管中，混匀，5 000r/min离心数秒。④按下列参数进行PCR反应：94℃预变性5min；94℃ 60s→55℃ 30s→72℃ 60s，35个循环；72℃延伸5min。

3）电泳分析PCR扩增产物　取5μL PCR产物加1μL 6×Loading Buffer和适量的标准DNA分子量Marker，分别上样于2%琼脂糖凝胶点样孔中，静置5min。在5V/cm条件下，电泳60～90min。当Loading Buffer中的溴酚蓝移动2cm左右时，用核酸紫外检测仪进行检测。每一样品应同时扩增出一条约600bp及一条约200bp的2条扩增带，证明扩增有效。若待检DNA标本PCR扩增不成功或只扩增出一条特异性的扩增带，不能继续进行下一步试验。

4）反向点杂交检测方法　①取15mL带螺旋盖的塑料离心管，按PCR步骤标明相应的试验号。于洁净的白纸上，用铅笔于RDB膜条上标记同一编号，然后用洁净的镊子将其放入相应编号的塑料离心管，加入A液12mL左右和相应编号的一支PCR产物，拧上离心盖，但不要过紧。将塑料管固定于塑料泡沫板上，在沸水中加热10min，取出稍冷后，重新旋紧螺旋盖并用封口膜将之封住。放入42℃杂交箱或水浴箱杂交（杂交时间应长于2h以上，最好杂交过夜）。同时取一支50mL塑料管，加入40mL B液，拧紧盖子，一并置于42℃杂交箱中进行预热（至少30min）。②用洁净镊子小心夹出膜条，迅速将之移至装有预热B液的50mL管中，于42℃轻摇洗涤20min（每管40mL溶液，最多可同时洗涤4张膜）。③于15mL离心管中，分别加入2×SSC-0.1% SDS和POD母液各12mL和3μL，可用于2张RDB膜，如多于2张膜时，可选择其他大小合适的容器，配制可以淹没所有膜的1∶4 000的POD溶液。配制好的POD溶液在密封情况下置4℃可存放1周。④将RDB膜条置于1∶4 000的POD溶液中，室温轻摇30min。用镊子小心取出膜条，将剩下的POD溶液置4℃存放，可重复使用1次。⑤用A液在平皿中室温轻摇洗膜2次，每次2min，再用C液室温轻摇洗膜2次，每次2min。其间按如下比例配制新鲜显色液：0.1mol/L（pH为5.0）的枸橼酸钠溶液9.5mL，2mg/mL TMB溶液0.5mL，30%过氧化氢溶液1μL。每条膜条约需10mL。⑥用镊子将膜条浸泡于装有显色液的暗盒中，避光显色15～20min，即可见蓝斑点显现。将显色的膜条在2×SSC-0.1% SDS中快速漂洗几次，沥干后用透明胶袋封存。如需要长期保存结果，将膜条扫描、复印或数码照相。

（4）结果分析　膜条上的探针排列顺序见图5-57，观察整张膜上出现的蓝色斑点，若在突变检测探针处出现显色强度与相应的野生型（正常）探针相近的蓝色斑点，则该位点为该种突变的杂合子（图5-57A、C、D和E）；若在突变检测探针处出现蓝色斑点，而相应的野生型探针处未出现蓝色斑点，则该点为突变纯合子（图5-57B）；若在两处突变检测探针处出现显色强度与相应的野生型探针相近的蓝色斑点，则该点为该两种突变的双重杂合子（图5-57F）；若仅在野生型探针处出现蓝色斑点，则待检样品无上述17种突变。

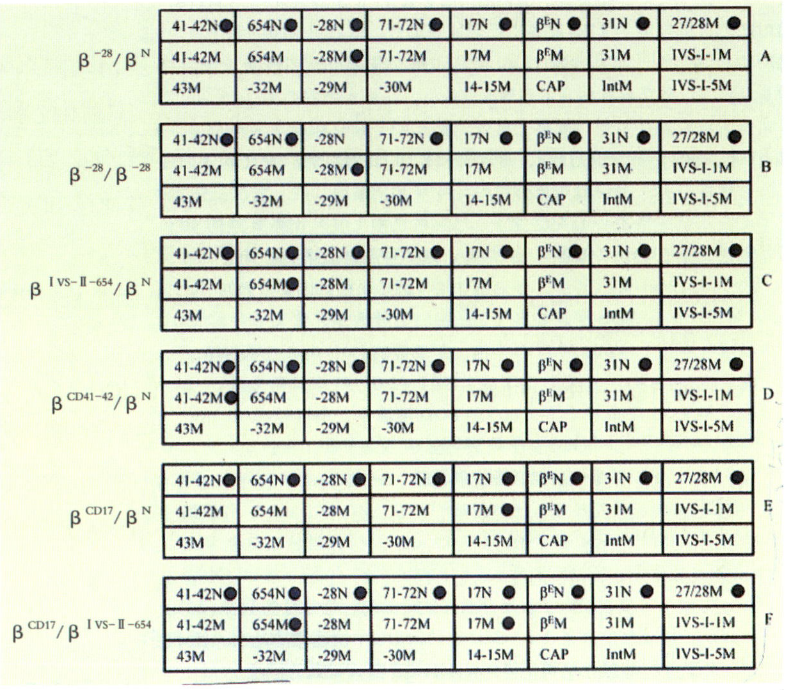

图5-57　β-地中海贫血基因型点突变检测结果分析图谱

（说明：43M和41-42M可同时以41-42N为参照，-32M、-30M、-29M及-28M均可以-28N为正常对照，14-15M和17M可同时以17N作参照。检测得到的基因型标注在膜条左侧）

（5）临床鉴定　基因型检测结果须结合血液学表型结果和临床资料进行综合分析判断。

1）血液学表型和基因诊断结果均正常的个体，可排除β-地中海贫血基因突变。

2）基因型为单个β-地中海贫血突变的杂合子个体且伴有典型的小细胞低色素症（MCV＜80fl、MCH＜27pg）、Hb A_2＞3.5%，则为β-地中海贫血基因携带者或β-地中海贫血特征。

3）基因型为某个β-地中海贫血突变的纯合子个体或2个β-地中海贫血突变的双重杂合子个体，有明显的小细胞低色素贫血（Hb＜100g/L、MCV＜80fl、MCH＜27pg），可诊断为中间型或重型β-地中海贫血患者。

4）若基因型诊断结果正常，患者具有明显小细胞低色素症，而且Hb A_2＞3.5%的个体，则应考虑受检者具有上述17种β-地中海贫血突变以外的稀有突变，须进一步做β-珠蛋白基因序列分析。

（6）检测报告

1）阴性结果　表示未检出上述17种β-地中海贫血突变的任何一种。

2）阳性结果　报告检测到相应的突变类型和基因型，并结合血液学表型结果进一步给出临床诊断结果，例如应用RDB技术检测：①被检样品中检测到β-地中海贫血的-28（A＞G）突变，基因型为β^{-28}/β^{N}，诊断结果为β-地中海贫血基因携带者；②被检样品中只检测到导致β-地中海贫血的-28（A＞G）突变，基因型为β^{-28}/β^{-28}，诊断结果为中间型或重型β-地中海贫血患者；③被检样品中检测到导致β-地中海贫血的CD41-42（-TCTT）基因突变和IVS-Ⅱ-654（C＞T）基因突变，基因型为$\beta^{CD41-42}/\beta^{IVS-Ⅱ-654}$，诊断结果为双重杂合子重型β-地中海贫血。

（7）报告应注明质量控制　本方法仅针对上述17种β-地中海贫血基因点突变，不排除其他类型的β-地中海贫血缺失或点突变，必要时可根据受检者血液学表型资料检测这17种β-地中海贫血突变以外的基因缺陷类型。

2. β-珠蛋白基因序列分析技术

（1）技术原理　β-地中海贫血主要是由于β-珠蛋白基因点突变导致β-珠蛋白肽链缺如或合成不足而引起的遗传性溶血性贫血。由于现有的β-珠蛋白基因检测技术有一定的局限性，当基因型检测结果与临床表型不相符合时，对β-珠蛋白基因序列进行分析十分必要。在临床遗传诊断实验室，DNA测序技术主要用于检测那些有临床表型，但已排除了β-地中海贫血已知突变的对象。β-珠蛋白基因序列分析不仅用于检测未知突变，同时也是已知点突变检测的金标准。

DNA测序分析的序列靶点是β-珠蛋白基因，该基因全长约2kb，用PCR扩增制备测序模板产生的β-珠蛋白基因长度为1 833bp，PCR引物序列如下：

正向引物（BETA-FP）：AAC TCC TAA GCC AGT GCC AGA AGA GC；反向引物（BETA-RP）：ATG CAC TGA CCT CCC ACA TTC CC。其基本操作与α-珠蛋白基因序列分析相同。

（2）试剂制备

1）PCR扩增体系所需试剂　LA Taq Buffer、LA TaqDNA聚合酶、dNTPs和灭菌双蒸水等。

2）采用试剂盒苯酚-氯仿法提取人基因组DNA。

3）电泳用琼脂糖，0.5×TBE（TAE）电泳缓冲液，0.5μg /mL溴化乙啶（EB），封口膜等。PCR产物琼脂糖凝胶回收试剂盒和PCR产物纯化试剂盒。

4）测序所需试剂　BigDye测序反应试剂盒的试剂是BigDye Mix，内含PE四色荧光标记的ddNTP和普通dNTP、AmpliTaq DNA polymerase FS、反应缓冲液等。POP 6测序胶、模板抑制试剂（TSR）、10×电泳缓冲液，均为ABI公司配套产品。

（3）技术操作

1）外周血、脐带血、绒毛、羊水细胞标本，采用苯酚-氯仿法提取人基因组DNA，检测的基因组DNA调浓度至20～200ng / μL备用。

2）PCR扩增目的基因片段　①引物序列见本节原理部分。②PCR体系反应液：PCR的反应体系为50μL，反应体系的试剂配制及用量如表5-6。根据每次检测的样品总数，按上述试剂量先配制PCR-Mix，再按48μL PCR-Mix加入2μL DNA模板（空白对照则加2μL灭菌双蒸水，总反应体积为50μL）配制PCR反应液。然后，于PCR管上做好相应标记，5 000r/min短暂离心，将液体离心至管底。③PCR扩增循环参数：95℃预变性5min后进入循环反应，94℃ 30s→66℃ 30s→72℃ 2min 30s，35个循环。PCR参数根据仪器可作适当调整。

表5-6　PCR反应体系的试剂配制及用量

试剂	各成分体积
灭菌双蒸水	32μL
10×LA Buffer	5μL
2.5mmol/LdNTPs	4μL
10pmol/μLβ-F	3μL
10pmol/μLβ-R	3μL
2U/μLTaqDNA聚合酶	1μL
总体积	48μL

3）PCR扩增产物验证及产物纯化　取5～6μL PCR产物加1μL 6×Loading Buffer，标准DNA分子量Marker，于1%～1.5%琼脂糖凝胶，5V/cm电压电泳60～90min，以观察PCR产物质量。如果PCR扩增特异

性好，无非特异扩增，可用PCR产物纯化试剂盒按说明书操作纯化PCR产物；如果有非特异性扩增条带，则将PCR产物用琼脂糖凝胶电泳后切取目的条带，用凝胶回收按试剂盒纯化PCR产物。

4）DNA上机操作测序分析　将纯化的PCR产物按DNA测序仪的说明书上机操作，测序仪将自动进行测序分析打印出DNA彩色测序图谱，由红、绿、蓝、黑颜色峰组成，代表T、A、C、G不同的碱基序列。DNA 自动测序仪（ABI 3140型测序仪）会自动处理好检测的样品序列数据，提供基因序列结果和诊断。

（4）结果分析

1）β-珠蛋白基因PCR扩增电泳　电泳结束后将琼脂糖凝胶放入凝胶成像系统或紫外透射分析仪上观察结果。正常情况下，目的序列扩增产物长度为1 833bp。扩增片段长度可能会由于珠蛋白基因的缺失突变而相应变短，但必须有扩增产物，才能进行下一步的DNA测序分析。

2）测序结果　测序结果的分析方法，可参照本节P125“α_2-珠蛋白基因和α_1-珠蛋白基因序列分析”内容，所得的部分代表β-珠蛋白基因测序结果见图5-58。

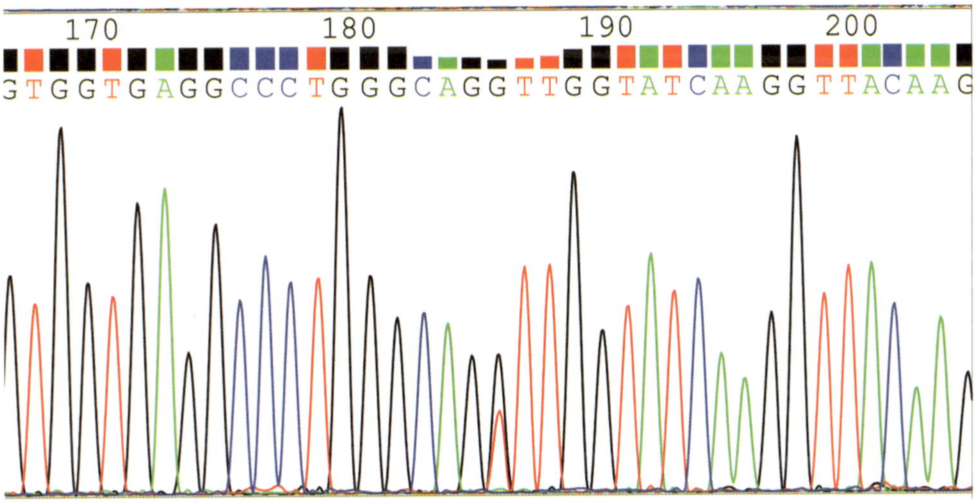

图5-58　β-地中海贫血患者样品的DNA直接测序图谱（IVS-1-1　G>T杂合突变）

（5）临床鉴定　β-地中海贫血基因测序的结果，最终目的是发现导致β-地中海贫血的基因突变类型及位点，确定其基因型。测序结果的分析有阳性结果和阴性结果2种，检测结果的临床意义要点如下：

1）未检测到基因突变，但被检个体有明显的β-地中海贫血表型，或检测到突变，但突变基因型不能解释临床表型，则提示此表型可能为β-地中海贫血基因调控机制等其他原因所导致，需进行更深入的研究与分析。

2）检测到基因突变，但此突变是否为导致该被检个体的基因突变，则须对突变位点进行进一步分析。首先将此突变位点与已知的突变谱进行比对，如果为已报道的罕见突变类型，且表型相似，可诊断该被检个体的β-地中海贫血表型由此基因突变所致。如果未有此种基因突变的报道，则须对测序序列进行功能分析，只有在功能分析验证后，方能确定此突变位点为导致被检个体β-地中海贫血表型的基因突变新类型。

（四）地中海贫血基因检测的基因液相芯片技术、高分辨熔解曲线分析技术

1. 液相芯片技术　液相芯片技术也称悬浮阵列技术（suspension array），它的核心技术就是采用被编码的微球取代了常规基因芯片的固相载体，每个检测用的具有生物识别功能的分子对应一种编码的微球。目前微球编码的技术有多种，比如荧光、条形码等。现在比较成熟且应用广泛的是xMAP技术。其技术核心是把直径5.6μm的聚苯乙烯小球用荧光染色法进行编码（即通过2种荧光染料对微球染色，调节这2

种荧光染料的比例可获得100种不同颜色的微球），然后将每种颜色的微球（或称为荧光编码微球）交联上一种针对某个检测物的特定生物探针（探针通过氨基与羧基结合到微球表面）。

应用时先把针对不同检测物的编码微球混合，再加入微量待检样本，在悬液中靶分子与微球表面交联的探针进行特异性结合，在一个反应孔内可同时完成多达100种不同的生物学反应，最后用激光流式仪鉴定微球颜色以判断结果，同时通过靶分子上的报告基因完成反应的定量分析。由于分子杂交或免疫反应是在悬浮溶液中进行的，所以其检测速度极快，可在一个微量液相反应体系中同时检测100个指标。它同样具有生物芯片的高通量、高集成、微型化、连续化和自动化等优点，还具有液相反应的高敏感性、高重复性、检测线性范围宽、反应快速等优点，并且该方法操作简便、快捷、样品用量少。可用于免疫分析、核酸研究、酶学分析及受体、配体识别分析等研究，已有部分产品经FDA批准进入了临床应用。

国内已有地中海贫血基因检测液相芯片的开发，该方法的特点是：检测快速，杂交时间在20min以内完成；检测基因突变类型多，可同时完成点突变和缺失型突变的检测；高度自动化检测，人工操作步骤少，结果判读由配套软件完成等。

2. 高分辨率熔解曲线分析技术 高分辨率熔解曲线分析技术（high resolution melting，HRM）是近几年兴起的新的遗传学分析手段。它仅仅通过PCR之后的熔解曲线分析，就能检测PCR片段的微小序列差异，从而应用在突变扫描、序列配对和基因分型等多个方面。

其主要原理是根据DNA序列的长度，GC含量以及碱基互补性差异，应用高分辨率的熔解曲线对样品进行分析，其极高的温度均一性和温度分辨率使分辨精度可以达到对单个碱基差异的区分。同许多荧光PCR技术一样，HRM是利用了特定的染料可以插入DNA双链中的特性，通过实时监测升温过程中双链DNA荧光染料与PCR扩增产物的结合情况记录高分辨率熔解曲线，从而对样品进行检测。如在SNP的检测中，SNP位点由于不匹配，双链DNA在升温过程中会先解开，荧光染料从局部解链的DNA分子上释放，从荧光强度与时间曲线上就可以判断是否存在SNP，而且不同SNP位点、杂合子与否等都会影响熔解曲线的峰形，因此HRM分析能够有效区分不同SNP位点与不同基因型。随着高精度PCR仪（如Light Cycler480和Rotor-Gene 6000）和饱和性染料（如LC Green、EvaGreen等）的出现，HRM这一技术的普及使用成为可能。

由于HRM完全是基于核酸的物理性质进行分析，因而无需序列特异性探针。基于这种检测原理，HRM检测不受突变碱基位点和种类的局限，既可以对未知突变进行筛查、扫描，也可以对已知突变进行分析及短片段重复序列的分析。与传统的SNP或突变分析法和定量探针法比较，简化了操作时间和步骤，

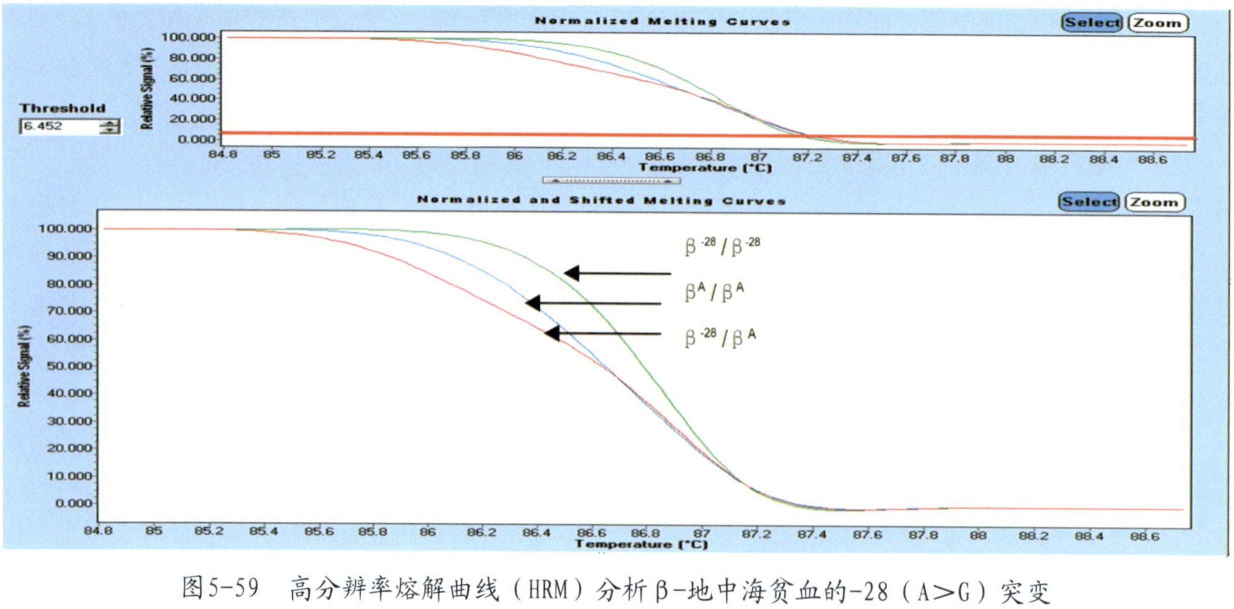

图5-59 高分辨率熔解曲线（HRM）分析β-地中海贫血的-28（A>G）突变

大大降低了使用成本，并且实现了闭管操作。HRM鉴别PCR产物中杂合的单碱基突变，比普通方法具有更好的敏感性和特异性，并不受突变在片段中位置的影响。HRM除了能鉴定出未知的杂合突变，还可以用来鉴定特定位点的突变，这样扫描未知突变和进行基因分型结合在一起，使得分析更为简单、便利。高分辨率熔解曲线具有很好的鉴定纯合子序列突变的能力，在一些不同种类的小的扩增片段中，能鉴定出大多数的纯合突变。HRM技术在遗传学研究方面也带来很大便利，只需在PCR反应体系中加入双链DNA饱和荧光染料，在PCR反应之后再花15min，就可以完成96个或384个样品的DNA变异扫描。HRM在这些方面的优势使其具有极强的可操作性，成为近年来新兴的遗传学、方法学的研究和应用热点。近年来该方法已经应用于地中海贫血基因突变检测（图5-59）。

五、遗传性出生缺陷的预防与诊断

提高出生人口素质是我国的国策，中国是人口大国，也是出生缺陷高发的国家，每年有80万～100万缺陷新生儿出生，其中先天性心脏病、唐氏综合征、先天性耳聋、地中海贫血等常见的严重出生缺陷占比例很高，造成的经济损失每年达数百亿元，直接影响我国综合国力和建设小康社会战略目标的实现，亟待从全局和战略切实关注与积极应对。先天性出生缺陷以预防为主，通过婚前检查、孕期筛查和产前诊断识别胎儿的先天缺陷，早期发现及时流产干预，达到减少缺陷儿的出生；对甲状腺功能低下、葡萄糖-6磷酸脱氢酶（G-6-PD）缺陷和苯丙酮尿症（PKU）等一系列遗传代谢病的早期筛查，早期诊断，及时治疗，避免或减轻致残，提高患儿生活质量。

遗传病目前尚无根治的方法，如染色体病、地中海贫血、先天性耳聋、苯丙酮尿症等，都是以预防为主，进行产前筛查和产前诊断，在胎儿出生前诊断其在子宫内的生长发育情况，是否有遗传性缺陷或先天性畸形。在产前诊断前必须做好遗传咨询，产前筛查，确定有高风险的胎儿才进行产前诊断，达到优生的目的。

（一）产前诊断

产前诊断（prenatal diagnosis）是指胎儿出生前，诊断其在子宫内的生长发育情况，以及胎儿是否有遗传缺陷或先天性畸形。它是应用近代临床医学、生物化学、细胞遗传学与分子遗传学相结合的新技术，是预防性优生的重要措施。产前诊断的手段主要从以下4个方面进行：①生物化学：检查酶的活性、代谢产物缺失与积累，即产前筛查。②物理仪器诊断：B型超声波、胎儿镜与电子监护仪等从宫外直接诊断胎儿的状况。③细胞遗传学：直接接种或培养羊水细胞、绒毛细胞及胎儿脐带血对染色体进行核型分析。④分子遗传学：以分子诊断技术进行检测。

现在以地中海贫血诊断来介绍产前诊断的方法。 首先要根据孕妇的适应证、家族史和以前生育史的情况，符合下列指征者应先进行筛查，然后进行产前诊断：①生育过染色体异常患儿者或夫妇之一有染色体平衡易位者。②有自发性流产史夫妇，反复自发性流产、死胎或畸形。③生育过神经管缺损胎儿的孕妇，无脑儿、脊柱裂、脑膜膨出等多基因病畸形儿。④年龄35岁以上的高龄孕妇风险高，且随年龄的增长发病率增加。⑤生育过先天性代谢病或分子病患儿的夫妇，大都是致病基因携带者。⑥夫妇有一方是严重X连锁基因携带者或遗传病患者，脆性X染色体携带者，以及血友病、假肥大型肌营养不良综合征（DMD）等。⑦妊娠前或妊娠3个月内有病毒感染的孕妇，或夫妇受外界物理、化学因素和药物影响，可能导致染色体畸变、基因突变畸形胎儿，都应作产前诊断。

（二）羊膜穿刺取羊水细胞培养与染色体制备诊断的方法

1. 穿刺羊水方法 穿刺羊膜腔的时间是在妊娠18～20周，这期间胎儿小、羊水多，周围有较宽羊水带，进针不易刺伤胎儿，脱落和活性的细胞多，羊水细胞培养容易成功。经腹部抽取羊水10～15mL（图5-60）。

2．培养液配制与制备染色体　培养液可使用Gibco公司的羊水培养液AmnioMAX-Ⅱ，每瓶2.5mL。直接接种羊水细胞培养与制备染色体；进行G分带或其他分带的分析。在显微镜下观察染色体数目与结构的变化，以及应用FISH做分子检测的诊断，鉴别胎儿作出取舍。

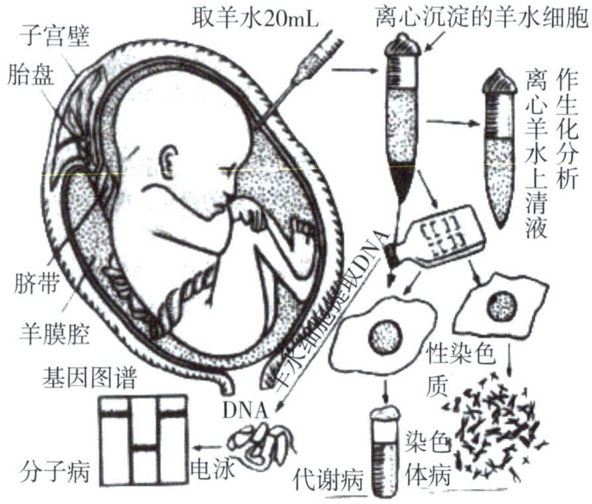

图5-60　产前诊断抽取羊水模式图

3．胎儿脐带血取样与染色体制备的方法　孕18～20周以B超仪引导探头穿刺脐带静脉，抽0.5～1mL血做诊断样品，可做血红蛋白分析确定纯度，红细胞的平均体积必须在采集标本后立即检测；然后作染色体核型、生化代谢病、分子病等分析。脐带穿刺的优点：染色体核型分析，可在3天内出结果，对比羊水标本需7～14天，大大减少培养的时间。同时，从脐带血可做血液系统生化检测，以及应用PCR扩增及进行分子病诊断，迅速、准确地诊断地中海贫血、先天性耳聋和镰刀形红细胞贫血等众多的基因病。

4．绒毛染色体制备的方法　妊娠早期可用绒毛产前诊断，这是一种简单、快速、准确及对孕妇损伤小的新技术；在受孕后56天左右取材容易，具有细胞增殖旺盛、分裂相多、酶活性强、抽提DNA多等优点，进行染色体病和DNA分子病产前诊断易获得成功。

（三）绒毛、羊水细胞和脐带血的基因产前诊断方法

20世纪90年代初，作者就应用Saiki改进的简单方法，对α-地中海贫血进行产前诊断；PCR扩增DNA，设计α基因和β基因区域的2对寡核苷酸引物，对α-珠蛋白基因簇内位于α_1基因和α_2基因间的136bp的非重复区域，以及β基因110bp区域作内对照进行基因扩增。经过聚丙烯酰胺凝胶电泳，用溴化乙啶（EB）染色，在紫外灯下观察鉴定。若是Bart' s水肿胎儿，图谱显示只有β基因110bp区带，而正常胎儿则有α基因136bp和β基因110bp区带（图5-61）。但现阶段都应用反向点杂交（RDB）、基因芯片技术、液相芯片技术、高分辨熔解曲线分析技术对地中海贫血点突变进行基因诊断。

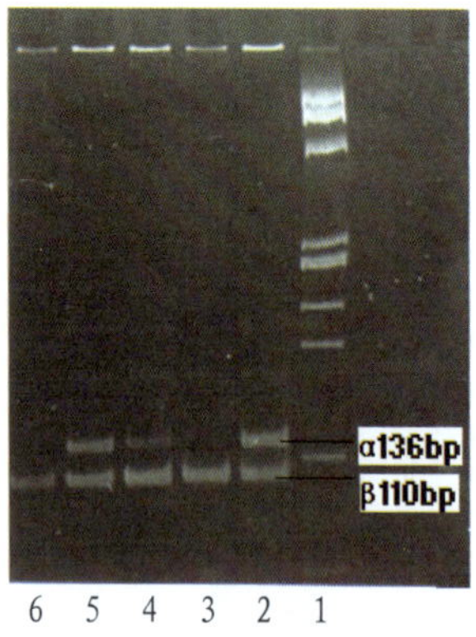

A. PCR放大DNA的片段，经聚丙烯酰胺凝胶电泳图谱

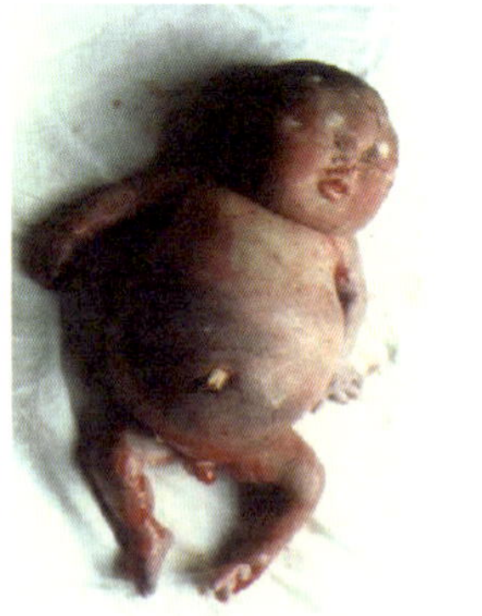

B. 产前诊断流产的Bart' s水肿儿

图5-61　α-地中海贫血产前诊断图谱分析及流产的Bart' s水肿儿

（说明：1. Marker；2. 正常对照；3. Bart' s已知对照；4. 父亲；5. 母亲；6. Bart' s水肿儿）

（四）胚胎植入前的遗传学诊断（preimplantation genetic diagnosis，PGD）

又称第三代试管婴儿，是产前诊断的延伸，在试管婴儿（IVF-ET）的基础上，在植入前对配子和胚

胎进行遗传学诊断。若诊断地中海贫血、先天性耳聋和性别AZF、SRY等基因病，同样可以提取胚细胞的DNA，如前面实验方法：通过PCR扩增DNA，然后用相应探针进行分子杂交与电泳或DNA自动测序仪作基因序列分析，观察基因图谱作出鉴定。如果有基因缺陷的胚胎就淘汰，正常的胚胎就移植入子宫（图5-62），达到去劣存优，防止患胎植入。这种诊断方法是很先进，但要求严格，取材难，胚胎质量要好，诊断时间要短，取材后要求在6～8h完成检测，以便适时将胚胎植入子宫内。

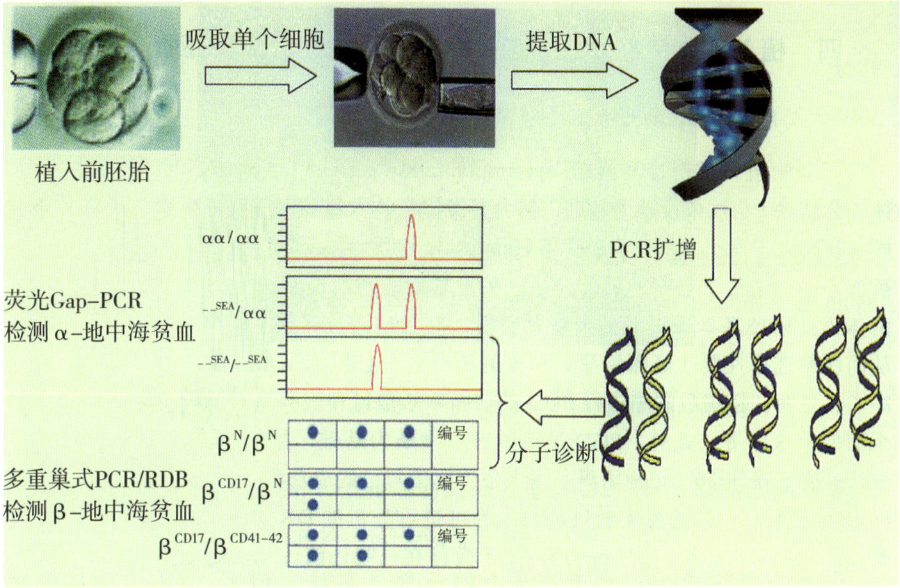

图5-62　取一个胚细胞鉴定胚胎是否正常

预防出生缺陷是一项科学性很强的工作，遗传病种类繁多，原因复杂，70%以上病因不明。而出生缺陷的发生又与遗传因素、环境污染、营养缺乏、不良生活习惯等多种原因有关，发生情况复杂。应有针对性制订科学普及预防知识、检测与预防方案的开展。随着分子遗传学的飞跃发展，相信许多遗传病将会从诊断到治疗取得更大的进展，为人类疾病控制作出更大贡献。

（梁志成　骆明勇）

参考文献

[1] 戴朴，韩东一，曹菊阳，等. 家族性大前庭水管患者的PDS基因型分析［J］. 临床耳鼻咽喉科杂志，2006，20（4）：147-150.

[2] 于飞，韩东一，戴朴，等. 1 190例非综合征性耳聋患者GJB2基因突变序列分析［J］. 中华医学杂志，2007，87（40）：2814-2819.

[3] 赵智贤. 生物芯片在聋病分子检测中的应用［J］. 中国医疗器械信息，2008，14（3）：78-79.

[4] 王国建，戴朴，韩东一，等. 基因芯片技术在非综合征性耳聋快速基因诊断中的应用研究［J］. 中华耳科学杂志，2008，6（1）：61-66.

[5] 黄秋红，区永康，张志钢，等. 应用耳聋基因芯片检测技术筛查重度耳聋儿童及其父母的遗传性基因缺陷［J］. 中国中西医结合耳鼻咽喉科杂志，2011，19（1）：9-11.

[6] 席宏，张芩娜. 大前庭水管综合征SLC26A4基因突变分析［J］. 中国药物与临床，2011，11

(4):394-396.

[7] 张伟,龚树生,黄丽辉,等. 聋病分子遗传学快速诊断技术在临床上的应用[J]. 临床耳鼻咽喉头颈外科杂志,2011,25(13):593-596.

[8] 江凌晓,凌月仙,蔡桂君,等. 遗传性耳聋基因芯片检测的临床应用研究[J]. 分子诊断与治疗杂志,2011,3(3):170-172.

[9] 李莉艳,莫秋华,徐湘民,等. 反向点杂交快速诊断非缺失型α-地中海贫血[J]. 中华医学遗传学杂志,2003,20(4):345-347.

[10] 孙大光,韩健,金孝华,等. 悬浮点阵技术用于分析β-地中海贫血基因突变类型[J]. 中华血液学杂志,2004,25(4):239-241.

[11] 梁志成. 生一个健康的宝宝:遗传优生的奥秘[M]. 广州:暨南大学出版社,2004.

[12] 张力,区小冰,余一平. α地中海贫血的基因芯片快速诊断技术研究[J]. 中国优生与遗传杂志,2007,15(6):22-24.

[13] 王志鹏,徐湘民. 导致α和β地中海贫血的分子病理学新机制[J]. 国际输血及血液学杂志,2009,32(6):161-164.

[14] 谢冲,王国民. Luminex液相芯片的发展及应用[J]. 复旦学报:医学版,2010,37(2):241-244.

[15] 徐湘民,张新华,陈荔丽,等. 地中海贫血预防控制操作指南[M]. 北京:人民军医出版社,2011.

[16] 钟华敏,区小冰,骆明勇. α地中海贫血的基因诊断技术研究[J]. 中国优生与遗传杂志,2011,19(3):23-24.

[17] Smeets DF. Historical prospective of human cytogenetics: from microscope to microarray [J]. Clin Biochem, 2004, 37: 439-446.

[18] Cirigliano V, Voglino G, Canadas MP, et al. Rapid prenatal diagnosis of common chromosome aneuploidies by QF-PCR: assessment on 18 000 consecutive clinical samples [J]. Mol Hum Reprod, 2004, 10: 839-846.

[19] Donaghue C, Mann K, Docherty Z, et al. Detection of mosaicism for primary trisomies in prenatal samples by QF-PCR and karyotype analysis [J]. Prenat Diagn, 2005, 25: 65-72.

[20] Schouten JP, McElgunn CJ, Waaijer R, et al. Relative quantification of 40 nucleic acid sequences by multiplex ligation-dependent probe amplification [J]. Nucleic Acids Res, 2002, 30: e57.

[21] Kooper AJ, Faas BH, Kater-Baats E, et al. Multiplex ligation-dependent probe amplification (MLPA) as a stand-alone test for rapid aneuploidy detection in amniotic fluid cells [J]. Prenat Diagn, 2008, 28: 1004-1010.

[22] Gerdes T, Kirchhoff M, Lind AM, et al. Multiplex ligation-dependent probe amplification (MLPA) in prenatal diagnosis-experience of a large series of rapid testing for aneuploidy of chromosomes 13, 18, 21, X, and Y [J]. Prenat Diagn, 2008, 28: 1119-1125.

[23] Jeuken JW, Cornelissen SJ, Vriezen M, et al. MS-MLPA: an attractive alternative laboratory assay for robust, reliable, and semiquantitative detection of MGMT promoter hypermethylation in gliomas [J]. Lab Invest, 2007, 87: 1055-1106.

[24] Donaghue C, Mann K, Docherty Z, et al. Combined QF-PCR and MLPA molecular analysis of miscarriage products: an efficient and robust alternative to karyotype analysis [J]. Prenat Diagn,

2010, 30: 133–137.

[25] Korbel JO, Urban AE, Affourtit JP, et al. Paired–end mapping reveals extensive structural variation in the human genome [J]. Science, 2007, 318: 420–426.

[26] Kidd JM, Cooper GM, Donahue WF, et al. Mapping and sequencing of structural variation from eight human genomes [J]. Nature, 2008, 453: 56–64.

[27] McCarroll SA, Kuruvilla FG, Korn JM, et al. Integrated detection and population–genetic analysis of SNPs and copy number variation [J]. Nat Genet, 2008, 40: 1166–1174.

[28] Sensi A, Cavani S, Villa N, et al. Nonhomologus Robertsonian translocations (NHRTs) and uniparental disomy (UPD) risk an Italian muticentric prenatal survey [J]. Prenat Diagn, 2004, 24: 647–652.

[29] Ruggeri A, Dulcetti F, Miozzo M, et al. Prenatal search for UPD 14 and UPD 15 in 83 cases of familial and de novo heterologous Robertsonian translocations [J]. Prenat Diagn, 2004, 24: 997–1000.

[30] Bruyere H, Wilson RD, Langlois S. Risk for mosaicism and uniparental disomy associated with the prenatal diagnosis of a non–homologous Robertsonian translocation carrier [J]. Fetal Diagn Ther, 2004, 19: 399–403.

[31] Fragouli E, Alfarawati S, Daphnis DD, et al. Cytogenetic analysis of human blastocysts with the use of FISH, CGH and aCGH: scientific data and technical evaluation [J]. Hum Reprod, 2011, 26: 480–490.

[32] Hoang S, Ahn J, Mann K, et al. Detection of mosaicism for genome imbalance in a cohort of 3 042 clinical cases using an ligonucleotide array CGH platform [J]. Eur J Med Genet, 2011, 54: 121–129.

[33] Conlin LK, Thiel BD, Bonnemann CG, et al. Mechanisms of mosaicism, chimerism and uniparental disomy identified by single nucleotide polymorphism array analysis [J]. Hum Mol Genet, 2010, 19: 1263–1275.

[34] Van Veghel–Plandsoen MM, Wouters CH, kromosoeto JN, et al. Multiplex ligation–depending probe amplification is not suitable for detection of low–grade mosaicism [J]. Eur J Hum Genet, 2011, 19: 1009–1012.

[35] Zhao H, Li R, Wang Q, et al. Maternally inherited aminoglycoside–induced and nonsyndromic deafness is associated with the novel C1494T mutation in the mitochondrial 12S rRNA gene in a large Chinese family [J]. Am J Hum Genet, 2004, 74: 139–152.

[36] Zhou L, Wang L, Palais R, et al. High–resolution DNA melting analysis for simultaneous mutation scanning and genotyping in solution [J]. Clin Chem, 2005, 51 (10): 1770–1777.

[37] Dai P, Liu X, Han D, et al. Extremely low penetrance of deafness associated with the mitochondrial 12S rRNA mutation in 16 Chinese families: implication for early detection and prevention of deafness [J]. Biochem Biophys Res commun, 2006, 340: 194–199.

[38] Li Caixia, Gao Huafang, DaiPu, et al. Construction of a multiplex allele–specific PCR–based universal array (ASPUA) and its application to hearing loss screenig [J]. Human Mutation, 2008, 29 (2): 306–314.

[39] Dai P, Yu F, Han B, et al. GJB2 mutation spectrum in 2 063 Chinese patients with nonsyndromic hearing impairment [J]. J Translmed, 2009, 7: 26.

[40] Qu C, Sun X, Shi Y, et al. Microarray–based mutation detection of pediatric sporadic nonsyndromic

hearing loss in China [J]. International Journal of Pediatric Otorhinolaryngology, 2012, 76(2): 235-239.

[41] Jiao Z, Zhou C, Li J, et al. Birth of healthy children after pre-implantation diagnosis of beta-thalassemia by whole-genome amplification [J]. Prenat Diagn, 2003, 23: 646-651.

[42] Deng J, Peng WL, Li J, et al. Successful preimplantation genetic diagnosis for alpha-and beta-thalassemia in China [J]. Prenat Diagn, 2006, 26: 1021-1028.

[43] Li D, Liao C, Li J, et al. Prenatal diagnosis of beta-thalassemia in Southern China [J]. Eur J Obstet Gynecol Report Biol, 2006, 128: 81-85.

[44] Cheng Zeqin, Cheng Linxing, Zheng Qingtang. Detection of Beta-thalassemia by gene chip techniques [J]. Chinese Journal of Birth health and heredity, 2009, 17: 2.

[45] Xu YW, Zeng Y, Liu Y, et al. Preimplantation genetic diagnosis for α-thalassemia in China [J]. J Assisted Reprod Genetics, 2009, 26: 399-403.

[46] Chen W, Zhang X, Shang X, et al. The molecular basis of beta-thalassemia intermedia in southern China: genotypic heterogeneity and phenotypic diversity [J]. BMC Med Gene, 2010, 11: 31.

第六章

病毒性疾病分子诊断

病毒性疾病不仅是临床常见病，而且是社会关注的疾病。从临床样本中早期、快速、准确地检测病毒，是当前临床实验室共同面临的问题。传统的培养法繁琐费时，尽管血清学方法已被广泛应用，但存在一定的局限性。分子诊断技术的发展可以弥补这些传统方法所存在的不足，并应用于病毒性肝炎、艾滋病、流行性感冒、鼻咽癌和宫颈癌等的分子诊断。

第一节　病毒性肝炎分子诊断

病毒性肝炎（viral hepatitis）是由多种肝炎病毒引起的常见传染病，具有传染性强、传播途径复杂、流行面广泛、发病率较高等特点。病毒性肝炎主要分甲型、乙型、丙型、丁型和戊型5种。

一、 甲型肝炎

（一）病毒基因结构

甲型肝炎病毒（hepatitis A virus，HAV）属微小RNA病毒科，新型肠道病毒72型，病毒的核心部位为单股正链RNA。除决定病毒的遗传特性外，兼具信使RNA的功能，并有传染性。HAV全基因组约含7 500个核苷酸，分5′端非编码区、3′端非编码区及居于中间的开放阅读框架（open reading frame，ORF）区3个部分。5′端非编码区是HAV基因组中最保守的部分，其株间核苷酸序列一致性达96%～99%。ORF编码2 227个氨基酸的多聚蛋白，被一个天门冬酰胺密码子分开的2个蛋氨酸密码中的任何一个可能是翻译的起点，其编码多聚蛋白的基因从5′端开始可分为3个区，即P1区、P2区和P3区。P1区编码4个衣壳蛋白1A～1D，通常称为VP1、VP2、VP3和VP4，VP1最大可能和VP3一起构成抗原的免疫决定簇；P2区是转录及基因调控区；P3区编码非结构蛋白3A、3B、3C和3D，HAV蛋白3B可共价结合于HAV RNA 5′端，与启动RNA的生物合成或与病毒的装配有关；HAV 3D蛋白为依赖RNA的RNA多聚酶，代表了多聚酶的活性部位。HAV氨基酸的变异常发生在VP3的65位、70位和VP1的102位、105位、174位、178位和221位，而VP3的70位几乎在所有的HAV株中都存在变异。

（二）分子诊断方法

在HAV临床检测中，传统的常用技术有血清学检测、病毒培养、病毒颗粒或抗原检测。随着分子诊断技术的发展，核酸分子诊断应用越来越广泛，且敏感度较传统免疫学技术更高。在HAV检测中，已用的分子生物学检测技术有：限制性片段长度多态性、单链构型多态性、Southern blot、基于核酸序列的扩增、RT-PCR、抗原捕获RT-PCR以及FQ-PCR等，尤其FQ-PCR。

RT-PCR的第一步是从临床和环境中的样品提取病毒RNA。根据样品来源的不同，常需要不同的提取方法。从血清或粪便中提取RNA是用硫代氰酸胍-酚-氯仿方法，能够提取RNA或总核酸。有的方法，如抗原捕获RT-PCR和用抗HAV包被的磁珠等能将病毒作一定程度的分离，从而有效地去除一些对RT-PCR具有抑制作用的物质，这些抑制物质在环境和粪便标本中普遍存在。一些工作量较大的单位还开始应用RNA自动提取仪，提高工作效率和重复性。

在逆转录反应中，要注意有些样品可能会带有抑制逆转录酶的物质。不含RNase H活性的基因工程逆转录酶可提高转录效率，但天然的逆转录酶仍得到广泛的应用，并具有高特异性和高敏感性。有的逆转录酶能在更高的温度工作，这有利于因RNA二级结构造成的转录障碍。逆转录反应中可以采用随机引物或基因特异性引物，也有的在反应中同时加入这2种引物。

基于HAV是RNA病毒，做PCR时先要将RNA反转录成cDNA，而且一般要做巢式或多重PCR才能有良好的灵敏度和特异性。一步法RT-PCR是将RT和PCR放在同一管内进行，这样可以减少操作步骤，缩短实验时间，但其敏感性可能比二步法低一个指数单位（10倍）。同时扩增几个不同微生物基因组的多重RT-PCR，可以从临床或环境标本中一次性检测多个病毒和细菌。FQ-PCR有速度快、污染小和重复性好的优点，已广泛用于临床HAV的定量检测。

（三）临床意义

应用分子诊断技术能在较短时间内做出准确的早期诊断，在急性期与潜伏期血、尿、粪中均有HAV存在，用分子诊断技术检测HAV RNA，非常适用于甲肝的早期诊断。它不仅可用于现症患者的早期诊断，还能用于亚临床感染者、隐性感染者的检测及环境污染HAV的监测，为检测和控制HAV流行提供了强有力的手段。

建立HAV分子诊断方法，使HAV的流行病学研究进入分子水平，可分析HAV的流行因素、流行特征及地理分布，确定暴发与传染源之间的联系，对甲型肝炎的防治具有重要意义；也有助于分析研究野毒株与减毒株之间核苷酸的变异情况，确认疫苗毒力减弱的基因标志，还可用于制备基因工程疫苗、监视疫苗可能出现的回复突变。

二、乙型肝炎

（一）病毒基因结构

乙型肝炎病毒（hepatitis B virus，HBV）是闭合环状的双链DNA病毒，其中，负股约为3 200bp，正股稍短，是一个相当小的病毒。其基因组共有4个ORF，分别编码以下一些蛋白：Core蛋白、Pre-core蛋白、Poly蛋白、X蛋白、S蛋白（L，M，S）。Core蛋白是核衣壳蛋白；Pre-core蛋白的功能目前尚未清楚，它对病毒的复制也许不是必要的，但是可能与抑制宿主的免疫反应有关；X蛋白对病毒复制是重要的，还与肝癌的发生有关；S蛋白是病毒的包膜蛋白，与病毒进入细胞有关；Poly蛋白是病毒依赖RNA的DNA聚合酶。HBV在复制过程中必须经过RNA中间体的逆转录复制过程，由于在这一过程中，该病毒编码的依赖RNA的DNA聚合酶缺乏校正功能，使得该病毒变异率较高。

HBV的最显著生物学特征就是变异率高，HBV的4个基因*S*、*C*、*P*和*X*在自然条件下均可发生变异，这些变异引起病毒的生物学特征改变，导致变异后病毒感染者血清HBeAg阴性，但HBV仍在复制，引起免疫逃逸。此外，HBV在人体免疫应答、抗病毒药物治疗、疫苗接种等诱导下也可能发生变异，这些变异给HBV的临床表现、诊断、预后及防治等方面带来了一系列复杂问题，而HBV分子诊断学的发展给临床上提供了可靠的基因检测信息，有助于解决这些问题。

（二）分子诊断方法

HBV感染的病原学诊断目前主要依靠免疫学和分子诊断学方法。免疫学方法主要测定病毒抗体，是一种快速简便的检测手段，常用方法是间接ELISA。但其在病毒感染的窗口期不能检测到抗体，这在很大程度上影响了ELISA 方法的准确性，因此，发展新的诊断HBV感染的分子诊断技术非常必要。

在临床上最初应用最多的HBV DNA检测方法为斑点杂交法，该方法具有较好的稳定性和特异性，不需要昂贵的设备。但它是一种定性方法，且敏感性较低（检测敏感度在10^5拷贝/mL以上），在一定范围内不能反映出病毒含量的变化，随着PCR检测技术的发展日趋成熟，斑点杂交法的临床应用越来越少。以下介绍临床常用的分子诊断方法：

1. 分子杂交法

（1）杂交捕获系统　该系统采用特异的RNA探针与靶分子HBV DNA杂交形成RNA-DNA杂交分子。多个RNA-DNA杂交分子被通用抗体捕获，然后采用耦联有碱性磷酸酶的多克隆抗体检测杂交分子。耦联的碱性磷酸酶采用其发光底物1,2-二噁二酮来检测，其信号可被放大3 000倍。该系统的灵敏度为4 700拷贝/mL。

（2）逆向斑点杂交法与基因芯片技术　逆向斑点杂交法的原理是将各种探针固定在基质上，用以检测各种标记样品中与探针互补的核酸物质的变化。本实验利用该技术在同一张尼龙膜上检测HBV基因型及YMDD变异，经济实惠、方便快捷，且易于开展。但由于该设计源于基因芯片技术，而基因芯片的基本原理就是逆向斑点杂交。在HBV诊断方面基因芯片目前主要应用于HBV DNA检测、HBV基因分型、HBV耐药株动态检测、HBV基因表达差异检测等方面。

（3）FeO/Au纳米颗粒探针法　近年来，通过纳米表面结合寡核苷酸构成纳米颗粒基因探针，用于检测靶脱氧核糖核酸。其原理是利用DNA碱基严格互补配对的特性，主要应用于分子的组装。研究表明，在成本较玻片大为降低的尼龙膜上，可检出低至10fmol靶DNA，可目视化检出乙肝患者血清中HBV DNA的PCR产物。除Au外，多种纳米材料已被开发出来，其中，FeO（核）/Au（壳）纳米颗粒的制备及其在医学诊断中的应用引起了科技工作者的关注。其方法是分别用枸橼酸还原金氯酸法、化学共沉淀法制备Au、FeO纳米颗粒，2种方法结合制备FeO（核）/Au（壳）纳米颗粒。用荧光标记法检测纳米颗粒探针表面核苷酸的覆盖率和与其互补的寡核苷酸的杂交效率，以及在纳米颗粒基因探针液相检测体系中加入HBV DNA，可目视化检出乙肝患者血清中HBV DNA的PCR的产物。与其他标记物相比，使用纳米颗粒标记物进行斑点杂交耗时短，可于当天获得结果。本法是对传统斑点杂交法的改进，明显提高了敏感性，但由于斑点较大而且尺寸有时变化，故不易进行精确定量，尽管如此，仍可用其检测待检核酸的浓度。此方法具有特异性好、结果直接、简单、价廉的优点，不需要配套昂贵的仪器，可望在许多领域，尤其是在许多基因检测芯片上有潜在的应用价值。

2. PCR法

（1）PCR基因分型法　是一种在临床上准确、快速、简便地对乙型肝炎病毒进行基本分型（BCD）的方法，该方法通过大量分析已分型的HBV基因组序列，寻找出HBV各基因型的型特异性碱基的分布规律，设计型特异性的引物和探针，利用已知全序列HBV建立荧光PCR的基因分型方法，结果显示其与基因组分型完全一致。荧光PCR是目前最灵敏的检测方法之一，检测极限可达到30拷贝/mL的DNA浓度。利用荧光PCR法检测HBV基因型基本不出现混合型，下一步有必要摸索混合感染或嵌合感染的分型反应条件和体系，目前已经实现了在一个反应管对应一型引物探针组合的检测，为了更加简便地进行基因分型，下一步将研究一管多荧光检测以及其他HBV基因型的检测。荧光PCR用于HBV DNA定量检测已非常熟悉，将基因分型与HBV DNA定量做融合检测亦有望会大大方便临床应用。

（2）错配PCR-限制性片段长度多态性法　该法利用错配PCR的原理扩增HBV前C区长194bp，C区启动子长184bp的基因片段，扩增产物分别经限制性内切酶酶切、琼脂糖凝胶电泳，根据酶切图谱多态性，建立检测HBV变异的方法。对酶切、测序2种方法鉴定结果的比较分析，发现在检测单纯野毒珠或单纯变异株感染方面，2种方法的结果符合率为100%。在检测野毒株、变异株混合感染方面，PCR产物直接测序存在一定缺陷，它只能把其中的优势株表达出来，而酶切法可把野毒株、变异株同时区分出来。此外本法仅需合成2对引物，只经过一轮PCR扩增，从模板DNA提取到酶切鉴定可在9h内完成，操作简便，一步两酶切可检测绝大多数的标本，图谱简明，能同时区分HBV前CA1896、BCP/A1764 野毒株和变异株混合感染，适合较大样本量的分析，可用于流行病学调查及临床筛查。

（3）FQ-PCR技术对HBV耐药性检测　目前临床上使用的乙型肝炎病毒耐药性检测主要是针对DNA聚合酶P基因的检测，鉴别野生型（YMDD）以及耐药突变型（YVDD，YIDD），检测结果可以为抗病毒药物治疗中的耐药性的监测提供分子生物学的判断依据，以指导用药及监测病情。另外，由于HBV前C区启动因子的变异，患者对一些药物的敏感性下降，因此，检测HBV DNA的前C区基因突变，确认前C区基因启动因子是否产生变异，也有利于指导临床用药。

目前耐药突变的检测方法中一般认为测序法是检测YMDD变异的金标准，但测序成本高，过程复杂，需要昂贵的仪器设备，从而限制了其临床应用。基因芯片技术仍需进一步研究应用。目前临床用得最多的是RFLP，但由于病毒变异快速，轻微的碱基变化，就会出现RFLP酶切位点的变化，出现新的酶切位点或原有的酶切位点消失，导致检测失败。而且RFLP完全依靠凝胶电泳来判断结果，敏感性较差，假阴性率较高。实时荧光定量PCR（Real time PCR）技术的出现为核酸的检测提供了新的技术手段。应用引物选择性原理，采用相同的正向引物和探针，以及3条不同的反向引物C、V、I在不同的反应管中进行YMDD、YVDD 和YIDD检测，其中C管扩增所有类型的YMDD并作为对照，V管用来扩增YVDD，I管扩增YIDD，因此V管、I管的扩增曲线反映V、I不同的突变类型，有利于YVDD和YIDD 混合型耐药株的检测。3条不同的反向引物C、V、I分别与野生株和V、I变异的基因序列匹配，有利于点突变的变异检测。总之，采用TaqMan探针技术和选择性引物的实时荧光定量PCR所建立的检测HBV拉米呋啶耐药突变方法，能计算突变株比例，与测序法符合率非常高，可以作为检测慢性乙肝患者拉米呋啶耐药的有效手段。

3. 等温扩增技术（LAMP）

HBV的病毒载量与感染状态密切相关，寻求快速、简便、灵敏、特异的定量手段是对HBV早期诊断、病程监控及流行病学调查的需求。本法在环介导LAMP基础上，建立起HBV DNA等温扩增的定量检测体系。在非活动性HBV携带者中，DNA载量通常小于10^5拷贝/mL。等温扩增的最低检出下限为40拷贝/mL，相当于HBV DNA基因组拷贝量。线性范围在$10^3\sim10^7$拷贝/mL均反应良好，预示着此方法对于低拷贝或高拷贝HBV感染者均适用。在LAMP中，靶序列采用了4 套引物对的设计及避免茎环结构的影响，保证了扩增序列的特异性。PCR扩增核酸以2^n增加，而LAMP 反应初期核酸以6^n倍量递增，扩增效率的显著增强使反应时间更快，灵敏度更高。同时，等温反应对于热循环仪等因素也不再受限制，从内在上保证了反应的稳定性。

（三）临床意义

HBV感染分子诊断的临床意义为：①当血清学检测难以判断时，血中HBV DNA检测有助于急性HBV感染的判断；②HBV DNA检测可以将其感染的“窗口期”缩短6～15天，因此可用于献血员的筛选，提高输血安全性；③乙肝病毒药物治疗后，HBV DNA含量持续下降，然后保持在低水平，或低至方法学能检出的含量（测定下限）以下，说明治疗有效。

观察抗病毒药物治疗效果不能凭两三次检测结果来判断，必须多次动态观察，每次检测的间隔天数不宜太短，一般为2周以上。可采用以检测次数为横坐标、HBV DNA量为纵坐标作图的方法来判断血清HBV DNA量的变化趋势，进而判断抗病毒治疗是否有效。血循环中HBV DNA浓度与HBsAg、HBeAg有一定的相关性，但其浓度间并不呈正线性相关。HBeAg阳性的标本，HBV DNA通常浓度较高，HBeAg阴性、抗HBe阳性的标本，HBV DNA浓度通常较低。当HBV基因组前C区发生突变时，可出现HBeAg阴性而HBV DNA仍保持在较高的浓度。单独抗HBc阳性的血液HBV DNA浓度通常很低。关于血液中HBV DNA浓度与患者传染性之间的关系，如血清中HBV DNA浓度大于10^9拷贝/mL，则在日常生活密切接触中具有较强的传染性；血清HBV DNA浓度在$10^5\sim10^6$拷贝/mL，则在日常生活密切接触中的传染性较小；血清HBV DNA浓度小于10^5拷贝/mL，则日常生活密切接触中几乎没有传染性。根据病毒DNA定量检测结果监测治疗效果，判断病情，指导制订合理的治疗方案。

三、丙型肝炎

（一）病毒基因结构

丙型肝炎病毒（hepatitis C virus，HCV）是一种单股正链RNA病毒。HCV基因含约9 416对碱基，核衣壳和包膜蛋白由基因组的5′末端编码组成，HCV的核心区较保守，外壳编码区较易发生变异。基因组5′端和3′端分别为非编码区（untranslated region，UTR），中央部分为一个大的ORF。结构区分为核心蛋白基因区（C区）和衣壳蛋白基因区（E1和E2）；非结构区分为NS1、NS2、NS3、NS4、NS5等。NS5区又分为2个亚区：NS5a区和NS5b区。各区序列保守程度由高到低依次为：5′UTR区>C区>NS3区>NS4区、NS5区>NS2区>NS1/E2、E1>3′UTR区。5′UTR区的序列最为保守，种系变化程度及进化率都很低，可用于区分主要基因型，但1型和6型在该区序列相似，需要通过其他区域进行区分。NS5b区变异较大，易于区分不同病毒株，常被选作亚型区分依据。在E1和E2/NS1区内有突变区，这些区在病毒外膜蛋白上是重要的抗原位点。该区域的变异性在诊断筛选、免疫预防、HCV的持续感染等方面有参考意义。

（二）分子诊断方法

HCV临床常规检测方法可应用病原学分析、血样筛查、治疗反应性监测以及治疗阶段性评估，但丙型肝炎常有赖排除甲型、乙型、戊型及其他病毒（CMV、EBV）而诊断，耗时较长且准确率低，应用分子诊断技术能大大提高工作效率和准确性，其检测的内容包括HCV RNA的定性和定量分析、基因型鉴定。

1. HCV RNA定性及定量的检测方法 HCV RNA的定性检测主要是用于未知感染者的诊断，确定是否感染了HCV病毒，结果报告的形式为“阳性”或“阴性”；HCV RNA的定量测定主要用于抑制感染者抗病毒治疗时的动态疗效观察。目前对HCV RNA的定性定量检测都有多种方法可供选择。

（1）RT-PCR技术 由于HCV的5′UTR区保守性最好，其引物和探针多选该区域。但此区相对保守，在不同病毒分离株之间存在着5%～8%的核苷酸改变，因此，引物设计不仅要考虑针对保守型相对高的区域设计，同时也要避开可能存在的茎环结构区。由于HCV RNA在血清中含量很低，为了提高检测的灵敏度和特异性，一般采用巢式PCR，要求将标本经体外反转录后二次扩增进行检测。目前可采用这种技术对HCV进行定量检测。

HCV的定量检测则是采用实时荧光定量RT-PCR法，即设计针对HCV的特异引物及荧光探针，采用荧光定量PCR技术，通过检测荧光信号的变化定量检测HCV RNA。该法迅速，成本较低，且检测范围较宽，为10^2～10^7拷贝/mL，目前广泛用于我国临床实验室中。但不同检测系统的敏感性不同。

（2）转录介导的扩增法（transcription-mediated amplification，TMA） 可检测出低至5U/mL的HCV的RNA，该法多用于HCV的定性检测。

2. HCV基因型鉴定法 用于HCV基因分型的方法有多种，常用的实验室方法有5种：

（1）测序分析法（sequence based test，SBT） 对HCV基因组的E1、NS5b、C区直接进行测序和进化树分析，是HCV基因分型的“金标准”。该方法采用特异性PCR引物扩增HCV病毒基因组多个区域，并联合多区域的测序结果描绘进化树。优点是获取序列信息最多，可以明确被测区域的多态性，并能发现新基因，是其他所有方法的参考标准。由于测序分析法所扩增的E1、NS5b、C区都具有高异质性，能准确区分出亚型，但又正因为这些区域序列变异大，导致有时不能成功进行RT-PCR和测序；此外，测序法对混合感染也不易确定，而且测序法操作繁琐，耗时费力，仪器费用高昂，难以在临床上推广使用。

（2）限制性片段长度多态性 PCR-RFLP是较早出现的HCV基因分型检测方法，利用RT-PCR扩增具有不同酶切位点的各种HCV基因型，将PCR产物用3～5种不同限制性内切酶进行酶切，电泳结果与已知限制性片段数据库进行比较，从而确定基因型。该方法扩增区可以选择5′UTR、C区、NS5b，选择5′UTR的方法在检测主要基因型时效果最好，但是操作流程相对比较复杂，检测型别有限。

（3）实时荧光定量PCR 根据荧光共振能量转移的原理检测HCV基因型，检测探针一般是TaqMan或MGB探针，扩增区采用保守的5′UTR，有研究显示该法检测结果与线性探针杂交（line-probe assay，LiPA）检测的一致性较好。该方法能较好地区分主要基因型。

（4）基因型特异性引物扩增法（PCR-SSP） 根据不同HCV基因型在某一区段序列的差异（常选择

C区、NS5b区），设计一系列特异性引物，不同型或亚型可扩增出不同长度的片段，并以此进行分型。该方法操作虽简单，但要保证HCV各型之间有较大差异，不但对PCR引物的设计要求较高，且每份样品需同时进行多次检测才能最终确定型别。该方法的优点是成本较低，不需要特殊设备；缺点是有时会出现较弱的扩增条带，难以判断，因而目前没有在临床或实验室广泛使用。

（5）型特异性核酸探针杂交法（PCR-SSO）　根据各型HCV某一区段的序列差异分别设计特异探针并固定在纤维素膜或玻片上，利用RT-PCR通过生物素或荧光素标记的引物扩增HCV基因片段，产物与膜、芯片或微孔板上特异性探针杂交，酶联显色反应或直接经荧光扫描仪分析，判定HCV基因型，这也是目前应用最多的一种基于核酸杂交的HCV基因分型方法。目前在临床实验室中广泛使用的LiPA就是型特异性核酸探针杂交分型方法。该方法与测序结果比较，符合率高，且在检测混合感染时，比测序法更为优越，在国内外报道的HCV基因分型研究中常用，稍显不足的是，该方法对低载量病毒检测结果不太理想，可能原因还是与核酸的抽提、逆转录PCR效率不是很高有关。若提高核酸纯化的质量和丰度，优化逆转录PCR扩增体系将会进一步提高该方法的灵敏度，从而达到更好的临床应用效果。

（三）临床意义

由于HCV的分子诊断较传统检测方法的灵敏度和特异性高，其在HCV的临床检测中应用越来越广泛。主要应用于：①HCV病毒的基因型在很大程度上影响了患者对治疗的反应性，因此对病毒基因型的分子诊断可用于监测不同型别病毒的疗效；②分子检测病毒RNA可大大缩短其感染“窗口期”，因此可作为HCV早期诊断及血样筛查指标；③根据病毒RNA量的检测结果评价治疗效果；④用于新生儿HCV感染的诊断；⑤对于免疫耐受的患者，如晚期的HIV-1感染者，由于其免疫系统不能进行正常的免疫反应，只能通过分子诊断HCV的存在。

四、丁型肝炎

（一）病毒基因结构

丁型肝炎病毒（hepatitis D virus，HDV）是HBV的共生体，需有HBV的存在方能复制和传播。HDV是一种RNA病毒，其外壳为HBsAg，内部含HDVAg和HDV基因组。

HDV RNA为单股共价键闭合的球状RNA，由1 678个碱基对构成，其核苷酸序列已经确定。HDV基因组RNA和反义基因组RNA均有自身切割和自身连结活性，对HDV RNA复制十分重要。HDV基因组和反义基因组上至少含9个可编码100个以上氨基酸的ORF，其中4个在基因链上，5个在基因互补链上，但只有位于互补链上的ORF5可编码HDVAg，HDV基因组有较大的变异性，不同来源的HDV RNA之间的同源性为80%～90%。已知在620～1 350核苷酸之间有4个高度保守区，这些区段可供选作PCR的引物序列。

（二）分子诊断方法

临床上传统对HDV的诊断可从肝和血清中检测到HDVAg，也可从血清中检测到抗-HD，但这些方法的特异性和灵敏度相对较低，且HDVAg出现较早，仅持续1～2周，存在有“诊断窗”。目前采用分子诊断技术检测血清或肝组织的HDV RNA是诊断HDV感染最直接的依据和最特异的方法。该方法主要有cDNA探针斑点杂交法、RT-PCR法和基因芯片法。

1. cDNA探针斑点杂交法　主要应用地高辛标记探针原位杂交检测人肝脏及肝外组织中HDV RNA，阳性结果是HDV复制的直接证据，但是该方法由于操作繁琐，特异性和灵敏度较RT-PCR法低，所以已经逐渐被RT-PCR法取代。

2. RT-PCR法　HDV各株之间的变异及其内部的次级结构使逆转录多聚酶链反应较为困难。选分别对应于HDV基因组核苷酸66～684功能不明的可变区，701～962保守区，类病毒结构区889～1 334的ORF5的3′端的3对不同引物进行体外扩增，可使敏感性明显增高，检出小于10个HDV cDNA拷贝，说明HDV某些部位的次级结构对逆转录的影响是RT-PCR法成功与否及效率高低的主要因素，其中ORF5的3′端的引物效率较高。

3. **基因芯片法** 感染性病原体诊断基因芯片就是将待测病原体的多个特征基因片段（靶基因）固定于玻片上制成检测芯片，将从患者血清中抽提的病原体DNA或RNA经扩增、标记荧光后与芯片进行杂交，杂交信号由扫描仪扫描，再经计算机的分析进行确诊。目前基因诊断芯片采用点样法，利用芯片打印仪将HDV多个保守基因片段（靶基因）分子克隆后，直接用芯片点样仪点到特制的玻片上，通过分子杂交确认的方法可有效地克服PCR易被污染的问题，并利用计算机分析软件对结果信号进行分析、确诊，大大降低了在模糊结果判断过程中的主观因素。但该方法对检测设备要求较高，且存在特异性较低的问题，目前未能在临床上大面积应用。

（三）临床意义

HDV的任何血清学标志物阳性都应考虑有慢性HDV感染的可能，应作进一步肝脏穿刺检测HDVAg或检测血中的HDV RNA。而利用分子诊断方法检测HDV RNA是一种可靠且无创伤的反映病毒活跃复制的指标，HDV RNA阳性可明确诊断为丁型肝炎。其感染分为3种形式：一是HDV与HBV同时感染；二是发生于HBV感染基础上的重叠感染，此种情况常使原有病情加重，易于慢性化和进展为肝硬化；三是在肝移植后发生HDV亚临床感染，HBV的存在促进了HDV的复制及致病性。

五、 戊型肝炎

（一）病毒基因结构

戊型肝炎病毒（hepatitis E virus，HEV）为单股正链RNA病毒，现认为属环状病毒属。HEV基因组长7.6kb，3′端有poly A尾，有3个ORF。ORF1位于5′端（约2kb），是非结构蛋白基因，含依赖RNA的RNA多聚酶序列；ORF2位于3′端（约2kb），是结构蛋白的主要部分，可编码核衣壳蛋白；ORF3与ORF1和ORF2有重叠（全长369bp），也是病毒结构蛋白基因，可编码病毒特异性免疫反应抗原。

（二）分子诊断方法

目前特异血清病原学检查是确诊HEV的主要临床依据，主要采用酶联免疫试验和蛋白印迹试验检测HEV抗原与抗HEV IgG及HEV IgM抗体，但HEV感染存在窗口期。在此期间HEV感染者血和粪便中病毒含量均较低，抗HEV抗体尚未产生，并且机体内只有HEV RNA，且实验步骤繁琐，灵敏度和特异性也比HEV RNA的检测低，因此，通过分子诊断方法进行HEV RNA的检测可以弥补血清学检测的不足，有助于急性戊肝的早期诊断。

1. **RT-PCR法** 由于HEV基因组的碱基组成，除ORF1中的高变区外，其余部分的保守性和特异性都很强。因此，可对任何一段进行PCR扩增以检测HEV RNA。

自1991年首先应用RT-PCR法检测戊型肝炎患者粪便中HEV RNA以来，RT-PCR方法已广泛应用于戊型肝炎病毒的实验室检测。但常规的套式RT-PCR方法操作繁琐，时间较长，中间需经历3～4次开管盖过程，极易造成污染；而且不同的实验室使用的引物不同，会导致检测不同基因型时的敏感性不同。

2. **荧光定量PCR** 根据HEV各基因型的ORF3保守区域设计引物和探针，在保证不降低实验的敏感性和特异性情况下，能够检测HEV的不同基因型。由于该方法为一步法，即逆转录反应和PCR在同一管中进行，这样大大减少了污染的可能，该方法具有较好的特异性，敏感性也较高，尤其检测HEV 4型时，其敏感性比常规的套式PCR方法还高。

3. **PCR-RFLP** 采用PCR-RFLP分析技术可了解DNA序列改变情况，分析病毒基因序列同源性。

（三）临床意义

HEV RNA检测可用于戊型肝炎早期诊断，患者病后2周内血清HEV RNA阳性率高达73%～91%，此时

10%～20%患者尚未转阳，可对抗体进行确证。动态检测血清和粪便中的HEV RNA，对传染性的判断有重要意义。由于HEV病毒血症持续时间仅1周左右，粪便中排出时间也较短，PCR用于检测HEV临床标本也有其局限性。

以PCR方法同步检测输血后肝炎患者与其献血员血清中可能存在的HEV，或者检测HEV流行地区患者与其周围环境如污水中的HEV，然后采用RFLP或测序技术，比较各分离株间核苷酸序列同源性，有助于HEV的防治和流行病学研究。

（温旺荣　李珉珉　邓益斌）

第二节　艾滋病分子诊断

艾滋病是由感染人类免疫缺陷病毒（HIV）引起。这种病毒大量破坏人体内T淋巴细胞，破坏人体的免疫平衡，使人体免疫功能缺陷，以至诱发严重的机会性感染和一些少见的肿瘤，使患者死亡。

一、HIV的基因结构特征

HIV是带有包膜的RNA逆转录病毒，属反转录病毒科（retroviridae）慢病毒属（*lentivirus*）。迄今已发现HIV有两型：HIV-1和HIV-2，其中全球广泛传播且毒力较强的是HIV-1型。

HIV-1病毒基因组长约10kb，两端各有一个称为长末端重复（long terminal repeat，LTR）的RNA序列，长约634bp。LTR含调控HIV基因表达的DNA序列，可控制新病毒产生，能被宿主细胞或HIV的tat蛋白所触发。HIV-1病毒基因组还含有9个基因，包括3个结构基因和6个调节基因。3个结构基因是*gag*、*pol*和*env*。6个调节基因是*tat*、*rev*、*nef*、*vif*、*vpr*和*vpu*，它们可编码一些蛋白质，分别控制病毒感染细胞、病毒复制和引起疾病的能力。根据病毒基因的PCR扩增和序列测定，目前已确定HIV-1有3组13个亚型，即M组的A、B、C、D、E、F、G、H、I、J、K亚型，O组的O亚型，N组的N亚型；HIV-2也有6个亚型，即A、B、C、D、E、F亚型。HIV-1的M组病毒呈全球性流行，O组病毒和HIV-2型则多限于非洲的某些局部地区流行。中国流行的主要为HIV-1的A、B、B′、C、E 5型，某些流行区还有B/C、A/E重组株。

HIV-2的超微结构及细胞嗜性与HIV-1相似。在分子特性方面，HIV-2与猴免疫缺陷病毒（SIV）相近，与HIV-1的结构蛋白差异较大，尤其是外膜蛋白。其核苷酸和氨基酸序列与HIV-1相比明显不同，40%～50%与HIV-1相似，而75%与某些SIV相似。HIV-2基因组也有*gag*、*env*和*pol* 3个结构基因，也可有*tat*、*rev*、*nef*、*vif*和*vpr*基因。不同的是HIV-2没有*vpu*基因，而是在其中央区有一个*vpx*基因，这是HIV-1所没有的，其功能尚不清楚。

二、分子诊断方法

目前HIV的分子诊断方法发展迅速，包括原位杂交、PCR技术和基因芯片技术，应用于HIV核酸检测、病毒载量的测定、病毒的分型和耐药性测定。

（一）原位杂交

指应用特定的标记探针以分子杂交法直接检测标本中的HIV病毒靶核酸，最初为放射性标记，后来逐渐发展为酶标记或化学发光标记。阳性率较PCR稍低，随着核酸扩增技术的出现，原位杂交技术也失去了其应用价值。

（二）PCR技术

运用PCR技术检测外周血淋巴细胞中HIV的前病毒DNA序列，或用RT-PCR法检测血浆中游离的HIV RNA。

1. 前病毒DNA序列检测 从外周血检测前病毒DNA，可作为HIV-1诊断依据。采集怀疑为AIDS以及无症状的同性恋者的血液标本，或者疑为HIV感染的母亲及出生6个月以上的新生儿的血液标本，通过聚蔗糖（ficoll）离心分离，收集沉积细胞，从外周血单核细胞中提取DNA和RNA，制备PCR模板核酸。

由于HIV基因易发生变异，因而HIV PCR引物应在保守区内设计，一般在*pol*、*env*、*gag*、*tat*基因中的核酸序列内设计，HIV感染的细胞往往很少，要从10^6个正常细胞中检出一个HIV感染细胞，PCR扩增的引物首先要具有特异的结合HIV相应基因能力。在用于临床标本检测之前，要对引物的特异性进行鉴定。通常取100pg含有HIV基因组序列的质粒DNA稀释液和2μg载体鲱鱼精DNA。如引物是特异的，它们就会指导单一的双股DNA片段的合成。合成的DNA片段相对应于两引物5′末端之间距离。如果是另一种DNA模板，就不会合成任何DNA片段。如果合成的DNA片段不是所预期的或除了有所预期的片段外，还有其他的DNA片段，那么可以考虑对PCR的条件进行某些改进，看是否能改善其特异性，否则要另选引物。

扩增产物的检测和分析可采用凝胶电泳、限制性内切酶图谱、DNA序列分析及分子杂交等技术。

理论上每份标本中HIV-1 DNA的拷贝数在10以上（相当于10个以上受感染的细胞），检测敏感性可达到99%，但实际临床上该方法与病毒培养和p24抗原检测一样，对于CD_4细胞计数较高的患者敏感性较低。本方法最大的用处在于对新生儿HIV-1感染的早期诊断。

2. HIV RNA定量测定 研究发现血浆中病毒载量与CD_4^+ T淋巴细胞存在明显关系，呈负相关趋势，完全可作为HIV感染者观察疾病病变的有效指标，与疾病进展和存活率密切相关。目前常用的HIV RNA定量测定方法有核酸序列依赖性扩增（NASBA）技术、逆转录PCR技术、分枝DNA信号放大系统（bDNA）技术和实时荧光定量（FQ-PCR）技术。

（1）核酸序列依赖性扩增（NASBA）技术 NASBA技术是一种等温扩增系统，其扩增基础在于系统内的混合酶系统，此系统内含有逆转录酶和DNA多聚酶，在体外模拟逆转录病毒体内复制过程。此方法可分成4个步骤：核酸释放、提取、扩增和测定。扩增后的产物使用NASBA QR电化学发光（ECL）系统进行检测和定量，此系统包括亲和素标记的磁珠、生物素标记的核苷酸片段（此片段可与新合成的RNA产物的一端互补结合）及可特异与4种产物结合的探针（探针上标记有铷元素），这4种探针可分别与不同的RNA产物结合。将4种探针分别置于不同的反应管内，在适当的条件下（41℃）几种成分将结合在一起，形成复合体。这些复合体可在ECL读数仪中被分别读取铷元素的激发信号，根据野生型病毒核酸测定值与其他3个内标物测定值的比较，可得到野生型病毒的拷贝数。

（2）逆转录PCR技术 该方法可以在聚合酶链反应全自动诊断仪上定量测定人血浆中HIV-1 RNA水平。可以通过2种样品处理程序进行标本检测，即标准的和超敏感的操作步骤，定量测定含量为50～750 000拷贝/mL HIV-1 RNA。在标准的样品处理程序中，HIV-1 RNA通过应用裂解液裂解病毒颗粒从而直接从血浆中分离出来，然后用乙醇沉淀RNA。采用超敏感的制备方法，血浆中HIV-1病毒颗粒首先通过高速离心浓缩，然后用裂解液裂解病毒颗粒，再用乙醇沉淀RNA。

HIV-1 RNA的定量检测是采用HIV-1定量标准品来完成的。其定量标准品包括作为HIV-1靶RNA引物结合部位和HIV-1扩增单一探针结合区的非感染性RNA转录物。将已知拷贝数的HIV-1定量标准品加到每一个样品中和HIV-1靶序列一起共同进行样品制备、逆转录、PCR扩增、杂交、检测，并和HIV-1靶序列一起扩增。分析仪根据HIV-1定量标准品的数据计算每一个样品的HIV-1 RNA的含量。该定量标准品补偿了抑制因素的影响，并且扩增过程的质控使每一个样品的HIV-1 RNA得以准确定量。

（3）分枝DNA信号放大技术 分枝DNA测定技术基于其独特的信号放大系统，即分枝DNA信号放大系统。这是一个人工合成的分枝DNA，分枝DNA的分枝可结合多个酶标记物，从而将病毒的信号放大，以便进行检测。此检测系统不涉及核酸扩增反应，属于信号扩增。本方法定量系统中没有内标记物，每次实验设置一系列外部标记，通过实验样品反应强度与外部标记样品强度的比较，确定实验样品的病毒拷贝数。

bDNA检测中靶探针是与HIV基因组中的pol基因序列特异结合，此段是所有已知的HIV基因组中最保守的区域。RT-PCR检测是通过逆转录及扩增完成HIV gag基因特异扩增。由于每个样本中QS的量已知，运用公式算出HIV RNA拷贝数，从而达到HIV RNA定量的目的。NASBA检测是通过核酸释放提取、核酸序列扩增（NASBA扩增）及核酸检测（ECL）来完成对血浆血清中HIV病毒RNA的定量。RT-PCR、NASBA属于PCR方法，其中包括抽提RNA的步骤，所以比较容易受污染而使RNA降解。bDNA较RT-PCR、NASBA有较好的稳定性、线性和可重复性。最近研究表明，bDNA与NASBA 2种方法在检测HIV病毒载量时具有高度一致性，NASBA法RNA低浓度时敏感性更高，bDNA法则可以检测更广泛的亚型标本。

（4）实时荧光定量PCR　FQ-PCR技术是指在PCR反应体系中加入荧光基团，利用荧光信号积累实时监测整个PCR进程，最后通过标准曲线对未知模板进行定量分析的方法。

3. 病毒表型和耐药性测定　耐药性试验结果可以帮助临床对治疗失败，尤其是联合治疗失败的患者（包括使用蛋白酶抑制剂和NRTIs患者）选择更合理的治疗方案。而病毒表型分析对评估耐药性非常重要，可以通过鉴别病毒表型分析病毒突变或核苷酸序列的改变。

病毒表型检测不是通过直接检测其表型得到，而是通过其基因型检测，然后录入数据库（该数据库会有各种与基因型匹配的表型及大量临床样本分析结果），通过匹配获得其表型。目前检测HIV表型的方法主要有：自动化测序、高密度DNA微阵列检测、逆向杂交多列探针检测，其中自动化测序应用最为广泛，可以检测出逆转录酶和蛋白酶基因突变。

HIV耐药性检测可用于在使用抗病毒治疗过程中病毒的复制情况的监测。目前主要有2种技术可进行检测：一种是虚拟表型技术，该方法先用RT-PCR对蛋白酶和逆转录病毒酶基因进行扩增，再把扩增产物转入一个经过修饰的HIV-1载体中，此载体用一个荧光素酶报告基因代替病毒的衣壳基因，然后根据荧光素酶表达的定量分析反映病毒复制情况；另一种是抗病毒图形检测技术（antivirogram），其方法是将患者HIV-1序列和载体HIV-1序列重组，体内病毒复制情况由一个报告基因反映。

（三）基因芯片技术

基因芯片技术应用于HIV检测得到迅速发展，也广泛用于HIV病毒的测序、分型及多态性分析。但由于该技术较为复杂，且成本高，目前离临床检验及疾病诊断的普及应用还有一段距离。

三、临床意义

目前HIV的分子诊断在临床上已经获得广泛应用，主要用于以下情况：①早期诊断围产期感染；②对HIV抗体检测进一步做出诊断；③在HIV抗体未产生之前（窗口期）辅助诊断急性原发感染，阻断“窗口期”HIV经血传播；④区别HIV-1和HIV-2感染；⑤确定人群中HIV的变异；⑥检测临床药物治疗反应；⑦检测病毒的耐药性突变。

HIV感染的母亲其婴儿由于母体抗体的存在，用抗体检测法通常为阳性，但实际上有20%～60%的婴儿受到HIV感染，对这些婴儿通过分子诊断技术进行HIV感染的早期诊断是十分必要的。新生儿血清阳性者并不能说明一定是HIV感染，因为母体HIV抗体可持续大约15个月之久。另外，婴幼儿被HIV感染后病情发展较快，早期诊断对及时采取治疗措施，延缓阻止病情发展极为重要。

血清阴性的人也可能已感染HIV。PCR法在高危人群中检测到HIV-1比由血清学转阳确诊的时间可以提前6个月。对少数初次共培养呈阴性的人，甚至可在血清转阳之前24～39个月就能确诊为HIV-1感染。

对血清学试验结果不能确定者，也可通过PCR作进一步分析和确诊。

PCR技术检测HIV核酸序列对AIDS的确诊起着重要作用。最合适的PCR检测对象是那些疑有HIV感染但又缺乏确切的血清学依据的人群，如上述的HIV阳性母亲所生的婴儿，阳性患者的性伴侣，静脉吸毒者和可疑的血清反应者。PCR技术还可用来检测血液制品及疫苗中有无HIV。

就目前而言，血清学HIV抗体检测仍是诊断艾滋病感染者和艾滋病的主要指标，但是随着分子诊断技术的不断应用，我们将可以用更灵敏、准确、快速的方法对HIV感染作出诊断。

（温旺荣　李珉珉　陈文成）

第三节　流行性感冒病毒分子诊断

流行性感冒病毒（influenza virus）简称流感病毒，包括人流感病毒和禽流感病毒，通过空气飞沫传播，是引起流行性感冒的病原微生物。流感病毒特别是甲型流感病毒很容易发生变异，这一特性往往成为流感爆发流行或大流行的原因。近一个世纪中，在人际间流行的甲型流感病毒只有H1、H2、H3、H5和N1、N2等亚型。禽流行性感冒（禽流感）是由甲型流感病毒的一种亚型（也称禽流感病毒）引起，至今发现可在人际间传播的高致病性禽流感亚型有H5N1、H9N2、H7N7、H7N2、H7N3和H7N9（2013年4月在中国暴发的禽流感新亚型）等，其中感染H5N1的患者病情重，病死率高。

一、病毒基因组结构

流感病毒基因组总长度为13.6kb，分子量为（5.9～6.3）$\times 10^6$，分为不同的RNA片段。每个RNA片段编码1～2个多肽。甲型流感病毒基因组由8个单独的单链RNA片段组成（表6–1）。

表6–1　甲型流感病毒基因组8个单独单链RNA片段的特征

片段	长度	编码多肽	功 能
1	2 341bp	PB2	识别并结合宿主RNA“帽”，与PB1和PA组成转录复合物
2	2 341bp	PB1	参与转录复合物的组成
3	2 233bp	PA	参与转录复合物的组成
4	1 778bp	HA	血凝素
5	1 565bp	NP	与RNA结合成核糖核蛋白复合体，RNA转录酶的组分
6	1 413bp	NA	神经氨酸酶
7	1 027bp	M1和M2	M1病毒颗粒主要成分，M2具离子通道功能
8	890bp	NS1和NS2	NS1参与mRNA合成调节，NS2功能尚不明

乙型流感病毒基因组也由8个单独的单链RNA片段组成，与甲型的区别在于其片段6编码NA和NB 2种蛋白，而甲型流感病毒基因组的该片段只编码NA一种蛋白。丙型流感病毒基因组由7个RNA片段组成，其第4

片段编码该病毒唯一的1种包膜糖蛋白（HEF蛋白），该蛋白具有红细胞凝集、脂酶与包膜融合3种活性。

流感病毒基因组为单链负链RNA，既是转录合成mRNA的模板，又是合成正链RNA的模板。流感病毒跟其他负链RNA病毒一样，自身具有依赖RNA酶的RNA多聚酶，在宿主细胞核内依靠其自身的RNA多聚酶合成mRNA。而其RNA的转录与复制均在宿主细胞核内完成是与其他RNA病毒的区别之处。病毒基因组所有RNA片段5′末端的13个核苷酸以及3′末端的12个核苷酸为高度保守序列，各型病毒间该保守序列略有不同。甲型流感病毒各亚型间该保守序列基本一致，除个别变异的亚型病毒株。由于每个RNA片段的3′末端和5′末端分别有部分序列互补，因此，每个RNA片段的3′末端和5′末端相结合，使得病毒的RNA呈锅柄样环化结构。

由于RNA多聚酶没有DNA多聚酶的校读功能，这使得流感病毒的RNA基因在复制过程中容易出现点突变，另外，不同亚型毒株之间发生基因重配等都使得单链负链RNA的流感病毒具有极高的变异率。甲、乙、丙3种流感病毒中，甲型流感的变异性最强，乙型次之，丙型的抗原性较稳定。甲型流感病毒的流行规模跟病毒表面的HA和NA抗原变异幅度密切相关。若变异幅度过大，则编码HA和（或）NA核酸序列突变不断积累，或外来基因片段重组使新毒株的HA和（或）NA完全与过往流行株不同，即出现抗原转变，形成新亚型。人群原来所具有的特异性免疫对这一新的抗原转变失效，从而爆发大规模甚至世界性流行的流感。

二、分子诊断方法

（一）标本采集与处理

用于流感病毒分子诊断的临床标本主要包括咽拭子、鼻拭子或含漱液、血清；也有采用其他标本类型，如粪便、尸检肺组织和气管分泌物。

流感病毒的采集时间非常重要，一般咽拭子、鼻拭子或含漱液在发病的头3天采集，急性期血清在发病后7天内采集，恢复期血清在发病后2～4周采集。标本的获取和保存方式对RNA的测定结果有决定性影响。获取标本的主要方法如下：

1. **咽拭子** 用拭子擦拭双侧咽扁桃体以及咽后壁，随后将拭子头浸入4～5mL采样液（普通肉汤，pH7.4～7.6的Hank' s、Eagle' s或水解乳蛋白液，其中需适量添加青霉素或链霉素等抗生素）中，尾部弃去，立即送检。

2. **鼻拭子** 拭子轻轻插入鼻腔至鼻腭处，稍作停留后缓慢旋转退出，然后用该拭子拭另一侧鼻腔。之后拭子浸入采样液，操作同咽拭子。

3. **含漱液** 用约10mL洗液漱口，让洗液在咽部清洗，然后用平皿或痰杯收集洗液。需要注意的是患者如有抗生素过敏史，则洗液和含漱液中不能含有抗生素。

4. **血清** 血清标本应该包括急性期和恢复期双份血清5～10mL。

标本采集后应始终处于密闭状态，并尽快送检。如不能在24h内送检，可以在-40～-20℃短暂保存，长期保存须存放于-70℃以下。由于流感病毒是RNA病毒，因此血清标本需尽快（一般在2h内）将血清分离，拭子标本可将棉拭子置于生理盐水中，充分震荡洗涤，室温静置5～10min，待大块沉淀物沉淀后，弃上清立即离心，随后尽快将离心沉淀物用来提取RNA。倘若按上述步骤分离得到的标本不能立即用于提取，则须将其于-70℃以下保存，另外，血清还可以短暂保存于-20℃以下，但保存时间不宜超过2周。

（二）检测方法

对采集到的流感病毒标本可采用RT-PCR、FQ-PCR、多重PCR、核酸分子杂交等多种分子诊断技术来检测其RNA，利用基因芯片技术也可以对其进行高通量检测分型。与其他病原体的PCR测定一样，对于流感病毒PCR检测所需引物和探针的设计，首要考虑的是必须要针对其基因组序列中的保守区域。通过研究发现，扩增引物和探针所针对的区域可以是编码病毒基质蛋白、NP的基因、HA的基因、NA的基因以及保守的非结构基因NS的基因序列来进行设计（表6-2）。

表6-2　流感病毒分子诊断常用的引物序列

扩增位置	引物序列（5′-3′）
基质蛋白	TAACCGAGGTCGAAACGTATGTTC GGCATTTTGGACAAAGCGTCTA
血凝素	GAATGTGACAATGCCTAAC GATGCTTCCATTTGGTGTA
NS	AAAGCGAATTTCAGTGTGAT GAAGGCAATGGTGAGATTT
NP	GTCCATCAAGCTCCAGTTTT TCTTCTTACAGCTTGCTTGC

如果对流感病毒进行定性PCR分析，则可以利用限制性内切酶法、斑点杂交法、Southern blot等分子诊断技术进行分析，从而进一步提升检测的灵敏度。针对禽流感病毒的检测还可用PCR-ELISA、NASBA和环介导等温扩增等分子诊断技术。

三、临床意义

（一）早期诊断

以往流感病毒的诊断主要依靠鸡胚羊膜腔培养和血清学的血凝抑制试验，这些诊断方法不仅费时而且灵敏度低，难以实现早期诊断。采用FQ-PCR等一系列分子诊断方法对患者相关分泌物中的流感病毒RNA进行直接检测，不仅简便快速，而且较培养法及免疫检测抗原或抗体有着更优越的敏感性。

（二）鉴别诊断

流感与其他呼吸道病原体感染如流行性脑膜炎、军团菌和支原体肺炎等疾病的早期临床症状极为相似，不容易区分，通过相关分子诊断技术对其特异片段的检测可作为最佳的早期鉴别诊断方法。

（三）其他

其他适合流感病毒的临床检测、分型与流行病学调查，在禽流感的早期诊断与上报、控制疫情方面有重要意义。

（温旺荣　陈文成　朱炳铭）

第四节　鼻咽癌与EB病毒分子诊断

许多研究表明EB病毒（Epstein-Barr virus，EBV）与许多疾病相关，如传染性单核细胞增多症、B细胞淋巴瘤、Hodgkin' s淋巴瘤、艾滋病相关的淋巴瘤、鼻咽癌、胃癌、肺癌和乳腺癌等。

一、EB病毒的基因结构

EB病毒基因组为线性双链DNA分子，约172kb，G+C含量约占60%。EB病毒DNA以线性形态、环状游离及整合到宿主细胞染色体的形式存在宿主细胞内。当在感染细胞内的EB病毒DNA保持完整时，其基因组以线性形式存在，能进行病毒基因的复制、转录和翻译等过程。在潜伏感染阶段，EB病毒DNA游离于胞浆中，其基因组两端末端重复序列（TR）相互重叠连接形成环状游离状态。EB病毒DNA整合到人类染色体的位点有1p、1q、2q、3p、3q、4q、5q、6q、7p、7q、9q、11p、14q和15q，其中约有64%在4q、2q、1q 和 7q这4个染色体上。EB病毒基因组由以下几部分组成：末端重复序列（terminal repeat sequence，TR）：位于病毒基因组的两端，长约0.5kb；4个内部重复序列（internal repeat sequence，IR）：长约307bp，包括IR1、IR2、IR3和 IR4；5种间隔的特异性序列（unique sequence）：U1、U2、U3、U4、U5。

EB病毒大约编码100个基因，主要的编码产物有以下几种：

（一）核抗原：EBNA-1、EBNA-2、EBNA-3和EBNA-LP

1. EBNA-1　是一种结合蛋白，分子量76 000，位于病毒核心，与染色体相互作用，以二聚体的形式组装在EB病毒基因组的复制起源（oriP）片段并启动EB病毒基因的复制，而且EBNA-1是其他潜伏膜蛋白（EBNA-2和LMP1）的转录因子，可作为转录增强子来执行转录功能。因此，EBNA-1有维护病毒复制和转录的功能，是维持EB病毒潜伏感染的主要分子结构，在EB病毒潜伏1型仅有EBNA-1呈显著性表达，与Hodgkin' s淋巴瘤、B细胞淋巴瘤和胃癌等疾病相关。

2. EBNA-2　是一种由483个氨基酸残基组成的富含脯氨酸的蛋白质。EBNA-2作为转录因子，可以对LMP1和细胞基因*c-myc*进行正调节，其主要有3个区域来执行它的转录功能，即：自我调节区（aa 101-214）、转录活化区（TAD）（aa 424-468）和核酸定位信号区（NLS）（aa 284-341和aa 468-487）。EBNA-2可以分为4种亚型：E2-A、E2-B、E2-C和E2-D，其中E2-A和E2-C是中国南方EB病毒EBNA-2的主要亚型，E2-D可能与鼻咽癌肿瘤基因有关。

3. EBNA-3　有3种亚型，分别为EBNA-3A、EBNA-3B和EBNA-3C。EBNA-3的3种亚型以串联方式存在于EB病毒DNA中。EBNA-3A、EBNA-3B和EBNA-3C约有30%的序列同源。其中EBNA-3C由992个氨基酸组成，呈颗粒状散在于细胞核，具有调节转录、调节细胞周期、稳定宿主细胞内癌蛋白（c-myc和Mdm2）及与活化的*ras*基因共同作用而起致癌作用。

4. EBNA-LP　在感染的幼稚B淋巴细胞中与EBNA-2同时表达。EBNA-LP是一种非典型病毒蛋白，由来源于IR1 2个外显子（W1和W2）的22-、44-氨基酸的可变重复区域及起源于Y1和Y2外显子的由45个氨基酸组成的单一C-末端组成。EBNA-LP参与肿瘤抑制蛋白p53和pRB及细胞PKCs，如 HA95和HAX1的形成，可以促进感染了EB病毒的B淋巴细胞从G0期到G1期转变，从而使细胞进入间歇期。在EB病毒感染B细胞中，EBNA-3B不是必要的，而EBNA-1、EBNA-2、EBNA-3A、EBNA-3C 和 LMP1是绝对必要的。

（二）潜伏膜蛋白：LMP1和LMP2

1. LMP1　是由386个氨基酸组成的完整跨膜蛋白，包括3个区：一个由25个氨基酸组成的氨基N末端、6个疏水跨膜环及一个由200个氨基酸残基构成的羧基C末端。其中LMP1的C末端包含3个信号域，即CTAR（carboxy-terminal activating region）1 、CTAR2和CTAR3，参与NK-JB、JNK/SAPK、p38MAPK、p13K、ERK-MAPK和JAK/STAT等路径进行信号转导。N末端区与C末端区是LMP1的功能区域，在维持B细胞活化、转化及免疫调节上起一定作用。LMP1被认为有致癌作用，其致癌基因集中在C末端区。最近有研究认为，LMP1的C末端附近的30bp片段的缺失后可能使EB病毒有高致癌性及低免疫原性，且这种缺失能延长EB病毒的半衰期。

2. LMP2　分为LMP2A和LMP2B，分别由497个和378个氨基酸组成。LMP2A包括12个疏水跨膜区、119个氨基酸组成的N末端及27个氨基酸组成的C末端。LMP2A的N末端和C末端都在胞质上。LMP2B与LMP2A共用12个疏水跨膜区及胞质内的C末端，但无N末端。因此，LMP2A和LMP2B可能有共同和（或）相同的功能，但有学者认为LMP2B的首要功能是对LMP2A进行负调节。LMP1和LMP2均具有T细胞反应表位，可介导细胞毒性T淋巴细胞（cytotoxic lymphocyte，CTL）反应。

（三）小的非编码RNAs（EBER）

包括EBER1和EBER2，是由EB病毒编码、RNA聚合酶Ⅲ介导转录及EB病毒相关肿瘤中最丰富的非编码小mRNA分子。EBER1和EBER2的开放阅读框位于EcoRI-K片段，分别为EB病毒DNA的6 628～6 776bp和6 958～7 129bp。RNA聚合酶Ⅱ和RNA聚合酶Ⅲ的转录信号位于EBER1和EBER2转录区，基因内的聚合酶Ⅲ控制区由boxA和boxB组成。在EBER1中，boxA序列为‘CGCTGCCCTAGAGGTT’，boxB序列为‘GGGTACAAGTCCC’；在EBER2中，boxA和boxB序列分别为‘CGTTGCCCTAGTGGTT’和‘AGGTCAAGTCCC’。在EB病毒阳性的B淋巴细胞，EBER1和EBER2的半衰期分别为 8～9h和0.75h。EBER在传染性单核细胞增多症和一些肿瘤中表达，如Hodgkin' s淋巴瘤。而且EBER可作为EB病毒感染的相关指标。EBER对感染EB病毒的B淋巴细胞具有抑制凋亡和促进生长的作用。EBER以茎环结构为分子基础，与dsRNA相似，可以整合组装到与dsRNA相互作用的蛋白激酶PKR和维甲酸诱导基因RIG-Ⅰ上。EBERs整合到PKR后抑制其磷酸化从而抑制细胞凋亡。另外，EBERs组装到RIG-Ⅰ后影响通过IRF-3和NF-JB进行凋亡的信号途径，从而抑制EB病毒感染细胞的凋亡和促进生长。

（四）BARF

BARF来自BamHI A区右转向框（BamHI A rightward transcripts），在EB病毒相关肿瘤中大量存在，编码大量的miRNA，可以修饰缺口信号（notch signaling）。其中BARF-0和BARF-1在鼻咽癌组织中检测到。BARF-0由174个氨基酸组成，是一组4～5个BamHI A区右转向转录产物，在3′末端有相同的开放阅读框。BARF-1是EB病毒编码的BamHI A区域的早期裂解蛋白，其分子量为30～33kDa，其N端有一信号肽区域。最近研究确认BARF-1有致癌作用，可促进上皮细胞永生化和转化等功能。

（五）EB病毒编码的微小RNA

目前发现的EB病毒相关的miRNA达40种，主要有BART-miRNAs和BHRF1-miRNAs。大部分BART-miRNAs位于BART的内含子区域，可分为2群。BHRF1-miRNAs有3种，位于BHRF1开放阅读框的上游和下游。除此之外，EB病毒编码的miRNA还有几个特殊来源位点，如miR-BART1-5p，miR-BART1-16-5p和miR-BART1-17-5p位于病毒蛋白LMP1，miR-BART22来自LMP2A，miR-BART2由DNA聚合酶编码、miR-BART5由PUMA编码和miR-BHRF1-3由CXCL-11编码。miRNA通过调节控制大于1/3的基因，影响细胞的生长发育、凋亡以及癌变等。其中miR-BART-21和miR-BART-22是最近发现的2种EB病毒编码的miRNA，这2种新颖EB病毒miRNA在鼻咽癌中呈高表达。更重要的是，发现miR-BART-22通过调节EB病毒潜在的膜蛋白2A（LMP2A）的低表达，使EB病毒感染的鼻咽癌细胞能逃避宿主的免疫反应而产生致癌作用。发现EB病毒BART-miRNA是由鼻咽癌细胞通过外来体（exosomes）分泌到细胞外，由此可推断miRNA在肿瘤细胞和正常细胞之间的通信可能起重要作用。

二、分子诊断方法

近年来建立的酶联免疫法检测人血清中EB病毒相关抗原的抗体，如EB病毒VCA-IgA、VCA-IgM、VCA-IgG、EA-IgG、EBNA1-IgG、Zta-IgA和Zta-IgG等可用于快速定性检测，但是早期诊断有赖于分子诊断方法。

（一）EB病毒核酸的检测

EB病毒核酸检测有巢式PCR、FQ-PCR、LCR、链替代扩增反应、序列分析等，目前，最常用的是FQ-PCR。FQ-PCR是基于荧光共振转移原理对EBV-DNA进行检测的同时对其进行量化，一般采用TaqMan探针。EB病毒FQ-PCR的引物和探针设计选择的基因区域有：*LMP1*、*LMP2*、*EBER*、*BZLF1*、*BALF5*和*BXLF1*等。

（二）EBV-miRNA的检测

一般采用荧光定量RT-PCR进行定量检测，荧光定量RT-PCR是将提取的总RNA逆转录为cDNA，再利用实时荧光定量PCR技术定量检测。除了检测感染EB病毒组织细胞miRNA外，对循环EBV-miRNA更是现今研究的热点。

三、临床意义

血清VCA-IgA作为鼻咽癌检测与早期诊断的特异性指标已在我国南方广泛应用，VCA-IgA与EBNA1-IgA的联合筛查更能提高检测的特异性和准确性。不过，早期诊断要靠检测血液中EB病毒的核酸。

FQ-PCR能实现对EBV-DNA的定量检测，而EBV-DNA的定量检测能更直观地反映EB病毒的复制情况，血液中EB病毒DNA分子水平与EB病毒相关肿瘤的分期和临床进展有明显相关性。血液EBV-DNA诊断鼻咽癌的灵敏度高和特异性强，并可用于鼻咽癌分期、预测以及监测鼻咽癌患者的复发和转移。

检测循环EBV-miRNA的标本是体液，如血液、唾液、乳汁、脑脊液等，此类标本采集方便，具有无创性。循环EBV-miRNA在疾病的早期诊断、鉴别诊断及预后判断上有重大意义。最近研究发现，来自外来体的5种miRNA（miR-BART1-5p，miR-BART5，miR-BART7-3p，miR-BART12和miR-BART13）在鼻咽癌细胞内和外周血中均可检测到，BART-miRNA有足够的稳定性从肿瘤发生部位扩散到循环血，为循环miRNA可能成为潜在性EB病毒相关肿瘤标志物提供研究基础。

（温旺荣　邓益斌　吴瑞珊）

第五节　宫颈癌与人类乳头瘤病毒分子诊断

人类乳头瘤病毒（human papilloma virus，HPV）是一组双链环状小DNA病毒，属于乳头瘤病毒科（papillomavirus，PV）。目前已经发现200余种基因型，新的型别还在不断地被发现。它们结构简单，具有高度的宿主和组织特异性，人类是其唯一的宿主。HPV通过接触污染物或性接触而传播，也可以通过母婴传播，只感染人的皮肤和黏膜的上皮细胞，不产生病毒血症，可致人类皮肤和黏膜的异常增生及乳头状瘤样变。

宫颈癌的发生是一个缓慢的过程，从感染高危型HPV到子宫颈癌的发生需10～20年的时间，经历慢性炎症、不典型增生、上皮内瘤变、原位癌和浸润癌几个阶段。高危病毒基因整合到人体的基因组里，不易被宿主免疫系统清除，所以会形成持续的感染。病毒产生的早期蛋白E6和E7可以与宿主细胞的抑癌蛋白p53和pRB结合，使细胞产生异常增殖，最终导致肿瘤的发生。

一、HPV基因结构及分类

（一）基因结构

HPV是一种小型DNA病毒，由72个壳微粒构成的核衣壳包裹着基因组，其基因组为双股环状DNA，长8kb，由早期区（E区）、晚期区（L区）和无编码的上游调节区（UR区）3个基因区组成（图6-1）。

E区长约4kb，大部分有6个开放阅读框，分别是E1、E2、E4、E5、E6和E7，编码相应的6种早期蛋白，这些早期蛋白主要与HPV的复制、转录、翻译调控和细胞转化有关。E1蛋白在病毒开始复制中起重要作用；E2可以抑制E6和E7；E4蛋白负责细胞骨架重组；E5蛋白与细胞转化有关；E6和E7蛋白主要与病毒细胞转化功能及致癌性有关，其作用机制是高危型HPV的E6蛋白能结合和迅速降解抑癌蛋白p53，而p53蛋白能够使细胞增殖停止在G1期，因此缺少p53的细胞会转向“永生化”；E7蛋白可以结合到另一种抑癌蛋白pRB上，使之与转录因子E2F-1的连接断开，释放的E2F-1可以刺激DNA合成，并使细胞过度增殖。

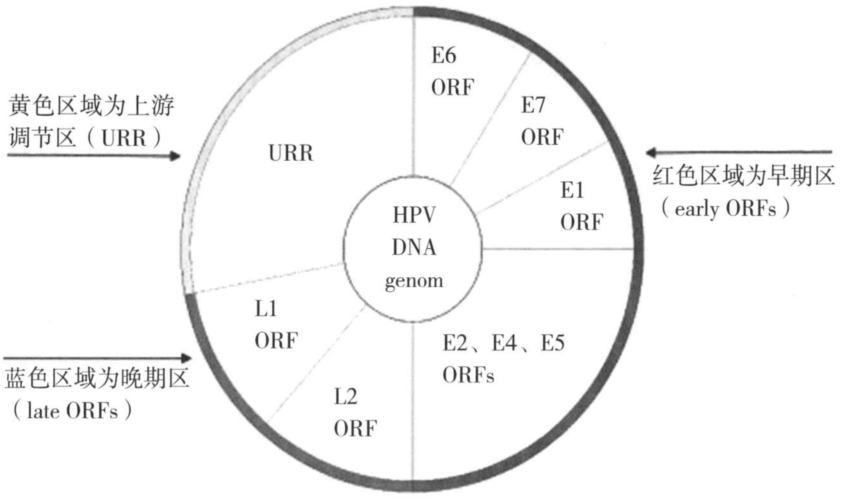

图6-1 HPV基因组（Feller L，Khammissa RA，Wood NH，et al. Epithelial maturation and molecular biology of oral HPV［J］. Infect Agent Cancer，2009，4：16.）

L区为结构基因，长约3kb，有2个开放阅读框L1和L2，它们编码2种结构蛋白，分别是L1（主要衣壳蛋白）和L2（次要衣壳蛋白）。L1组成病毒样粒子，并且可以作为抗原刺激产生相应抗体。L2组成病毒核衣壳，并且与病毒进入宿主细胞核有关。

UR区长约1kb，位于E区和L区之间，又称为长控制区（long control region，LCR），是无编码区，该区调节病毒基因组的转录和复制。

（二）HPV分类

1. 根据HPV致癌性的大小分为2大类

（1）低危型HPV　包括HPV6、HPV11、HPV42、HPV43和HPV44等，与各种良性的皮肤或黏膜疣有关，如扁平疣和尖锐湿疣等，并可致宫颈上皮内瘤变CIN Ⅰ和部分CIN Ⅱ。

（2）高危型HPV　感染生殖道的HPV有40个型别，其中高危型有18种，包括HPV16、HPV18、HPV26、HPV31、HPV33、HPV35、HPV39、HPV45、HPV51、HPV52、HPV53、HPV56、HPV58、HPV59、HPV66、HPV68、HPV73和HPV82。高危型HPV基因组与宿主基因组整合，干扰细胞生长，与CIN Ⅲ、宫颈癌和其他部位如头颈癌有关。

2. 根据HPV感染的区域分为3类

（1）主要感染皮肤的HPV　如HPV1、HPV4、HPV5、HPV8、HPV41、HPV48、HPV60、HPV63、HPV65等，在皮肤、扁平疣中可检测出。

（2）主要感染黏膜的HPV　如HPV6、HPV11、HPV13、HPV16、HPV18、HPV26、HPV30、HPV31、HPV32、HPV33、HPV34、HPV39、HPV42、HPV44、HPV45、HPV51、HPV52、HPV53、HPV54、HPV55、HPV56、HPV58、HPV59、HPV64、HPV66、HPV67、HPV68、HPV69、HPV70、HPV73等，为导致恶性肿瘤的主要类型，可在男女生殖道、肛门等良性或恶性肿瘤中检出病毒的存在，也可在口腔、咽、喉、食管等部位检测出病毒的存在。

（3）感染皮肤和黏膜的HPV　如HPV2、HPV3、HPV7、HPV10、HPV27、HPV28、HPV29、HPV40、HPV43、HPV57、HPV61、HPV62等基因型。

二、分子诊断方法

目前HPV检测方法有细胞学方法、免疫组化法、血清学方法和分子诊断方法。细胞学方法是在显微镜下观察HPV感染上皮细胞产生的特异的“挖空细胞”，敏感度不高，有假阴性。免疫组化法是一门结合组织学、细胞学及免疫学的技术，主要是用标记的抗体来检测HPV衣壳的L1蛋白，它要求病毒颗粒保持完整，不能分型。血清学方法则是用酶联免疫法来检测人体血清中HPV抗体，如用重组质粒表达HPV16的L1蛋白来检测血清中相应的HPV16的L1抗体，或用酶免疫法来检测早期蛋白E6和E7等，这种方法因敏感度不高而仅见于科研。分子诊断方法有基于分子杂交的方法、基于FQ-PCR的方法和基于PCR+后续分析的方法。

（一）基于分子杂交的方法

有斑点印迹法、Southern blot、原位杂交法和杂交捕获法等，临床上常用的方法是原位杂交法和杂交捕获法。

1. 原位杂交法 原位杂交法适用于固定后的宫颈刮片或组织活检标本，每个细胞中含10～15个病毒基因拷贝都可检测到，显微镜下可见HPV阳性的细胞核显蓝色。如果探针改成用荧光来标记，即为荧光原位杂交，灵敏度和特异性相应会较高，定位亦更准确。总的来说，原位杂交技术的灵敏度还是欠缺，且操作较繁琐，很容易受到实验条件和操作者的影响，不能分型，不适合大量临床样本的筛查，现在在HPV检测方面还是较少用于临床的诊断。

2. 杂交捕获法 杂交捕获二代（HCⅡ）是目前临床上应用较多的检测高危HPV DNA的方法，是目前美国唯一通过FDA批准的可在临床使用的一种检测HPV DNA的技术。它是利用一种基于液相的HPV DNA-RNA探针杂交及非同位素信号放大系统的方法。结合后的DNA-RNA杂交体被微孔壁上固定的特异性抗体所捕获，随后加特异性单克隆抗体和化学发光底物将杂交信号放大，再用特定的读数器读取发光的强弱来间接判断DNA-RNA杂交体的含量。HCⅡ能同时检测13种高危基因型HPV16、HPV18、HPV31、HPV33、HPV35、HPV39、HPV45、HPV51、HPV52、HPV56、HPV58、HPV59和HPV68，具有较高的敏感度和特异性，可以作为目前其他新方法的对照标准。但这种方法也存在一定的缺陷，即不能具体分型，不能测低危型和判断多重感染，并且探针间存在一定的交叉杂交反应。

（二）基于FQ-PCR的方法

FQ-PCR法检测HPV DNA用的标本一般是宫颈脱落细胞或宫颈癌组织，采用针对某个HPV基因型的特异引物及探针扩增病毒DNA序列。这种方法敏感度和特异性高，可以定量分析，也可以明确HPV的具体型别，不需要后续分析，但每个反应只能检测一个HPV型别，如需检测多个型别，则要在不同的反应体系中进行。

PCR反应体系也可以选择非HPV型特异的通用引物，通用引物设计在HPV基因组的保守序列位置，这样就可以同时检测多种HPV型别。黏膜HPV的检测最常用的引物对是MY09/MY11、GP5+/GP6+和SPF，这些引物都以L1区为目标片段。目前国内也有相应的同时检测13种高危型的实时荧光定量PCR试剂盒生产，但其结果也是像HCⅡ一样报告阴性和阳性，不能反映具体感染的HPV型别。近年来也有研究提示血浆中也可以检测出HPV DNA或miRNA，并且提示血浆HPV DNA、miR-21、miR-155或许可以作为肿瘤的诊断、复发或转移的预后指标。

文献报道的检测HPV16和HPV18所用的部分引物和探针：

HPV16　F：5′-AGCTCAGAGGAGGAGGATGAA-3′

　　　　R：5′-GGTTACAATATTGTAATGGGCTC-3′

5′-FAM-CCAGCTGGACAAGCAGAACCGG-TAMRA-3′

HPV18　F：5′-CATTTTGTGAACAGGCAGAGC-3′

R：5′-ACTTGTGCATCATTGTGGACC-3′

5′-VIC-AGAGACAGCACAGGCATTGTTCCATG-TAMRA-3′

文献报道的检测HPV的部分通用引物：

（1）MY09/11

MY09：5′-CGTCCMARRGGAWACTGATC-3′

MY11：5′-GCMCAGGGWCATAAYAATGC-3′

（简并碱基M=A/C，R=A/G，W=A/T，Y=C/T）

（2）改良的MY09/11

PGMY09：5′-biotin-CGTCCMARRCGAW ACTGATC-3′

PGMY11：5′-biotin-GCMCAGGGWCATAAYAATGG-3′

（简并碱基M=A/C，R=A/G，W=A/T，Y=C/T）

（3）GP5+：5′-TTTGTTACTGTGGTAGTACTAC-3′

GP6+：3′-CTTATACTAAATGTCAAATAAAAAG-5′

（三）基于PCR+后续分析的方法

这种方法需要先进行通用引物PCR，因为通用引物一般设计在HPV序列中较为保守的位置，所以可以扩增广谱的HPV亚型，对扩增产物进行后续分析即可确定HPV的基因型别，可以同时检测多种基因型。目前多用MY09/11作为扩增引物对。

1. 导流杂交法　导流杂交法是目前临床上应用较多的一种HPV检测方法，这是一种PCR-反向点杂交技术，集PCR、核酸杂交、基因芯片技术于一体。主要原理是将标记了生物素的通用引物（一般为MY09/11）扩增后的产物用导流方式穿过预先固定有相应探针的纤维薄膜，发生快速杂交，再通过酶标显色后用肉眼来判断感染的型别。步骤包括HPV DNA的提取、PCR扩增、核酸分子快速导流杂交、酶标显色并判断结果。可同时检测21种HPV基因型，分别为5种低危型：HPV6、HPV11、HPV42、HPV43和HPV44，13种高危型：HPV16、HPV18、HPV31、HPV33、HPV35、HPV39、HPV45、HPV51、HPV52、HPV56、HPV58、HPV59、HPV68，以及中国人群常见类型HPV53、HPV66和CP8304。这种方法结合了PCR、核酸快速导流杂交和酶联显色技术，可以检测具体感染的型别，还可以判断双重和多重感染，弥补了HCⅡ的不足。其敏感度和特异性与HCⅡ有较高的一致性，检测时间短，通量也较大，不失为HPV筛查的一个较为实用的方法。缺点是不能判定HPV病毒DNA载量的变化。

2. 流式荧光杂交法　又叫液相芯片技术或（微球）悬浮阵列技术。这种方法利用聚苯乙烯微球作为反应载体，不同的微球由不同比例的荧光染料所标记，可被相应检测系统所识别。微球上连接针对相应HPV亚型的核苷酸探针，分别与液态的通用引物PCR产物杂交，反应结束后，用相应设备检测，逐一通过检测流场的微球探针上的分类荧光和报告探针上的标记荧光，从而反映HPV的亚型。整个反应过程都在混悬于液相中的微球表面上进行，能够同时检测多种HPV亚型，通量大，因为反应后无需清洗，所以速度较固相杂交快，灵敏度和特异性也比较好，但存在一定的交叉污染。

3. 电泳　扩增后通过琼脂糖凝胶电泳分离PCR产物，根据产物片段的大小来确定是否存在HPV，甚至可以确定到基因型。

4. 测序　测序理论上可以检测出所有的HPV型别，可以检测依靠一般探针不能检测的少见型别或者新发现的型别，它往往作为其他方法的“金标准”。

三、临床意义

早期发现并干预宫颈癌的效果很好，因此定期筛查HPV对宫颈癌的早期诊断、早期治疗、降低发病率及死亡率、提高治愈率有重大意义。

（一）早期诊断和预防

能够在细胞学出现异常前发现宫颈病变，对预防宫颈癌的发生有着重要的意义。不同型别HPV致病能力不同，以HPV16和HPV18为高危型的代表，因此定期HPV的检测和分型可以有效减少宫颈癌的发病率。

（二）预后的判断

可以监控预后，判断是否再次感染；还可以判断疫苗应用前后机体的感染状况。

（三）流行病学调查

可以检测HPV不同型别在不同地区的流行状况。

（温旺荣　李　莉　车玉传）

第六节　优生优育与致畸相关病毒分子诊断

致畸相关病原体主要包括弓形虫、风疹病毒、巨细胞病毒、单纯疱疹病毒和细小病毒B19，这些是最常见、最重要的孕期子宫内感染因素，被综合称为TORCH。孕妇感染不仅危害母体，往往还对胎儿或新生儿产生严重不良后果，可以导致流产、早产、死胎或胎儿生长迟缓和发育畸形等一系列疾病，严重影响人口素质。因此常把这些病原体的检测称为优生优育检查项目。弓形虫在“第九章第五节　寄生虫感染性疾病分子诊断”中介绍。

一、风疹病毒

风疹病毒（RV）可在胎盘或胎儿体内生存增殖，产生长期、多系统的慢性进行性感染。对于孕妇来说，风疹病毒的侵入会导致胎儿畸形、早产或胎儿死亡，应引起重视。

（一）基因结构

RV是单股、正链、40S的RNA病毒，是披膜病毒科（togaviride）、风疹病毒属（*rubivims*）的唯一成员。其基因组长9 757个核苷酸左右，富含GC（69.5%）；RNA包括2个长的ORF，一个是5′端的ORF，编码2种非结构蛋白P150和P90，参与病毒的复制；另一个是3′端的ORF，编码结构蛋白。其编码的3种结构蛋白为衣壳蛋白C和2种包膜糖蛋白E1、E2，它们是RV的主要蛋白抗原。

研究表明，E1蛋白基因序列的株间变异程度与全株基因序列变异程度相近。因此，各国研究人员多将E1蛋白基因作为RV某一病毒株代表基因进行分析。E1相对分子质量为57 000，由412～418个氨基酸残基组成，富含脯氨酸和半胱氨酸，其不同株间氨基酸序列有差异，但抗原决定簇聚集区的氨基酸序列相同。E1蛋白分为3个部分，即膜外区（E1～L446）、跨膜区（G447～A468）和膜内区（K469～R481）。据文献报道，E1蛋白中大多数抗原决定簇聚集区位于第202～305位氨基酸之间，并且这一抗原决定簇聚集区序列高度保守。

（二）分子诊断方法

ELISA是目前临床上诊断RV感染的最常用方法，其灵敏度与特异度较高，但其检测过程中影响因素较多，易出现假阳性结果。随着分子诊断技术的不断发展，越来越多的分子诊断方法用于RV感染的早期检测，给临床诊断提供有力依据。

1. 核酸分子杂交 可用于多种病毒基因的同时检测。

2. RT-PCR 目前国外普遍采用逆转录巢式PCR（reverse transcription nest PCR，RT-nPCR）方法。标本常用的有咽拭子、脐带血、外周血单核细胞、绒毛膜、羊水等。引物设计选择编码糖蛋白E1的序列中一段保守区域作为靶序列，引物位于*RV E1*基因的保守序列。巢式PCR反应有2次PCR扩增，降低了扩增多个靶位点的可能性（因为与2套引物都互补的引物很少），增加了检测的灵敏度；又有2对PCR引物与检测模板的配对，增加了检测的可靠性。为了经济节约，可在第2轮扩增时采用半巢式，设计单条引物，另一条引物与第1轮扩增共用，效果也优于单次扩增。应用巢式反转录PCR法检测羊水中的RV RNA，检测的特异度为100%，灵敏度为83%～95%，可检测样品中最少10fg的RV RNA，可见RT-PCR可作为产前诊断风疹宫内感染的有力工具。

Cooray S等将巢式反转录PCR进行改进，设计了可以扩增RV E1基因中592个核苷酸的引物，从先天性风疹及普通风疹病例中检测出RV RNA，检测的灵敏度与过去报道的扩增较小片段RV RNA的巢式反转录PCR法相同，但由于这种方法扩增的片段较长，减少了与人类基因组的非特异性互补，提高了检测的特异度，为病毒的基因分型提供了更好的方法。

3. FQ-PCR 目前常用的FQ-PCR已用于检测RV及麻疹病毒基因，检测范围在10^3～10^7拷贝/次，最小可检测到100个病毒拷贝。FQ-PCR具有省时、省事、特异、敏感的特点。

4. 蛋白质芯片技术（protein microarray assay） Li D等将快速斑点免疫金渗滤试验（DIGFA）与蛋白质芯片技术相结合，检测孕妇血清中的弓形虫、风疹、巨细胞、单纯疱疹相关病毒抗体，这种方法不需特殊仪器设备，检测结果肉眼即可观察。在研究中发现，基于DIGFA的蛋白质芯片在以下3个方面优于ELISA法：①省时；②ELISA能检测抗原的最低限为100～200ng，而蛋白质芯片可达10～20ng；③蛋白质芯片结果的观察无需任何特殊设备。缺点：检测精确度不如应用荧光扫描仪等设备的蛋白质芯片高，但对于产前诊断和流行病学筛检已经足够了。蛋白质芯片是目前较为快速的检测方法，灵敏度高于ELISA，随着该技术不断发展，如实验室误差逐步减小、数据处理更加完善以及成本逐渐降低，将有更广阔的应用空间。

5. RT-LAMP 通过2条环状引物加LAMP的反应，环状引物也是通过与茎环结构杂交，启动链置换DNA的合成。特异对应于RV E1基因第8 476位及8 680位基因片段的3对特殊引物，并在反转录酶和Bst-DNA聚合酶的作用下对RV RNA序列进行等温核酸扩增反应。检测发现RT-LAMP的灵敏度为含30PFU/0.1mL的细胞培养液。在此体系中对含有其他病毒（麻疹病毒、腮腺炎病毒、呼吸道合胞病毒及流感病毒）的细胞培养液进行RT-LAMP检测，均为阴性，说明RT-LAMP的特异度较高。

6. 其他检测方法 RV复制子的结构蛋白编码区可被如绿色荧光蛋白（GFP）或氯霉素乙酰转移酶的报道基因替代，非结构蛋白编码区有特异性框内缺失的复制子是不能进行复制和表达报道基因的。如果临床标本中含有RV，这种基因缺失的复制子就能被修复而重新表达报道基因，可以作为一种检测RV RNA的新方法，可以检测最少1PFU的RV，具有高灵敏度，其特异度亦较高，2种基因型的RV均可检测出，对其他人类病毒进行检测为阴性。这种方法比PCR方法简单、方便，检测过程不容易出现污染，与其他病毒也无交叉反应，是一种较理想的检测方法。

（三）临床意义

风疹病毒感染引起的最大危害，是给家庭和社会造成沉重的经济和社会负担，并且由于风疹与麻疹在流行病学特征上相似，临床上不易鉴别。风疹的发病增加麻疹监测和控制工作的难度，因此WHO建议，随着全球各区消除麻疹目标的提出，要将风疹的监测纳入麻疹监测中来。风疹病毒的分子流行病学研究是实现风疹控制和消除的基础性工作之一。临床上分子诊断技术也可作为产前诊断宫内感染的有力工具。

二、巨细胞病毒

巨细胞病毒（CMV）属于疱疹病毒家族中的一员。CMV表面具有脂质包膜，为229kb的双链DNA染色体。

（一）基因结构

人巨细胞病毒（HCMV）DNA为线性双链分子，235～240kb，长度为56～76nm，其分子量为（150～160）$\times 10^3$kDa，具有一个长的单一序列（UL）及一个短的单一序列（US）。UL和US的相连处及两端均为DNA重复序列。UL约115 $\times 10^3$kDa，约占16%。UL两端的2个反向重复序列约占90%；US两端的2个反向重复序列约占2%。由于UL及US可以2种方向存在，则CMV DNA具有4种分子异构型。CMV DNA只有一个单向性的IE启动子复合体，IE区位于UL中一个大于20kb的区段内，其可指导多个基因的表达，表达的产物主要是72kDa蛋白。CMV基因组至少能编码氨基酸残基数100以上的多肽200余种，包括原始基因产物、中间产物及终末产物。

HCMV基因组的重复序列对其复制、基因表达方向以及与细胞相互作用的方式可能有重要意义。用核酸外切酶处理双链巨细胞病毒DNA可形成黏性末端而连接成环状，这一特点可能与该病毒的转化作用和潜在的致癌性有关。

（二）分子诊断方法

目前对 CMV 感染的诊断方法多种多样。血液中的CMV（病毒血症）或组织活检中的CMV与临床上存在活动性的CMV感染高度相关；从尿液或呼吸道分泌物中分离到病毒通常为无症状感染的标志；从移植受者血液中性粒白细胞中直接检测pp65 抗原是检测早期活动性CMV感染的指标；在器官移植时，血清学检测是确定CMV临床风险的重要检测手段。

区别临床显性感染与低水平且持久的隐性感染非常重要，灵敏度高的分子诊断技术可以检测临床样本中极微量的CMV DNA，可对外周血白细胞、血清、血浆或其他临床样本中的 CMV DNA进行定性定量分析，因此在临床上得到广泛应用。

1. DNA探针 已广泛应用于检测CMV，其中以^{32}P标记的探针敏感性最高，对某些标本来说，杂交方法可能比病毒分离更敏感。

2. PCR PCR标本包括血液、尿，以及腺体组织等。由全血制备的血沉棕黄层（buffy coats）可保存于-80℃；尿液标本可保存于液氮中。冻存标本应避免反复冻融。引物及探针的设计是根据已发表的CMV的直接早期蛋白基因的启动子区和开始的4个外显子序列、晚期抗原gp64基因以及磷酸化蛋白pp71基因序列；也可采用巢式PCR扩增，其灵敏度更高，特异性更强。扩增产物分析可采用固相（滤膜）杂交和液相杂交。

HCMV DNA分子很大，其碱基序列尚未全部搞清。虽然它的DNA的限制性内切酶片段长度具多形性，但是对其基因组的离散性还不清楚。用单一引物对进行PCR扩增，可鉴定90%的HCMV野生型分离株；而采用针对不同HCMV序列的2套以上的引物对，则可检测几乎所有的病毒株。因此，可根据情况使用2对或2对以上的位于基因组不同区域的引物进行PCR检测。

在HCMV模板DNA制备过程中，有时会产生一些小片段DNA，在PCR反应时常导致一定水平的本底产物，从而影响对结果的判定。在这种情况下可采用套式PCR。

PCR检测HCMV标本具有很高的敏感性。从HCMV感染的组织培养上清液可检测到相当于几十个病毒的DNA分子或1～5PFU病毒的DNA序列。用非放射性寡核苷酸探针进行Southern杂交分析扩增产物，可从尿液标本中检测到1pg HCMV DNA序列的水平；利用该系统，在4×10^4个细胞中只有一个病毒基因组即可检测出，较斑点印迹杂交提高2×10^3倍。

（三）临床意义

HCMV感染可以通过直接接触组织或体液（如唾液、血液或尿液）而感染或垂直感染，也有通过性接触感染。传播的途径非常广泛，最常见的为子宫内、宫颈分泌物或乳汁传播，以及与监护室的幼儿密切接触传播。HCMV感染也常见于器官移植、骨髓移植和艾滋病患者。对所有可能的标本进行分子诊断技术的检测有利于HCMV的早期诊断、预防和治疗。

三、单纯疱疹病毒

单纯疱疹病毒（herpes simplex virus，HSV）是疱疹病毒家族中的一种，为双链DNA病毒，有2种亚型，即HSV-1和HSV-2。

（一）基因结构

HSV基因组为一线性DNA分子，由共价连接的长片段（L）和短片段（S）组成，每一片段均含有单一序列和反转重复序列，长重复序列（RL）和短重复序列（Rs）中含有命名为St的末端重复序列，由约400bp组成，在L片段和S片段之间，插有a的反转重复序列，称为a′。由于L片段和S片段连接的方式不同，HSV的DNA共有4种同分异构体。HSV-1和HSV-2基因组之间的同源性为47%～50%，这些同源性序列就是HSV分子诊断的结构基础。

HSV-117syn株的全部DNA序列已经弄清。该毒株DNA共含有152 260个核苷酸残基，其中碱性核苷酸、鸟苷酸和胞苷酸的含量较高，达68.3%。在HSV-1的基因组上，共排列有72个编码蛋白的基因，其中长单一序列（UL）上有56个、短单一序列（Us）上有12个、Us末端反转重复序列（TRL）、Us末端反转重复序列（TRs）、UL中间反转重复序列（IRE）和Us中间反转重复序列（IRs）上各一个，由于TRL和IRs上各有一个*IE110*基因，而rills和IRs上各有一个*IE175*基因，共编码70个各异的蛋白质。在HSV-1的72个编码基因中，约半数的基因转录时阅读方向是从左至右，但有37个基因的阅读方向是从右至左。在所有基因3′末端的上游，均有多聚腺苷化序列AATAA或ATTAA作为转录起始位点。

（二）分子诊断方法

目前临床上HSV常规检测包括抗原和抗体的免疫学检测、细胞培养及分子生物学检测。免疫学检测的灵敏度和特异性较差，脑脊液中抗原抗体的灵敏度为75%～85%，特异性为60%～90%，不适合HSV的早期诊断。细胞培养检出率较高，只要有1～10个感染性HSV就可以检出。以前把脑组织活检、HSV培养鉴定及免疫组化染色的联合运用作为诊断HSV的“金标准”。该方法尽管具有较高的灵敏度和特异性，但它们是侵入性的，且耗时较长。分子诊断的方法具有灵敏、特异和快速的特点，因此在HSV临床检测中越来越多地得到应用，目前分子诊断HSV的方法主要有2种：探针杂交法和PCR法。

1. 探针杂交法 DNA探针作为一种HSV检测手段，可检出1pg DNA、2～8个感染细胞或10个空斑形成单位（PFU），具有特异和准确的优点。但该方法要求试验条件高、费时费事，且标记同位素不仅有损害性，还不易保存，作常规检测受到限制。

2. PCR法 人类5种主要的疱疹病毒基因组的全序列测定即将完成，目前的研究资料显示HSV-1和HSV-2在核苷酸水平上有50%的同源性。HSV与EBV在DNA多聚酶，核糖核酸还原酶A单位、B单位以及糖蛋白B等方面有相当的同源性。HSV与HCMV在DNA多聚酶等亦有相当的同源性。采用HSV DNA多聚酶基因作探针，在非严格条件下可以检出HCMV DNA多聚酶基因，总之HSV-1、HSV-2、EBV和HCMV 4个疱疹病毒DNA多聚酶氨基酸序列，均有相当的同源性。基于这些理论，Rozenberg F等人根据疱疹病毒DNA聚合酶基因设计了一对寡核苷酸引物，用这对引物进行PCR，可以扩增出HSV-1、HSV-2、EBV和HCMV相应的DNA片段。如果配合对PCR产物进行限制性内切酶分析或特异性探针进行核酸杂交，就可将4个疱疹病毒分出。HSV DNA扩增区的选择主要集中在DNA聚合酶基因区，胸腺嘧啶核苷激酶（TK）基因区和糖蛋白基因区。检测HSV的PCR法有直接PCR法、巢式PCR法、免疫捕捉PCR法和直接分型检测PCR法。

（三）临床意义

分子诊断方法相比于传统病毒培养和免疫诊断方法更加灵敏、特异和快速，应用于妊娠期间的子宫内HSV感染的诊断，最大限度地减少死胎、畸胎等的发生率，使优生优育工作更上一个台阶，进而提高了人口素质。

PCR技术不但在HSV感染检测中具有重要的应用价值，而且在HSV分子生物学、HSV基因重组株构建及HSV的基因表达等研究中也具有广泛的应用。

四、人细小病毒B19

人细小病毒B19（human parvovirus B19，简称B19）的特性使其很难被某些理化方法破坏，如输注经某些灭活病毒方法处理的血制品后，仍可发生B19感染，至今尚无有效的去除和/或灭活该病毒的办法。B19在供血者中的阳性率为0.004%～0.6%，因此对献血员及孕妇进行B19感染的筛选或检测具有重要意义。

（一）基因结构

B19内含单股正链DNA基因组，长5 596个核苷酸。整个基因组可分为中间的4 830个核苷酸和首尾2个末端呈回文顺序的383个核苷酸。回文顺序便于病毒基因组形成发夹构型，并作为合成互补链的引物。基因组右侧编码2个结构蛋白VP1（84K）和VP2（58K），两者分别占整个衣壳蛋白的4%和96%，除了在VP1氨基末端有一227个氨基酸的独特区外，结构相同。左侧编码一个非结构蛋白（77K）。B19病毒感染的靶细胞是人骨髓祖代红细胞，病毒受体是红细胞P抗原。

（二）分子诊断方法

通过核酸分子杂交和PCR技术诊断B19的产前感染以及儿童的肿瘤性或血液性疾病具有一定的优越性，对于无免疫应答患者的持续性慢性感染，B19 DNA的检测要优于血清学检测。

1. 核酸分子杂交 目前用于B19核酸分子杂交的技术主要有斑点印迹杂交、原位杂交以及微孔杂交。核酸分子杂交技术可以检测到已知的B19变异体。该技术特异性强，敏感性高，且可对病变进行组织细胞定位，可应用于血清、细胞、呼吸道分泌物、尿和组织标本中的B19 DNA检测。

斑点印迹杂交是实验室检测B19 DNA的一种常用、简单的方法，可同时检测大批量血清样本。为了获得较好的杂交结果，通常利用标记探针进行预杂交。探针的种类主要有单链和双链线状DNA探针、线状RNA探针。探针来源的途径有：克隆的B19 DNA片段、PCR扩增目的序列、合成的寡核苷酸。探针标记开始使用的是^{32}P或生物素，现在广泛使用的是洋地黄毒苷探针。洋地黄毒苷的灵敏性和放射性同位素一样，而其特异性要优于生物素，斑点印迹杂交适用于中高滴度病毒血症的检测，尤其适用于大规模的筛查。

微孔杂交利用洋地黄毒苷标记的RNA作为探针检测B19 DNA，利用生物素标记的第2代探针，在链亲合素包被的微孔中捕获杂交子。标记的洋地黄毒苷可以通过免疫酶反应和化学发光底片检测。化学发光微孔杂交方法比斑点印迹杂交更加灵敏。原位杂交技术能够为B19核酸在个体细胞内进行定位，可以用来检测骨髓细胞、羊水细胞、脐带血细胞及胎儿组织中的B19 DNA，有利于B19 DNA感染的诊断，尤其是B19 相关疾病发病机制的研究。原位杂交所用探针来源于合成的寡核苷酸或克隆的DNA片段，能够检测到单个感染细胞中B19 DNA的存在。

2. PCR PCR可用于检测低浓度的病毒血症和血液筛查；定量PCR可以用来监控B19病毒的清除

率，确定持续或复发感染中病毒的数量以及评价免疫球蛋白的治疗效果。

B19 DNA的基因扩增主要有以下几种方法：单步PCR、巢式PCR、PCR-ELISA以及RT-PCR。单步PCR利用2个寡核苷酸作为引物来扩增DNA片段，扩增产物用带有内标记探针的分子杂交方法识别。

血清中B19 DNA定量检测还可以通过竞争性PCR获得。竞争性PCR是一种灵敏而且特异的方法，适用于实验室诊断。

（三）临床意义

目前用于B19感染的诊断方法主要有血清学检测和分子诊断，特别是分子诊断即核酸杂交和PCR技术。前者可为B19感染的发病机制研究提供直接依据，但因标记过程复杂，且容易产生放射性污染，所以不作为常规检查方法；而PCR技术具有灵敏度高、特异性强的特点，尤其在免疫力低下的患儿中，B19感染长期存在，而不产生特异抗体，采用PCR方法检测能够避免假阴性结果的出现。

（温旺荣　李珉珉　李　莉）

第七节　其他病毒性疾病分子诊断

一、SARS病毒

（一）基因结构

SARS病毒为单正链RNA病毒，复制不经过DNA中间体，使用标准密码子。美国和加拿大的实验室均完成了SARS病毒的基因组测序。比较两者已经公开的病毒全基因组序列，发现有很小的差异。SARS病毒基因组与其他冠状病毒的结构相似。主要蛋白质有RNA聚合酶蛋白（聚合酶1a、聚合酶1b），S蛋白（spike protein），E蛋白（small membrane protein），N蛋白（nucleocapsid protein）等。SARS病毒明显不同于其他3个冠状病毒群，可能归属于新的冠状病毒群。总体上看，几种病毒的基因组结构非常相似。通过病毒基因组之间的比较，14～16kb的位置，对所有病毒都是较为保守的区域。这区域编码依赖RNA多聚酶，推测病毒的复制直接使用该酶。

（二）分子诊断方法

目前诊断SARS方法有：细胞培养法、抗体检测法和分子诊断法。分子诊断方法已经发展了7对引物使用于检测过程中，检测样品包括血液、粪便、呼吸道分泌物。PCR技术进一步缩短免疫荧光技术的检测时间，可在几十分钟内把基因扩增到数百万倍以上，使基因便于检测，且不局限于对血样的监测，痰液、唾液和漱口液也可成为快速检测的依据。

尽管病毒的分离培养是检测病毒和疾病确诊的“金标准”，但受到实验室条件的限制，无法进行推广。相比之下，免疫学诊断方法简便、易行，但患者抗体产生需在感染后14～20天以后才能检测到。实时荧光定量PCR和反转录巢式PCR特异性和敏感性高，且可使用灭活的患者标本，大大降低了标本运送过程对环境和操作人员的传染性。

PCR技术还可以直接应用于SARS患者的早期诊断上。选取人冠状病毒S基因片段保守性高抗原性C 区作为PCR的扩增区，可以对SARS患者进行早期分子诊断，因为人冠状病毒S膜蛋白是位于人冠状病毒囊膜上的Ⅰ型跨膜蛋白，C端位于病毒囊膜内部。通过同源对比表明，人冠状病毒S膜蛋白与其他种的人冠状病毒S膜蛋白和其他属的病毒S膜蛋白具有高度的同源性，是介导人冠状病毒识别宿主细胞以及入侵过程中的膜融合过程的关键蛋白，与病毒入侵人体的致病过程密切相关。人冠状病毒S蛋白位于病毒囊膜表面，在病毒入侵时介导病毒与宿主细胞表面受体的相互作用，并留在细胞表面，成为受病毒感染的细胞的表面标志，从而成为抗体与淋巴细胞攻击的靶标，因而可用作非典型性肺炎诊断的候选基因。通过比较冠状病毒属其他种型的基因序列，冠状病毒S蛋白的保守性基因序列，在人冠状病毒中也存在这样的序列，但同时存在若干位点的改变。这为分子诊断及其种型变异的比较提供了理论依据。

根据目前已公布的SARS病毒基因组序列，通过生物信息学手段分析基因组序列各部位的结构，对其生物学功能进行预测，选取其中特异性序列或保守性序列作为PCR扩增的引物，并获得特异性的SARS病毒基因片段作为阳性对照，我们可以开发出用于早期诊断SARS病毒的分子诊断试剂盒，这对于提前预防和对SARS进行早期诊断有着非常重要的意义。

（三）临床意义

尽管目前SARS只有少数疑似病例报道，但是SARS病毒将长期与人类共存，并随时有流行爆发的可能。随着分子诊断技术在SARS诊断方面的发展，已经逐渐发展成一种可靠、可行的检测方法，对其早期诊断和预防起着至关重要的作用，有利于及早发现并控制疫情，防止疫情大面积蔓延，降低疫情造成对人类健康和生命的威胁。

实时荧光定量PCR技术广泛应用于“非典”的早期诊断。它能快速、精确地测定病毒拷贝数，对于抗非典药物的筛选和评价工作有直接的意义，通过用药前、用药后患者体内拷贝数的变化，可以客观、直接地评价药物疗效。此外，对患者康复程度和治愈与否的判断也提供直接的治疗评价指标。

二、腮腺炎病毒

（一）基因结构

流行性腮腺炎的病原是腮腺炎病毒，属于副黏病毒科，腮腺炎病毒属，是一种具有囊膜的单股、负链的RNA病毒。它含有不分节段的单股负链线状RNA，长度为15 384个核苷酸。由7个基因组成，其基因组RNA的基因顺序为：3′N-P-M-F-SH-HN-L5′。各基因的蛋白产物及其分子量（Mr）分别为：核衣壳蛋白（NP，Mr：70kDa），磷蛋白（P，Mr：45kDa），基质蛋白（M，Mr：39kDa），融合蛋白（F，Mr：69kDa），小疏水蛋白（SH，Mr：0.6kDa），血凝素神经氨酸酶（HN，Mr：80kDa）和大蛋白（L，Mr：200kDa），另有2个非结构蛋白NS1（23kDa）和NS2（17kDa），它们与*NS1/P*基因的转录有关，可在腮腺炎病毒感染的细胞中作为*P*基因mRNA编码的产物存在。

腮腺炎病毒*P*基因高度保守，不同病毒株间基因序列差异较大，P蛋白在病毒RNA的转录过程中起重要作用。*HN*基因约1 900个氨基酸，编码含582个氨基酸的HN蛋白；F蛋白也是一种糖蛋白，其第195位氨基酸对MuV与细胞之间的融合起决定作用，在HN蛋白吸附于宿主细胞表面含唾液酸的分子受体后，引起F蛋白发生构象变化，形成了前发夹结构的中间体并释放出融合肽插入宿主细胞膜中，随后细胞膜和病毒囊膜被拉近并置，最终导致膜融合的发生，使病毒基因组注入宿主细胞。另外，*F*基因、*HN*基因编码的蛋白是腮腺炎病毒的重要抗原决定簇，这2个片段上核苷酸序列的改变可能会影响到疫苗的免疫原性。

*SH*基因作为高变区在不同MuV毒株的分子特性鉴别中比其他基因片段更为敏感准确，其相邻序列有保守区域，故将其作为基因型分析的靶序列。人们对现存MuV流行毒株进行了广泛的*SH*基因序列测定，并借助计算机生物基因信息分类系统把近年来分离到的MuV区分为A、B、C、D、E、F、G、H 8个基因型。在基因型A、B、C和D中，存在着能诱生型特异性中和抗体的抗原决定簇。*SH*基因编码的57个氨基酸的小疏水蛋白是构成病毒膜蛋白的成分，但此成分对于MuV在细胞培养复制并非必需。

（二）分子诊断方法

病毒分离与血清学试验是目前MuV诊断的主要手段。但由于病毒分离时间长，要求条件高，分离率低；血清学方法敏感度低，不适用于早期诊断等原因，使这2种方法在使用中受到很大的限制。近年来，新发展起来的荧光定量PCR检测技术，具有灵敏度高、特异性强、准确快速且可以实时定量的特点，适用于疾病的早期快速诊断，而且闭管式操作杜绝了传统PCR的污染与假阳性结果的出现。

1. RT-PCR法 标本采集于病程早期，可自唾液、血液、脑脊液、尿或甲状腺等分离出腮腺炎病毒。有研究采集72例临床腮腺炎患者的标本，尿液标本阳性率25%、唾液标本阳性率100%、咽拭子标本阳性率96.6%，因此认为采集唾液和咽拭子作为待检标本有利于提高准确率，腮腺炎患者尿毒症常在发病后10天或更迟时间出现，故尿液检出阳性率明显低于其他标本中检测结果。

国内外文献报道RT-PCR技术已成功应用于许多病原体的检测，腮腺炎病毒RNA中小疏水蛋白基因（*SH*）作为高变区在不同毒株的分子特性鉴别比其他基因片段更为敏感准确，其相邻序列有保守区域，可将其作为PCR检测病毒RNA的靶序列。有研究在腮腺炎病毒核蛋白基因（*NP*）的保守区域设计一对半引物，采用RT-PCR和半巢式PCR方法扩增腮腺炎病毒特异性核酸片段。该方法不必经过标本浓缩或细胞增殖可以直接从患者的含漱液中检出腮腺炎病毒，同时该反应的特异性很好，对呼吸道的麻疹、风疹、流感病毒均无交叉反应，只有腮腺炎病毒才能扩增出相应的特异性片段；要直接从临床含漱液中检出病毒特异性核酸，在2次PCR后其检测敏感度可达0.1CCID50，而且采用2次PCR反应是必需的。该方法具有敏感性高、快速、特异性强、直接检测病原等优点，也比病毒分离法快速、敏感、简便，用于直接检测临床标本中的腮腺炎病毒能达到满意的结果，在病毒性疾病的快速诊断上得到了广泛的应用。

2. 核苷酸测序 将SH基因用作核苷酸测序，因为SH基因是高变区。国外以往的方法是进行毒种分离，对某个基因片段克隆后再进行序列分析，此法虽有一定优点，但费时费力也较昂贵。而直接测序是指对PCR产物进行直接的序列分析，而不需事先克隆到测序载体上，由于自动化和新的荧光检测技术的应用，直接测序法的效率大大提高。

3. SSCP分析 建立于PCR技术基础上的单链构象多态性（single-strandconformation polymorphism，SSCP）分析。国外近年已有利用此技术鉴别不同腮腺炎病毒株的报道，理论上，SSCP可将所测SH基因及其旁侧区cDNA片段序列仅相差3.4%的毒株加以鉴别，能区分序列仅相差一个核苷酸的PCR片段，当PCR产物小于200bp时，SSCP能分析检测出75%～95%的突变，但是其敏感性随PCR产物长度的增加而降低。此法比核苷酸测序快速简便、安全可靠，其敏感性基本接近测序结果。而在腮腺炎病毒株鉴别中有很大的应用价值，可部分替代病毒基因的核苷酸测序和限制性酶切分析。

（三）临床意义

常规的病毒分离和ELISA法测定IgM抗体，存在检测时间长和感染初期IgM抗体检出率较低等缺点。当发生无临床症状的腮腺炎爆发疫情时，达不到早期、快速诊断的目的。而分子诊断技术操作简单、结果直观，缩短了检测时间，有利于爆发疫情的快速诊断，在实际工作中发挥了很好的作用，为及时采取正确措施、控制疫情提供科学依据。

RT-PCR适合于腮腺炎的早期快速诊断，核苷酸测序是进行腮腺炎病毒的分子流行病调查和毒株基因鉴别研究最直接可靠的方法之一，是研究该病毒的遗传变异、亲缘关系与减毒机制的有力手段，而且也能在腮腺炎爆发流行中检定流行株的突变亚型，明确其来源。

三、轮状病毒

（一）基因结构

轮状病毒（rotavirus，RV）是一种双链RNA病毒，基因组约18kb，由11个双链RNA片段组成，每个片段含一个ORF，对应编码11种蛋白，即6种结构蛋白（VP1～4、VP6、VP7）和5种非结构蛋白（NSP1～NSP5）。VP4 经胰蛋白酶裂解后可产生具有增强病毒感染性的VP5 和VP8。

（二）分子诊断方法

目前轮状病毒的检测方法有病毒分离培养法、电镜法、免疫法和分子诊断法。病毒的分离培养目前仅限于科研，因为需要特殊的培养条件，而且需要时间长。电镜法也仅限于科研，因为需要病毒含量大，缺乏敏感性，并且标本制作过程很繁琐。免疫法通过直接测定A组轮状病毒的共同组抗原VP6来实现，有胶体金法和乳胶凝集法。这种方法检测快速，临床上应用较多，缺点是敏感度和特异性较低，不能区分具体血清型，并且要求病毒含量较高。因此，目前特异性和敏感性最高的方法是分子诊断法。

1. 病毒RNA电泳法 提取病毒RNA后直接进行聚丙烯酰胺凝胶电泳，再用硝酸银进行染色，如果存在RV感染，会出现特征性的11个条带，因为RV的基因组是11个双链RNA节段。根据电泳条带的迁移率还可以确定RV的组和亚组。

2. RT-PCR法 目前RT-巢式-多重PCR已有成熟的该病毒试剂盒应用于临床。其高灵敏度和高通量是通过2次PCR来实现的。另外，有人报道了一种轮状病毒FQ-PCR检测方法，采用了针对病毒NSP3基因的引物和TaqMan探针来检测所有病毒。

3. 核酸杂交法 以VP4和VP7各基因型内高度保守而型间高度变异的片段为目的片段，用标记过的cDNA探针进行斑点杂交，洗膜后通过检测杂交信号来判断目的片段的有无或强度。或者以扩增后的*VP4*和*VP7*基因与固定的针对各特异型别的微阵列探针结合，通过检测反应信号来确定型别。

4. 测序法 理论上可以检测所有的RV，主要应用在鉴别新发现类型，及对新发现类型进行归类。

（三）临床意义

1. 准确判断轮状病毒的感染 RT-PCR法通过对目的基因的扩增，能在免疫法检出阈值以下检出少量的病毒，是检测RV的最灵敏的方法。

2. 分型并了解病毒的流行状况 PCR法能够对病毒快速分型，这对了解病毒在各地的流行状况有重大意义。

3. 指导疫苗的研究和应用 目前对轮状病毒感染没有特效药，最佳方法是应用RV疫苗来控制病毒的流行。但轮状病毒因为基因漂移、重排或突变等，在不同的时期或地区往往有不同的流行株，疫苗即针对这些流行株进行研制，核酸的检测和分型是必不可少的步骤。

四、狂犬病病毒

（一）基因结构

狂犬病病毒（rabies virus，RV）是一种嗜神经细胞的单负链RNA病毒，是引起狂犬病的病原体。RV有包膜，内含一段约12kb的单负链RNA，含有5个连续的结构基因，顺序是3′-N-P-M-G-L-5′，分别编码核蛋白（N蛋白）、磷蛋白、膜基质蛋白（M蛋白）、糖蛋白（G蛋白）和转录酶蛋白（L蛋白），此外还有P40和P43蛋白。G蛋白构成病毒体表面的刺突，能与乙酰胆碱受体结合，从而决定了狂犬病病毒的神经嗜性，并且能刺激机体产生保护性的中和抗体，是疫苗研制的重要区域。

（二）分子诊断方法

国内常用的实验室方法是直接荧光抗体检测（DFA），用荧光素标记的抗体对患者或病畜标本中相应的抗原进行检测，或用免疫组化或ELISA方法检测标本中的抗原。但免疫学方法检测RV感染的敏感度和特异性不高。或取标本进行病毒培养后接种动物，观察动物是否患病；也可以取脑组织进行切片，观察内基小体。分子诊断方法具有高特异性和高敏感性的优点，已用于临床标本的检测。

1. RT-PCR 是针对保守序列*N*基因或*L*基因的引物来扩增标本中的狂犬病病毒RNA。以此为基础，可以进行巢式PCR和荧光定量PCR。此法敏感、快速、特异性高，并且能检测体液标本，如唾液、脑脊液等。

2. RT-LAMP 即逆转录环介导等温扩增技术，原理是针对靶序列6个区域设计2条外引物和2条内引物，在等温条件下，依靠一种具链置换活性的DNA聚合酶（Bst DNA polymerase），对目标片段进行扩增。不需要特别仪器，可以在等温条件下特异扩增目标序列，其成本低廉，敏感度与特异性都很高，60min内扩增产物可达靶基因的10^9～10^{10}倍，在病原体检测方面应用广泛。结果的检测也很简单，LAMP反应的结果通过肉眼观察白色浑浊或绿色荧光的生成来判断，也可以通过检测浊度，或者进行产物电泳观察梯状条带。这种方法很适合基层快速诊断，缺点是开盖容易造成气溶胶污染。

3. 原位杂交 是用单链RNA探针原位检测福尔马林固定的组织切片标本中的病毒RNA或mRNA。

（三）临床意义

狂犬病病毒有可能长期隐匿在某种野生动物如蝙蝠等体内，在特殊情况下传给家犬或猫，再传给人类，引起犬、猫或人类出现致死性的狂犬病。

鉴于本病病情凶险且缺乏有效的治疗手段，分子诊断还是有很大意义，首先像RT-LAMP这种敏感、简便、低成本的技术尤其适合发展中国家，用于人或动物RV的检测时对其流行病学研究有重大意义；其次，检测咬伤人或抓伤人的动物是否感染了狂犬病病毒，可以指导医生决定是否继续对患者治疗，还可以快速解除阴性患者的心理压力。

五、脊髓灰质炎病毒

（一）基因结构

脊髓灰质炎病毒（poliovirus，PV）归属于小RNA病毒科的肠道病毒属，是脊髓灰质炎的病原体，人类是其唯一的宿主。病毒核酸为单正链RNA，长约7.6kb。

（二）分子诊断方法

传统的鉴定PV的方法有病毒的分离培养、中和试验、间接免疫荧光试验、反向间接血凝试验和ELISA等。分子诊断方法主要是RT-PCR法及核酸杂交法，相对于传统的分离鉴定和血清学方法，更具有敏感性和特异性。

1. RT-PCR法 应用3种型别脊髓灰质炎病毒基因的通用引物，或针对各型别设计特异引物，以cDNA为模板进行PCR扩增，对产物进行电泳分析以确定病毒的有无及其型别。而应用特异引物和探针的荧光定量PCR，则更具有特异性，并且不需要对产物进行后续分析。而对环境中的PV进行检测时，则需要先对饮用水或污水的标本进行病毒浓集，再进行RT-PCR检测，或者用更敏感的RT-巢式PCR直接检测。总的来说，RT-PCR法灵敏、特异，标本用量少，检测时间短，并且能从混合的标本中具体分型。

2. 核酸杂交法 主要用来型内鉴别病毒。型内鉴别病毒的意义在于鉴别病毒为疫苗衍生病毒或野毒株，对流行病学监测及对患者的评估很有意义。传统方法应用多克隆或单克隆抗体通过ELISA方法来鉴别，而核酸杂交法则是应用标记型特异的探针（如地高辛标记的探针）与病毒增殖培养物或PCR扩增产物进行杂交，通过显色来鉴别病毒。

（三）临床意义

PV在大部分国家已经被消除了，但只要世界上人体内还有这种病毒，那些无脊髓灰质炎的国家就面临病毒输入的危险，近年来时不时有PV的小规模爆发。此外，因为口服疫苗是减毒的活病毒，可以排出体外并重新感染其他人，在传播的过程中基因可发生突变或重排，即为疫苗衍生病毒（VDPVs）。一旦病毒在增殖过程中发生“返祖现象”，重新获得神经毒性，就会使感染的人出现症状。很多被认证为无脊髓灰质炎的国家已经把口服减毒活疫苗（OPV）改为使用灭活的疫苗（IPV）。因此，应用合适的分子诊断方法来对疑似患者、环境中的食物、饮水和污水的脊髓灰质炎病毒等进行快速、有效的监测，对控制PV的流行并最终真正消灭PV具有很大的意义。

（温旺荣　李　莉）

参考文献

[1] 何宗忠，裘宇容. 乙型肝炎病毒生物标志物检测的研究进展[J]. 分子诊断与治疗杂志，2009，1（2）：135-140.

[2] 黄燕萍，兰林，李俊刚. 逆向斑点杂交检测乙型肝炎病毒基因型及YMDD变异[J]. 中华检验医学杂志，2006，29（2）：140-142.

[3] 牟一坤，顾琳，曾淑珍，等. 不同临床类型慢性乙肝患者乙肝病毒基因型检测[J]. 分子诊断与治疗杂志，2010，2（1）：46-49.

[4] 孙余婕，沈佐君. 实时荧光定量PCR方法检测乙型肝炎病毒基因型[J]. 分子诊断与治疗杂志，2009，1（3）：148-151.

[5] 杨劲，蔡挺，徐岱，等. 乙型肝炎病毒DNA等温扩增体系的建立[J]. 中华检验医学杂志，2006，29（11）：1021-1023.

[6] 张伟三，丁静娟. HBV耐拉米呋啶多聚酶基因变异检测方法的建立[J]. 现代实用医学，2002，14（7）：346-348.

[7] 孙朝晖，马文丽，郑文岭. 基因芯片诊断病毒性乙型、丙型肝炎[J]. 解放军医学杂志，2003，28（4）：375-376.

[8] 张永乐，刘寿荣，杨劲，等. 荧光定量环介导逆转录等温扩增技术检测丙型肝炎病毒反应体系的建立[J]. 中华微生物学和免疫学杂志，2011，31（6）：564-566.

[9] 张太松，李明. 丙型肝炎病毒基因分型与临床分子诊断[J]. 分子诊断与治疗杂志，2010，2（5）：289-293.

[10] 邵惠训. 一种缺陷病毒：丁型肝炎病毒[J]. 首都公共卫生，2011，5（3）：115-119.

[11] 韩建. 戊型肝炎[J]. 肝脏，2012，17（6）：413-441.

[12] 耿建祥，王旭波. 人乳头瘤病毒检测及其临床应用[M]. 北京：人民卫生出版社，2009.

[13] Lindh M，Hannoun C. Genotyping of hepatitis C virus by TaqMan real-time PCR[J]. J Clin Virol，2005，34：108-114.

[14] MartróE，González V，Buckton AJ，et al. Evaluation of a new assay in comparison with reverse hybridization and sequencing methods for hepatitis C virus genotyping targeting both 5′ noncoding and nonstructural 5b genomic regions[J]. J Clin Microbiol，2008，46（1）：192-197.

[15] Verbeeck J，Stanley MJ，Shieh J，et al. Evaluation of Versant hepatitis C virus genotype assay（LiPA）2.0[J]. J Clin Microbiol，2008，46（6）：1901-1906.

[16] Gordón-Alonso M，Sala-Valdés M，Rocha-Perugini V，et al. EWI-2 association with α-actinin regulates T cell immune synapses and HIV viral infection[J]. J Immunol，2012，189（2）：689-700.

[17] Johnson KE，Sherman M，Mofenson L，et al. Foreskin inflammation is associated with HIV and herpes simplex virus type-2 infections in Rakai，Uganda[J]. AIDS，2009，23（14）：1807-1815.

[18] Angela M，Caliendo. Multiplex PCR and emerging technologies for the detection of respiratory pathogens[J]. Clinical Infectious Diseases，2011，52（S4）：326-330.

[19] Loeffelholz MJ，Pong DL，Pyles RB，et al. Comparison of the film array respiratory panel and prodesse real-time PCR assays for detection of respiratory pathogens[J]. Journal of Clinical Microbiology，2011，49（12）：4083-4088.

[20] Jagger BW，Wise HM，Kash JC，et al. An overlapping protein-coding regionin influenza A virus

segment 3 modulates the host response [J]. Science, 2012, 37(6091): 199-204.

[21] David JM, Erik R, Gerda H, et al. Evaluation of a multiplexed PCR assay for detection of respiratory viral pathogensina public health laboratory setting [J]. Journal of Clinical Microbiology, 2007, 45(12): 3875-3882.

[22] Akira S, Futoshi S. Updated values for molecular diagnosis for highly pathogenic avian influenza virus [J]. Viruses, 2012, 4(8): 1235-1257.

[23] Yong ZJ, Yun W, Yu PJ, et al. Polymorphisms of Epstein Barr virus BHRF1 gene, a homologue of bcl2 [J]. Chinese Journal of Cancer, 2010, 29(2): 1000-1005.

[24] Gu AD, Lu XL, Xie BY, et al. Clinical values of multiple Epstein-Barr virus (EBV) serological biomarkers detected by xMAP technology [J]. Journal of Translational Medicine, 2009, 7(73): 1-8.

[25] Jia YZ, Thorsten P, Natalie M, et al. Identification of novel Epstein-Barr virus microRNA genes from nasopharyngeal carcinomas [J]. Journal of Virology, 2009, 83(7): 3333-3341.

[26] Claire G, Aurore G, Izabela B, et al. Extra-cellular release and blood diffusion of BART viral micro-RNAs produced by EBV-infected nasopharyngeal carcinoma cells [J]. Virology Journal, 2010, 7(271): 1-12.

[27] Wang XG, Liu X, Jia YP, et al. Widespread sequence variation in the Epstein-Barr virus latent membrane protein 2A gene among northern Chinese isolates [J]. Journal of General Virology, 2010, 91(10): 2564-2573.

[28] Allon C, Izhak H, Alexander EU, et al. EBNA1 regulates cellular gene expression by bindingcellular promoters [J]. PNAS, 2009, 106(5): 22421-22426.

[29] Ana B, Ivana L, Maja C. Carboxy-terminal sequence variation of LMP1 gene in Epstein-Barr virus-associated mononucleosis and tumors from serbian patients [J]. Journal of Medical Virology, 2012, 84(4): 632-642.

[30] Shen GP, Pan QH, Hong MH, et al. Human genetic variants of homologous recombination repair genes first found to be associated with Epstein-Barr virus antibody titers in healthy Cantonese [J]. International Journal of Cancer, 2011, 129(6): 1459-1466.

[31] Samanta M, Takada K. Modulation of innate immunity system by Epstein-Barr virus-encoded non-coding RNA and oncogenesis [J]. Cancer Sci, 2010, 101(1): 29-35.

[32] Jiang HL, Zhu HH, Zhou LF, et al. Genotyping of human papillomavirus in cervical lesions by L1 consensus PCR and the Luminex xMAP system [J]. J Med Microbiol, 2006, 55(Pt6): 715-720.

[33] Moberg M, Gustavsson I, Gyllensten U. Real-time PCR-based system for simultaneous quantification of human papillomavirus types associated with high risk of cervical cancer [J]. J Clin Microbiol, 2003, 41(7): 3221-3228.

[34] Sabol I, Salakova M, Smahelova J, et al. Evaluation of different techniques for identification of human papillomavirus types of low prevalence [J]. J Clin Microbiol, 2008, 46(5): 1606-1613.

[35] Whiteside MA, Siegel EM, Unger ER. Human papillomavirus and molecular considerations for cancer risk [J]. Cancer, 2008, 113(10 Suppl): 2981-2994.

[36] Jin L, Feng Y, Parry R, et al. Real-time PCR and its application to mumps rapid diagnosis [J]. J Med Virol, 2007, 79(11): 1761-1767.

[37] Uchida K, Shinohara M, Shimada S, et al. Rapid and sensitive detection of mumps virus RNA directly from clinical samples by real-time PCR [J]. J Med Virol, 2005, 75 (3): 470-474.

[38] Pang X L, Lee B, Boroumand N, et al. Increased detection of rotavirus using a real time reverse transcription-polymerase chain reaction (RT-PCR) assay in stool specimens from children with diarrhea [J]. J Med Virol, 2004, 72 (3): 496-501.

[39] Vainio K, Nordbø SA, Njølstad G, et al. Detection and characterization of group A rotaviruses in children hospitalized with acute gastroenteritis in Norway, 2006-2008 [J]. J Med Virol, 2009, 81 (10): 1839-1844.

[40] Boldbaatar B, Inoue S, Sugiura N, et al. Rapid detection of rabies virus by reverse transcription loop-mediated isothermal amplification [J]. Jpn J Infect Dis, 2009, 62 (3): 187-191.

[41] Woldehiwet Z. Clinical laboratory advances in the detection of rabies virus [J]. Clin Chim Acta, 2005, 351 (1-2): 49-63.

第七章

细菌性疾病分子诊断

细菌感染性疾病是临床感染性疾病的主要部分，及时准确的细菌检测结果具有重要的临床意义。细菌感染性疾病的传统实验室检测是靠培养鉴定法，但是细菌培养和鉴定一般需要3～5天，不能满足临床快速诊断的需求。分子诊断能够快速、准确地对淋病、结核、霍乱、细菌性肺炎等疾病的致病菌进行分子检测，极大地缩短了结果报告时间。

第一节　淋病分子诊断

淋病（gonorrhea）是淋病奈瑟菌（淋球菌）引起的以泌尿生殖系统化脓性感染为主要表现的性传播疾病（sexually transmitted disease，STD），是发展中国家发病率最高的传染病之一，也是目前中国发病率最高的性病，严重威胁人类健康。

常用的淋球菌检测方法有直接涂片染色法（Gram stained direct smears，GSDS）、培养鉴定法（culture and identification，CI）、斑点金免疫渗滤法（dot immunogold filtration assay，DIGFA）、PCR、LCR等。

一、基因结构特征

淋病奈瑟菌基因组为环状，目前FA1090菌株已基本完成测序工作，估计总碱基数2 153 944 bp，编码约5 000个基因，G+C含量为52.68%，编码区的DNA长度占总长度的78%，共含有2 069个基因，包括2 002个具有编码功能的基因和67个编码结构性RNAs基因。淋球菌与本属其他细菌的同源性较低，但与脑膜炎奈瑟菌具有80%的同源序列。目前已明确功能的淋病奈瑟菌基因较少，但对与药物抗性和敏感性相关的一组位点（占整个基因组3%），了解比较多，该基因族主要编码核糖体蛋白，还编码一些外膜成分。目前在淋病奈瑟菌中没有发现操纵子这种原核生物普遍存在的基因调控结构，每个基因有各自的启动序列，与铜绿假单胞菌相似。

绝大多数淋病奈瑟菌含有一个至数个质粒，约83%菌株含有相对分子量2.6×10^6的质粒，其功能至今未知，属于隐蔽性质粒；2%菌株含有相对分子量2.45×10^7的质粒，这种质粒类似于大肠埃希菌的F因子，为结合型质粒，能在不同菌株间介导自身及耐药质粒的转移；13%菌株同时含有这2种质粒。两者均属内源性质粒，G+C含量与染色体相近。此外，已从少数菌株中分离出多种耐药性质粒，如耐青霉素质粒和耐四环素质粒，各有不同亚型。

在2008年，有研究报道了淋病奈瑟菌新菌株NCCP11945的基因组结构，总碱基数2 232 025bp，编码约2 622个开放阅读框（ORF）和一个质粒（4 153bp），G+C含量与FA1090菌株相类似，为52.4%，编码区的DNA长度占总长度的87%，含有一个能编码12个ORFs的质粒。

二、分子诊断方法

目前，淋病的实验诊断方法主要有淋病奈瑟菌分离培养法、直接涂片染色法、免疫学方法、分子诊断方法等。培养法被广泛地认为是诊断淋病奈瑟菌的“金标准”，但检测时间长，受标本运输过程中温度、培养条件及非正规抗生素治疗等因素的影响，常导致结果出现假阴性。分泌物直接涂片染色法操作简单、形态易认、价格低廉，但检出率较低，影响因素较多。免疫学方法阳性检出率基本上与培养法一致。 随着分子生物学技术在临床诊断领域的应用，分子诊断方法如PCR与LCR比培养法在敏感性、特异性和检出率上均有很大的提高，时间也大大缩短，影响因素也少了，它们在淋球菌的检测将会成为常规的检测方法。

（一）标本的选择及处理

淋病奈瑟菌分子诊断的临床标本主要有泌尿生殖道分泌物或拭子，及症状明显或不明显的患者尿液，所有标本必须置于密闭的一次性无菌装置中。淋病奈瑟菌有自溶的特性，因此标本采集后，应立即送检，否则应放入-20℃冰冻保存。

1. 分泌物 男性患者先用无菌生理盐水清洁冲洗尿道口，再取尿道口脓性分泌物；女性患者直接从宫颈内采集脓性分泌物。此外还可取口腔、结膜、肛门直肠病灶分泌物，但临床较少采用。

2. 拭子 男性患者用一次性拭子插入尿道内2～3cm处，女性患者则以一次性拭子插入宫颈口0.5～1cm处，稍捻转并停留30～60 s后取出，拭子置2mL生理盐水中旋转洗涤30 s，悬浮液送检。

3. 前列腺液 如果男性患者尿道口分泌物过少，可取前列腺液2～3滴。

所取标本在用生理盐水洗涤后，要加入蛋白酶K裂解，再进行核酸的提取。标本采集是淋球菌感染实验诊断的关键环节，且对实验的灵敏度和结果的准确性影响较大，应特别强调操作规范。

（二）引物和探针的设计

PCR 引物的设计应选择与其相应的靶基因，选择淋病奈瑟菌基因组的高保守区域，保证检测的特异性。目前常用的作为淋球菌检测靶片段的基因（表7-1）有透明蛋白（opa）基因、隐蔽性质粒（cppB）、16S rRNA、抗淋球菌胞嘧啶DNA甲基转移酶基因、*proA*假基因、菌毛DNA和染色体基因等。

表7-1 淋球菌分子检测引物序列举例

扩增位置	引物和探针序列（5′-3′）
opa	CGG TGCTTCATCACCTTAG
	GGATTCATTTTCGGCTCCTT
cppB	GCTACGCATACCCGCGTTGC
	CGAAGACCTTCGAGCAGACA
16S rRNA	TATCGGAACGTACCGGGTAG
	GCTTATTCTTCAGGTACCGTCAT
proA	CCGGAACTGGTTTCATCTGAT T
	GTTTCAGCGGCAGCATTC A

1. *opa*基因 opa是阻光相关性蛋白，与细胞附着有关。*opa*基因与其他靶基因位点出现重组的几率很低，可以降低试验的假阳性及假阴性。此外，*opa*为多拷贝基因，某些菌株多达11个基因位点，引物设计用*opa*（或多个靶基因联合应用）作为靶基因，可显著提高检测NG 的敏感度。也可选择与其耐药相关的基因设计特异性引物，应用PCR等技术检测NG 的耐药性。

2. 隐蔽性质粒 包含2种操纵子，它们分别位于2条互补链上，每一个操纵子编码5种蛋白，这些蛋白由27～289 个氨基酸构成。隐蔽性质粒中有10个编码区，它们分别编码cppA、cppB、cppC 和ORF1～7。*cppB*基因几乎存在于所有的淋球菌染色体中，因此许多PCR引物设计在*cppB*基因区。然而淋球菌的*cppB*基因同时存在于其他奈瑟菌中，而在4%的淋球菌株中却不存在，因此以此基因为靶序列的试验有获得假阳性和假阴性的可能。

3. 16S rRNA rRNA具有进化上的保守性，选择与rRNA 互补的DNA 作为探针，该探针的靶序列是rRNA 序列。rRNA 基因探针可以增加探针检测的灵敏度，同时检测rRNA 和DNA 分子，杂交方法简便、快速，由于rRNA在细胞内的含量较高，标本不需增菌。因此16S rRNA的检测常作为淋球菌检测的确诊实验。

4. DNA-甲基转移酶（DNMT） 位于细胞核内，为一长5 000个氨基酸的多肽，可以催化DNA 中的胞嘧啶发生甲基化。来自Roche 公司的COBAS 是另一种被美国FDA 批准的检测试剂盒，该试剂盒使用的引物选自抗淋球菌胞嘧啶DNA 甲基转移酶基因，该段引物已申请美国专利。

5. *proA*假基因 *proA*假基因存在于所有的淋球菌中，所以又可以减少一部分由于*cppB*基因在淋球菌中缺失造成的假阴性，而且*porA*假基因较*cppB*在诊断淋球菌时具有更高的特异性。虽然*porA*假基因在淋球菌和脑膜炎双球菌中均存在，但由于两者取材不同，可以避免交叉感染。

（三）淋病奈瑟菌核酸的检测方法

目前可用于淋病奈瑟菌核酸检测的方法有PCR、FQ-PCR、LCR、链替代扩增技术（SDA）、基因芯片技术等。

三、淋病奈瑟菌的耐药性检测

（一）耐药机制

1. 青霉素与四环素 淋球菌对青霉素和四环素的耐药性由质粒和染色体介导，其中质粒主要介导高度耐药，低度耐药主要由染色体介导。染色体介导的青霉素和四环素抗药性则由多个耐药基因突变产生，包括*peaA*、*mtr*及*penB*等。其中*penB*可同时介导青霉素和四环素耐药性的增加。

2. 氟喹诺酮类药物 氟喹诺酮类药物耐药的主要机制是由于DNA促旋酶A亚单位（gyrA）和拓扑异构酶Ⅳ（parC）基因内的氟喹诺酮耐药决定区突变所致。

3. 大环内酯类药物 大环内酯类药物的耐药主要与 *mtrR*基因突变，外排泵活性加强有关。*mtrR*基因突变导致它编码的mtrR阻遏蛋白减少或消失，mtr操纵子的转录增强，*mtrCDE*基因表达增加，编码泵蛋白外排活性增强，主动地泵出抗生素分子来阻止药物在细胞内的蓄积，在淋球菌对大环内酯类药物的耐药上起到了非常重要的作用。*mtrCDE*编码的外排泵系统不仅是大环内酯类药物耐药的主要机制，而且是多重耐药的重要机制之一。另外，*erm* 基因也能导致淋球菌对大环内酯类药物耐药。*erm*基因编码erm酶，目前已发现有*ermF*，*ermB*和*ermC*基因。这些基因编码的相应的酶可以使rRNA自动甲基化，从而使大环内酯类药物的作用靶位-核糖体50S亚基蛋白改变，使药物与靶位的亲和力下降引起耐药。

4. 头孢菌素 头孢曲松的耐药机制主要是质粒介导的耐药为超广谱β-内酰胺酶或AmpC酶的产生，常为高度耐药。同时，有染色体介导的耐药主要集中在青霉素结合蛋白2（PBP2）和膜通透性的改变2个方面。头孢曲松耐药的相关基因主要有*ponA*、*penA*、*porB*，*penC*，*gyrA*，*parC*，*mtrR*，*tern-1*等。

5. 大观霉素 大观霉素在结构上与氨基糖苷类抗生素相似，它通过对30S核糖体亚单位的作用抑制蛋白质合成。淋球菌对大观霉素高度耐药是由于16S rRNA基因1 192位由C（胞嘧啶）突变为T（胸腺嘧啶）所致，该突变导致淋球菌核糖体30S亚单位对大观霉素的敏感性改变，阻止大观霉素与其结合。

（二）淋病奈瑟菌耐药性分子诊断方法

目前可用于淋病奈瑟菌核酸检测的方法直接测序法（PCR-DS）、PCR-SSCP、PCR-RFLP、基因芯片技术等。

四、临床意义

流行病学的调查结果显示，淋病一直是性传播疾病中最常见的疾病之一。淋球菌的感染如果不及时治疗便会引起严重的泌尿生殖道疾病，尤其是女性患者，常导致盆腔炎症性疾病和继发不孕，所以及时、准确地诊断淋球菌感染已成为治疗淋病的关键。由于传统检测方法受标本的储存、运输条件以及细菌在培养基中生长状况的限制，常导致结果出现假阴性。随着分子生物技术在医学诊断领域的应用，新的淋球菌感染分子诊断技术已应用于临床，其具有以下优点：检测速度快、特异性强、敏感度高、漏诊率低、阳性检出率高，只要有完整的特异性基因片段，亦可以扩增诊断。淋病奈瑟菌的分子诊断方法在临床上具有以下重要的应用价值：对淋病奈瑟菌菌株进行分子流行病学分析；对疑为淋病奈瑟菌引起的疾病诊断和鉴别诊断起到了决定性作用；在抗生素治疗中，通过对耐药性的检测，有利于临床药物的选择和疗效的观察。

（余广超　苏运钦）

第二节　结核分子诊断

结核分枝杆菌（mycobacterium tuberculosis，TB）俗称结核杆菌，是结核的病原菌。结核分枝杆菌复合群目前已报道的有20多种。随着抗结核药物的不断发展和卫生生活状况的改善，结核的发病率和死亡率曾一度大幅下降。20世纪80年代后，由于艾滋病和结核分枝杆菌耐药菌株的出现、免疫抑制剂的应用、吸毒、贫困及人口流动等因素，结核病又死灰复燃，成为了威胁人类健康的重大问题。每年全球范围内有近900万的新发病例，约200万死于结核病。

一、基因组结构

结核分枝杆菌H37Rv全基因组大小为4 411 529bp，G+C含量为65.6%。选择*dnaA*基因的起始密码子，*oriC*为计数的起始点，基因组富含重复序列，特别是插入序列，以及新的多基因家族及管家基因。H37Rv的基因组为环形DNA，H37Rv基因组中有4 000个编码蛋白质的基因和50个编码稳定RNA的基因，其中 45个tRNA基因，3个rRNA基因和2个stable RNA基因。这些RNA分子是由特异的核糖体 RNA操纵子产生的。大多数细菌在*oriC*附近都有一个或多个rrn操纵子，而TB的rrn操纵子定位在距*oriC* 1 500kb处，这也许是导致TB生长缓慢的原因。TB基因组还有一个特征，即9%基因组编码2个富含甘氨酸、丙氨酸的新蛋白质家族和富含甘氨酸、天冬氨酸的新蛋白质家族。这些蛋白的功能与TB抗原变异、逃避免疫有关。同时，在基因组中还发现许多药物抗性决定因子的编码序列，包括水解酶或者药物修饰酶，例如乙酰转移酶和很多药物外排泵系统。

二、分子诊断方法

目前结核病的主要诊断依据是临床症状、X线表现及标本涂片、镜检。痰菌检查，虽简便易行、经济实用，但灵敏度、特异性较差；培养虽具确诊意义，然而其检出率常<50%，且无法鉴别是结核分枝杆菌，还是其他分枝杆菌；培养时间需要3～8周，若要进行菌种鉴定及药敏试验，又需1～3个月，无益于结核病的早期诊断和治疗。在耐药结核病的诊断方面，更不能满足临床急需。尽管这些年来建立和探索了血清学试验、气相色谱等一些新的实验室诊断方法，然而由于这些方法仍然依据生物学特征及细胞化学反应多项指标综合分析，方法复杂，费时费力，且灵敏度、特异性不够理想，而PCR技术的应用使这些问题得到了解决，尤其适用于需要快速诊断以便及时隔离和采取相应治疗的患者。

（一）标本的选择及处理

结核分枝杆菌检测的临床标本很多，包括痰液、BALF（支气管肺泡灌洗液）、胸腔积液、CSF（脑脊液）、腹水、尿液、血清、活检组织等。其中痰液较为常用，检出率也较高。BALF检查对痰菌阴性或无痰患者是一种比较有价值的辅助检查。CSF、腹水和血清的阳性率较低，血标本的PCR检查对于难以确诊的肺内肺外结核病有一定诊断价值，因为TB可能从局部病灶侵袭血管，大量细菌进入血流引起血行播散，或少量TB进入血流被单核细胞吞噬引起菌血症。尿标本对于泌尿系结核患者诊断的意义较大，其检测的灵敏度与静脉肾盂造影相当，但显著高于膀胱活检和尿液分枝杆菌培养。CSF对于脑膜结核患者的诊断意义重大。

痰或脓液标本中含有大量黏蛋白和杂质，在核酸提取前一般先用NaOH或变性剂等液化剂处理，再离心取沉淀提取DNA。如果痰中有血还需先用红细胞裂解液除去血红蛋白，胸腔积液、腹水也要先进行此项处理，以避免血红蛋白对Taq酶的抑制作用。活检组织应首先用生理盐水洗2次，然后将其捣碎或切碎，加入生理盐水后剧烈震荡混匀，离心取沉淀，用蛋白酶K消化后提取DNA。脑脊液、尿液标本可直接离心取沉淀提取DNA。

（二）引物和探针的设计

PCR扩增检测分枝杆菌所选择的靶序列大多是重复序列，这样多拷贝的靶序列不仅比只有单一拷贝的靶序列检测敏感性高，而且可以防止由于缺失或点突变影响序列的扩增。所选的目标基因（表7–2）序列主要有65 000抗原基因、MPB蛋白基因、rRNA基因、TB IS6110插入序列、染色体DNA的重复序列等，主要分为以下3类：

表7–2　结核分枝杆菌分子检测引物序列举例

扩增位置	引物和探针序列（5′–3′）
IS6110	CTAACCGGCTGTGGGTA
	CGTAGGCGTCGGTGACAAA
MPB64	GTGAACTGAGCAAGCAGACCG
	GTTCTGATAATTCACCGGGTCC
16S rRNA	ACGGAAAGGTCTCTTCG
	CTTGGTAGGCCGTCAC

1. 基因组重复序列　此类序列可在染色体基因上多次重复，故称重复序列。TB的插入序列主要有IS6110、IS986，它们仅见于结核分枝杆菌复合群中，其他受试菌均未见扩增带。IS6110在基因组中有10~20个拷贝，IS986有1~20个拷贝，选择其作为扩增的靶序列，可以得到较高的敏感性和特异性。尤其是IS6110，是目前进行TB临床PCR检测的首选区段。

2. 蛋白基因　蛋白基因为分枝杆菌染色体上的单拷贝基因，如65kb蛋白抗原、MPB蛋白的基因序列。65kb蛋白抗原是存在于所有分枝链杆菌细胞壁中的热休克蛋白，DNA同源性研究表明，TB的65kb抗原基因与牛结核分枝链杆菌有90%的同源性，但与麻风分枝杆菌仅有20%~30%的同源性。因此根据65kb蛋白抗原设计的引物，能扩增出所有分枝杆菌的靶DNA片段，没有种属特异性。若要进一步鉴别分枝杆菌菌种，可对扩增的产物用DNA限制性内切酶进行酶切（RFLP分析），最后经电泳分析靶DNA片段是否被切割而分型。MPB64蛋白为结核分枝杆菌复合群特异的早期分泌蛋白，分子量为24kDa，生长过程中能够分泌到菌体外，易被检出。它是在牛结核菌弱毒株 BCG 中的培养液中首次分离的，而在非结核分枝杆菌中不形成MPB64。根据该蛋白的基因序列设计的引物进行PCR，可以作为快速区分结核分枝杆菌和非结核分枝杆菌的特异性靶标。

3. rRNA　rRNA是细菌核糖体的基本成分，在细胞中有大量拷贝，在每个细胞含有1E3~1E4个rRNA。16S rRNA是TB有种间多态性的基因片段，可以鉴别结核分枝杆菌和非结核分枝杆菌。用针对16S rRNA某段位点设计引物，在逆转录酶作用下，将16S rRNA反转录为cDNA，然后对cDNA进行PCR扩增，比较其核苷酸差异来鉴定菌种。由于16S rRNA123，275位核苷酸是分枝杆菌属高度变异的区域，不同种分枝杆菌DNA单链的空间构象不同，电泳后片段的迁移率也就不同，而呈现出不同的图谱，这是目前比较广泛应用的PCR-SSCP分枝杆菌分子菌种鉴定方法。

（三）结核分枝杆菌核酸的检测方法

目前可用于结核分枝杆菌核酸检测的方法有PCR、FQ-PCR、PCR-RFLP、线性探针杂交法（LPA）、链替代扩增技术（SDA）、扩增结核分枝杆菌直接试验（AMTDT）、基因芯片技术等。

三、结核分枝链杆菌的耐药性检测

目前耐药（DR-TB）和多重耐药（MDR-TB）结核分枝杆菌的广泛分布和迅速传播已经被认为是全球结核病控制所面临的严峻课题。我国第4次结核病流行病学抽样调查结果显示我国结核病总耐药率已接近30%。结核分枝杆菌耐药性测定仍多采用绝对浓度法、比例法等经典方法。但由于结核分枝杆菌生长缓慢，而耐药结核分枝杆菌生长更为缓慢，其耐药性测定需6～8周甚至更长，不能及时指导临床用药。近年来，随着分子生物学的不断发展，已研究发现结核分枝杆菌耐利福平、耐异烟肼、耐链霉素和耐乙胺丁醇产生的相关基因。

（一）耐药机制

1. 利福平 利福平是作用于结核杆菌DNA依赖的RNA 聚合酶亚基β亚单位（RNA polymerase B subunit，rpoB），*rpoB*基因是一单拷贝基因，序列高度保守，全长3 543个碱基，该基因突变抑制mRNA 的转录，导致细胞死亡。96%利福平耐药菌株的产生是因为*rpoB*基因发生改变所致。这些改变主要是集中在*rpoB* 中的81个碱基区域（利福平耐药决定区）内的各种突变，也有少量碱基插入或缺失。

2. 异烟肼 结核分枝杆菌耐异烟肼（INH）的产生是与过氧化氢-过氧化物酶的编码基因*KatG* 基因的缺失和突变有关，和*InhA* 基因突变也有相关性。异烟肼的活化依赖结核分枝杆菌*KatG* 基因编码的过氧化氢-过氧化物酶，*KatG* 基因S315 突变率高且与INH 耐药密切相关。不同国家或地区结核分枝杆菌*KatG* 基因S315 位突变率差异很大，我国一些地区S315 突变率为60.0%～75.5%。*InhA* 基因是一种与分枝菌酸生物合成有关的烯酰基还原酶的编码基因。异烟肼进入菌体后，在分枝杆菌过氧化氢-过氧化物酶的作用下氧化脱氢生成亲电子形式，这种形式能与分枝菌酸生化合成途径中的烯酰基还原酶-还原型烟酰胺二核苷酸复合体结合，干扰分枝菌酸合成而发挥作用。

3. 乙胺丁醇 乙胺丁醇是一种阿拉伯糖类似物，作用于分枝杆菌阿拉伯糖基转移酶，抑制阿拉伯糖基聚合入阿拉伯半乳聚糖，影响细胞壁分枝菌酸-阿拉伯半乳聚糖-蛋白聚糖复合物形成，发挥抗分枝杆菌作用。在对乙胺丁醇的研究中发现乙胺丁醇耐药主要与*embB306*（M306I）位点突变有关。

4. 氟喹诺酮类 氟喹诺酮类药物的作用靶位是细菌的DNA 旋转酶，主要与DNA 旋转酶的A亚单位和（或）B亚单位基因突变有关，阻抑DNA 的复制，最终导致菌体死亡。喹诺酮类耐药结核菌中，突变大多发生在*gyrA*基因保守区67～106位的密码子区。*gyrA* 基因突变与药物浓度和结构有关，且导致中、高度耐药，*gyrB*基因突变可能是改变胞内药物的积蓄而表现为低度耐药。

5. 链霉素和卡那霉素 该类药物主要作用于结核分枝杆菌的核糖体，诱导遗传密码的错误，抑制mRNA 转译的开始，干扰转译过程中的校对，从而抑制蛋白质合成。最近研究认为链霉素耐药是由于其核糖体S12 蛋白编码基因*rpsL* 或16S rRNA 编码基因*rrs* 突变所致。

6. 吡嗪酰胺 吡嗪酰胺是一种烟酰胺类似物，通过被动扩散进入TB 细胞内，在结核分枝杆菌细胞内由吡嗪酰胺酶（PZase）将其转化为具有抗TB 活性形式的吡嗪酸，PZase 由*pncA* 基因编码。大量研究表明*pncA* 基因的突变造成PZase 活性降低或丧失是TB 产生对吡嗪酰胺耐药的主要原因。

（二）结核分枝杆菌耐药性分子诊断方法

耐药性的分子诊断方法一般包括3个部分：样品DNA的提取；针对相应耐药位点设计引物通过PCR扩

增与耐药性有关的基因片段；分析扩增产物进行耐药性判断。目前常用的主要有：

1. 直接测序法（PCR-DS） 直接测序法被许多学者认为是检测结核分枝链杆菌耐药突变基因的金标准，利用PCR 的方法扩增目标耐药基因，纯化提取产物DNA 片段测序并与标准株进行比较。直接测序法主要用于基础研究和作为其他分子诊断方法的评价标准。

2. PCR-SSCP PCR-SSCP根据耐药基因的相应位点设计 PCR 的引物，在同一个反应体系中扩增产物，将扩增得到的产物变性，而后快速复性，使之成为具有一定空间结构的单链DNA分子，将适量的单链 DNA 进行非变性聚丙烯酰胺凝胶电泳，单个碱基突变即可引起DNA在非变性凝胶中迁移率的改变，因此，在电泳时敏感株与耐药株就会因为电泳速度不同而呈现不同的条带，最后通过放射自显影、银染或溴化乙锭显色分析。

3. PCR-RFLP PCR-RFLP是用限制性内切酶作用于PCR扩增产物的特定酶切位点，获得特定片段，然后电泳，与对照株比对观察带型有无异常。该方法能够确定突变部位和性质，特异性高，但多态性水平很大程度上依赖于内切酶的种类和数量，步骤繁琐、工作量大，多用于基础研究。

4. 异源双链形成分析法（HDA） HDA是在一个PCR 反应体系中，同时加入敏感株和待测菌株DNA模板进行扩增。若待测菌株有突变则可形成异源双链，反之则形成同源双链，二者序列不同，因此空间构象也不同，故在聚丙烯酰胺凝胶中的电泳迁移率也不同，借此可以检出基因突变。

5. 反向斑点杂交法（RDB） PCR-RDB通过对样品DNA扩增检测分枝结核杆菌，并通过检测耐药基因位点突变诊断耐药性结核。其原理是应用生物素标记的特异引物进行靶核酸的扩增，将扩增产物变性后与固定在尼龙膜上的特异寡核苷酸探针杂交，通过酶免疫显色法显示结果，一次杂交可以检测多种靶序列。该方法是世界卫生组织（WHO）2008年推荐使用的方法，目前已有商品化的试剂盒。

6. 基因芯片技术 基因芯片技术是将特异的探针固定于玻璃片上，与已经标记荧光的 PCR 扩增产物杂交，如果扩增产物与探针序列完全匹配则结合较为牢固，杂交信号较强；如果有单个或多个碱基错配则信号较弱。该技术用于检测基因突变，不仅可以准确地确定突变位点和突变类型，更主要的是它的快速高效性。

四、临床意义

结核分枝杆菌的分子诊断方法以其特异、敏感、快速的特点成为诊断结核病的重要方法。在临床上具有重要的应用价值：

（一）快速诊断

分子诊断方法检测TB仅需2～4h，克服了TB培养时间长、痰涂片阳性率低的缺点，同时提高了检测的阳性率和准确性。

（二）早期诊断

在TB感染早期，在外周血中存在极少量的TB时，分子诊断方法可以通过体外扩增并进行确诊。

（三）鉴别诊断

通过对痰、血液、淋巴液、胸腹水、脑脊液、尿液等标本中TB的DNA检测，可以辅助诊断肺结核、结核杆菌菌血症、淋巴结核、结核性脑膜炎、中枢神经系统结核病、泌尿生殖道结核病等。

（四）治疗监测

在抗结核治疗中，通过分子诊断学方法定期检测，评价抗结核药物的疗效以及残存菌的数量和活性度。

（五）指导临床用药

通过对TB耐药的早期快速检测，有利于临床早期制定相应的治疗方案。

（温旺荣　陈文璟）

第三节 霍乱分子诊断

霍乱是一类以腹泻为主要临床症状的烈性肠道传染病，粪便呈典型“米泔水”样，霍乱弧菌（V.cholera）为其致病菌，在自然情况下，人类是霍乱弧菌的易感者。据世界卫生组织（WHO）报告，每年约10万人患上霍乱，给人们生命健康及社会经济发展带来极大威胁。

一、基因组结构

至今，各类弧菌中已经完成或者正在绘制的全基因组序列已经超过60个，其中包括26个霍乱弧菌菌株。尽管霍乱的致病菌的表型各不相同，但通过研究发现，它们具有相似甚至一致的基因组特征。霍乱弧菌毒力基因核心区由编码霍乱毒素、附属肠毒素、小带联接毒素的基因参与构成，主要定居因子基因区包括有毒素协同表达菌毛、附属定居因子等基因，毒力调控区包括*ToxR*、*ToxS*、*ToxT*等基因，它们的保守基因如16SrRNA基因等具有相同或极为相似的序列。此外，脉冲场凝胶电泳还能显示出较为一致的核酸酶切谱型。而霍乱弧菌的其他菌株型，不具有上述一致的基因组特征，其中部分菌株可能具有个别毒力及其相关基因，可以引起人类的轻微腹泻，但不具备引起霍乱流行的能力。

二、分子诊断方法

细菌培养、生化鉴定、血清学分型等方法被广泛地用于诊断霍乱，但检测时间长，受标本运输过程中温度、培养条件及非正规抗菌药物治疗等因素的影响；排泄物进行镜下形态检查易于识别、价格低廉，但检出率较低，影响因素较多；分子诊断学方法的检出率最高，与培养鉴定法比较，其灵敏度高，影响因素少。

（一）标本的选择与处理

霍乱是烈性传染病，凡在流行季节和地区有腹泻症状的患者均应快速准确作出病原学诊断。在发病早期，尽量在使用抗菌药物之前采集标本。可收集患者“米泔水”样便，也可以取呕吐物或者尸体肠内容物，或利用肛门拭子采集标本。临床以收集粪便为主，水样便采取1～3mL，成形便采取指甲大小的粪量，亦可用直肠棉拭子或采便管由肛门插入直肠内3～5cm处采取。收集的标本需就地接种碱性蛋白胨水用以增菌保菌，标本与保存液比例约为1∶5。不能及时送检则可用棉签挑取标本或者将肛门拭子直接插入卡-布运送培养基中。值得注意的是，采集到的标本应避免接触消毒液。标本需装于密封坚固的容器中室温送检。

（二）检测方法与引物设计

目前用于霍乱诊断的分子诊断技术主要是基于PCR的方法，包括双重PCR法、多重PCR法、多重单管巢式PCR法等。扩增的目标基因（表7-3）可分为2类：毒力基因如 *ctxA*、*ctxA2-B*、*tcpA*、*tcpB*、*ace*等；种特异性基因*rtxA*、*epsM*、*mshA*、*ompW*、O1和O139群特异的*rfb*、*zot*等。最常用的PCR主要是针对*ctxA*、*tcpA*的检测。有学者建议扩增目标使用*ctxA2-B*代替*ctxA*，使检测的产毒霍乱弧菌具有更好的特异性和诊断意义。

表7-3　霍乱弧菌分子检测引物探针序列举例

扩增位置		引物和探针序列（5′-3′）
ctxA	引物	AACGTTAATGATGTATTAGGGGCA
		GTTACTGTAATATCTATCTCTGTA
	探针	（HEX）—ATACTCCCAAATATATGGATGGT—（BHQ1）
ace	引物	GGAGATGTCCCAGAAAGTGATTG
		CGGGTCATCAAAGCCTGAA
	探针	（FAM）—TGCTGCCTCCTCAATACAGCGGCT—（BHQ1）
zot	引物	CACCACGGCTGGGATATCT
		CTATCTCCGCCGCCTCTC
	探针	（610）—CACGCCTAACATTGCCAAAGTGCA—（BHQ2）

另外，日本学者也应用LAMP进行检测，具有快速、简便、经济的优点，成为继PCR之后的又一快速检测技术手段。

三、临床意义

目前对霍乱的常规实验室诊断主要依靠细菌培养、生化鉴定、血清学分群（型）、噬菌体-生物分型等方法，这些诊断实验不仅检测周期长，而且操作繁琐。对因环境因素或营养缺乏所导致的异形菌株（如 L型 ）则不能检测出。如今开发的许多免疫学方法尽管速度快，但结果不稳定，只能用于霍乱疑似病例的快速初筛，还不能作为确诊的依据。分子诊断技术的应用则能很好实现对霍乱弧菌的快速、准确、特异检测。弧菌的种类繁多，霍乱弧菌的型别也特别多，给疾病的诊断以及病原体的查找造成干扰。尽管有霍乱红试验、黏丝试验、耐盐培养试验等针对霍乱弧菌、弧菌等的鉴别试验，但这些实验操作步骤多耗时长，特异性不高，甚至不能很好地区分病原体。通过分子诊断技术能对各型霍乱弧菌、弧菌等的特异性片段进行检测，能作为良好的鉴别诊断的手段。针对腹泻的临床病例，还可区分是哪种病原菌引起的腹泻。此外，分子诊断技术可用于霍乱的流行病学的调查。

（陈文成　陈文璟）

第四节　幽门螺旋杆菌感染分子诊断

幽门螺旋杆菌（helicobacter pylori，HP）是1983年由Warshall和Warren首次分离得到的主要定植于人胃黏膜的革兰阴性菌。幽门螺旋杆菌感染是慢性活动性胃炎、消化性溃疡、胃黏膜相关淋巴组织（MALT）淋巴瘤和胃癌的主要致病因素，也与口腔、皮肤、血液、心血管及呼吸系统乃至与妊娠及儿科等疾病的发生相关。1994年世界卫生组织/国际癌症研究机构（WHO/IARC）将幽门螺旋杆菌定为Ⅰ类致癌原，幽门螺旋杆菌也是医生最关注和最感兴趣的临床问题。流行病学调查结果显示，西方国家30%～50%的人感染HP，在中国感染率高达50%以上。HP的高感染率及严重的致病性，使之成为医学微生物领域研究的热点之一。

一、基因特征

幽门螺旋杆菌基因组DNA测序结果于1997年公布，HP26 695株的全基因组大约由1 667 867对碱基组成，包含在一个环状染色体上。G+C百分含量平均值为39%。在整个基因组中有5个区段的G+C百分含量明显不同。目前已确定了 1 590个编码蛋白质的开放阅读框（ORFs），其平均大小为945bp，编码区占全基因组的91%，与其他原核生物相似。通过与现有蛋白数据库的比较分析，可推测其中1 091个编码序列具有明确的生物学作用。其中尿素酶基因有4个ORF，分别是*UreA*、*UreB*、*UreC*和*UreD*。*UreA*和*UreB*编码的多肽与尿素酶结构的两个亚单位结构相当。幽门螺旋杆菌的尿素酶极为丰富，约含菌体蛋白的15%，活性相当于变形杆菌的400倍。尿素酶催化尿素水解形成“氨云”保护细菌在高酸环境下生存。

基因组中存在2套严格的插入序列（IS）：IS605（长605bp）和IS606（长606bp）元件，包括5个IS605和2个IS606全基因拷贝；8个IS605和2个IS606部分拷贝。这2个元件分别由*tnpA*和*tnpB*基因组成，编码转座酶TnpA和TnpB。HP基因组中另一个重要区段是Cag毒力岛（PAI），位于31bp同向重复序列的一侧，表明它是侧向转移的产物。HP基因组中包含有36种tRNA，由7个基因簇和12个单拷贝基因组成。核糖体RNA基因由2套独立的23S-5S rRNA基因、2套独立的16S rRNA基因和一个5S基因组成。此外基因组中包含一条结构RNA基因。与每一个23S-5S rRNA基因簇相连的是6kb的重复序列，它可能包含着一个与现有蛋白数据库无同源性的5种蛋白ORF的操纵子结构。在染色体中发现有8个重复序列家族，同源性约97%，长度从0.47kb到3.8kb不等。

HP的重要毒力因子包括：尿素酶、空泡毒素（*VacA*编码）、细胞毒素相关蛋白A（*CagA*编码）、热休克蛋白、超氧化物歧化酶和黏附蛋白等。根据*VacA*和*CagA*这2种基因的表达情况，又将幽门螺旋杆菌菌株分成2种主要类型：Ⅰ型含有*CagA*和*VacA*基因并表达2种蛋白，Ⅱ型不含*CagA*基因，不表达2种蛋白，尚有一些为中间表达型，即表达其中一种毒力因子。现在多认为Ⅰ型与胃疾病关系较为密切。

同年Gemone Therapeutic公司也完成了HP J99株的全基因组测序，J99株为1 643 831 bp，经预测1 495个ORF，编码区占全基因组的90.18%，其中89个ORF在26 695株中不存在，117个ORF存在于26 695株中而J99中不存在。

二、分子诊断方法

目前诊断幽门螺旋杆菌感染的方法主要有细菌涂片、细菌培养、病理组织切片、^{14}C呼气试验和血清学实验等。虽然目前幽门螺旋杆菌培养仍是诊断鉴定HP的金标准，但是幽门螺旋杆菌分离培养难，条件要求高，培养基昂贵，特殊气体培养，培养时间长，不易保存。其中血清学实验因其取材方便、患者易于接受而在临床诊断中应用比较广泛，依据其实验原理不同又可分为蛋白印迹法、ELISA 法和金标法。但这些方法却因其或操作繁琐、费时费力，或成本昂贵，或敏感性低、准确性差，始终不能令实验室及临床人员十分满意。因而有必要建立一种快速、有效、经济的HP检测方法。

（一）标本的选择及处理

幽门螺旋杆菌分子诊断的临床标本主要有胃黏膜、胃液、唾液、牙菌斑、粪便、水源等。

1. 胃黏膜 胃镜检查时在胃窦部距幽门约5cm以内钳取胃黏膜标本3块。胃黏膜标本应作匀浆处理和/或用特殊缓冲液溶解，以便获取足够的DNA。

2. 唾液和牙菌斑 检查当日清晨空腹收集，采用一次性无菌牙科刮治器在患者牙面及牙龈内取牙菌斑，并留取唾液标本1mL。用蛋白酶K消化处理。

3. 粪便 粪便中含有PCR抑制因子，要对粪便进行稀释处理。目前也有用免疫磁珠分离法将幽门螺旋杆菌菌体从标本中分离出来，去除标本中的PCR抑制因子。

（二）引物和探针的设计

目前常用来识别幽门螺旋杆菌DNA的引物（表7-4）来自尿素酶基因（*UreA*、*UreB*、*UreC*），16SrDNA基因、磷酰亚胺变位酶基因、*VacA*及*CagA*基因等幽门螺旋杆菌所特有的毒力基因。

1. 尿素酶基因 HP分泌大量尿素酶，该酶是导致哺乳动物对HP产物免疫应答的重要抗原，可能是HP的重要致病因子，因此许多学者采用尿素酶核苷酸序列中的部分片段作为引物。HP尿素酶基因长度为2.7 kb，通常用长模板 PCR扩增系统进行扩增，比较常用的是HP最具特征性和最保守的*UreB*基因。

2. 16S rRNA 是一高度特异性的靶序列，基因变异较小，在细菌基因组中拷贝数多，加之引物选择过程中已经排除了与其他菌相应序列重复的可能性，因此广泛应用于病原体的分离和鉴定。但与人体基因有重合，可能出现假阳性。

3. VacA和CagA毒力因子 临床分离株分成2种主要类型：Ⅰ型细菌和Ⅱ型细菌。Ⅰ型和Ⅱ型细菌分别占56%和16%，而其余约为中间表型。可以根据HP*CagA*基因设计引物和探针进行基因分型。

表7-4 幽门螺旋杆菌分子检测引物序列举例

扩增位置	引物和探针序列（5′-3′）
UreA	GCCAATGGTAAATTAGTTCC
	CTCCTTAATTGTTTTTACAT
CagA	ACCCTAGTCGGTAATGGG
	GCAATTTTGTTAATCCGGTC
VacA	ATGGAAATACAACAAACACAC
	CTGCTTGAATGCGCCAAAC
16S rRNA	CTCATTGCGAAGGCGACCT
	TCTAATCCTGTTTGCTCCCCA

（三）幽门螺旋杆菌核酸的检测方法

目前可用于幽门螺旋杆菌核酸检测的方法有聚合酶链反应、双探针荧光能量转移、实时荧光定量PCR、原位荧光杂交技术、PCR-单链多态性分析法、PCR-限制性片段长度多态性分析、基因芯片技术等。

1. PCR 利用与幽门螺旋杆菌功能基因分布有关的核酸片段设计PCR引物或探针，依次进行体外基因扩增或杂交，通过对该菌DNA的测定而诊断有否感染幽门螺旋杆菌。

2. 双探针荧光能量转移（FRET）和实时荧光PCR技术 其扩增产物通过溶解曲线进行分析，此方法在几个小时内，便能同时检测幽门螺旋杆菌及大环内酯类耐药性，已经应用于活体组织标本的检测。使用多对引物的多重 PCR 也是一种简单、快速检测幽门螺旋杆菌感染的技术，它可同时检测胃活检组织幽门螺旋杆菌*VacA*和*CagA*的基因型。

3. 荧光原位杂交技术 可应用于甲醛固定的组织标本及其药物的抗性的检测。应用针对一般抗原和*CagA*寡核苷酸探针的原位杂交技术，确定不同部位胃组织中*CagA*的表达情况，并且与同一部位多重 PCR结果进行比对，二者呈现较好的相关性。

4. PCR-SSCP 也可用于分析和鉴定临床分离的幽门螺旋杆菌菌株。PCR-SSCP不仅可以用于大规模的幽门螺旋杆菌流行病学调查，而且能正确评估根除治疗后再出现的幽门螺旋杆菌是复发还是再感染。该方法简单快速、敏感性强，易于比较。

5. PCR-RFLP 它主要有3个环节：①靶基因扩增；②增加的DNA片段限制性内切酶消化切割；

③电泳后直接分析核酸限制性酶切图谱（长度多态性）。该技术应用PCR将目的基因片段扩增百万倍以上，即使被测样品核酸量小于Pg水平，也能被扩增出来，大大提高了基因分析的灵敏度，并且能检测到不能培养的HP圆球体的DNA。HP的RFLP 早期采用全染色体 DNA的酶切分析，发现不同的菌株有不同的DNA指纹。目前对HP的限制性长度多态性研究逐渐由全基因转移到特殊片段的分析上。

6. 生物芯片技术 是20世纪90年代中期发展起来的一项高新技术，具有快速、高效、敏感、经济、高通量等特点。幽门螺旋杆菌蛋白芯片检测系统利用基因重组技术，斑点免疫渗滤技术和微阵列技术，为快速、方便、准确地检测幽门螺旋杆菌提供了一个科学先进的方法和手段。

三、临床意义

幽门螺旋杆菌的分子诊断方法以其特异、敏感、快速的特点成为检测HP感染的重要方法，在临床上具有重要的应用价值。

（一）临床的诊断和监控

幽门螺旋杆菌的分子诊断方法能够克服微生物培养所面临的问题，直接检测病原体的核酸序列。在不能提供幽门螺旋杆菌培养所需的条件，或不具备成熟技术的情况下，分子诊断方法可作为最佳的诊断工具，不仅能够检测有无幽门螺旋杆菌的感染，同时也能检测细菌的基因型。分子诊断方法具有较高的敏感性，当细菌感染数量很低时，仍能获得理想的试验结果。其次，基因检测不受临床治疗用药的干扰。再次，分子诊断方法也可对幽门螺旋杆菌的变异情况、致病的相关因子进行研究。此外，几乎所有的分子诊断技术同样直接用于胃液、唾液、粪便等标本的检测，特异性和敏感性均达 98%，具有较高的可信度。

（二）可用于大规模的幽门螺旋杆菌流行病学调查

分子诊断学方法可测定治疗前后和感染的HP分型及消除的情况，这就使此法不仅适用于临床诊断，判定持续的感染是由于治疗失效还是重新感染，区分患者感染的HP是由患者之间还是由于家庭之间传播造成的；同时也适用于环境标本，能够测定样品中是否存在着HP及其存在的类型，所以它又是一项流行病学调查的重要工具。

（三）用于抗菌药物的筛选和评价

常规方法很难检测到服药后残留的少量HP，造成假阴性，从而忽视治疗而导致残留菌的再次感染。分子诊断学方法敏感性高，能检测到不可以培养的球形存在的HP，为抗HP药物的筛选和评价提供了重要指标。

（邓益斌　陈文璟）

第五节　细菌性腹泻分子诊断

感染性腹泻对人群健康的危害主要表现在传播速度快、波及范围广，治疗不及时或不合理可导致死亡。感染性腹泻是5岁以下儿童的主要死因。感染性腹泻不仅给人群健康带来威胁，对社会和经济也产生很大影响。肠道致病菌是感染性腹泻病的主要病原微生物，引起细菌性腹泻的致病菌主要包括肠出血性大肠杆菌（EHEC）、肠产毒性大肠杆菌（ETEC）、肠侵袭性大肠杆菌（EIEC）、肠致病性大肠杆菌（EPEC）、肠黏附性大肠杆菌（EAEC）、沙门菌、志贺菌、弯曲菌、小肠结肠炎耶尔森菌、弧菌（霍乱弧菌、副溶血弧菌）、嗜水气单胞菌和类志贺邻单胞菌。临床上对致腹泻病原菌的检测主要应用常规微生物分离及生化鉴定，这些方法操作繁琐、费时，也受到许多因素的影响，容易造成漏检，并且不能检测难培养或不可培养的病原微生物，因此很难适应快速检测与鉴定的需要。近年来分子生物学技术在感染性腹泻诊断方面已经有很大的发展，特别是PCR技术的发展成为临床上快速、敏感、特异的关键性诊断技术之一，具有其他方法不可替代的优势。

一、分子诊断方法

（一）多重PCR方法检测致腹泻大肠埃希菌

致腹泻大肠埃希菌是指能够引起腹泻的大肠埃希菌，主要包括EHEC、ETEC、EIEC、EPEC和EAEC，针对上述5种致腹泻大肠埃希菌的毒力相关基因设计相应的引物，通过系统摸索和优化反应条件，建立一种同时检测5种致腹泻大肠埃希菌的多重PCR方法。徐义刚等人也采用多重PCR方法快速检测4种主要致腹泻性大肠埃希菌。

1. PCR引物设计 致腹泻大肠埃希菌型特异基因包括EHEC的志贺毒素A亚单位基因、ETEC的热不稳定毒素基因、EIEC的侵袭性质粒抗原基因、EPEC的大肠埃希菌黏附脱落基因和EAEC的集聚黏附边缘基因的转录因子。在GeneBank中分别找到上述5种大肠埃希菌对应的型特异基因序列，将多个相同基因对应的序列进行比对，找出基因间共同的高同源性序列，设计引物序列。

2. DNA模板制备 采用沸煮法提取大肠埃希菌DNA作为PCR模板。

3. 多重PCR反应体系 将上述各对引物等比例混合加入到同一个反应体系中进行扩增，具体组分如下：1×PCR Buffer，dNTP 0.25mmol/L，$MgCl_2$ 1.5mmol/L，模板1μL，Taq DNA聚合酶1U，引物各0.2μmmol/L，加水至反应体系50μL。

4. PCR产物测序分析 PCR阳性产物直接进行双向测序。利用DNA star、chromas和VNTI8等生物信息学软件对测序结果进行序列校正、拼接，在GeneBank数据库中进行对比分析（网址：http：//ncbi.nlm.nih.gov/BLAST）。

（二）PCR检测沙门菌

选取沙门菌侵袭蛋白A基因进行引物和探针设计，建立检验沙门菌的real-time PCR方法。根据沙门菌的特异性DNA作为靶序列，以沙门菌DNA为模板进行荧光检测。

1. 引物和探针的设计 根据Gene Bank中沙门菌侵袭蛋白A基因序列，使用DNA MAN软件对其进行分析，利用Primer Express 软件进行引物和探针设计，通过NCBI数据库比对验证引物和探针的特异性设计序列。

2. DNA模板制备 采用直接沸煮法提取细菌DNA，取增菌液1mL 13 000r/min离心2 min后弃去上清，沉淀中直接加入100μL去离子水，沸水浴10 min后13 000r/min离心5min，取上清即为DNA模板。

3. Real-time PCR反应体系 25μL PCR反应体系包括：Premix 12.5μL，DNA模板2μL，引物和探针体积优化范围在0.3～1.0μL，最后用水补至25μL。RCR反应条件：95℃变性10s后，以95℃ 5s、60℃ 30s扩增40个循环，在60℃进行单点荧光检测。

（三）PCR检测志贺菌

采用多重PCR法对临床志贺菌毒力基因shetl A、shetl B、ial和ipaH进行扩增检测。

1. PCR引物设计 针对志贺菌4个shetl A、shetl B、ial和ipaH毒力基因设计引物序列。

2. PCR反应体系 采用沸煮法提取细菌DNA，取2μL作为PCR模板，取P1~P8浓度为25μmol / L的引物各1μL，反应条件：95℃ 4min后，94℃变形60s，55℃退火60s，72℃延伸90s，35个循环后72℃延伸8min。

二、临床意义

腹泻是一种世界流行性疾病，在卫生条件比较落后的地区发病率较高，而且具有明显的季节性。在我国，感染性腹泻的发病率居所有传染病之首。腹泻在各个年龄段均有发生，儿童、老年人、旅游者及免疫受抑制者为高发人群，尤其是婴幼儿，不仅发病率高，而且腹泻是其死亡的主要原因之一。

肠出血性大肠杆菌（EHEC）O157：O157感染性腹泻是近年来新发现的危害严重的肠道传染病。该病可引起腹泻、出血性肠炎，继发溶血性尿毒综合征（HUS）、血栓性血小板减少性紫癜（TTP）等，病死率高。自1982年美国首次发现该病以来，在世界上许多国家相继发生了暴发和流行，其流行已成为全球性的公共卫生问题之一。肠产毒性大肠杆菌（ETEC）是5岁以上婴幼儿和旅行者腹泻的重要病原菌，致病物质主要为肠毒素（LT和ST）和定植因子，作用部位在小肠。肠侵袭性大肠杆菌（EIEC）主要侵犯较大儿童和成人。不产生肠毒素，侵袭和破坏结肠黏膜上皮细胞，所致疾病像菌痢，有发热、腹痛、腹泻、脓血便及里急后重等症状。肠致病性大肠杆菌（EPEC）作用部位在小肠，黏附在十二指肠、空肠和回肠上段黏膜，使微绒毛刷状缘破坏，是婴幼儿腹泻的主要病原菌。肠黏附性大肠杆菌（EAEC）：作用部位在小肠，引起婴儿持续性腹泻、脱水，偶有血便。

沙门菌引起的疾病主要分为2大类：一类是伤寒和副伤寒，另一类是急性肠胃炎。其中鼠伤寒沙门菌、猪霍乱沙门菌、肠炎沙门菌等是引起人类沙门菌食物中毒的主要致病菌。沙门菌污染主要来源于患病的人和动物及其带菌者，其排出的沙门菌可污染水源、土壤和饲料等，其中饲料和水源的污染是导致沙门菌传染的主要原因。

志贺菌属的细菌，又称痢疾杆菌，是人类细菌性痢疾的病原菌，致病主要靠侵袭力和内毒素，有的菌株尚产生外毒素。志贺菌主要引起急、慢性菌痢。痢疾志贺菌引起者病情较重；宋内志贺菌多引起轻型感染；福氏志贺菌感染易转变为慢性，病程迁延；福氏和宋内志贺菌是我国常见的流行型别。

选择合适的用于检测的基因是保证PCR方法特异性的关键，有些菌株之间的同源性比较高，也有些细菌含有相同的致病基因。在选择各种菌的特异性基因时要确保能将它们鉴别开来，必要时可以引入其他基因作为二次筛选。

（温旺荣　余广超）

第六节　细菌性肺炎分子诊断

细菌性肺炎是最常见的肺炎，也是最常见的感染性疾病之一，在儿童、老年人及免疫抑制患者中病死率较高。肺炎的病原体因宿主年龄、伴随疾病与免疫功能状态、获得方式（社区获得性肺炎或医院内肺炎）而有较大差异。社区获得性肺炎的常见细菌为肺炎链球菌、流感嗜血杆菌、金黄色葡萄球菌、化脓性链球菌、军团菌和厌氧菌等，而医院内肺炎中则以铜绿假单胞菌、肺炎克雷伯菌、大肠埃希菌、阴沟肠杆菌、变形杆菌和耐甲氧西林金黄色葡萄球菌（MRSA）等常见。

细菌性肺炎的诊断主要是结合患者典型的临床症状和实验室检查结果，其中痰液等呼吸道标本的细菌学检测结果是诊断细菌性肺炎的直接证据。传统的细菌学检测方法主要包括细菌涂片和细菌培养鉴定，往往容易漏检部分苛氧菌和难培养细菌，如肺炎链球菌和嗜肺军团菌等。采用分子生物学的方法诊断肺炎链球菌肺炎和嗜肺军团菌肺炎就可克服此问题。

一、基因结构特征

肺炎链球菌（streptococcus pneumoniae）主要致病物质是溶血素和荚膜，其中溶血素基因lytA是分子生物学检测肺炎链球菌的靶基因之一。嗜肺军团菌是军团菌属中最常见的引起人类肺炎的病原体。分子诊断嗜肺军团菌的靶基因主要包括16S rRNA、5S rRNA和*mip*基因等，其中*mip*基因的表达产物是嗜肺军团菌的主要毒力因子之一，为嗜肺军团菌所特有。

二、分子诊断方法

（一）PCR检测肺炎链球菌

1. 细菌DNA模板的提取 利用胰蛋白酶消化痰液标本，置37℃水浴箱1h，取消化后的痰液2 000 r/min离心3min以除去残留痰丝，取上清1mL 13 000 r/min 5min，弃上清在沉淀中加入150 μL裂解液震荡混匀后放置56℃水浴1h，然后95℃水浴15min，冰浴2 min，13 000 r/min 30s，取上清作为扩增检测的模板液备用。

2. 引物序列设计 根据肺炎链球菌溶血素lytA的基因序列，设计PCR引物序列如下：

F：5′-CAACCGTACAGAATGAAGCGG-3′

R：5′-TTATTCGTGCAATACTCGTGCG-3′

3. PCR反应体系 PCR反应总体积为50 μL，其中10×PCR Buffer 5.0 μL，dNTP 4μL，引物各1μL，Taq DNA聚合酶1 μL，模板DNA 3μL，加无菌蒸馏水至50 μL。扩增条件为94℃预变性3min，94℃变性30s，57℃退火30s，72℃延伸30s，共30个循环，最后72℃延伸10min。

（二）LAMP检测肺炎链球菌

1. 细菌DNA模板的提取 采用胰蛋白酶和裂解液处理痰液标本，离心取上清作为DNA模板。

2. 引物序列设计 根据肺炎链球菌溶血素lytA的基因序列，设计2对LAMP引物序列如下：

FIP：5′-CCGCCAGTGATAATCCGCTTCAGGCAAGTACACGCACACT-3′

BIP：5′-TCTCGCACATTGTTGGGAACGGTCCCAGGCACCATTATCAAC-3′

F3：5′-AGTCGGCGTGCAACCATA-3′

B3：5′-GCATAGGTCTCAGCATTCCA-3′

3. LAMP反应条件 50 μL反应体积，反应条件为63℃ 60min，80℃ 2min。将产物在1%琼脂糖中电泳并用凝胶成像系统观察结果。

（三）荧光定量PCR检测嗜肺军团菌

1. 引物与探针设计 针对嗜肺军团菌mip基因保守序列，应用Primer Express 软件设计特异性引物和探针，由公司合成，探针5′端标记报告荧光染料6-Carboxyfluorescein（FAM），3′端标记淬灭荧光染料TAMRA，PCR 产物长度为162bp。

上游引物：5′-GAAAA TAAAGTAAAAGGGGAAGCC-3′

下游引物：5′-AT CAATCAGACGACCAGTGTATTC-3′

探针5′-（FAM）-AGGCGT T GT TGT ATT GCCAAGTGGTT（T AMRA）-3′

2. 荧光定量PCR 扩增体系和反应条件 总反应体系为25 μL，包括2×Real Master Mix 10 μL、上游引物（25pmol/μL）0.5 μL、下游引物（25pmol/μL）0.5 μL、探针（25pmol/μL）0.25 μL、20×Probe Enhance Solution 1.25 μL、模板DNA 2 μL、ddH$_2$O 10.5 μL。反应条件为94℃预变性4min，94℃变性20s，60℃退火延伸60s，共40个循环。

3. 荧光定量PCR 阳性结果的判定 荧光定量PCR检测以Ct值＜ 37并且扩增曲线呈S形为阳性判定原则。其中Ct值35~37的进行重复检测，2次检测均能得到良好的S形扩增曲线方可判定为阳性。

三、临床意义

近年来，由于人们滥用抗生素、糖皮质激素及免疫抑制剂，普遍实施人工气道及机械通气，人群结构及人群的易感性发生变化等，导致细菌性肺炎的发生率呈上升趋势，同时随着细菌的耐药现象日趋严重，使得细菌性肺炎成为临床上十分棘手的问题。因此，对细菌性肺炎进行快速、准确的诊断显得尤为重要。

肺炎链球菌是社区获得性肺炎的主要的病原菌。传统的检测方法主要包括细菌的培养分离、生化鉴定以及血清学鉴定等，肺炎链球菌从微生物分离培养和形态学鉴定到生化分析，做出实验室诊断整个过程约需2~3天，难以满足临床对实验室诊断的要求。

嗜肺军团菌是一种环境感染性致病菌，可引起严重的呼吸道传染病，由气溶胶介导传播，可引起暴发性流行，是非典型肺炎的重要病原微生物之一。目前，嗜肺军团菌的检测方法主要有分离培养、血清学试验和分子生物学检测等。分离培养法是检测嗜肺军团菌的金标准，但由于其成长缓慢、培养时间长、需要营养条件苛刻以及培养基价格昂贵并且要求实验人员技术高等因素决定了分离培养法不适于嗜肺军团菌的临床常规检测；血清学试验简便快速，但容易产生交叉反应现象。

近年来，以PCR技术为代表的病原核酸检测技术得到不断发展。分子生物学方法操作简单、快捷高效、安全，可定量，具有较高的灵敏度和特异性，逐步用于临床诊断，包括肺炎链球菌、嗜肺军团菌在内的引起细菌性肺炎病原微生物的快速诊断。

（温旺荣　余广超）

第七节　“超级细菌”感染性疾病分子诊断

“超级细菌”不是一个具体细菌的名称，而是一类几乎对所有抗生素都显著耐药的细菌的总称。广义的“超级细菌”包括耐甲氧西林金黄色葡萄球菌（MRSA）、万古霉素耐药肠球菌（VRE）、万古霉素耐药金黄色葡萄球菌（VRSA）、多重耐药铜绿假单胞菌、泛耐药鲍曼不动杆菌和多重耐药结核分枝杆菌等等。狭义的“超级细菌”则专指携带新德里金属β-内酰胺酶（NDM-1）基因的多重耐药菌的统称。NDM-1基因序列全长813bp，编码270个氨基酸序列，是一种新型的广谱β-内酰胺酶，其活性部位上的金属离子可以灭活碳青霉烯类抗生素的活性部位，能使除氨曲南以外的所有β内酰胺类抗生素失活，几乎对所有抗生素都具有抗药性，感染者的病死率很高。

最早报道产NDM-1细菌为肺炎克雷伯菌，在一位印度裔瑞典尿路感染患者中发现，随后在印度、巴基斯坦、英国等世界范围内出现产NDM-1细菌，包括大肠埃希菌、肺炎克雷伯菌、阴沟肠杆菌、变形杆菌、弗劳地枸橼酸杆菌、产酸克雷伯菌、摩根菌、普罗威登菌等等。我国目前官方报道称已检出3株NDM-1基因阳性细菌，分别是2株屎肠球菌和1株鲍曼不动杆菌。

在美国、加拿大、日本、韩国、澳大利亚、比利时以及我国香港地区等都已经有超级细菌感染病例报道，这些细菌主要引起尿路、血流、伤口、肺部和导管相关感染等。产NDM-1细菌的传播方式尚无研究报道，但根据患者感染情况以及细菌本身特点，可能主要通过密切接触，如污染的手和物品等方式感染。与其他多重耐药菌感染相似，以下患者属于产NDM-1细菌感染的易感人群：疾病危重、入住重症监护室、长期使用抗菌药物、插管、机械通气等。

产NDM-1细菌感染患者临床表现与敏感菌感染没有差别。主要感染类型包括泌尿道感染、伤口感染、医院获得性肺炎、呼吸机相关肺炎、血流感染、导管相关感染等。感染患者抗菌治疗无效，特别是碳青霉烯类治疗无效，需要考虑产NDM-1细菌感染可能，及时采集临床样本进行细菌检测。

一、基因结构特征

研究发现，编码NDM-1酶的基因位于一个140kb的质粒上。质粒是一种环状闭合的DNA，可自主复制、传给子代，也可在不同种类的细菌之间水平传播，携带NDM-1质粒的传递，可使对抗生素敏感的细菌获得耐药性，增加治疗的困难。因此，对疑似超级细菌病例进行*NDM-1*基因的分子诊断可以为医院感染控制提供实验室依据。

二、分子诊断方法

产NDM-1细菌的实验室诊断包括表型筛查、表型确认和基因确证3个步骤。

（一）表型筛查

在细菌药物敏感性测定中，以美罗培南或亚胺培南最低抑菌浓度（MIC）测定法对肠杆菌科细菌产酶情况进行初步筛查，如果美罗培南MIC≥2mg/L或亚胺培南对大肠埃希菌、克雷伯菌属、沙门菌属和肠杆菌属MIC≥2mg/L，需要进行表型确认。

（二）表型确认

双纸片协同试验：采用亚胺培南（10μg）、EDTA（1 500μg）2种纸片进行K-B法，两纸片距离10～15mm，在含EDTA纸片方向处，亚胺培南抑菌圈扩大，即可判定产金属酶。采用亚胺培南（美罗培南）/EDTA复合纸片进行K-B法药敏试验，复合纸片比单药纸片的抑菌圈直径增大值≥5mm；亚胺培南（美罗培南）/EDTA复合E试条协同试验测定MIC，单药与复合制剂的MIC比值≥8，即可判定产金属酶。

（三）基因确证

采用NDM-1的基因特异引物检测菌株是否携带bla_{NDM-1}基因。

1．PCR法检测*NDM-1*基因　PCR引物设计：根据Gene Bank中bla_{NDM-1}的基因序列（序列登录号：FN396876），设计PCR引物序列，PCR产物大小621bp。

NDM-F：5′-GGTTTGGCGATCTGGTTTTC-3′（结合位点133-153）

NDM-R：5′-CGGAATGGCTCATCACGATC-3′（结合位点734-754）

PCR反应体系及参数：PCR反应总体积为50μL，其中10×PCR Buffer 5.0μL，dNTP4μL，引物各1μL，Taq DNA聚合酶1μL，模板DNA 3μL，加无菌蒸馏水至50μL。扩增条件为94℃预变性10min，94℃变性30s，52℃退火40s，72℃延伸50s，共35个循环，最后72℃延伸5min。

PCR扩增产物检测：PCR产物10μL加6×上样缓冲液2μL混合，配制1.5%琼脂糖凝胶，电泳缓冲液为0.5×TEB工作液，DNA Ladder Marker DL2 000为分子量标准，电泳条件为电压80V，电流180mA，电泳时间40min，于紫外灯下观察结果，并于Bio-Rad自动成像系统进行拍照。样品保存于-20℃。

PCR扩增产物测序分析：PCR阳性产物直接进行双向测序。利用DNA star、chromas和VNTI8等生物信息学软件对测序结果进行序列校正、拼接，在Gene Bank数据库中进行对比分析（网址：http：//ncbi.nlm.nih.gov/BLAST）。

2．LAMP法检测*NDM-1*基因　LAMP法可以在恒温下1h内扩增核酸序列，具有操作简单、特异性强等特点。采用Primer Explorer软件辅助设计一套引物：

F3：GCATGCCCGGTGAAATCC

FIP：GAGCTGGCGGAAAACCAGATCGTTTTCGACGATTGGCCAGCAAAT

BIP：ACCGAATGTCTGGCAGCACA TTTTACGATCAAACCGTTGGAAGC

B3：GCACGACCACCAGCTATG

LAMP反应体系：FIP和BIP各0.8 μmol/L；F3和B3各0.2 μmol/L；dNTP 400 μmol/L；甜菜碱1mol/L；10×BstDNA聚合酶大片段Buffer2.5 μL；$MgSO_4$ 4mmol/L；BstDNA 聚合酶大片段8V，反应标本2 μL；补足去离子水至反应体积为25 μL。反应条件为65℃、1h。反应完毕后电泳观察。

LAMP扩增产物检测：LAMP产物以3%琼脂糖凝胶进行电泳。

3．高通量微球悬浮芯片法检测*NDM-1*基因 微球悬浮芯片检测技术是一个全新的快速高通量检测技术，相对于固相平板芯片，液相动力学反应更快速，重复性更好；1~100种灵活多重检测，满足多种检测需求，开发平台可适用于多种检测试剂和软件的开发。

探针引物设计：根据肺炎克雷伯氏菌AD865、肠球菌菌株ZW031-2、大肠杆菌B10533ITS 3种病原菌的*NDM-1*基因序列，以序列号为GENBANK：HM853678.1的AD865 *NDM-1*基因为设计模板，利用计算机软件Primer BLAST设计其寡核苷酸探针，Tm值在60~62℃，分别在探针的上下游设计特异性的扩增引物。探针引物的序列如下：

HDA-97-F：CCAGCTTGCCCCGCAAGAGG

HDA-97-R：GCCAAAGTTGGGCGCGGTTG

HDA-97-PROBE：CAGCCTGACTTTCGCCGCCA

寡核苷酸探针与微球共价耦联：将微球漩涡混合20s充分分散，取3×10^6个微球（75 μL），于1.5 mL离心管中10 000g离心1min，去上清；加入50 μL 0.1 mol/L甲基咪唑溶液（pH 4.5），漩涡混合，超声波处理（30 ~ 60s）；加入氨基化探针1.0 nmol，漩涡混合；加入2.5 μL碳二亚胺溶液（10 mg 的碳二亚胺粉末加入1.0mL的灭菌纯水），充分混匀，室温避光孵育30min；加入1.0 mL 0.02% Tween-20，混匀，10 000g离心1min，弃上清；加入1.0mL 0.1% SDS，混匀，10 000g离心1min，弃上清；用0.1mol/L 甲基咪唑溶液（pH 4.5）100 μL重悬微球，2~8 ℃避光保存。

杂交：杂交体系包含1.5 μL探针耦联微球，33 μL 1.5×TMAC杂交液，14.5 μL TE，2.5 μL RT-PCR产物。混合均匀后于98 ℃变性10 min，在选定温度下孵育15min，18 000g 离心2min 去上清；加入50 μL用1×TMAC 杂交液稀释的PE 标记的链亲合素（1：500），选定温度下孵育10 min，18 000g 离心2 min 去上清；加入50 μL 1×TMAC 杂交液，漩涡混合使微球重悬，上机分析。

结果判读：微球悬浮芯片定性比值结果（1LQRR）等于样品的校正后的荧光强度中位值（MFI）与空白对照MFI 的平均值（MFIB）的比值，即LQRR =MFIS /MFIB。如果LQRR＞3，判定为阳性样本；如果2≤LQRR≤3，则判定为可疑；如果LQRR＜2，则判定为阴性。

4．复合探针实时荧光PCR检测*NDM-1*基因 引物与复合探针的设计与合成：根据bla_{NDM-1}序列及复合探针设计原则设计引物和探针。其中荧光探针的5′端标记有荧光分子FAM，3′端连接有阻断分子磷酸；淬灭探针的3′端连接一个淬灭分子Dabcyl。

bla_{NDM-1}F：5′-GAGATAGGAAGTGTGCTGCCA-3′

bla_{NDM-1}R：5′-GGTGAAATCCGCCCGACGA-3′

bla_{NDM-1}FP：5′-FAM-CCGTTGGTCGCCAGTTTCCATTTGC-P-3′

bla_{NDM-1}QP：5′-GGAAACTGGCGACCAACG-Dabcyl-3′

（注：F为上游引物，R为下游引物，FP为荧光探针，QP为淬灭探针）

细菌DNA模板制备：取200 μL菌液，12 000r/min离心5min，去上清液，加入50 μL生理盐水重悬，加入50 μL裂解液充分混匀，100℃保温10min，4℃放置10min，12 000 r/min 离心5min，取上清液作为模板，-20℃保存备用。

实时荧光PCR检测：实时扩增反应参数：94℃预变性2min，然后进入循环扩增（93℃ 5s，55℃ 20s，72℃ 5s），共运行40个循环，于每个循环的退火温度下收集并记录荧光，并由自带软件进行数据处理和分析。

5. HDA法检测*NDM-1* 解旋酶基因恒温扩增（HDA）检测技术是一种依赖于解旋酶的非PCR 的基因体外扩增方法，其原理是利用大肠杆菌UvrD解旋酶的解旋功能进行DNA双螺旋的解链，再结合DNA聚合酶的合成功能，在恒温条件下完成核酸片段的扩增过程，具有设计简单、操作简捷、无特殊场地要求的特点，融合PCR 技术和LAMP 技术的优势，目前已得到了较为快速的发展。

HDA 检测引物的设计与分析：通过美国国家生物信息中心（NCBI）检索平台，搜索*NDM-1*基因不同菌株的所有核酸序列信息，经过特异性线性比对筛选后，确定肺炎克雷伯氏菌ADB65（GeneBank：HM853678）作为检测目标序列。经过筛选后，HDA检测引物HDA-97-F 和HDA-97-R具体碱基序列如下：

HDA-97-F：CCAGCTTGCCCCGCAAGAGG

HDA-97-R：GCCAAAGTTGGGCGCGGTTG；预期扩增片段长度97bp

HDA反应参数：扩增溶液A在95℃下温浴5min，之后在65℃下温浴3min，将扩增溶液B加入扩增溶液A，二者混匀，于65℃恒温扩增90min。恒温扩增时间：45min、60min、75min、90min、105min、120min，扩增温度：60℃、62℃、64℃、66℃、68℃、70℃。

三、临床意义

在人类与细菌的长期抗争中，如今全球抗生素开发濒临枯竭的情形下，NDM-1的突然出现并爆发流行，对医学界发出了严峻挑战。超级细菌的可怕之处不在于它对人的侵袭力和杀伤力，而是它对抗菌药物的广泛耐药性，临床绝大多数抗生素对它不起作用，患者会因为感染而引起可怕的炎症、重症脓毒血症直到最后死亡。

检测超级细菌*NDM-1*基因的金标准方法是扩增*NDM-1*基因片段并进行双向测序，在Gene Bank数据库中对比分析。对*NDM-1*基因进行快速检测可以早期诊断临床超级细菌感染病例，从而帮助临床医生合理选用抗菌药物。

超级细菌主要发生在医院患者身上，通过医院患者之间、未消毒手术器械、或医护人员的手感染，易感染者也多是一些患有严重基础性疾病、重症患者等抵抗力低下的人群。超级细菌的防治工作应从以下几个方面加强管理：

第一，政府应进行导向性的措施，如要求医生尽量避免抗生素的滥用，同时建立临床指标，指导并规范抗生素的使用。

第二，应当加强监测，统一规划指导。建立对抗生素和细菌耐药性的监测网络，有助于科学地、有意识地对其耐药性进行追踪。

第三，医疗机构和医务工作者采取合理用药和隔离治疗方法，这2种方法是抵御耐药菌最为有效的策略。减少广谱抗生素的使用，缩短抗生素使用疗程，都可以减少耐药菌的产生。另外，面对感染患者实行预防原则，有条件的进行隔离治疗，可以避免医院内耐药菌的交叉感染。

第四，严格规范药品销售渠道，规定药店售卖抗生素须以处方为准。

第五，大力宣传合理使用抗生素。这需要全社会的参与，其中包括患者的自我防护意识，以及畜牧业、工业、农业等领域的抗生素合理使用。只有全社会、全环境慎用抗生素才可能减少泛耐药细菌的出现。

（温旺荣　余广超）

参考文献

[1] 徐义刚，崔丽春，李苏龙，等. 多重PCR方法快速检测4种主要致腹泻性大肠埃希菌[J]. 微生物学杂志，2010，30(3)：25-29.

[2] 宋士利，檀薇，张丽. Real-Time PCR探针法检测食物中毒中沙门菌方法建立及应用[J]. 中国卫生检验杂志，2012，22(1)：16-18.

[3] 李玉，孙红，潘玉辉，等. 荧光定量PCR快速检测沙门菌方法的建立及应用[J]. 中国卫生检验杂志，2012，22(5)：1071-1073.

[4] 王国富，吴利先，薛士鹏. 志贺菌感染的多重PCR快速诊断技术的建立[J]. 中国现代药物应用，2012，6(12)：130-131.

[5] 李红海，李向阳，杨锦红，等. 环介导恒温扩增法检测痰液标本中肺炎链球菌[J]. 浙江检验医学，2009，7(1)：29-31.

[6] 张琦，陈晓东，张宝莹，等. 嗜肺军团菌荧光定量PCR检测方法的建立[J]. 江苏预防医学，2010，21(3)：3-6.

[7] 潘翊，何金洋，刘亚敏，等. LAMP法检测超级细菌NDM-1基因[J]. 医学动物防制，2011，27(5)：433-435.

[8] 张云霞，郝杰，吴兴海，等. 超级细菌NDM-1基因高通量微球悬浮芯片法检测方法的建立[J]. 食品安全质量检测学报，2011，2(3)：146-151.

[9] 吕虹，刘志红，刘琪琦，等. 复合探针实时荧光PCR检测细菌耐药基因blaNDM-1方法的建立[J]. 生物技术通讯，2012，23(3)：411-414.

[10] 梁炜，张京宣，张云霞，等. 基于HAD的超级细菌耐药基因NDM-1检测方法的建立[J]. 食品安全质量检测学报，2011，2(3)：152-158.

[11] Qi J，Du Y，Zhu X，et al. A loop-mediated isothermal amplification method for rapid detection of NDM-1 gene[J]. Microb Drug Resist，2012，18(4)：359-363.

[12] Naas T，Ergani A，Carrër A，et al. Real-time PCR for detection of NDM-1 carbapenemase genes from spiked stool samples[J]. Antimicrob Agents Chemother，2011，55(9)：4038-4043.

[13] Maze MJ，Young S，Greighton J，et al. Nucleic acid amplification of the opa gene for detection of Neisseria gonorrhoeae：experience from a diagnostic laboratory[J]. Journal of Clinical Microbiology，2011，49(3)：1128-1129.

[14] Whiley DM，Limnios A，Moon NJ，et al. False-negative results using Neisseria gonorrhoeae porA pseudogene PCR-a clinical gonococcal isolate with an N. meningitidis porA sequence[J]. Eurosurveillance，2011，16(21)：19874.

[15] Tabrizi SN，Vnemo M，Limnios AE，et al. Evaluation of six commercial nucleic acid amplification tests for detection of Neisseria gonorrhoeae and other Neisseria species[J]. Journal of Clinical Microbiology，2011，49(10)：3610-3615.

[16] Verma R，Sood S，Bala M，et al. Diagnostic implications of 16S ribosomal assay for gonorrhoea[J]. Sexually Transmitted Infections，2010，86(6)：461-464.

[17] Lee S G，Lee H，Jeong S H，et al. Various penA mutations together with mtrR，porB and ponA mutations in Neisseria gonorrhoeae isolates with reduced susceptibility to cefixime or ceftriaxone[J]. Antimicrob Chemother，2010，65(4)：669-675.

[18] Fernando Alcaide, Pere Coll. Advances in rapid diagnosis of tuberculosis disease and anti-tuberculous drug resistance [J] . Enferm Infecc Microbiol Clin, 2011, 29 (1) : 34-40.

[19] Lange C, Mori T. Advances in the diagnosis of tuberculosis [J] . Respirology, 2010, 15 (2) , 220-240.

[20] H. D. Donoghue. Insights gained from palaeomicrobiology into ancient and modern tuberculosis [J] . Clin Microbiol Infect, 2011, 17 (6) : 821-829.

[21] Mark P Nicol, Heather J Zar. New specimens and laboratory diagnostics for childhood pulmonary TB: progress and prospects [J] . Paediatr Respir Rev, 2011, 12 (1) : 16-21.

[22] Delane Shingadia. The diagnosis of tuberculosis [J] . Pediatr Infect Dis, 2012, 31 (3) : 302-305.

[23] Arevalo-Galvis A, Trespalacios-Rangell A A, Otero W, et al. Prevalence of cagA, vacA, babA2 and iceA genes in H. pylori strains isolated from Colombian patients with functional dyspepsia [J] . Pol J Microbiol, 2012, 61 (1) : 33-40.

[24] Yasui W, Ito H, Peek R, et al. Recent progress in carcinogenesis, progression and management of upper GI cancer: the 21st Hiroshima Cancer Seminar-the 5th Three Universities' Consortium [J] . Jpn J Clin Oncol, 2012, 42 (4) : 351-356.

[25] Baba S, Oishi Y, Watanabe Y, et al. Gastric wash-based molecular testing for antibiotic resistance in Helicobacter pylori [J] . Digestion, 2011, 84 (4) : 299-305.

[26] Scaletsky IC, Aranda KR, Garcia GT, et al. Application of real-time PCR stool assay for Helicobacter pylori detection and clarithromycin susceptibility testing in Brazilian children [J] . Helicobacter, 2011, 16 (4) : 311-315.

[27] Shukla S K, Prasad K N, Tripathi A, et al. Quantitation of Helicobacter pylori ureC gene and its comparison with different diagnostic techniques and gastric histopathology [J] . Microbiol Methods, 2011, 86 (2) , 231-237.

[28] Yong-Joon Chol, Hana Yi, Je Hee Lee, et al. Genomic evolution of vibrio cholerae [J] . Current Opinion in Microbiology, 2010, 13 (5) : 646-651.

[29] Russello G, Russo A, Sisto F, et al. Laboratory diagnosis of Clostridium difficile associated diarrhoea and molecular characterization of clinical isolates [J] . New Microbiol, 2012, 35 (3) : 307-316.

[30] Liu J, Gratz J, Maro A, et al. Simultaneous detection of six diarrhea-causing bacterial pathogens with an in-house PCR-luminex assay [J] . J Clin Microbiol, 2012, 50 (1) : 98-103.

[31] Jafari F, Garcia-Gil LJ, Salmanzadeh-Ahrabi S, et al. Diagnosis and prevalence of enteropathogenic bacteria in children less than 5 years of age with acute diarrhea in Tehran children' s hospitals [J] . J Infect, 2009, 58 (1) : 21-27.

[32] Stølhaug A, Bergh K. Identification and differentiation of Legionella pneumophila and Legionella spp. with real-time PCR targeting the 16S rRNA gene and species identification by mip sequencing [J] . Appl Environ Microbiol, 2006, 72 (9) : 6394-6398.

[33] Llull D, López R, García E. Characteristic signatures of the lytA gene provide a basis for rapid and reliable diagnosis of Streptococcus pneumoniae infections [J] . J Clin Microbiol, 2006, 44 (4) : 1250-1256.

[34] Seki M, Yamashita Y, Torigoe H, et al. Loop-mediated isothermal amplification method targeting the lytA gene for detection of Streptococcus pneumonia [J] . J Clin Microbiol, 2005, 43 (4) :

1581–1586.

[35] Nordmann P, Poirel L, Carrër A, et al. How to detect NDM–1 producers [J]. J Clin Microbiol, 2011, 49 (2): 718–721.

[36] Yong D, Toleman M A, Giske C G, et al. Characterization of a new metallo–beta–lactamase gene, bla (NDM–1), and a novel erythromycin esterase gene carried on a unique genetic structure in Klebsiella pneumoniae sequence type 14 from India [J]. Antimicrob Agents Chemother, 2009, 53 (12): 5046–5054.

[37] Rolain J M, Parola P, Cornaglia G. New Delhi metallo–beta–lactamase (NDM–1): towards a new pandemia [J]. Clin Microbiol Infect, 2010, 16 (12): 1699–1701.

[38] Tsang KY, Luk S, Lo JY, et al. Hong Kong experiences the 'Ultimate superbug': NDM–1 Enterobacteriaceae [J]. Hong Kong Med J, 2012, 18 (5): 439–441.

[39] Liu W, Zou D, Li Y, et al. Sensitive and rapid detection of the new Delhi metallo-beta-lactamase gene by loop–mediated isothermal amplification [J]. J Clin Microbiol, 2012, 50 (5): 1580–1585.

第八章
真菌病分子诊断

真菌感染性疾病的传统诊断方法主要依据病原真菌的形态、细胞生理和生化特征，尤其是有性生殖阶段的形态特征，须先行真菌分离培养，耗时耗力。本章以念珠菌、新生隐球菌和烟曲霉等常见病原性真菌的基因组构成为切入点，介绍了DNA中 G+C含量测定、原位杂交技术、电泳核型分析技术、聚合酶链反应、rDNA序列分析和DNA指纹技术等分子生物学技术在真菌感染性疾病诊断中的应用情况，并对各种分子诊断技术在不同病原性感染性疾病诊断中的优缺点作了系统评价。

第一节　念珠菌感染性疾病分子诊断

一、念珠菌的基因组特征

（一）基因组的大小

大部分的念珠菌菌株含有成对的同源染色体，但念珠菌的一个显著特点是其染色体组型的可变性。在病原真菌中，白念珠菌是最重要、最常见的临床致病真菌，也是目前研究最清楚的真菌之一。Whelan和Magee根据自然界中菌株的基因多是杂合型，认为白念珠菌是双倍体。白念珠菌的每个双倍体细胞含有3 200万碱基对和8条染色体。由于受到外界环境、药物等影响以及自身的遗传学规律，念珠菌可发生染色体丢失或增加、易位、突变等，使念珠菌的染色体呈现出多态性。不同的实验室、不同的菌株，所测得的染色体往往不太一致。但是超过一半的白念珠菌临床分离株具有标准染色体组型。部分临床分离菌株在一些指标上具有多样性，主要有同源染色体大小不同、出现额外的条带、同时伴随或单独出现特定条带缺失等。其他念珠菌，如近平滑念珠菌（*Candida parapsilosis*）和克柔念珠菌（*Candida krusei*）也都是双倍体，而光滑念珠菌（*Candida glabrata*）是单倍体。目前，对于除白念珠菌外的念珠菌的详尽研究还没有完成。

（二）染色体增加或缺失

许多药物或试剂可以使念珠菌产生染色体不分离现象，但这种不分离现象所产生的非整倍体往往是不稳定的。在培养白念珠菌过程中加入甲基苯并咪唑氨基甲盐酸，菌株会出现染色体不分离现象，其频率是不加药物时的频率的10倍。这种非整倍体细胞形成较小的菌落，且不稳定，过夜培养后就会形成较大菌落。较大的菌落具有野生型的生长速率，说明该菌株继发了染色体不分离现象。Janbon等采用含有一种通常认为白念珠菌无法利用的山梨糖的培养基也诱导出了一个5号同源染色体缺失的菌株。在对耐氟康唑的白念珠菌突变株的实验中，发现7d的药物接触有时会引起一个拷贝的4号染色体的丢失，而长时间药物接触会引起3号染色体丢失。染色体丢失在白念珠菌中相对经常发生。热刺激四倍体的原生质体融合产物可以引起染色体丢失。Magee发现了一个菌株WO-1派生来的非整倍体。这种菌株WO-2丢失了2个亲本染色体（6C，5M易位产物和完整的7号同源染色体），形成了非整倍体。这种菌株比较稳定，但生长缓慢。

（三）染色体长度多态性

外界环境的作用及繁殖方式（如准性繁殖等）的影响，使真菌的基因组具有可变性，基因组的可变性反映了基因组变化的多样性，包括易位、缺失、倍增、特定染色体的丢失、非整倍体和单倍体的转换以及基因组长度的多态性等。人们早期采用脉冲电泳对白念珠菌染色体进行研究就发现这种染色体组型在不同菌株间存在着很大差异，不过所有的染色体组型可变性都是从特殊的菌株中发现的。许多染色体组型变化是会易位的，这些变化在一段重复序列上按中等的频率发生。这段序列叫做主要重复序列（major repeat sequence，MRS），它的大小比平均测序反应的长度大很多，由RPS、RB2和HOK3个片段组成。除3号染色体之外，MRS存在于所有染色体上。不同的MRS也存在多样性。MRS组成的可变性是白念珠菌基因组可变性的重要基础。Chibana等证明CLP主要是特定染色体上的MRS的大小变化造成的，MRS在白念珠菌菌株中频繁发生的易位现象中也起着重要作用。但是并非所有的长度多态性均源于同源染色体上的MRS大小不同，端粒大小不同或小型的易位等均可能会使染色体增加或减少几万个碱基。

（四）端粒和亚端粒重复片段

白念珠菌端粒重复片段的相应序列是在1991年由Sadhu等发现的。白念珠菌的端粒比别的真菌都复杂，它由一个23bp的重复序列组成。然而，这个重复片段中有一个在很多芽殖酵母中都是保守序列。这个重复序列的缺失与否是区分白念珠菌和都柏林念珠菌（*Candida dubliniensis*）的特征。亚端粒区域还含有和线型逆转座子的逆转录酶同源的序列。

（五）着丝粒

着丝粒往往是在有性繁殖中的减数分裂时发现的（如酿酒酵母），然而白念珠菌的有性周期很难被观察到，因此人们无法用相似的方法来研究白念珠菌的着丝粒。目前人们发现其7号染色体上的一段未知功能序列，对该序列还需进行进一步的研究。

（六）白念珠菌染色体

标准的白念珠菌染色体组型是根据含有大量同源遗传信息的染色体在脉冲电泳胶上的迁移情况来定义的。这种染色体组型的染色体条带有8条（单倍体），其中7条染色体按大小被定为1号（最大）到7号（最小），而另一条最大的染色体没有数字编号是因为该染色体在脉冲电泳上位置的多变而无法给定具体的数字编号，但这条染色体因含有核糖体DNA（rDNA）顺反子而被命名为染色体R。而rDNA顺反子在2条的重复拷贝数不一样，并且会因姐妹染色单体间的交换而变化，从而造成R染色体在脉冲电泳上位置的多变。在白念珠菌染色体中，第7号染色体是研究最为清楚的染色体，它已有完整的序列标签位点图谱（表8-1）。

表8-1　白念珠菌染色体

染色体名称	长度	特征
R染色体	4.0Mb	最大的染色体，不同菌株来源染色体差异较大；至少有一个MRS序列。含有rDNA顺反子。易位现象目前还未发现
1号染色体	3.4Mb	至少有一个MRS序列，有4～5个SfⅡ酶切位点。可能5号染色体之间存在易位
2号染色体	2.6Mb	MRS序列位于一端，经SfⅡ酶切后可得到一个很大的片段和一个很小的片段。易位包含小片段
3号染色体	1.8Mb	唯一可能不含MRS序列的染色体，但它含有一个衔接重复序列RB2。易位现象目前还未发现
4号染色体	1.7Mb	含2个MRS序列。与7号染色体间的易位在某些菌株可以存在
5号染色体	1.2Mb	含一个序列较长的MRS序列，这个MRS至少有50个RPS重复片段，易位发生频繁
6号染色体	1.1Mb	含一个MRS序列。它可参与5号染色体间的易位
7号染色体	1.0Mb	含2个MRS序列，倒位重复排列，大小可变，被一个长为540kb的DNA片段隔开。具有亚端粒重复序列CARE-2，具有易位现象

（七）其他念珠菌的基因组

除白念珠菌外别的念珠菌菌株的基因组分析较少。部分原因是白念珠菌在疾病中的重要性，另一部分原因是别的酵母的遗传研究很少。有人认为类星型念珠菌（*Candida steliatoidea*）有一种含有很多易位的染色体组型。临床上，光滑念珠菌、都柏林念珠菌、克柔念珠菌、近平滑念珠菌和热带念珠菌的染色体组型高度多变。因为缺少对特定念珠菌的基因组测序计划，资料很不完整。

1. **光滑念珠菌**　目前认为光滑念珠菌是二倍体，电泳核型分析发现光滑念珠菌的染色体数目在

11～14，各染色体的大小从500kb～2.5Mb不等。不同实验室、不同菌株的结果也不尽相同。这些分析所得到的基因组大小介于11.9～14Mb。另外，其端粒序列和一个着丝粒序列已经发现，前者的复杂程度介于别的念珠菌和酿酒酵母的简单重复序列之间，后者的序列和酿酒酵母的相似。

2. 热带念珠菌 热带念珠菌有12个（6对）同源染色体，大小约为30Mb。

3. 近平滑念珠菌 近平滑念珠菌为双倍体，含14个同源染色体，大小约为25Mb。

4. 都柏林念珠菌 根据rDNA顺反子同源性分析，推测都柏林念珠菌与白念珠菌亲缘性最近，基因组大小也与之相似。都柏林念珠菌的染色体组型呈高度多态性。类似于白念珠菌，都柏林念珠菌含有一个和MRS类似的重复片段，甚至存在于白念珠菌中还没有发现易位的3号染色体的对应物上。

5. 克柔念珠菌 克柔念珠菌可能含有5个染色体，而较小的染色体则变化很大。

二、分子诊断方法及其临床意义

（一）原位杂交技术

将标记的核酸探针与细胞或组织中的核酸进行杂交，称为原位杂交。在组织中发现真菌病原体是诊断侵袭性真菌病的金标准，但目前常用的方法往往缺乏特异性，难以将病原体鉴定到种水平，狄梅等应用来自18S rDNA的探针020对临床样本进行检测，可检出组织中的白念珠菌和热带念珠菌。肽核酸（PNA）荧光原位杂交（FISH）技术应用荧光标记的PNA探针，目的基因为白念珠菌的26S rRNA，可以在血涂片上直接检测出白念珠菌的存在，敏感性和特异性均为100%。该技术灵敏度高，特异性强，可用于念珠菌菌种的鉴定，但设备昂贵，技术要求高。

（二）电泳核型分析技术（EK）

该技术提取真菌DNA后直接电泳，对电泳结果进行核型分析，根据基因组和核酸含量的大小对真菌进行识别。该技术主要通过脉冲场凝胶电泳（pulsed field gel electrophoresis，PFGE）完成，能分辨50 kb～10 Mb范围的DNA分子，其改进型—钳位均匀电场凝胶电泳（CHEF）能分离长达5 000 kb的DNA分子，电泳条带的清晰度也得以增加。EK不仅能区分不同的念珠菌菌种，而且能分辨出白念珠菌种内的不同菌株。Giovanni等应用CHEF对28株白念珠菌进行分析，鉴定出9种不同基因型。EK的分辨率较高，但受电泳条件的影响较大，影响其重复性。

（三）PCR及其相关技术

PCR快速、灵敏，所需样本量少，已广泛应用于病原真菌的分型、鉴定和亲缘关系研究中。PCR的关键是选择合适的目的基因和引物。编码真菌核糖体的基因是高保守序列，由18S rDNA、5.8S rDNA、28S rDNA、5S rDNA在染色体上串联排列组成，是PCR最常选用的目的片段，多用于设计真菌通用引物。而18S rDNA和5.8S rDNA间的内转录间隔区1（ITS-1），5.8S rDNA和28S rDNA间的内转录间隔区2（ITS-2）在不同种间变异较大，多用于设计种特异性引物。目前PCR主要有随机引物扩增DNA多态性（RAPD）技术、RFLP技术、实时PCR等。

1. RAPD技术 RAPD-PCR以PCR反应为基础，利用随机的寡核苷酸链和基因组模板在较低的退火温度下配对、延伸，获得产物，再用电泳分离扩增产物后进行DNA多态性的分析，RAPD-PCR的多态性由使用的引物决定，序列之间的差异以扩增产物的数量和长度反映出来，电泳产生的DNA带型既表现了种系发育时的保守序列，也反映了株与株之间的差异。RAPD-PCR无需模板DNA的序列信息，也不需对扩增产物进行酶切和测序，短时间内可分析大量样本，并且商品化的系列引物可扩增足够的多态性，适于种及种以下各水平的序列分析。李冬梅等应用RAPD-PCR技术研究了48株致病性酵母菌的多态性及亲缘关系，发现RAPD带型可清楚显示念珠菌及其相关酵母菌属间、种间及种内基因组型的差异，亲缘关系研究表明除季也蒙念珠菌外，其他几种常见的念珠菌之间的相似性系数为82%～87%，同种不同株间的相似性系数>90%。席丽艳等对11对分离于分娩前母亲阴道分泌物及其新生儿口腔并经鉴定为同种念珠菌的母婴分离株进行RAPD分析，发现除1对2株菌的DNA谱带略有不同外，其余10对皆具有相同的谱带，证明了念珠菌可在母婴间垂直传播。

2. PCR-RFLP RFLP结合PCR，对目的基因进行PCR扩增后，应用限制性内切酶切割目的基因，因为不同生物的酶切位点不同，可产生DNA片段的长度多态性，依据该多态性可进行菌种的种间和种内分型。余进等对临床常见的9种致病性念珠菌的11株标准株和39株临床株的rDNA的内转录间隔区（ITS）进行了PCR扩增，对扩增产物用3种限制性内切酶MspⅠ、HaeⅢ和DdeⅠ进行酶切分析，其中9种念珠菌的标准株经MspⅠ切割后可产生8种带型，除白念珠菌和都柏林念珠菌的带型一致无法区分外，其他7种念珠菌的带型均具有特异性，并对39株临床株进行MspⅠ酶切后，可得到与标准株相同的带型。该技术快速灵敏，应用简便，稳定性好，可用于常见念珠菌的菌种鉴定，但当所检测的真菌种类较多时，则需要几种内切酶的联合使用，相对耗时费力。

3. 实时PCR 实时PCR不需进行DNA扩增后的处理，可将DNA的提取、扩增和扩增产物的检测一次完成，并能对扩增产物进行定量分析，该技术主要有Taq酶PCR和荧光定量PCR，均可用于真菌包括念珠菌菌种的鉴定。Guiver等利用该技术，并设计种特异性的引物和探针以鉴别5种念珠菌，其特异性达100%，且之间无交叉反应。Slevarangan等应用此方法成功鉴别了白念珠菌和都柏林念珠菌，这二者表型相似，常规方法无法鉴别，实时PCR灵敏度高，特异性强，自动化程度高，并解决了PCR污染问题，但技术设备昂贵，限制了它的应用。

（四）rDNA序列分析

选择rDNA的ITS区域进行序列分析是目前真菌的种间分类和种系关系研究的最可靠的方法之一，因为真菌的4种rDNA的编码区序列较为保守而同一属不同种间的ITS区变异则较大。Pryce等对89株致病性念珠菌的ITS1和ITS2区进行测序分析，其中88株与它们在Gene Bank的参考株序列高度同源，87株念珠菌的菌种鉴定结果与传统的表型鉴定一致。尽管测序可获得最准确可靠的结果，但此技术对DNA的量和纯度要求高，设备昂贵，操作技术要求高，限制了它在真菌鉴定中的应用。

第二节　新生隐球菌感染性疾病分子诊断

一、新生隐球菌的基因组特征

临床上，致病的隐球菌主要是新生隐球菌，它有3个变种，即新生隐球菌新生变种、新生隐球菌格特变种和新生隐球菌上海变种，其中最重要的是新生隐球菌新生变种。在分子生物学研究上，新生变种研究最多，也最为深入。新生隐球菌的无性阶段的G+C含量为49.0%~49.8%，其有性阶段为新生拟线黑粉菌（新生变种），其G+C含量为53.2%~56.7%。发现新生隐球菌基因组的G+C含量在43%~45.9%。

Perfect等应用CHEF技术对包含4种血清型的7株新生隐球菌进行了脉冲电泳分析，发现其染色体数目从9~12条不一。最小染色体约53kb，最大>2 200kb。并且相同血清型的不同菌株有不同的脉冲电泳图谱，表现出明显的株特异性，A型的无荚膜突变株比A型的野生株多1条染色体带。而Polacheck等应用OFAGE技术分析17株新型隐球菌只得到8~9条染色体，其中6株格特变种有9条带，且B、C2种血清型的染色体分布类似，11株新型变种都有8条带，A型的不同株有相似的染色体带型，而D型血清型的不同菌株则有自己独特的脉冲电泳图谱，表现出株特异性。所有17株新型隐球菌的染色体最小为580~700kb。最大为1 600kb。这些菌株染色体长度或数目上的差异可以假设菌株的原始核型存在差异。新生变种的临床分离株和环境分离株之间核型变化较多，90%的新生隐球菌新生变种临床分离株有各自独特的核型。Kwon-Chung发现新生隐球菌格特变种的环境株中存在一个纯系克隆，甚至从不同地区分离到的该纯系其核型也类似，因此假设尽管存在着一类与桉树有关的新生隐球菌格特变种品系，但其菌株通过动物、人类传代或受到环境压力作用时，其核型也会改变。

研究发现，新生隐球菌新生变种的D型血清型菌株JEC21的染色体数目为14个，大小从762kb到2.3Mb不等，总碱基数约为19Mb，该序列目前已全部完成测序。研究发现JEC21基因组序列中含有5%的rDNA重复序列。5%的基因组序列由转座子构成，转座子中间由40～100bp长的区域着丝粒隔开。转座子也集中在与rDNA重复序列相邻的部位和结合型（MAT）位点内。染色体基因组共编码6 572种蛋白质，每种编码蛋白质的基因平均有6.3个长为255bp的外显子和5.3个长为67bp的内含子。转录子平均长度为1.9kb，平均含15%的非编码序列。另一个重要的发现是，通过基因组分析发现在MAT上有许多额外的基因，且许多与菌株结合相关的基因不在MAT上或MAT染色体上，而是分散存在于基因组中。

新生隐球菌血清型D型菌株JEC21第1～14号染色体的具体长度（nt表示核苷酸）。

NO.1　2 300 533nt　NO.2　1 632 307nt

NO.3　2 105 742nt　NO.4　17 783 081nt

NO.5　1 507 550nt　NO.6　1 438 950nt

NO.7　1 347 793nt　NO.8　1 194 300nt

NO.9　1 178 688nt　NO.10　1 085 720nt

NO.11　1 019 846nt　NO.12　906 719nt

NO.13　787 999nt　NO.14　762 694nt

二、分子诊断方法及其临床意义

（一）rDNA序列分析技术

PCR、RFLP、分子杂交及RADP等分子生物学检测方法多聚焦于对rDNA的内部转录间隔区（ITS）序列分析的研究，主要是由于该区域可从不太长的核酸序列中获得相对足够的信息用来研究深部真菌种间及部分种内群体的关系。

1. rDNA-ITS的结构及其特点　构成真核生物核糖体的rRNA由rDNA编码，rDNA是基因组DNA中的中等重复、串联排列、并有转录活性的基因家族HJ。rDNA一般由转录区和非转录区构成。转录区包括5S、5.8S、18S和28S rDNA，其中18S、5.8S和28S rDNA基因组成一个转录单元，产生一个前体RNA。内转录间隔区ITSl位于18S和5.8S rDNA之间，内转录间隔区ITS2位于5.8S和28S rDNA之间，ITS1和ITS2合称为ITS。在染色体上ITS可被转录，分开这些重复序列的DNA片段称为非转录区（nontranscribed spacers，NTS），在18S rDNA基因上游和28S rDNA基因下游的小片段称外转录间隔区ETS（external transcribed space，ETS），NTS和ETS一起组成基因间隔区，在转录时有启动和识别作用。ITS和ETS包含有rDNA前体加工的信息，在rRNA成熟过程中有着相当重要的作用。真菌rDNA基因组内有60～200个拷贝，其中ITS区域长度一般在650～750 bp。

2. rDNA-ITS序列分析的应用原理　rDNA上的18S、5.8S、28S rDNA基因序列进化速率慢且相对保守，存在广泛的异种同源性，其中小亚基18S rDNA序列常被用来研究属及属以上分类群的演化关系，大亚基28S rDNA中的D1／D2区域可用于属及临近等级的分类群。rDNA-ITS由于不加入成熟核糖体，所以受到的选择压力较小，进化速率较快，具有广泛的序列多态性，在其保守性上表现为在种内不同菌株之间高度保守，而在真菌种间差异明显，这种特点使得ITS适合于真菌物种的分子鉴定以及属内物种间或种内差异较明显的菌群间的系统发育关系分析。ITS区域相对较短，能够很容易根据其保守区设计通用引物，进行PCR扩增，且该序列具有重复的多拷贝特性，使ITS区很容易从少量、稀疏或高度降解的DNA样品中获得。

3. rDNA-ITS序列分析的方法学 真菌rDNA-ITS序列分析用于深部真菌的诊断和鉴定多通过PCR技术实现。其序列分析方法一般主要有2种方法，即rDNA序列测定分析法和RFLP分析法。其中引物设计是PCR扩增过程的重要步骤，若确定真菌感染，则引物设计依据真菌的保守序列，一般针对核糖体蛋白基因（rDNA）及其内部ITS，常用引物有ITS1、ITS1-F、ITS2、ITS3、ITS4、ITS4-B等；若鉴定感染真菌的种类则应根据属种间高变区或特异基因设计特异性引物，直接鉴定至种或群。在研究过程中，在引物引导下，以真菌的核酸为模板，扩增出包括ITS1、5.8S和ITS2的全长ITS区域序列，结合DNA序列测定分析和RFLP分析，进而对真菌进行分类鉴定。

4. rDNA-ITS序列分析的应用 由于rDNA-ITS序列能准确快速地反映出属间、种间以及菌株间的碱基对差异，目前已越来越广泛地应用于真菌属内不同种间或近似属间的系统发育研究中。其中研究最多的是念珠菌属和曲霉菌属。除念珠菌属及曲霉菌属种的水平上鉴定以外，近年来，也有不少学者逐渐将其用于隐球菌属、孢子丝菌属的种间及菌株间鉴定。Masakazu等联合使用PCR指纹技术及RAPD技术对来自于日本和澳大利亚的96株新生隐球菌菌株的ITS区进行序列分析，并明确地将新生隐球菌鉴定至变种水平。陈敏等采用真菌通用引物ITS1、ITS4对12株新生隐球菌不同变种标准株的ITS片段进行PCR扩增和测序，结合基因库等数据库中11株新生隐球菌标准株的ITS序列进行比对，发现新生隐球菌变种之间ITS序列存在明显差异，存在6种亚型；格特隐球菌ITS序列存在4种亚型。中国发现的原新生隐球菌上海变种s8012与格特隐球菌在表型及分子生物学研究均存在显著的差异，但仍属于变种内差异。最终将我国发现的上海变种s8012归入格特隐球菌的ITS C型，原格特隐球菌RV20186归入格特隐球菌的ITS F型。

（二）AFLP-DNA指纹技术

既往所进行的新生隐球菌的RAPD、RFLP、PCR、SSCP和微卫星标记技术的分析已显示了基因分型的优越性，AFLP技术是一种新的分子标记技术，兼具RAPD和RFLP的优点，克服了二者的缺点，具有丰富的多态性和稳定性，可靠性好，分辨率高。

1. 方法

（1）DNA抽提与酶切 玻璃珠法快速抽提基因组DNA。以EcoR Ⅰ和Mse Ⅰ酶切基因组DNA后在70℃下孵育15 min以使限制性内切酶失活，收集反应液。

（2）接头连接 在上一步骤中的已消化的DNA加入接头连接溶液（0.4 mmol/L ATP，10 mmol/L MgAc2，50 mmol/L Kac，10 mmol/L Tris-HCI pH7.5，5 pmol EcoR Ⅰ接头，50 pmol Mse Ⅰ接头）24 μL，T4 DNA连接酶1 μL室温下温和混匀，简短离心收集反应液，并在16℃ ± 2℃下连接5 h。按1：10稀释连接混合物（接头序列见表8-2）。

表8-2 AFLP实验中所用的接头和引物

名称	序列
EcoRI接头	5′-CICGTAGACTGCGTACC-3′
	3′-CATCTGACGCATGGTTA-5′
MseI接头	5′-ACGATGAG7I℃CTGAG-3′
	3′-TACTCAGGACTCAT-5′
Primer E-0	5′-GACTGCGTACCAATTC-3′
Primer E-AC	5′-GACTGCGTACCAATTCAC-3′
Primer M-0	5′-CATGAGTCCTGAGTAA-3′
Primer M-C	5′-GATGACTCCTGAGTAAC-3′

（3）预扩增反应　将下列成分加入至0.2 mL的薄壁离心管中，稀释的模板DNA 5 μL，primer E-O 2.7 μL，primer M-O 12μL（含dNTP），5μL 10×PCR buffer（100 mmol/L Tris-HCl pH8.3，15mmol/L $MgCl_2$，500mmol/L KCl），Taq DNA polymerase1 U，Distill water25.3μL，总体积50 μL。温和混匀并简短离心收集反应液，加入2滴硅油覆盖。反应条件：94℃变性30s，56℃退火60s，72℃延伸60s，进行20个循环。

（4）选择性AFLP扩增　将予扩增产物稀释10倍后，取其进行PCR反应。前12个循环：94℃ 30s，65℃ 30s，72℃ 60s一个循环（每个循环的退火温度降低0.7℃）。后23个循环：94℃ 30 s，56℃ 30s，72℃ 60s一个循环。

（5）选择性扩增产物变性聚丙烯酰胺凝胶电泳分离　制备6%变性聚丙烯酰胺凝胶，预电泳1 h（电泳条件：1 200V，400mA，400W）。预电泳结束后，将扩增产物加等体积甲酰胺染料（98%甲酰胺，10mM EDTA，0.05%二甲苯青和0.05%溴酚蓝）94℃变性3 min，点样于6%变性聚丙烯酰胺凝胶加样孔中，在1×TBE缓冲液电泳（电泳条件：1 360 V，33mA，45 W）。

（6）银染显色反应　以1／1 000硝酸银显色，显影液需冷却至10～12℃以控制显色进程，从而降低染色后的背景。凝胶在空气中干燥后，即可照相记录并记录实验结果。

AFLP-DNA指纹在不同的血清型之间、相同血清型之间和各个株之间均存在着丰富的多态性，但相同的血清型之间有更多的相似性。新生隐球菌的AFLP指纹图所产生的多态性较前述的RAPD、RFLP及微卫星方法所产生的多态性要丰富得多，前者每株菌可产生超过30条以上的500 bp以下大小的带型，而后者仅能产生不超过10条的大片段，由此可见AFLP技术的高分辨能力。AFLP技术具有高度的分辨率和稳定性，采用测序胶的银染法，在每个泳道得到了30条左右的多态性片段，显示出了良好的分辨效果，是适用于新生隐球菌的分子生物学分类和流行病学调查的有力工具。

第三节　烟曲霉菌感染性疾病分子诊断

一、 烟曲霉基因组特征

虽然人们对烟曲霉感染过程有一定了解，但是对它的基本生物学特征，尤其对其致病性仍然知之甚少。同时，利用基因敲除的方法来研究烟曲霉致病性，不仅任务繁重，并且有一定的局限性。英国曼彻斯特大学David Denning教授协调各国科学家，以烟曲霉临床分离菌株Af293作为测序菌株，于1998年启动烟曲霉全基因组测序项目。2005年宣告完成。该项目的完成不仅为烟曲霉的深入研究构建了平台，而且为烟曲霉病的预防、诊断和治疗提供了非常有力的依据。

烟曲霉Af293包括8条大小从1.8～4.9 Mb的染色体，共29.4 Mb，G+C含量49.9%。预测烟曲霉有9 926个基因编码蛋白质，基因平均长度为1 431bp。这些预测基因约有1/3的功能未知。此外，烟曲霉基因组还包括至少12个拷贝的线粒体。与构巢曲霉（Aspergillus nidulans）和米曲霉（Aspergillus oryzae）基因组相比，发现约500个烟曲霉的特有基因，包括编码砷酸还原酶的基因和可能来源于土壤细菌的基因。另外，还发现1个用于异宗配合的基因，1个与酵母完全不同的细胞壁组装过程，至少28个参与次生代谢和毒素合成的编码蛋白质基因簇以及至少168个用于药物、毒素、大分子的外排泵。

将烟曲霉Af293菌株基因组与其他丝状真菌（如构巢曲霉、米曲霉等）的基因组比较分析，发现烟曲霉Af293在致病机制、代谢、有性繁殖等方面的有意义特征。仅7 500个Af293菌株的基因与构巢曲霉或米曲霉具有同源片段，而三者均有同源片段的仅有5 899个基因，并且这些基因所编码的蛋白质序列的同源性仅为70%。表8-3是烟曲霉Af293菌株的基因组分析所得的长度、可能编码的蛋白质、结构RNA和基因数。

表8-3 烟曲霉Af293菌株基因组分析

染色体序号	基因组长度/nt	氨基酸/个	结构RNA/bp	因数/个	染色体序号	基因组长度/nt	氨基酸/个	结构RNA/bp	基因数/个
1	4 918 979	1 660	32	1 693	5	3 948 441	1 375	67	1 442
2	4 844 472	1 696	25	1 721	6	3 778 736	1 251	28	1 279
3	4 079 167	1 402	26	1 431	7	2 058 344	647	16	663
4	3 923 705	1 270	16	1 287	8	1 833 124	622	19	641

二、分子诊断方法及其临床意义

PCR技术由于具有较高的敏感性和特异性被应用于侵袭性曲霉病（invasive aspergillosis，IA）的早期诊断研究中，其中FQ-PCR（qPCR）由于能够通过特异性引物、荧光探针进行实时监测和鉴定，操作方便且省时，备受青睐。

（一）标本类型

目前，IA的致病机制还未完全阐明，血浆、血清或全血中真菌DNA的来源仍不清楚。曲霉感染者血培养极少阳性，因而血液中存在具有活力的孢子或真菌细胞的可能性相对较小；但从另一方面来说，深部器官组织如心脏或脑组织培养可呈阳性，意味着具有活力的曲霉细胞通过血液系统播散至内脏器官。部分研究提示凋亡的真菌细胞可能释放游离DNA至血清/血浆中。因此，目前对于应该使用哪种标本仍没有统一的观点，全血、血浆、血清及支气管肺泡灌洗液（bronchoalveolar lavage fluid，BALF）均可用于PCR检测。Loeffer等人对9名患者的全血及血浆标本各96份进行检测，来自3名确诊IA的患者中，41份全血阳性，而仅有19份血浆阳性，提示全血优于血浆；Costa等的研究中则发现血清（阳性率45%）、血浆中检测到的DNA含量没有统计学差异，认为血清更适合；Spiess和Rantakokko等则倾向于使用BALF。有研究提出白细胞中的真菌DNA可能来自于吞噬并消化的孢子，或被中性粒细胞杀伤的菌丝。因而全血可同时检测其中孢子、菌丝片段和（或）游离DNA；血清则主要检测血循环中游离的曲霉DNA，因为菌丝或被吞噬的真菌成分在血液凝集和离心过程中被分离出去了。BALF虽然具有较高的灵敏度，可高达100%，但是假阳性较高，不能够很好地区分定植和感染。由于血清或全血标本容易获取，便于连续监测，大多数研究使用全血或血清标本。如果使用全血，应使用EDTA抗凝，EDTA可抑制血液中的DNA酶，但不影响PCR扩增；而柠檬酸盐和肝素会因为污染或抑制作用而影响PCR的扩增效率。

（二）DNA提取

DNA提取和纯化方法完全取决于所选取的标本种类，因此必须有统一标准的DNA提取方案。全血标本需要裂解红细胞和白细胞，同时考虑到可能存在菌丝及孢子成分，还需要耗时更长且更复杂的破壁步骤，因为真菌破壁是释放DNA至关重要的一步；另外，全血标本中含有较多的人DNA，可能会因为DNA浓度较高导致扩增效率降低，研究表明，通过离心分离人DNA可以提高PCR的敏感性。相反，如果使用血清或血浆标本，由于提取的是游离片段DNA，既不需要裂解白细胞、红细胞，也无需破壁，耗时短，且操作简便。目前用于破壁的方法包括酶消化法，如重组溶细胞酶，机械破壁法，如玻璃珠法。如果选择酶消化法，应选择重组溶细胞酶，不要选择来自藤黄节杆菌的酵母裂解酶，后者可能存在真菌DNA污染。提取核酸的过程可以使用人工操作的离心柱子，亦可以使用自动化核酸提取机。由于提取过程中使用的各种试剂、柱子都可能存在DNA污染，在DNA提取时，既要注意试剂的来源、成分，同时也要注意避免在人工操作过程中引起污染。

（三）靶序列特异性

靶序列的选择与体系的特异性相关。烟曲霉是IA最常见的致病菌种，但近年来非烟曲霉，如黄曲霉、土曲霉致病的报道日渐增多。不同菌种对抗真菌药的敏感性有所不同，如土曲霉、*A.lentulus*对两性霉素B（amphotericin B，AmB）耐药。目前治疗指南推荐使用伏立康唑（VRC）作为治疗IA的首选药，多数致病曲霉对该药都是敏感的，从这个角度来看，PCR检测只需鉴定至属的水平就足够了。大多数研究选择额外拷贝基因，以提高扩增效率和体系灵敏度，其中以核糖体DNA序列为主。欧洲曲霉PCR工作组（EAPcRI）初步多中心研究表明，靶序列与体系的灵敏度不相关。

（四）标准化

PCR技术应用于IA的诊断研究已经有20年，其中，qPCR技术的应用也已有10余年，由于qPCR技术可实时监测，通过特异性水解探针或融合曲线进行种／属鉴定，已成为IA诊断的最佳选择。目前已有许多研究均证实了qPCR在IA高危患者中的诊断和指导早期治疗的价值，但由于其技术的多样性，缺乏统一的真菌操作技术和质量评估标准，文献中报道的灵敏度、特异度等差异显著，因而至今仍未被列入IA的诊断标准中。由于高危人群IA发病率≤10%，需要前瞻性、多中心、大样本量的研究来证实其临床应用的价值，以避免因病例数较少，发病率低导致数据偏倚。而大规模的临床试验的前提是建立标准化的检测体系。

qPCR反应体系、反应条件取决于所使用的Taq酶以及所使用的仪器，目前用于真菌诊断仍没有统一标准，文献中报道的灵敏度、特异度、阴性预测值、阳性预测值差别较大。但与传统的真菌学检查、影像学检查及GM检测相比，qPCR均体现出了较好的诊断价值。

第四节　病原真菌分子生物学鉴定技术

真菌传统的分类方法主要依据于真菌的形态、细胞生理和生化特征，尤其是有性生殖阶段的形态特征，与真菌自然特性间有一定差距。近年来多门新兴学科和技术的发展与交叉，尤其是分子生物学技术的兴起使真菌分类学获得更大的推进。一些已经或即将用于真菌分类研究的分子诊断技术指标日渐显示出重要的分类学潜能。

一、DNA中 G+C含量测定

（一）原理

这是最早用于真菌分类学研究的分子生物学技术，它利用真菌DNA中核酸序列的同源性及基因大小相似性的遗传特征，测定DNA中的碱基含量作为真菌分类鉴定的重要遗传指标之一。DNA碱基含量主要是指G+C的含量（摩尔分数，%），即鸟嘌呤（G）和胞嘧啶（C）在整个DNA中的摩尔百分比。不同种的真菌，其4种碱基的含量及排列顺序不同，因此G+C含量一般会随种的不同而有变化。物种之间的亲缘关系越远，其G+C含量差别就越大，反之亦然。G+C含量测定的主要作用在于否定，即G+C含量不同的2个菌株，可肯定地回答它们不是同种菌，但G+C含量相同的菌，就不能肯定地说它们是相同或相近的真菌，因为其碱基排列顺序不一定相同。G+C含量因而可作为真菌的分类学指标。

一般认为测定的两株菌的G+C含量差别在2%之内是无意义的；2个菌株的G+C含量差别在4%～5%，可认为是同一种内的不同菌株；若差别在10%～15%，可以认为是同属内的不同种真菌；若差别在

20%～30%，则认为是不同属，甚至不同科内的真菌。

（二）方法

测定G+C含量的方法很多，但热变性温度法操作简便、精确度高、重复性好，最为常用。其原理为不断加热变性使碱基间氢键不断打开，互补双链螺旋不断变成单链，导致核苷酸碱基在260nm紫外吸收明显增加（增色效应），当双链完全变成单链后，紫外吸收停止增加。在热变性过程中，紫外吸收增加的中点值所对应的温度为热变性温度，又称解链温度（Tm）。若某种真菌DNA中G+C含量多，全部打开G+C碱基对所需要的温度就要高，Tm值也高，所以一个DNA样品的Tm值可直接反映该样品G+C碱基对的绝对含量。

Belozersky首先对真菌的碱基组成进行研究。随后Storck等系统研究了真菌的DNA G+C含量，并以此为指标对真菌的分类鉴定作了实质性评价。通过对大量的真菌菌群间的DNA G+C含量值的比较发现，该数值随着真菌由低等向高等菌属进化而递增。原核生物的DNA G+C含量最宽，为25%～75%；真菌为27%～70%，其中子囊酵母27%～50%、担子酵母34%～67%，无孢子酵母27%～69%。一般认为，G+C含量差别大于20%是不同属的菌，差别在10%～15%是同属不同种，差别在5%以内则可能是种内不同菌株。林桦等采用热变性法测定念珠菌属7个种的DNA的G+C含量，其变异范围为30.74%～45.14%，各菌株之间相差不等，克柔念珠菌、副克柔念珠菌和伪热带念珠菌的G+C含量最低，高里念珠菌的值最高。赵志强等测定了致病隐球菌的DNA G+C含量，结果罗伦特隐球菌最低，新生隐球菌最高，新生隐球菌上海变种介于罗伦特隐球菌和新生隐球菌格特变种之间，均达到变种要求，进一步支持将新生隐球菌分为3个变种的观点，即新生变种、格特变种和上海变种。滕传远等测定了Ⅰ～Ⅴ型红色毛癣菌总DNA中的G+C含量，变异范围小于1%～4%，属种内变异。

二、核酸杂交技术

（一）原理

核酸杂交技术是分子生物学领域中最常用的基本技术之一，其理论基础是根据2条同源单链核酸在一定条件下（适宜的温度及离子强度等），发生碱基配对并形成双链原理，通过将标记的核酸作为探针，与待测标本核酸进行杂交反应，即可观察到标本中核酸相应的基因。核酸分子杂交的序列同源性主要以杂交百分率和杂交复合体的热稳定性来衡量。2种生物之间的亲缘关系越近，它们之间所共有的多核苷酸的相同序列就越多，即同源百分率越高。

（二）方法

以裴氏着色真菌为例。

1. 裴氏着色真菌基因组DNA文库的构建 利用限制性内切酶部分酶解基因组DNA。

（1）小量基因组DNA的酶解，确定部分酶的反应条件

配置溶液D

基因组DNA	24μg
10×NE 缓冲液1	24μL
10×BSA	24μL
三蒸水加至	240μL

充分混匀，冰浴放置取10只1.5mol Eppendorf管，按序编号，一只管加溶液D 40μL，余管各加20μL。

在冰浴中进行如下操作：在1号管内加入2U Sau3AⅠ，用平头毛细管温和地混匀。换新吸头吸取20μL 1号管中的溶液加入2号管中，重复操作，一次转移20μL溶液至下一管中作倍比稀释，9号管中弃去20μL溶液，10号管不加Sau3AⅠ作为空白对照。同时将管1～10 放置于37℃水浴1.5h，立即冰浴并加1μL0.5mol/L

EDTA 至终浓度20mmol/L以终止酶切反应。加4μL 6 × 琼脂糖凝胶加样缓冲液，于1%琼脂糖凝胶支持的0.6% 琼脂糖凝胶中电泳分离样品，4℃时 3V/cm电泳8 ~ 10h至溴酚蓝走出凝胶，同时以 HindⅢ酶解产物做分子量标准参照物。紫外灯（波长302nm）下观察并照相。

分析照相结果，以能产生2.5 ~ 6kb 片段产量最多的反应管中 Sau 3AⅠ浓度为最适酶浓度。

（2）大量基因组DNA酶解　按小量酶切法确定的部分酶解的反应条件，将100μg 裴氏着色真菌基因组DNA进行酶切。反应产物和适量6 × 琼脂糖凝胶加样，缓冲液点样于 0.6% 琼脂糖凝胶的梳孔内。5V/cm电泳3h。紫外灯（长波302nm）下迅速切下2.5 ~ 6kb之间DNA片段所在的凝胶部分，切碎加入等体积酚振匀；-20℃ 10min。立即 10 000r/min 离心5min，水相保留。在酚/凝胶管中加入1/4体积三蒸水，振匀后，-20℃ 10min，立即离心，将两次的水相合并，以等体积的酚－氯仿异戊醇抽提一次、氯仿异戊醇抽提一次。加1/10体积 3mol/L 醋酸钠（pH5.2）、 2.5倍体积预冷乙醇，-20℃ 20min。4℃ 12 000r/min 离心10min，沉淀用预冷 70% 乙醇洗涤2次。真空抽干，最后溶解于50μL TE（pH8.0）中供连接用。

2. 质粒PUC18 DNA的完全酶解和 5′-脱磷

（1）完全酶解

10 × BamH I 缓冲液	3μL
10 × BSA	3μL
PUC18 DNA（1μL/μL）	10μL
BamH Ⅰ（20U/μL）	1μL
三蒸水加至	30μL

于37℃水浴3h，取1μL作1%琼脂糖凝胶电泳检查酶切是否完全。

（2）酶切产物 5′-脱磷　在上述酶切反应体系中加入 CIP（10 U/μL）1μL，37℃水浴1h。75℃水浴10min 灭活CIP和 BamⅡ活性。

以等体积酚—氯仿异戊醇各抽提一次，1/10体积pH5.2的3mol/L醋酸钠和2.5倍体积预冷无水异戊醇沉淀20min，70%冷乙醇洗涤2次，真空抽干后溶于10μL Tdw中作连接反应用。

（3）连接反应

裴氏着色真菌基因组DNA / Sau3AⅠ（部分酶切）	8μL
PUC18 / Bam HI	8μL
10 × TiDNA连接酶缓冲液（新配制）	2μL
T4DNA连接酶（20U/μL）	1μL
三蒸水	1μL

16℃连接过夜。70℃水浴10min灭活T4 DNA连接酶。

（4）重组质粒DNA的转化　常规制备DH5a感受态细胞，将23μL重组质粒DNA转化入其中。

（5）重组质粒的筛选和重组效率及DNA文库完整性的估算

1）重组质粒筛选　按常规进行电泳。

2）重组效率及基因组DNA完整性的估算　重组效率按重组质粒数/被检查的质粒总数 × 100%计算。DNA文库的完整性接下式计算：

$$N= \ln(1-P) / \ln(1-f)$$

式中，N为重组克隆总数，P为任意一段DNA顺序在文库中出现的几率，f为插入片段长度与基因组总长度之比值。

3. 斑点杂交　将从裴氏着色真菌基因组DNA文库中随机挑选的重组质粒DNA，分别用TE（pH8.0）缓冲液调整至相同浓度（50ng/μL），并点在一张Hybond-N尼龙膜上，用于和5株裴氏着色真菌基因组混合DNA探针杂交。而后以筛选出的杂交信号较强的重组质粒DNA以同样方式与混合裴氏着色真菌基因组DNA放射性探针作斑点杂交。取无杂交信号的重组质粒作为初选质粒，与疣状瓶霉、皮炎万霉、卡氏枝孢霉、甄氏外瓶霉混合基因组DNA同样作斑点杂交，同时以白念珠菌、新生隐球菌、烟曲霉、申克孢子丝菌、须癣毛癣菌各1株的基因组DNA混合物作探针，按上述方法与其斑点杂交。取无杂交信号的重组质粒作备选质粒，与人白细胞DNA、大肠杆菌及星形奴卡菌基因组DNA混合物放射性探针再做斑点杂交。此时筛选出的无杂交信号的重组质粒即可作为裴氏着色真菌种特异性探针。

4. Southern印迹分析 为进一步确认筛选出探针的特异性，采用Southern印迹分析。用以下反应体系首先对暗丝孢科真菌或其他病原体、人白细胞DNA进行完全酶切：10×NE缓冲液和10×BSA各3 μL，基因组DNA（1 μL/μL）4 μL，Sau 3A Ⅰ（0.06 U/μL），双蒸水19 μL。而后以2%琼脂糖凝胶电泳分离酶切产物，变性后转移到 Hybond-N 尼龙膜上，分别于裴氏着色真菌备选特异性探针进行 Southern印迹分析。

5. 筛选结果 以a-^{32}P-dATP 标记的重组质粒探针不能与疣状瓶霉、皮炎万霉、卡氏枝孢霉、甄氏外瓶霉、紧密着色真菌、其他真菌和细胞、人白细胞各自的混合基因组DNA进行Southern杂交，而可和4株裴氏着色真菌出现1～3条杂交带。

与真菌分类学有关的核酸杂交技术包括DNA-DNA/rRNA杂交同源性（DNA-DNArRNA reassociation）分析、核酸分子探针杂交等。一般在相同的菌种中，DNA/DNA杂交的成功率高达80%以上，若低于20%，则基本可考虑是无关的菌系。若真菌基因组DNA序列的同源性在65%～80%，这提示是同一属的不同种，但是如果同源性在25%～65%时，则难以做出判断，需要用其他方法分析确定。对属以上水平的分类则采用 DNA/rRNA杂交，因为rRNA在进化过程中保守性更强。将用示踪物标记的rRNA分别与DNA杂交，根据 Tm 值或RNA结合数可获得被测DNA分子亲缘关系的资料。

随着DNA研究的深入，DNA探针在真菌分类领域的应用日益广泛。真菌核酸分子探针大致可分成种特异性探针和多态性探针2类。种特异性探针主要用于鉴定真菌菌种，比如Ca3、27A和CARE2是白念珠菌特异性探针；Ct3、Ct14-8和Ct 13-8是热带念珠菌的特异性探针；Cg6和Cg12是光滑念珠菌的特异性探针；Cd1、Cd24和Cd25是都柏林念珠菌的特异性探针；Cp3是近平滑念珠菌的特异性探针；CkF1、CkF2是克柔念珠菌的特异性探针；CNRE-1是新生隐球菌的特异性探针；3.9（Af 3.9）、M13和Afutl是烟曲霉的特异性探针，paf28是黄曲霉的特异性探针。真菌多态性探针从来源上可分为基因DNA内多态性探针、mtDNA，rDNA多态性探针、微（小）卫星重复序列DNA探针等。基因组多态性探索的研究多见于酵母菌，比如Ca7是念珠菌内多态性探针，它们形成的杂交条带数目适中、清晰、稳定性高，具有良好的分辨力和稳定性。mtDNA的保守型较强。用白念珠菌mtDNA /EcoR酶切片段制备的探针与基因组DNA酶切产物 Southern杂交可见白念珠菌的株间差异很小，而念珠菌各种间的带型差异明显且富特征性，因此mtDNA探针有望成为种以上水平分类指标。与此类似，rDNA是编码核糖体RNA的基因序列，在进化中有高度的保守性，它只占总DNA中很小一部分。以 rDNA 作探针只能检测rDNA 及其邻近DNA片段的差别，适于鉴别同源性低的菌群，而对同源性较高的菌种没有明显的鉴别意义。以简单的微（小）卫星重复序列（GACA）4、（GTG）5、（GATA）4 等制备的探针对念珠菌、隐球菌等酵母基因组DNA 杂交的结果显示良好而稳定的属间、种间和株间多态性。微（小）卫星重复序列探针因其具有序列简单、便于人工合成、易于标准化和便于比较等特点可发展为一种很有前途的探针。

DNA探针在真菌分类领域应用日益广泛，其一是由于DNA探针与其他一些分子生物学技术结合起来，具有极高的敏感性，可对痕量DNA样品进行分析检测；同时，DNA探针的特异性使其实验结果很少受到非特异性因素的干扰。自20世纪90年代以来，多态性探针发展迅速，已筛选获得了不少有意义的探针，尤其是在酵母菌方面。

三、DNA指纹技术

DNA指纹技术包括RFLP、RAPD、SSCP等，可用于病原真菌的流行病学调查与分类研究。在医院感染病原学分析，传染病爆发时的流行病学调查，以及病原真菌种属间分类等方面均有较好的应用。但是有了指纹图谱并不等于了解了待鉴定的微生物，对于已知分类的微生物，可通过DNA片段比较株系间的同源差异，对于未知微生物需通过标准菌种DNA指纹图谱比较后确定。

（一）RFLP

RFLP是DNA指纹技术的一种。其研究对象是基因组DNA和线粒体DNA。原则上只要内切酶选择合适，对所有真菌均能显示任何分类水平上的多态性和特异性，一般适用于2～3种菌之间的比较。1987年Scherer等首先将这种方法用于念珠菌的研究。用EcoRⅠ对6株白念珠菌DNA进行酶切分析，可见到许多条带，最明显的带型有3条。对同一株菌反复酶切分析，带型不发生改变，证明其具有良好的重复性。将同一株菌传代400余次后酶切分析，传代前后具有相同的酶切图谱，显示了良好的稳定性，目前用于真菌研究的限制性内切酶已达20余种。Magee等对12株不同来源的白念珠菌rDNA进行了酶切，发现6株菌的EcoRⅠ酶切片段能产生3条杂交带，即6.4kb、3.75kb、2.6kb的3条带，并具有良好的重复性和稳定性，且不同于啤酒酵母和念珠菌的其他种。其他6株菌也能产生这3个杂交带，差别在于这6株菌出现了额外的条带。进一步的研究发现，每一种念珠菌的Hin fⅠ酶切图谱也存在菌株间差异，因此可以将EcoRⅠ、HinfⅠ以及其他限制性内切酶的RFLP联系起来，作为念珠菌的分类工具。Vazqauez等采用EcoRⅠ和MspⅠ对白念珠菌进行酶切，EcoRⅠ酶切产生6个基因型，MspⅠ产生6个基因型。2种酶联合分型为17个基因型，说明联合酶切可提高分辨率。RFLP产生的指纹图谱更运用于真菌种间及种内株间的分型鉴定。由于RFLP产生的DNA指纹图谱十分复杂而造成应用上的困难，选用切割频率低的内切酶结果清晰，利于分析，但产生的大片段DNA只有通过脉冲场凝胶电泳分离。

线粒体DNA是真核生物核外DNA的一种，呈环状的小分子双链DNA结构，单拷贝，不含基因间隔区和内含子，进化历史简单明了，酶切位点少，易于分析。不足之处是与基因组DNA相比，它所包含的遗传信息要少得多。近年来已有学者将其用于真菌分类学研究，Varma等应用EcoRⅠ、SamⅡ和XbaⅠ对20株新生隐球菌的线粒体DNA进行RFLP分析。作者应用同一种酶作用于不同血清型或不同变种菌株，不能产生相同长度的酶切片段；同一血清型（除B型外）或同一变种的不同菌株用同一种RE酶切，能够产生相同大小的片段，提示该片段mtDNA在型内或变种内的序列保守性。Kozlowsmi等研究曲霉属中18个种群的线粒体DNA内切酶谱，并建立了有关线粒体DNA RFLP比较方法，描述各个种群之间的亲缘关系。

RFLP技术方法简便，影响因素少，稳定性高，但这种方法存在的缺点是用酶消化整个基因组DNA产生的酶切图谱往往伴有浓重的背景，使特征性酶切条带在这一背景下较难辨认。另外限制性酶切图谱中特征性的条带主要是基因组DNA中具有高度重复序列的线粒体DNA或rDNA的酶解片段。无论mtDNA或rDNA在生物进化演变过程中均是保守序列，他们产生的RFLP有限，不能完全反映不同菌株间的差异。近年来将RFLF分析与其他技术如PCR技术、杂交技术结合起来，对PCR产物进行RFLP分析或将基因组DNA RFLP图谱以特定探针杂交后分析杂交带的大小与数目，可弥补单纯RFLF分析时结果模糊之缺陷。

（二）RAPD

RAPD可对整个基因组DNA进行差异检测。RAPD尤其适用于事先未知DNA序列的靶基因差异性分析，早期用于形态学鉴定十分困难的致病性暗色真菌分类和鉴定，尤其是外瓶霉的种间鉴定，现已推广到致病性念珠菌、隐球菌、皮肤癣菌和曲霉的分类鉴定与分型。该方法使用PCR技术，可检测出RFLP与Southern印迹分析所不能发现的菌种变异，适于病原真菌各级的分类与鉴定研究。SSCP采用特异性引物进行PCR扩增，大大提高了RAPD的可重复性。RAPD的方法如下。

1. RAPD反应条件

（1）引物　RAPD反应的引物为RAPD试剂盒中的随机引物，如OPA3、OPA7、OPA12、OPA20等。亦可为不完全随机引物，如白念珠菌等18种真菌的18Sr DNA编码基因上的一级共同序列（GCA TCACAGACCTGTTATTGCCTC）。

（2）反应体系　总体积30μL，其中包括

Tdw	18μL
10×PCR反应缓冲液	3μL
$MgCl_2$（25mmol/L）	3μL
d-NTP（各2.5mmol/L）	3μL
引物（25μmol/L）	1μL
模板DNA（50ng/μL）	1μL
Taq DNA 聚合酶（1U/μL）	1μL

各成分充分混匀后置于0.2mL PCR管中，如PCR管密封不好，则需要再加入30μL液体石蜡覆盖。

（3）反应条件　将待扩增管置PCR仪中，先在低退火温度下扩增2个循环：94℃ 5min，40℃ 2min，72℃ 2min；然后再以高温退火扩增35个循环：92℃ 45s，55℃ 45s，72℃ 2min。72℃ 2min 继续保温5min使扩增产物充分延伸，4℃保存备用。

2. 扩增产物的检测　将扩增管中的水相部分移于一洁净Eppendorf 管，加入 1/5体积的6×凝胶加样缓冲液，混匀后取20μL，以含 EBO 5μg/mL的1.2%琼脂糖凝胶进行电泳，电泳缓冲液1×TAE。在波长302nm的紫外线下观察、照相。

3. 病原真菌基因组DNA RAPD图谱　Uijthof等对21个甄氏外瓶霉基因组DNA RAPD图谱进行分析，可见特异性电泳带，这一带型可作为鉴定该菌的参考标准。李冬梅等对6种24株外瓶霉属的菌进行比较，依RAPD图谱可清晰鉴别菌种，尤其是皮炎万菌与甄氏外瓶霉、棘状外瓶霉；并对6种30株重要致病性暗丝孢科基因组DNA的RAPD图谱特征进行研究，各株真菌可扩增出数目不等（7～12条）、大小不同（180～1 100bp）的DNA产物，呈显著株间多态性。各菌株有一共同扩增带，约280bp大小。不同菌种有一些种特异性扩增片段。虽然同一菌种内不同菌株间的扩增带型多有些差异，但种间变异明显大于种内变异。在不同菌株间、较小片段（<400bp）DNA片段的大小和数目较为稳定和相似，较大片段则多态性明显。

RAPD 自1990年问世以来，已陆续用于酵母菌和丝状真菌的鉴定、分类和流行病学研究。这一方法适用于真菌各级的分类学研究，因为真菌基因组庞大，RAPD能对整个基因组序列做大致的分析，特别适用于分子生物学研究甚少、不了解基因组DNA序列的真菌。它借用的基本方法是PCR技术，操作简便、迅速，便于大规模使用。Meyer等用（GTG）5、（GACA）4，和噬菌体M13编码顺序（GAGGTGCGGCTCT）作为RAPD的随机性引物，对42株新生隐球菌进行研究。结果表明RAPD标志（亦称PCR指纹）具有高度重复性，且在种、变种和单个菌株水平上存在差异。新生隐球菌新生变种的A、D血清型的指纹截然不同，而格特变种的B、C血清型其指纹则不易区分。结果表明，新生变种的2种血清型在遗传学上是不同的。格特变种的2种血清型（血清型B和C）比新生变种的2种血清型（血清型A和D）在遗传学上更为同源。温海等用（GTG）5、（GACA）4 和（GATA）4为引物，PCR扩增30株来自意大利米兰的新生隐球菌临床分离株和野生株、12株来自中国上海的临床分离株和6株标准株，结果能清晰地区分隐球菌的不同种、不同血清型及相同血清型的不同株，与Meyer的报告相似。顾菊林等以（GACA）4作为RAPD的随机性引物，分析了11株新生隐球菌标准株和14株新生隐球菌临床分离株，结果显示（GACA）4引物产生的PCR指纹在新生隐球菌的种、血清型和株水平上呈现明显特征性差异。实验还发现1例隐球菌复发病例，

其初始分离株和复发分离株其PCR指纹相同，说明为同一菌株，提示隐球菌病的复发是原始菌株的复燃所致，而不是新菌株的感染所为，因而认为RAPD分析可以发展为一种对新生隐球菌进行分类鉴定和流行病学调查的工具。RAPD对烟曲霉鉴定和分型亦有良好的应用价值。Loudon等以8聚寡核苷酸为引物，以RAPD分析了从6例患者的曲霉菌中分离的19株烟曲霉。以引物CGCGGCCA可扩增出烟曲霉特有的RAPD带型，但不能反映菌株间的差异，因此可作为鉴定烟曲霉至种水平的依据。使用引物GCGCACGG将该菌分为6型，各型均有一条0．603kb的保留电泳带。使用引物GCTGGTGG可将该菌分成5型，保留带的分子大小为1.353kb。联合使用这2种引物则可将烟曲霉分成12型。而且有3例患者的烟曲霉中分离出不同RAPD带型的菌株，说明同一病灶可由2个或2个以上型别的烟曲霉同时或先后感染。朱红梅等采用寡核苷酸重复序列（GACA）4、（GTG）5及M13中心序列等3种引物，扩增20株红色毛癣菌和须癣毛癣菌临床分离株的DNA，观察产物电泳带型的差异。结果在3种引物的扩增中，均可见红色毛癣菌和须癣毛癣菌呈现出具有种特异性的DNA指纹，并检出其中2株原始表型鉴定为须癣毛癣菌的红色毛癣菌。认为红色毛癣菌可以用PCR方法加以鉴定，以（GACA）4作引物区分这2种菌最为合适。

4. 重要致病性暗色丝孢科真菌基因组DNA RAPD分析 暗色丝孢科（Dema tiaceae）真菌的10余个属中大多数是腐生菌，少数是人和动物的寄生与致病菌。对人类它可引起3种疾病：着色芽生菌病、暗色丝包霉病和真菌性足菌肿。前者的病原体主要有4种：裴氏着色霉（*Fonsecaea pedrosoi*）、紧密着色霉（*Fonsecaea compacta*）、疣状瓶霉（*Phialophora verrucosa*）和卡氏枝孢霉（*Cladosporium carrionii*），后二者的病原体主要是皮炎王氏霉（*Wangielle dermatitidis*）和甄氏外瓶霉（*Exphialajeanselmei*）。

由于暗色丝孢科真菌株间形态学多态性显著，其种属间的系谱格局混乱，因此被认为是病原真菌分类学中的头号难题。为了更多地积累该科真菌的“全形态（hoiomorphy）”库资料，尽早获得其自然分类系统，张宏等推荐以可溶性全细胞蛋白SDS聚丙烯酰胺凝胶电泳（SDS-polyacrycamide gel electrophoresis，SDS-PAGE）图谱作为表型指标，完成以此为依据的重要致病性暗色丝孢科真菌分子系谱学研究后，再选用RAPD指纹图谱作基因型指标，对上述6种重要致病性暗色丝孢科真菌从生物系统学的角度作研究。

上述6种30株暗色丝孢科真菌可溶性全细胞蛋白电泳薄层扫描图谱的基因型变异分析结果，可见“三级并存”现象。当趋异指数为l时，30株菌被分为4个类别，其中裴氏着色霉与疣状瓶霉二属在同一类别，甄氏外瓶霉与卡氏枝孢霉二属在同一类别，说明裴氏着色霉与疣状瓶霉，甄氏外瓶霉与卡氏枝孢霉的关系均密切。这一结果在裴氏着色霉与疣状瓶霉的关系方面与Satafora等研究结果相同。结合其他学者研究的结果至少可以提出这样的结论：疣状瓶霉与裴氏着色霉在系谱关系上密切，二者与甄氏外瓶霉及卡氏枝孢霉的系谱关系较远。

以可溶性全细胞蛋白电泳薄层扫描分析作分类学指标时，所研究的暗色丝孢科真菌虽亦见种间差异，但相对来说不太明显。当趋异指数分别为4和23时，裴氏着色霉和紧密着色霉，甄氏外瓶霉和卡氏枝孢霉分别被区分开，但此时已出现部分株间差异。

RAPD分析技术成熟，在细菌分类学和流行病学研究中应用得较广泛，它直接反映研究对象基因组成的多态性；种系关系密切的真菌含有一致或相近的基因序列，其RAPD图谱相同或相近。用同一引物在相同条件下的实验结果具有良好的分辨率和分型性，技术通用性好，但稳定性欠佳。

四、核型分析

（一）原理

DNA分子的分离技术是分子生物学研究的关键，无论是在对真菌的功能基因进行克隆或是运用分子系统学方法对真菌的系统发育及分类进行研究时，都离不开DNA分子的分离。可以说，DNA分子分离的好坏直接影响到最终目的的实现。

目前较常用的分离技术是琼脂糖电泳，但它属于单方向电场，较大的DNA分子很容易陷在凝胶孔隙中而停滞不前，故只能分离50kb以下的DNA片段；而PFGE的电场方向可以发生变化，可使大分子DNA在行进中不断改变自己形状及迁移方向，从而绕过细小的凝胶孔隙得以分离，其分辨范围可达10Mb。大多数真菌都具有染色体长度多态性的现象，故可通过PFGE改变电场，使包埋在固体介质中的DNA分子泳动方向做相应的改变，小的DNA分子泳动较快，从而在凝胶上反映出染色体大小、数目和形状差异的电泳带型，即电泳核型（electrophoretic karyotype，EK），又称为染色体DNA指纹。核型分析得到的DNA带数可近似地认为是真菌核内的染色体数，而DNA带的密度也从一定水平上反映了核内DNA的含量以及DNA分子的大小。核型分析技术自问世以来，在真菌的染色体数目及基因组测定、基因的杂交定位及基因作图方面已得到了大量的应用，并已显示出良好的分类学价值。人们从研究中发现，真菌的核型差异是种间大于种内、属间大于种间等，与其他分类学指标吻合较好，并且它的多态性明显、分辨能力强，电泳条件稳定时结果重复性较好。目前，这项技术得到的核型图谱已广泛应用于酵母和其他真菌的分类研究中。

PFGE电泳带型分析的优点在于清晰易辨、分辨率较强，电泳条件稳定时结果重复性好，但是也受到许多因素的影响，如样品DNA的浓度、电泳缓冲液的离子强度、电泳温度、凝胶硬度、脉冲时间、电压等，其中以电压和脉冲时间最为重要。一般地说，分离较大分子量的DNA宜用较低电压和较长脉冲时间，反之则用较高的电压和较短的脉冲时间，这可根据不同分子量的DNA及实验要求来摸索确定以上因素影响到不同实验室的可比性。此外相同大小的2条不同染色体往往因迁移率相近呈现为同一条带，昂贵的电压仪器及操作费时等因素均影响了本法的结果，都需要在具体操作中全面考虑。

（二）方法（以酵母菌为例）

1. 真菌破壁法——全染色体DNA的制备

（1）将保存于4℃沙氏斜面的菌株接种于YEPD斜面（20%葡萄糖，2%蛋白胨，1%酵母提取物，2%琼脂），37℃，24h培养，然后挑取一菌环接种于5mL YEPD液体中培养，30℃，200次/min振荡培养8h。

（2）将菌悬液倒入离心管内，3 500r/min，0℃离心10min，弃上清液，菌细胞用0.5mol/L EDTA（pH5.5）20mL悬浮，同法洗2遍。

（3）洗毕的菌细胞用0.05mol/L EDTA（pH7.5）调整细胞数为8×10^9个/mL（血细胞计数板法），并吸取0.5mL菌液移至2mL Eppendorf管内。

（4）每管内加破壁酶Novozym236-238或Zymolase-100T 20μg，然后在38℃水浴中加入预先溶化在0.125mol/L EDTA（pH7.5）中1.5% LMP Agarose（低熔点琼脂糖）0.5mL。用移液器吸头轻轻吸吹数次，完全混匀后加入预冷模具的孔洞中（1mm×10mm×6.5mm）中，冷凝30min。

（5）凝固的胶块用一与胶孔同样孔径的塑料推入到5mL无菌的Eppendorf管，然后每管加含7.5% beta-巯基乙醇的0.5mol/L的EDTA（pH7.5）2mL，37℃，轻微震荡孵育2～12h。

（6）弃掉管中液体，用0.05mol/L EDTA洗3次，加ESP、0.5mol/L EDTA（pH9.0）；加上1% Sarcosine，0.5mg/mL蛋白酶K 2mL，50℃轻微震荡孵育2天。

（7）弃掉ESP溶液，用TE（10mmol/L Tris，50mmol/L EDTA，pH8.0）洗3次，用无菌塑料环将胶块移入2mL无菌Eppendorf管内，加1mL0.5mol/L EDTA（pH9.0），4℃保存备用。

2. 脉冲电泳分离染色体DNA

（1）电泳缓冲液采用0.5×TBE（44mol/L Tris-HCL，44mmol/L Boric acid，2mmol/L EDTA，pH8.2）。用该溶液配制浓度为0.8%电泳凝胶，微波炉加热至完全溶解，稍冷却后轻轻倾入特制的模具中，插好梳子，如产生气泡应除去，冷却30min。

（2）凝胶完全凝固后小心垂直地拔去梳子，产生的胶孔用电泳缓冲液注满，以免回缩。取出4℃保存的胶块，用无菌塑料环操作，将胶块置胶孔内，吸出液体，用溶于0.5×TBE的1%LPM Agarose封孔固定。

（3）将电泳缓冲液约2 500mL倒入电泳槽中，开动循环冷却仪，使电泳温度保持在10～12℃，将载有样品胶块的凝胶推入槽中，四角固定，平衡10min后启动脉冲电泳仪，设定电泳参数。

（4）电泳完毕，将胶取出放入一搪瓷盘内，加0.5×TBE略浸过胶面，加溴化乙锭（EB）振荡染色15min，双蒸水脱色1h以上，然后用凝胶成像系统或在暗室内用紫外透射仪观察、照相。

此外，制备好的全染色体DNA包块还可用于酶切、PCR扩增等。

对病原体而言，EK分析特别适用于低等真核微生物或原虫，它无需用限制性内切酶消化和探针杂交，就可方便地从EK的差异区别不同的菌种。

国内有学者分析了23株新生隐球菌标准株和临床分离株的电泳核型，发现新生隐球菌染色体数目新型变种为10条或12条，格特变种及上海变种为11条，大小在0.4～2.1Mb。笔者同时也发现新生隐球菌的EK与其血清型有较好的相关性，同一血清型往往有相似的EK带型。

（闻　平　俞晓丽）

参考文献

［1］王端礼．医学真菌学—实验室检验指南［M］．北京：人民卫生出版社，2005.

［2］廖万清，吴绍熙．病原真菌生物学研究与应用研究［M］．北京：化学工业出版社生物医药出版分社，2006.

［3］廖万清．侵袭性真菌感染的实验室诊断［J］．检验医学，2010，25（7）：503-506.

［4］廖万清．医学真菌研究现状与对策［J］．中国真菌学杂志，2006，1（1）：3-4.

［5］武建国．关注侵袭性真菌感染的实验诊断［J］．临床检验杂志，2010，28（2）：87-89.

［6］陈敏，廖万清，吴绍熙，等．新生隐球菌变种间ITS序列差异的研究［J］．中华皮肤科杂志，2007，40：230-233.

［7］王永晨，王连明，路娟．应用特异性引物鉴定人申克孢子丝菌感染［J］．中国实验诊断学，2009，13：1504-1507.

［8］赵作涛，王晓阳，李丽丽，等．应用反向点杂交技术鉴定临床常见曲霉属和毛霉目真菌［J］．中国真菌学杂志，2011，6（5）：261-266.

［9］赵作涛，姬黎明，王爱平，等．肝移植后播散性隐球菌病一例：临床及实验室研究［J］．中国真菌学杂志，2008，3（5）：268-271.

［10］曹国君，赵填，彭奕冰，等．真菌基因组DNA的提取和通用PCR检测方法的建立［J］．检验医学，2011，26（11）：773-778.

［11］张传博，苏晓庆．几种基于基因组DNA的真菌分类技术研究进展［J］．贵州师范大学学报：自然科学版，2006，24（1）：113-119.

［12］林晓民，李振岐，王少先．真菌rDNA的特点及在外生菌根菌鉴定中的应用［J］．西北农业学报，2005，14（2）：120-125.

［13］成艳芬，毛胜勇，朱伟云．厌氧真菌生态作用及其分子生物学研究进展［J］．生物技术通报，2007，1：70-73.

［14］刘大程，张迪，卢德勋，等．实时定量PCR技术在瘤胃微生物定量分析中的研究应用［J］．中国畜牧杂志，2007，43（21）：51-53.

[15] 段智勇，郭嫣秋，刘建新. 现代分子生物学技术在瘤胃微生态系统研究中的应用［J］. 微生物学报，2006，46（1）：166-169.

[16] 孙广宁，彭友良，李振歧，等. 核苷酸序列分析在真菌系统学研究中的应用［J］. 西北农林科技大学学报：自然科学版，2003，31：187-192.

[17] 邓冠华，郑璇，周新，等. 常见病原真菌鉴定基因芯片方法的建立［J］. 中华检验医学杂志，2011，34（12）：1114-1118.

[18] 沈博通，曹阳春，杨红建. 分子生物学技术在瘤胃厌氧真菌分类多样性与定量分析研究中的应用［J］. 中国农学通报，2011，27（23）：1-5.

[19] Manish K，Shukla PK. Use of PCR targeting of internal transcribed spacer regions an single stranded conformation polymorphism analysis of sequence variation in different mgions of rRNA genes in fungi for rapid diagnosis of mycotic kemfitis［J］. J Clin Microbiol，2005，43（2）：662-668.

[20] Bellemain E，Carlsen T，Brochmann C，et al. ITS as environmental DNA bareode for fungi：an in silico approach reveals potential PCR biases［J］. BMC Microbiol，2010，10（5）：189.

[21] Makino H，Fujimoto J，Watanabe K. Development and evaluation of a real-time quantitative PCR assay for detection and enumemtion of yeasts of public health interest in dairy products［J］. Int J Food Microbiol，2010，140（1）：76-83.

[22] Francesca T，Elena F，Panla P，et al. Exploring the diversity of the bifidobacterial population in the human intasfinal tract［J］. Appl Environ Microbiol，2009，75（6）：1534-1545.

[23] Yong PV，Chong PP，Lan LY，et al. Molecular identification of Candida orthopsilosis isolated from blood culture［J］. Mycopathologia，2008，165（2）：81-87.

[24] Hay RJ，Jones RM. New molecular tools in the diagnosis of superficial fungal infections［J］. Clin Dermatol，2010，28（2）：190-196.

[25] Wengenack NL，Binnicker MJ. Fungal molecular diagnostics［J］. Clin Chest Med，2009，30：391-408.

[26] Simon S，Veron V，Boukhari R，et al. Detection of Histoplasma capsulatum DNA in human samples by real-time PCR［J］. Diagn Microbiol Infect Dis，2010，66：268-273.

[27] van Veen SQ，Claas EC，Kuijper EJ. High-throughput identification of bacteria and yeast by matrix-assisted laser desorption ionization time of flight mass spectrometry in conventional medical microbiology laboratories［J］. J Clin Microbiol，2010，48：900-907.

[28] Bain JM. Multilocus sequence typing of the pathogenic fungus Aspergillus fumigatus［J］. J Clin Microbiol，2007，45：1469-1477.

[29] De Pauw B. Revised definitions of invasive fungal disease from the European Organization for Research and Treatment of Cancer/Invasive Fungal Infections Cooperative Group and the National Institute of Allergy and Infectious Diseases Mycoses Study Group（EORTC/MSG）Consensus Group［J］. Clin Infect Dis，2008，46：1813-1821.

[30] de Valk HA，Meis JF，de Pauw BE，et al. Comparison of two highly discriminatory molecular fingerprinting assays for analysis of multiple Aspergillus fumigatus isolates from patients with invasive aspergillosis［J］. J Clin Microbiol，2007，45：1415-1419.

[31] Kidd SE. Molecular epidemiology of invasive aspergillosis：lessons learned from an outbreak investigation in an Australian hematology unit［J］. Infect Control Hosp Epidemiol，2009，30：1223-1226.

[32] Nagao K, Ota T, Tanikawa A, et al. Genetic identification and detection of human pathogenic Rhizopus species, a major mucormycosis agent, by multiplex PCR based on internal transcribed spacer region of rRNA gene [J]. J Dermatol Sci, 2005, 39 (1): 23-31.

[33] Francesconi A, Kasai M, Harrington SM, et al. Automated and manual methods of DNA extraction for Aspergillus fumigatus and Rhizopus oryzae analyzed by quantitative real-time PCR [J]. J Clin Microbiol, 2008, 46 (6): 1978-1984.

[34] Rickerts V, Just-N (u) bling G, Konrad F, et al. Diagnosis of invasive aspergillosis and mucormycosis in immunocompromised patients by seminested PCR assay of tissue samples [J]. Eur J Clin Microbiol Infect Dis, 2006, 25 (1): 8-13.

[35] Leinberger D M, Schumacher U, Autenrieth I B, et al. Development of a DNA microarray for detection and identification of fungal pathogens involved in invasive mycoses [J]. J Clin Microbol, 2005, 43 (10): 4943-4953.

[36] Schwarz P, Bretagne S, Gantier J C, et al. Molecular identification of zygomycetes from culture and experimentally infected tissues [J]. J Clin Microbiol, 2006, 44 (2): 340-349.

[37] Melo S C, Pungartnik C, Cascardo J C, et al. Rapid and effcient protocol for DNA extraction and mo1ecular identification of the basidiomycete Crinipellis perniciosa [J]. Genet Mol Res, 2006, 5 (4): 851-855.

[38] Borman A M, Unton C J, Miles S J, et al. Molecular identification of pathogenic fungi [J]. J Antimicrob chemother, 2008, 61 (Suppl 1): 7-12.

[39] Khot P D, Ko D I, Fredricks D N. Sequencing and analysis of fungal rRNA operons for development of broad-range fungal PCR assays [J]. Appl Environ Microbiol, 2009, 75 (6): 1559-1565.

[40] Brookman J L, Mennim G, Trinci A P J, et al. Identification and characterization of anaerobic gut fungi using molecular methodologies based on ribosomal ITS1 and 18S rDNA [J]. Microbiology, 2000, 146: 393-403.

[41] Tuckwell D S, Nicholson M J, McSweeney C S, et al. The rapid assignment of ruminal fungi to presumptive genera using ITS1 and ITS2 RNA secondary structures to produce group-specific fingerprints [J]. Microbiology, 2005, 151: 1557-1567.

[42] Sridhar M, Kumar D, Anandan S, et al. Morphological and molecular characterization of polycentric rumen fungi belonging to the genus orpinomyces isolated from indian cattle and buffaloes [J]. Res J Microbiol, 2010, 5 (7): 581.

[43] Denman S E, Nicholson M J, Brookman J L, et al. Detection and monitoring of anaerobic rumen fungi using an ARISA method [J]. Appl Microbiol, 2008, 47: 492-499.

[44] Ohene-Adjei S, Teather R M, Ivan M, et al. Postinoculation protozoan establishment and association patterns of methanogenicarchaea in the ovine rumen [J]. Appl Environ Microbiol, 2007, 72 (14): 4609-4618.

[45] Khot P D, Fredricks D N. PCR-based diagnosis of human fungal infections [J]. Expert Rev Anti Infect Ther, 2009, 7 (10): 1201-1221.

[46] Fliegerova K, Hoffmann J, Zabranska J, et al. Diversity of anaerobic fungi within cow manure determined by ITS analysis [J]. Folia Microbiologica, 2010, 55 (4): 319-325.

[47] Filegerova K, Mrazek J, Voigt K. Differentiation of anaerobic polycentric fungi by rDNA PCR-RFLP

[J]. Folia Microbiologica, 2006, 51 (4): 273-277.

[48] Khot P D, Ko D L, Hackman R C, et al. Development and optimization of quantitative PCR for the diagnosis of invasive aspergillosis with bronchoalveolar lavage fluid [J]. BMC Infect Dis, 2008, 29 (8): 73.

[49] Suarez F, Lortholary O, Buland S, et al. Detection of circulating Aspergillus fumigatus DNA by real - time PCR assay of large serum volumes improves early diagnosis of invasive aspergillosis in high-risk adult patients under hematologic surveillance [J]. J Clin Microbiol, 2008, 46 (11): 3772-3777.

第九章

其他感染性疾病分子诊断

感染性疾病的病原体除了病毒、细菌和真菌以外，还包括螺旋体、衣原体、支原体、立克次氏体和寄生虫等病原体，这些病原体感染也是临床感染的重要组成部分。使用传统的培养方法及血清学方法对这些疾病的检测存在不足，应用分子诊断技术可以快速、准确地诊断上述病原体，并对未知感染病原体的诊断起关键作用，尤其是对新的突发传染病。

第一节　梅毒螺旋体感染性疾病分子诊断

梅毒螺旋体就是苍白螺旋体（treponema pallidum，TP）的苍白亚种，可以引起一种慢性感染性疾病，称作梅毒（syphilis）。该病主要通过性接触、输血、胎盘等途径感染，在胎儿内脏及组织中亦可大量繁殖，引起成人皮肤黏膜、内脏、心血管及中枢神经系统损害以及胎儿流产或死亡。近年来随着在国内外发病率的逐年增加，梅毒已成为世界范围内严重的公共卫生问题。

一、基因组结构

TP基因是由1 138 006个碱基对组成的环状DNA，为较小的原核基因组之一，G+C 含量为52.8%，共有1 095个基因，编码蛋白质的基因有1 036个，占整个基因组的92%。有1 041个ORF，55%的ORF有生物学功能。现已发现梅毒螺旋体膜抗原有22种，内鞭毛蛋白38种，其中外膜蛋白的47kDa蛋白和内鞭毛的37 kDa蛋白等具有高度免疫原性。梅毒螺旋体有TpN15、TpN17、TpN44.5和TpN47等多种外膜蛋白，是梅毒螺旋体侵入机体诱导产生特异性抗体的抗原。TpN47为主要外膜蛋白，成分含量丰富并具有高免疫原性。根据梅毒螺旋体特异性基因片段中的ORF序列设计引物，可进行PCR检测。TP作为一种真正的侵袭人类的寄生物，其生物合成能力有限，不具备参与核苷酸从头合成、脂肪酸、三羧酸循环和氧化磷酸化的蛋白质编码基因。TP具有一套从环境中获取营养的转运蛋白，分别运输氨基酸、碳水化合物及阳离子，编码与鞭毛结构和功能相关蛋白质的基因有36个，具有高度保守性。

二、分子诊断方法

随着基因工程技术的迅速发展和TP全基因序列的解析，TP的分子诊断方法主要包括其特异性核酸（DNA、RNA）的检测、基因分型和耐药基因分析。

（一）PCR技术

目前，多种PCR方法被用于TP的检测，能直接检测基因组DNA上的靶基因。目前检测TP的主要靶基因有*Tp47*、*polA*、16S rRNA、*tpf-1*、*BMP*、*tnpA* 、*tnpB*等，以*Tp47*、*polA*的特异性最高。从采集的标本扩增选择的螺旋体靶基因DNA序列，从而使经选择的螺旋体DNA拷贝数量增加，能够便于用特异性探针来进行检测，以提高检出率。常用的PCR方法有常规PCR、逆转录PCR、巢式PCR、多重PCR（可同时检测多种溃疡样本的病原体）、实时荧光定量PCR、免疫PCR等。

1. 常规PCR　常规PCR需要知道待扩增目的片段的序列，根据这一序列设计一对相应的引物。2000年，Rodes等对*polA*基因进行序列分析，通过比较梅毒螺旋体与其他微生物*polA*基因的同源性，发现其非常独特，所有编码的半胱氨酸多达24个，占多聚酶氨基酸总数的2.4%，而绝大多数微生物只有1~2个，只占0.1%，并有4个特殊的插入点。因而*Tp polA*基因具有较高的特异性和敏感性。以文献报道方法为例，介绍常规PCR法检测*Tp polA*基因的过程。

（1）Tp DNA的提取　将粘有下疳分泌物的棉拭子置于1 mL磷酸缓冲液（pH=7.4）中，充分搅拌混匀、洗脱，弃去棉拭子；4 000 r/min离心10 min，弃去上清液，保留100 μL沉淀物；再加入600 μL 5mol/L的硫氰酸胍溶液（其中含0.04 mg/mL的糖原），混匀置65℃孵育30 min；加入700 μL异丙醇置-20℃ 30min，12 000 r/min离心5 min，取沉淀加入500 μL70%乙醇洗涤2次，收集全部Tp DNA，用50 μL 10mmol/L的Tris-HCl（pH=8.0）溶解，备用。

（2）Tp polA基因的扩增　参照已公布的Tp polA基因序列（GenBank TpU57757），设计一对引物，其中上游引物：5′-GGTAGAAGGGAGGGCTAGTA-3′；

下游引物：5′-CTAA-GATCTCTATTTTCTATAGGTATGG-3′；

荧光探针：5′-（FAM）-ACACAGCACTCGTCTTCAACTCC-（MGB）-3′。

扩增条件：首先93℃预变性5min；然后进入变性93℃，30s；退火55℃，30s；延伸72℃，30s；共45个循环。

（3）结果判定　Ct>40为阴性，Ct<36为阳性；Ct值36~40，重复试验。

2. RT-PCR　因梅毒螺旋体种间基因序列的密切相关性，RT-PCR需要Southem印迹杂交试验来保证其特异性，操作比较繁琐，不利于在临床中推广应用。

3. 巢式PCR　因使用2对引物并且进行了2轮扩增反应，因此，试验的敏感性和特异性均强。其过程为：

（1）提取梅毒DNA；

（2）PCR扩增　设计优化引物，确定外引物及内引物，进行第1轮及第2轮扩增；

（3）凝胶成像，分析结果。

4. 多重PCR　由于梅毒螺旋体具有不同的特异性抗原基因，只针对一种抗原基因的单一PCR，有时会漏检。多重PCR应用于检测梅毒螺旋体可以提高灵敏度。多重PCR其反应原理、反应试剂和操作过程与一般PCR相同，不同之处是在同一个反应管中用多对引物同时扩增几条DNA片段，全方位高效率地检测梅毒螺旋体。

5. 实时荧光定量PCR　该技术将PCR、分子杂交和光化学融为一体，具备基因扩增的敏感性、分子杂交的特异性和光化学的准确性，使PCR扩增和产物分析的全过程均在单管封闭条件下进行，通过微机控制，实现了对PCR扩增产物进行实时动态检测和自动化分析结果，可以用于TP的定性定量检测。

6. 免疫PCR　免疫PCR方法是将抗原抗体反应的特异性和PCR扩增的高敏感性相结合而建立的一种高灵敏度的，用于检测微量抗原或抗体的方法。该方法应用一段已知DNA片段（如TpN47抗原），通过对标记物的PCR检测对目标抗原（抗体）进行定量和定性分析。

（二）免疫印迹试验

主要应用血清IgM抗体蛋白免疫印迹试验（serum IgM western blot，IgM-WB）检测。免疫蛋白印迹试验结合分子生物学和免疫学特点，敏感性高，特异性强，多使用蛋白印迹试验检测梅毒螺旋体感染胎儿/新生儿产生的特异性的IgM和IgA抗体。

（三）梅毒螺旋体的基因分型

PILLAY等通过研究发现梅毒螺旋体存在*arp*（acidicrepeatprotein）和*tpr*（treponema pallidum repeat）基因菌株间的差异，创立了梅毒螺旋体的基因分型方法。这种方法包括应用PCR技术扩增*arp*基因和*tpr*基因。*arp*基因编码酸性蛋白，不同的梅毒螺旋体菌株包含多个不等的约60 bp的重复序列，以*arp*基因重复序列个数表示该梅毒螺旋体菌株的*arp*基因亚型；*tpr*基因包括A~L共12个亚基因，*tpr*基因应用PCR技术扩增后，通过限制性内切酶Mse Ⅰ酶切，存在限制性片段长度多态性，根据不同菌株出现长度不等的酶切片段确定*tpr*基因亚型。在不同的梅毒螺旋体菌株内*arp*基因和*tpr*基因有不同的组合，将*arp*和*tpr*2种基因型组合为该菌株的基因亚型。

（四）耐药基因分析

因临床使用有一定的局限性，青霉素原先作为治疗梅毒的首选药物，逐渐用阿奇霉素替代治疗。近年来针对阿奇霉素的耐药菌株，采用PCR扩增该菌株的23S rRNA基因，经测序发现A2058位点的碱基发生突变，根据酶切图谱的变化可进行耐药基因分型。该技术即为PCR-RFLP。不同等位基因的限制性酶切位点分布不同，产生不同长度的DNA片段条带。此项技术简便，分型时间短。

三、临床意义

目前梅毒的实验室诊断方法主要包括梅毒血清学试验、暗视野镜检梅毒螺旋体和分子诊断技术，前2种方法都有其自身的缺陷：血清学试验对早期梅毒诊断不够敏感；而镜检法虽简便，但主要适合于早期的皮肤黏膜损害，重复性差，影响了梅毒诊断的可靠性。应用PCR技术检测梅毒螺旋体不仅可以选择各种临床样本进行检测，而且具有很高的特异性和敏感性，尤其是实时荧光定量PCR除了快速、操作简便，不需对PCR产物进行后处理，防止扩增产物污染等优点外，还具有定量范围宽、定量准确等优点。PCR技术亦可对梅毒螺旋体进行基因分型，这对了解梅毒螺旋体分子亚型的地区分布和流行情况、确定梅毒新病例的起源、控制梅毒的传播及区分梅毒的复发、再感染有重要意义，对指导临床治疗也有不可替代的意义。因此梅毒螺旋体的PCR检测技术及基因分型方法在梅毒诊断方面有着广阔的应用前景。

（温旺荣　陈凤平）

第二节　衣原体感染性疾病分子诊断

衣原体（chlamydia）广泛寄生于人类、鸟类和哺乳动物，能引起人类疾病的主要有沙眼衣原体（chlamydia trachomatis，CT）、肺炎衣原体（chlamydophila pneumoniae，CPN）及鹦鹉热衣原体（chlamydophila psittaci，CPS）。

一、衣原体的基因组结构

衣原体基因组大小为1.04～1.23Mb，其中沙眼衣原体血清型D基因组1.04Mb，G+C占41.3%，另有1个7 493bp的质粒。整个基因组有894个编码蛋白的基因，其中604个（68%）编码蛋白的功能已明确，35个（4%）编码基因在GenBank收录的其他细菌间有同源序列，但功能不清，剩下的255个（28%）在GenBank中没有检索到同源序列。存在特别强的DNA修复和重组系统，未发现前噬菌体基因。下面介绍衣原体主要的基因。

（一）外膜蛋白基因

衣原体的主要外膜蛋白（major outer membrane protein，MOMP），也称为外膜蛋白A（OMPA），在外膜中约占60%。MOMP相对分子质量为38～42kDa，在原体（elementary body，EB）和网状体（reticulate body，RB）中都存在，是制备衣原体疫苗的最佳抗原，因其含有血清特异性中和抗体决定簇，在引起保护性免疫中起关键作用。该蛋白具有多重功能，既在感染过程中发挥作用，又在EB外膜内通过二硫键交叉连接维持外膜的刚性，同时与衣原体的生长代谢调节、抗原性和毒力密切相关。MOMP决定衣原体的型别和群的特异性，是血清学分型的基础。

*omp*基因在衣原体基因组上是单拷贝，*omp1*基因编码MOMP，它的变异决定了MOMP的抗原表位，是衣原体基因分型的重要依据。

（二）多形态膜蛋白基因

多形态膜蛋白（polymorphic membrane proteins，PMPs）基因编码一组重要的表面蛋白。PMPs位于衣原体细胞表面，具有支撑、分子运输、发信号或某些别的细胞壁相关功能。已发现*CPS*至少有6个基因编码PMP90和PMP98蛋白家族，*CPN*有21个基因编码PMP1～PMP21，*CT*有9个基因编码PMPA~PMPH。

（三）Ⅲ型蛋白分泌物基因

衣原体Ⅲ型分泌机制不同于其他细菌。衣原体Ⅲ型蛋白分泌物基因在基因组中非紧密成串排列，编码蛋白形成了Ⅲ型分泌系统的基本结构，其功能对该系统是唯一的，或一种蛋白在Ⅲ型分泌系统中担当了多种功能。衣原体侵入真核细胞内之后其接触依赖性分泌系统才具有活性，这与其他细胞内细菌相比具有独特性。

（四）包涵体蛋白基因

人们在研究鹦鹉热衣原体感染动物和福尔马林灭活EB免疫动物所产生的血清学应答时发现了Inc蛋白，鉴定了*IncA*基因、*IncB*基因和*IncC*基因。在沙眼衣原体的研究中也发现了编码4个新的沙眼衣原体Inc蛋白（IncD～IncG）的基因。对肺炎衣原体CWL-029的基因组测序已完成，也获得了多个候选的*Inc*。

（五）生态特异性基因

生态特异性功能是衣原体在特殊部位或宿主体内为了生存和产生毒力可能必须由某种独特基因或基因组合产生的，具有这种功能的基因就是生态特异性基因。*guaB*和*ADD*基因与色氨酸操纵子及*tox*基因一起代表着衣原体科测序成员间的关键区别。

（六）毒素基因

毒素基因的产物是重要的衣原体蛋白，对宿主细胞骨架有破坏作用。沙眼衣原体各血清型间的一个重要差别就是肌动蛋白断裂毒素是否存在，有可能说明各血清型间在早期包涵体内通过介导交流对不同点所产生的感染及对系统散布影响的程度。

（七）侵染素/内膜素基因

豚鼠嗜性衣原体CCA00886株的3874nt编码一个含1 291个氨基酸残基的产物，被鉴定为革兰阴性菌外膜蛋白毒力相关侵染素/内膜素家族的成员。

（八）肽聚糖合成基因

衣原体肽聚糖合成基因编码蛋白形成完整的肽聚糖合成途径，但将已知的肽聚糖合成基因与衣原体产生的蛋白比较，证明衣原体在3个主要成分方面缺乏同源性。

二、沙眼衣原体的分子诊断

CT是引起致盲性沙眼的主要感染因素，也是人类生殖道感染的重要病原菌之一。在我国生殖道衣原体感染居性传播疾病的第3位，发病率有逐年增高的趋势。CT可通过性传播引发男性尿道炎、附睾炎，女性的宫颈炎、子宫内膜炎、盆腔炎等，可致输卵管性不孕、异位妊娠和自然流产、早产等严重后果，还可通过母婴垂直传播引起婴儿的包涵体性结膜炎和衣原体肺炎，同时，CT所致的泌尿道感染是HIV-1型感染和传播的重要危险因素，也是人乳头瘤病毒（HPV）致宫颈癌的协同因子，对人类的健康造成极大的危害。

（一）基因组特征

CT MOMP一级结构氨基酸序列由5个保守区和4个可变区（VDⅠ～Ⅳ）交替组成，长370～380个残基，N端均有相同的22个氨基酸的先导肽，保守区中均有8个位点固定的半胱氨酸残基。MOMP跨膜7次，

N端和C端面向周浆间隙，4个VD环位于表面。VDⅠ区缝补在MOMP多肽链的64-83位氨基酸残基，VDⅡ区、VDⅢ区和VDⅣ区则分别位于MOMP多肽链氨基酸的139-160位、224-237位和288-317位残基。MOMP的可变区暴露在表面，易与抗体结合；保守区埋在细胞膜中，不易被抗体识别。MOMP的半胱氨酸残基多位于保守区，可形成具有铰链结构的二硫键。决定衣原体血清型、亚种和种特异性的抗原决定簇都定位于VD中。不同型别相应的VD内氨基酸序列有一定差异，型特异性表位抗原位于VDⅠ～VDⅢ，VDⅣ则带有种、组内和亚型特异性表位决定簇。MOMP的二级结构与其他穿孔蛋白一致，性质类似于穿孔蛋白，但氨基酸顺序未见有显著同源性。

CT MOMP由单拷贝基因*omp Ⅰ*编码，*omp Ⅰ*基因的P2启动子由-35区（TATACA）和一不常见的富含GC的-10区（TATCGC）组成。-35区和-10区间隔缩短或核苷酸替换均导致转录活性降低。CT RNA多聚酶可识别P2启动子，其σ66亚单位对P2启动子有特殊的识别能力。内源性*omp Ⅰ*高水平表达MOMP，但其启动子有一相对较低的活性。并且，不同血清型的*omp Ⅰ*基因特性有所不同。

MOMP基因存在特别强的DNA修复和重组系统，可通过点突变和重组活动发生相对频繁的等位基因多态性。CT多态性实际上为CT免疫逃避的一种手段。MOMP抗原的易变引起CT血清型的变异和遗传差异，这归于*omp Ⅰ*基因的变异。

（二）分子诊断方法

随着分子生物学的发展，沙眼衣原体的分子诊断技术日趋成熟，目前主要有基因探针法、PCR技术和LCR技术。

1. 基因探针法 采用DNA探针直接检测CT tRNA，或采用增强化学发光探针试验（PACE）可提高检测的灵敏度，但不及PCR法敏感。

2. PCR技术 PCR技术通过特异引物和Taq DNA聚合酶，在一定条件下将标本CT靶片段扩增，具有高度的敏感性和特异性。目前用作PCR检测的靶基因有质粒DNA、16S rRNA基因、主要外膜蛋白基因、富含半胱氨酸蛋白基因等。rRNA基因序列：5′-GAAGGCGGATAATACCCGCTG-3′，5′-GATGGGGTTGAGCCATCC-3′。MOMP基因序列：5′-GATAGCGAGCACAAAGACTAA-3′，5′-CCATAGTAACCCATACGCATGCTG-3′。不同的靶基因PCR检测的灵敏度不同，对16S rRNA基因进行PCR扩增优于MOMP基因的PCR扩增。可采用PCR电泳法、荧光定量PCR、PCR微孔杂交法、二次PCR、巢式PCR和竞争性PCR等。

3. LCR技术 通常以患者晨尿或长时间不排尿的首次排尿为标本，避免宫颈或尿道拭子标本采集时给患者带来的痛苦，减少了医源性污染，特别适用于对无症状人群的检测和大规模流行病筛查。此法比PCR法特异性高，但灵敏度不及PCR法。

（三）临床意义

沙眼衣原体感染缺乏特异症状，易形成隐匿感染，分子诊断技术敏感性和特异性高，适用于早期诊断和无症状携带者的检查。分子诊断技术目前也大量应用在CT感染的流行病学调查、基因分型研究和耐药基因检测方面。随着沙眼衣原体全基因组序列的研究成功，研究人员建立了一套更精确的研究全基因组系统，分析并重建了沙眼衣原体的进化史，未来在衣原体的流行病传播检测、病原体的种类构成和病株多样性的鉴定方面都将有新的突破。

三、肺炎衣原体的分子诊断

肺炎衣原体是一种重要的人兽共患病原体，只有TWAR一个血清型。CPN感染主要引起人的非典型肺炎、支气管炎、咽炎和鼻窦炎等，同时CPN与冠心病、动脉粥样硬化等慢性病的发生密切相关，也是艾滋病、白血病等继发感染的重要病原菌之一。CPN感染遍及全球，据统计，包括美国、日本、匈牙利等在内的许多国家，人群CPN抗体阳性者超过全国人口的一半以上，由于大部分感染者无临床症状或症状不明显，病原体在体内的持续存在和感染的反复迁延，造成人体多系统、多器官的慢性病理损害，因此，CPN早期快速诊断愈来愈受到人们的重视。

（一）基因组特征

CPN电镜下呈梨形，原体中无质粒DNA，只有一个血清型TWAR。TWAR株与CPS、CT的DNA同源性<10%，且不同来源的TWAR株都具有94%以上的DNA同源性，外膜蛋白顺序分析完全相同，98kDa蛋白为特异性抗原，其限制性内切酶的图谱也相同。

1998年美国加利福尼亚大学查理教授及其科研组完成了对CPN CWL-029株的基因组测序工作。Cp CWL-029株的基因组全长1 230 230 bp，G+C含量为40.6%，推测有1 073个蛋白编码基因，33个结构RNA基因，已确定其中636（60%）个基因的功能，186个基因在Gene Bank中没有同源基因存在。与CT基因组序列相比，CPN CWL-029株比CT D血清型大187 711bp，且CPN不含色氨酸操纵子。

CPN AR-39株的基因组全长1 229 858 bp，G+C含量为40.6%，另有一个4 524 bp的单链DNA前噬菌体，推测有1 110个蛋白编码基因，35个tRNA基因。CWL-029株和J138株均没有发现前噬菌体的存在，AR-39株前噬菌体属单链DNA微病毒科的成员，与CPS的前噬菌体Chp1具有49%的核苷酸同源性。

CPN J138株的基因组全长1 226 565 bp，G+C含量为40.7%，没有质粒、前噬菌体和转座子样序列存在，有1 072个蛋白编码基因。

*CPN*基因组存在21个*PMP*基因，1个Ⅲ型蛋白分泌物基因，3个丝氨酸/苏氨酸蛋白激酶基因，2个磷脂酶-D样蛋白基因。CT和CPN都有自己的种特异性基因，但Cp的种特异性基因多于CT。

（二）分子诊断方法

目前各PCR方法所用的引物序列和临床标本种类不尽相同，多以463bp的16S rRNA、*MOMP*基因或Pst Ⅰ酶切474 bp核酸片段为靶基因序列。可采用常规PCR、多重PCR、巢式PCR、实时荧光定量PCR、逆转录PCR等方法检测CPN DNA。

（三）临床意义

肺炎衣原体的分离培养非常困难，一般不用于临床诊断，目前CPN的诊断通常采用血清学方法和分子诊断方法。微量免疫荧光法（MIF）是较为灵敏和特异的诊断方法，但是它受限于抗体的滴度高低，延迟了诊断的时间。与传统方法相比，PCR法具有快速、灵敏和特异的特点。除了适用于难以分离培养的标本的诊断，PCR法还可对无感染力的网状体和无活性的原体做出检测。同时，PCR法具有高度敏感性，可检测出极低含量的CPN感染，甚至有研究证实，引物CpA-CpB 可检测到0.005IFU的肺炎衣原体。可见，PCR技术作为一种敏感和特异的诊断方法，在临床应用中发挥着重要的作用。

（温旺荣　查显丰）

第三节　支原体感染性疾病分子诊断

支原体（*Mycoplasma*）是一大类大小介于细菌和病毒之间的原核细胞型微生物。引起人类疾病的支原体主要有肺炎支原体（*M. pneumoniae*）、生殖器支原体（*M. genitalium*）和解脲支原体（*U. urealyticum*）等。随着城市化的发展，人们群居机会增多，支原体感染的发病率逐年上升，严重危害着人类的健康，因此，支原体感染的早期快速诊断有重要的临床意义。

一、肺炎支原体的分子诊断

肺炎支原体是引起人类原发性非典型肺炎的主要病菌。它主要侵袭人类呼吸系统，引起支原体肺炎，易感人群多为小孩和老年人，它的发病率占所有社区获得性肺炎的10%～40%。它还可以引起其他系统的疾病，如脑膜炎、脑干炎和心肌炎等。

（一）基因组特征

肺炎支原体基因组为单一双股环状DNA分子。目前Gene Bank数据库收录了3株肺炎支原体全长基因组序列即M129（NC000912）、M309（AP012303）和FH（CP002077），它们序列高度相似。以M129株为例，它的基因组全长816 394 bp，G+C含量为40%，含有688个ORF和42个RNA编码基因。基因组编码的688蛋白包括参与细菌能量代谢和物质转运的蛋白、细胞骨架蛋白、DNA复制、转录和翻译所需的酶及细菌毒性因子等。

支原体16S rRNA基因由保守序列和多变序列间隔排列组成，保守序列可作为属特异性标记，而多变序列作为种特异性标记。不同种支原体16S rRNA基因具有非常高的同源性，如肺炎支原体与生殖器支原体的16S rRNA序列同源性达到98%。

（二）分子诊断方法

目前，肺炎支原体的分子诊断方法主要有常规PCR、巢式PCR、荧光定量PCR、多重PCR等。

1. 常规PCR PCR检测肺炎支原体常用靶基因为16S rRNA、16～23S的内间隔转录区（ITS）、23S rRNA的5′末端及P1基因（表9–1）。

表9–1 肺炎支原体PCR检测的常用引物

基因	引物序列（5′–3′）	产物大小（bp）
16S rRNA	5′–AGCGTTTGCTTCACTTTGAA–3′	266
	5′–GGGCATTTCCTCCCTAAGCT–3′	
	5′–TGCTTAGCGGCAAATGGGTG–3′	402
	5′–GGTACCGTCATACTTAGGG–3′	
	5′–CTGTTGCTAATACCGGATATGT–3′	283
	5′–ACAGCAGTTTACAATCCGAAGACC–3′	
*ITS*基因	5′–TAAAAAATGACTCGGATCA–3′	903
	5′–ATTTTTCACTAGCGCAGC–3′	
*P1*基因	5′–CAAGCCAAACACGAGCTCCGGCC–3′	543
	5′–CCAGTGTCAGCTGTTTGTCCTTCCCC–3′	

2. 巢式PCR 巢式PCR检测肺炎支原体的靶基因与普通PCR相同。PCR引物设计时在靶基因区设计2对引物即内侧引物和外侧引物。首先，用外侧引物进行第一次PCR扩增，然后取第一次PCR扩增产物为模板，以内侧引物进行第2次PCR扩增，这样不仅能够提高检测的灵敏度，还提高检测的特异性。有研究表明，巢式PCR的敏感度是普通PCR的23倍，扩增抑制物引起的假阴性率比普通PCR低2倍。

3. 实时荧光定量PCR 用于检测肺炎支原体的RT–qPCR主要为探针法，常以肺炎支原体的ATPase操纵子基因、*P1*黏附素基因、*RepMp1*和*CARDS*基因为靶点设计引物和探针。ZHAO Fei等发明一种优化的

RT-qPCR方法检测我国的肺炎支原体感染临床标本，PCR扩增的靶基因为P1基因，它的检测下限为8.1 fg肺炎支原体DNA，灵敏度为100%。

多重实时荧光定量PCR是在同一体系中加入多种支原体特异性引物或其他病原体特异性引物，同时扩增多个产物，能够检测多种支原体或者其他病原体感染。Welti等设计的多重实时荧光定量PCR可同时检测包括肺炎衣原体、肺炎军团菌和肺炎支原体在内的3种社区获得性肺炎病原体，与常规PCR比较一致性达到98.3%。

4. 其他方法 实验室用于检测肺炎支原体的其他方法包括核酸杂交、PCR-ELISA、PCR-RFLP和PCR-SSCP等。

（三）临床意义

实验室检测肺炎支原体的常规方法为分离培养和免疫学方法，但分离培养的阳性率很低；肺炎支原体抗原与其他支原体或病原体之间存在共同抗原，容易引起交叉反应，导致检测的假阳性率增加；相比之下，PCR方法所需要的标本量低，检测快速，操作简单，特异性高和灵敏度高，能够早期快速的检测肺炎支原体的感染，同时还能够进行监测治疗效果和耐药基因分析，对肺炎支原体感染的诊断治疗有着重要的临床意义。

二、解脲支原体的分子诊断

解脲支原体主要引起人类非淋菌性尿道炎，有30%～40%的非淋球菌尿道炎由解脲支原体所致，还可以引起前列腺炎、附睾炎或不育等，是常见的性传播病原菌之一。

（一）基因组特征

目前，解脲支原体有14个血清型，它们的基因组的大小在0.75～0.78Mbp，G+C含量平均在25.5%，平均含有608个ORF；所有血清型都含有2个rRNA操纵子和tRNA编码基因；14个血清型共编码971个基因，其中有523个基因高度保守，246个基因只存在一个血清型中。基因组平均编码的201蛋白包括参与细菌能量代谢和物质转运的蛋白、细胞骨架蛋白、DNA复制、转录和翻译所需的酶及细菌毒性因子等。

与肺炎支原体相似，14个血清型解脲支原体的16S rRNA 具有高度的保守性，它们之间的最大的变异为0.97%。现已知，16S rRNA基因序列中含编码尿素酶、 MB抗原基因和16～23S rRNA间隔区。它们之间16～23S rRNA间隔区的基因变异为4.5%，尿素酶基因和邻接间隔区变异为6.2%～24.4%，*MB*基因的5′非编码区的基因变异为26.0%，*MB*基因上游的基因变异为41.0%。*MB*基因编码具有毒性的膜蛋白，是具有种特异性，包含血清特异的和交叉反应的抗原决定簇。

（二）分子诊断方法

解脲支原体的分子诊断方法，与肺炎支原体的方法相似，也主要包括常规PCR、巢式PCR、荧光定量PCR、多重PCR、核酸杂交等。

1. PCR 技术 尿素酶是解脲支原体区分其他支原体的主要标志物之一，PCR常以尿素酶基因为靶基因设计引物。如以尿素酶上游引物（5′-CAATCTGCTCG TGAAGTATTAC-3′）和下游引物（5′-ACGACGTCCATAAGCAACT-3），常规PCR检测分别检测女性和男性尿道标本的解脲支原体，对女性标本的检测灵敏度和特异性分别为94%和98%，对男性标本的检测灵敏度和特异性分别为64%和99%。*MB*基因是另一个常用的靶基因，由于不同血清型的*MB*基因5′端非编码区基因具有多态性，所以检测*MB*基因能够鉴定不同的血清型。此外，16S rRNA基因也可以作为PCR扩增的靶基因。目前，已经建立了多种的PCR检测方法，如常规PCR、巢式PCR和实时荧光定量PCR等。

2. 核酸杂交技术 同PCR一样，核酸杂交也都是针对尿素酶基因、*MB*基因和16S rRNA为靶基因设计探针，而且核酸杂交技术常同PCR技术结合使用。首先利用PCR扩增目的基因，然后用特异性探针同PCR

产物进行杂交显色。PCR-核酸杂交技术不仅能够检测解脲支原体，而且还能够鉴定不同的解脲支原体血清型。目前，已经建立的核酸杂交方法有PCR-液相杂交法、反向斑点杂交和PCR-微孔板杂交法等。

3. 其他方法 实验室用于检测解脲支原体的其他方法包括PCR-RFLP、DNA序列分析和MLST分型技术等。如利用DNA序列分析或者MLST分型技术可以对解脲支原体进行分型；利用DNA序列分析检测解脲支原体的一些耐药基因是否突变。

（三）临床意义

实验室检测解脲支原体的标准方法是分离培养。由于解脲支原体培养要求高，耗时，并且容易受到污染，不能够做到简单快速诊断，而PCR方法所需要的标本量低，检测快速，操作简单，特异性高和灵敏度高，能够早期快速的检测解脲支原体的感染，同时还能够进行监测治疗效果和耐药基因分析，对解脲支原体感染的诊断治疗有着重要的临床意义。

（温旺荣　肖燕青）

第四节　立克次体感染性疾病分子诊断

立克次体（Rickettsia）是一类非常复杂的胞内寄生的微生物，大多是人畜共患病原体，所引起的人类疾病主要有流行性斑疹伤寒（普氏立克次体）、落基山斑点热（立氏立克次体）、地中海斑点热（康氏立克次体）、鼠型斑疹伤寒（斑疹伤寒立克次体）和至少10种近20年新发现的立克次体病。立克次体病是世界分布最广的人兽共患病之一，不同种属的立克次体的发病率和致死率有很大不同。流行病学报道不同类型立克次病的致死率：立克次痘疹为0，流行性斑疹伤寒约为10%，恙虫病为1%~35%，Q热约为1%，而复杂性Q热增加到30%～60%，因此，对于立克次体感染的早期诊断有非常重要的临床意义。

实验室鉴定立克次体的方法包括立克次体分离培养鉴定、免疫组织化学染色、血清学方法及分子诊断方法。分离培养是最基础的诊断立克次体的方法，但是其整个检测过程时间长，而且敏感性低；免疫组织化学染色如免疫荧光法等检测标本中立克次体相关抗原，和血清学方法检测立克次体感染者血清中的立克次体特异性抗体或交叉抗体，它们具有很高的特异性和敏感性，但是它们不能够在种属水平上区分立克次体感染。分子诊断方法具有很高的敏感性和特异性，能够快速地鉴定不同种属的立克次体，已经成为临床快速诊断立克次体感染的主要方法。

一、基因组特征

目前，NCBI数据库上明确登记的立克次体有31个，它们之间基因组的长度具有高度的多样性，范围为1.1～1.5Mb，由900～1 500个基因组成，其中704蛋白编码基因和39非编码RNA是共有的。目前常用于实验室诊断的设计引物和探针的基因包括16S rRNA、编码立克次体代谢酶的基因（如*gltA*，*lpxD*等）、编码膜表面蛋白的基因（如*ompA*，*ompB*等）、编码RNA转录相关的基因（如*pcnB*等）以及一些预测基因（*RC0338*，*RAF-pORF1267*等）。

二、标本采集及分子诊断方法

（一）标本采集

当人体被宿主动物叮咬后，立克次体经伤口进入人体，一般经过1～3天伤口处形成焦痂，然后1周后出现发热等临床症状，再经过3～8天出现皮疹，到第14天左右体内立克次体被清除干净，因此，立克次体标本采集的窗口在焦痂形成时至立克次体被清除干净这段期间，大约2～3周。采集的标本包括焦痂、血清和皮肤组织。标本采集后利用商品化的核酸提取试剂盒进行提取。

（二）分子诊断方法

目前常用的分子诊断方法包括PCR、RELP和多位点序列分型（multilocus sequence typing，MLST）。

1. PCR 实验室常利用16S rRNA基因作为扩增靶点巢式PCR技术检测立克次体属，利用柠檬酸合成酶基因（*glyA*）作为靶点对斑疹伤寒立克次体进行检测，利用*ompA*基因作为靶点鉴定不同的斑疹伤寒立克次体的亚型。常规的巢式PCR技术的检测下限达到1～10个拷贝，具有很高的的灵敏度，但是在第2次PCR的过程中，容易受到污染，因此存在一定程度的假阳性。自杀PCR（suicide PCR）是一种改进的巢式PCR技术，它不用设阳性对照，每对引物只使用1次，避免了可能污染造成的假阳性，提高了检测的特异性。自杀PCR引物设计选用立克次体基因组上一些保守的基因片段如*lpx*、*glt*和*rec*基因等。据文献报道自杀PCR检测立克次体的特异性和灵敏度分别达到100%和68%。实时荧光定量PCR不仅能够用于定性，还能够定量，已经广泛地用于临床检验中。在立克次体的诊断方面，除了根据常用的*gltA*、*ompA*、*ompB* 等高度保守基因序列设计引物和探针来检测多种斑点热群立克次体外，还有一些新的基因用于立克次体的实时荧光定量PCR诊断如*RC0338*基因（斑点热群立克次体）、*RP278*基因（斑疹伤寒群立克次体）和23S rRNA（澳大利亚立克次体）等。实时荧光定量PCR技术的灵敏度和特异性都非常高，不仅能够用于立克次体的诊断，还可以用于治疗效果的监测。

2. RELP 是指基因型之间限制性片段长度的差异，这种差异是由限制性酶切位点上碱基的插入、缺失、重排或点突变所引起的，常与结合PCR技术（PCR-RELP）一起使用，用于区分不同种的立克次体。目前，常以*gltA*基因和编码190 kDa蛋白的基因作为扩增靶区，选择3对引物（*gltA*基因一对RpCS.877p/RpCS.1258n，190 kDa蛋白基因2对Rrl90.70p/Rrl90.602n 和Rr190.4442p/Rrl90.5664n）进行PCR扩增，然后利用PstI 和 RsaI限制性内切酶进行酶切消化，最后琼脂糖凝胶电泳分析鉴定。PCR-RELP方法的缺点是操作繁琐不适合自动化和大量样本的检测，随着DNA测序技术的进步，已经很少使用。

3. 多位点序列分型（multilocus sequence typing，MLST） 是一种基于高通量核酸序列测定和成熟的群体遗传学相结合的分型方法。它的原理是利用PCR和高通量核酸测序技术对细菌的多个管家基因进行测序，然后利用现代的生物信息学工具分析管家基因的等位基因突变来对病原菌进行分型和鉴定。MLST分型技术操作简单，结果能快速得到并且便于不同实验室的比较，已经越来越多地被作为能进行国际菌株比较的常用方法，还能够用于耐药株及引起疾病的变异株的流行病学分析，进行生物进化和种群结构的研究等。

目前，MLST分型技术已经被应用于41种细菌、4种病原真菌、噬菌体、伯氏疏螺旋体和质粒的分型鉴定中。MLST分型技术需要MLST数据库的支持，常用的MLST数据库有2个：帝国学院（http：//www.mlst.net）和牛津大学（http：//www.pubmlst.ort）的MLST数据库。将测序得到的管家基因的序列提交到以上数据库中进行搜索，就能获得相对应的细菌基因分型。下面以帝国学院的MLST数据库为例简单地介绍一下操作步骤：

（1）登陆www.mlst.net网站，鼠标左键单击左侧“DATABASE”，选择你要分型的细菌。

（2）单击左键“Download Alleles”，下载每个管家基因的标准序列。

（3）使用序列比对软件（Bioeditor等）对待分析的管家基因序列与标准序列进行比对，并截取标准长度。

（4）在“Locus Query”选项的下拉菜单中选取“Single locus”，选定管家基因的名称，将该基因序列粘贴到中间的文本框中，点击“Submit”进行搜索，然后网页就会给出该基因的等位基因型，并记下号码。如果搜索结果提示没有找到相似度为99%的序列，在确保测序正确的情况下，则可以认为发现一个新的等位基因型，可以提交到MLST官方数据库上。

（5）重复（4）操作获得所有管家基因的等位基因型后，在"Profile Query"选项的下拉菜单中选择"Allelic"，进入页面后输入所获得的管家基因的等位基因型号码，然后点击"Query Entire Database"按钮进行搜索分析，最后网页给出结果：Your sequence type is XX，即该菌株的MLST分型结果为STXX。

按照以上步骤进行操作，我们就可以对数据库中存在的细菌进行精确的分型。

迄今，在这2大MLST数据库中都还没有收录有关立克次体的MLST分型数据，立克次体MLST分型技术的研究也处在起步阶段。Zhu等首先选用5个管家基因（16S rRNA、*gltA*、*ompA*、*ompB*和*sca4*）对康诺尔立克次体（*Rickettsia conor* Ⅱ）进行MLST分型，将康诺尔立克次体种成功地分为4个亚种。Fournier等利用MLST分型技术结合MST（multispacer sequence typing）分型技术分析了14个西伯利亚立克次体（*R. sibirica*），发现它们分别属于2个亚种。另外Leclerque等报道*ftsY*、*gidA*、*rpsA*和*sucB* 4管家基因能够作为立克次体类细菌MLST分型的基因组合。随着研究的不断深入，相信很快MLST数据库中就会有立克次体MLST分型的数据收录，MLST分型技术将会成为立克次体诊断和鉴定的主要方法。

三、临床意义

传统的培养和血清学方法都很难做到快速准确的诊断，而分子诊断方法具有高敏感性和高特异性、操作简单等优点，它不仅能够快速诊断立克次体，而且能够对立克次体进行精确的分型和对治疗效果的检测，已经逐渐被用于临床。随着分子诊断技术的飞速发展和标准化的分子诊断方法的建立，相信将来分子诊断方法将在立克次体的诊断和鉴定中大放光彩。

（查显丰　尹更生）

第五节　寄生虫感染性疾病分子诊断

医学寄生虫包括医学蠕虫、医学原虫和医学节肢动物3大类，少数虫种可以引起严重的寄生虫病。目前我国已发现寄生虫230多种，其中常见引起寄生虫病的寄生虫有钩虫、血吸虫、丝虫、疟原虫、阿米巴原虫和弓形虫等。寄生虫病仍然是我国一个严重的公共卫生问题。

目前，对寄生虫病的诊断仍存在一定的误诊和漏诊情况，传统检验方法如病原检查即利用显微镜在血液或者粪便标本中寻找寄生虫或虫卵，它的检出率很低，容易造成漏诊。近些年，发展起来的分子诊断方法具有快速、操作简单、灵敏度高、特异性强等优点，可为临床寄生虫病的诊断和防治提供可靠依据。

一、医学蠕虫的分子诊断及其临床意义

寄生于人体与医学有关的蠕虫称为医学蠕虫。它们寄生在人体的消化道、胆道、肝、脑、肺等组织器官，引起人类蠕虫病。

（一）钩虫（hookworm）

钩虫主要寄生于人小肠，引起以贫血为主要表现的钩虫病。

犬钩虫（ancylostoma caninum）的雌性体细胞染色体数为12条，雄性体细胞染色体数为11条，基因组

大小为347±1.2Mb，G+C含量为43.2%。其线粒体DNA为双链环状，长度为13 717bp，含有12个开放读码框、22 个tRNA基因和2个rRNA基因。分子诊断钩虫的主要靶基因包括cAMP依赖蛋白激酶基因、核糖体DNA内间隔转录区（*ITS*）基因、线粒体基因和细胞色素C亚家族1基因（*cox1*基因）等。

目前分子诊断钩虫的方法主要有PCR、巢式PCR、定量PCR、AFLP、RAPD、PCR-RFLP等。如利用特异性引物扩增*cox1*基因，能够从钩虫虫卵、幼虫和成虫的DNA标本中扩增到585bp长度的DNA片段，具有很高的敏感度和特异性。

分子诊断方法与传统的病原体检测方法比较，需要的标本少，特异性和敏感度高，能够有效地提高钩虫的检出率，在钩虫病的诊断和防治方面具有十分重要的意义。

（二）丝虫（filaria）

人体感染丝虫后，主要引起淋巴丝虫病。以马来布鲁线虫体丝虫为例，其染色体DNA为二倍体，细胞染色体为10条，基因组大小约为90Mb，G+C含量为30.5%，约含11 500个蛋白编码基因。分子诊断丝虫的主要靶基因包括核糖体DNA内间隔转录区（*ITS*）基因、18S、5.8S和主要精子蛋白域（MSP）等。

目前检测丝虫最常用的分子诊断方法为巢式PCR技术。Tang等以18S-ITS1-5.8S rDNA基因为靶基因设计2对巢式PCR引物（UNI-1R/ FIL-1F和FIL-2F/ FIL-2R），利用巢式PCR技术扩增，能够同时诊断旋盘尾丝虫（344 bp）、常现曼森线虫（312 bp）、欧氏曼森线虫（305 bp）、斑氏吴策线虫（301 bp）和罗阿线虫（286 bp）的感染。此外，检测丝虫的分子诊断方法还有PCR-RFLP和核酸杂交技术等。

丝虫病的传统检测方法是显微镜镜检，即从患者的外周血液、乳糜尿和抽出液或活检物中找微丝蚴和成虫。如果检验医生经验不足、标本采血的时间不正确或位置不当或者血中微丝蚴或成虫的密度很低等，都会影响显微镜镜检的阳性检出率，容易引起丝虫病漏诊；PCR法的灵敏度和特异性都较高，不需要新鲜的血标本，检测结果不受丝虫年龄大小和早期感染的影响，可以24h应用，能对早期感染进行确诊，因此，其在丝虫病的诊断上具有重要的临床意义。

（三）血吸虫（schistosome）

成虫寄生于人和多种哺乳动物的静脉血管内，可引起血吸虫病。目前发现寄生于人体的血吸虫有6种：日本血吸虫（*S. japonicum*）、间插血吸虫（*S. intercalatum*）、曼氏血吸虫（*S. mansoni*）、埃及血吸虫（*S. haematobium*）、湄公血吸虫（*S. mekongi*）和马来血吸虫（*S. malayensis*）。在我国流行主要是日本血吸虫。日本血吸虫引起的血吸虫病包括急性血吸虫病、慢性血吸虫病、晚期血吸虫病和异位血吸虫病，严重地影响了人类的健康。

日本血吸虫为二倍体，有8条染色体，其中7条常染色体和1条性染色体。它的基因组大小为369.04 Mb，G+C含量为34.1%，含13 469个蛋白编码基因，占基因组的4%；基因组含有657个不同的重复序列家族，其中逆转录转座子如*SjR1*、*SjR2*和*SjCHGCS19*基因是PCR检测的常用靶基因。其线粒体DNA为双链环状，长度为14 085 bp，编码12个蛋白，2个rRNA和22个tRNA基因，其中*NADH1*基因为常用检测基因。

目前日本血吸虫的分子诊断方法包括常规PCR、巢式PCR、LAMP和FQ-PCR等。文献报道，应用*SjR2*基因设计的巢式PCR方法扩增最低DNA量约为1.1个虫卵DNA的量，而应用*SjCHGCS19*基因设计的巢式PCR方法检测下限能够达到2.2 DNA拷贝，其诊断日本血吸虫的灵敏度和特异性分别为97.67%和96.07%；LAMP具有简单、快速、特异性强的特点。Wang等分别利用LAMP和常规PCR技术对*SjR2*基因进行扩增，发现LAMP的灵敏度比常规PCR技术高，提示LAMP比常规PCR技术更适合日本血吸虫早期感染的诊断。

日本血吸虫的传统检测方法是显微镜镜检，即从患者的粪便中找虫卵，它的灵敏度低，容易引起漏诊；免疫学方法的敏感性也低，而且还容易出现假阳性或与其他血吸虫产生交叉反应；PCR法的灵敏度和特异性高，不仅能够检测粪便标本，还能够检测血液标本，不仅能够早期诊断血吸虫病，还能够对药物治疗进行监测，因此，其在日本血吸虫的诊断上具有重要的临床意义。

二、医学原虫的分子诊断及其临床意义

医学原虫分布广泛，约40余种，其中有些种类如疟原虫、阿米巴原虫、阴道毛滴虫和弓形虫等感染人类引起寄生虫病，严重危害人类的健康和生活质量。

（一）疟原虫（plasmodium）

寄生于人体的疟原虫共有4种：恶性疟原虫、间日疟原虫、三日疟原虫和卵形疟原虫，它们感染人类引起人体疟疾。疟疾是世界6大热带病之一，全球约有超过2亿的人感染疟疾，引起的死亡人数超过100万。疟疾仍然是一个危害人类生命健康的公共卫生问题。

疟原虫繁殖分为无性和有性2个阶段，在蚊子体内为有性繁殖阶段，其基因组为二倍体，在人或动物体内为无性繁殖阶段，其基因组为单倍体。目前疟原虫基因组序列分析多来源于单倍体DNA。疟原虫的DNA主要有3种形式：染色体DNA、质体DNA和线粒体DNA。以恶性疟原虫为例，有14条染色体，长度范围0.64~3.29Mb，平均G+C含量约为19.5%，基因组含有5 509个基因、107个假基因、24个rRNA基因和45个tRNA基因，共编码5 334个蛋白；线粒体DNA长度为5 967 bp，G+C含量为31.6%，含3个基因，编码3个蛋白：细胞色素氧化酶Ⅰ、细胞色素氧化酶Ⅲ和细胞色素b（Cyt-b）。18S rRNA 是最常用的分子诊断疟原虫的靶基因，它由高度保守区和相对固定的可变区组成，针对保守区设计引物或探针可以检测所有种属的疟原虫，而针对可变区设计引物或探针可以鉴定不同种属的疟原虫感染。

目前检测疟原虫的分子诊断方法包括巢式PCR、FQ-PCR和核酸杂交技术。巢式PCR常以18S rRNA基因为靶基因，在其保守区设计属特异引物为巢式PCR引物，在可变区设计4对种特异性引物用于鉴定4种疟原虫。首先利用巢式PCR引物对血液标本进行扩增，然后取阳性标本用4对种特异性PCR引物进行种的鉴定。它的灵敏度很高，检测下限能够达到低于5个疟原虫/μL。另外，疟原虫线粒体Cyt-b基因也可以作为检测疟原虫的靶基因，有报道巢式PCR检测*Cyt-b*基因的灵敏度比检测18S rRNA基因和镜检法的灵敏度分别高16%和39.8%，它同时能够检测唾液和尿标本，灵敏度比镜检法要高。FQ-PCR是另一种常用的检测方法，包括SYBR Green染料法和种特异性TaqMan探针法。种特异性TaqMan探针法以18S rRNA基因为模板，在保守区设计PCR引物，在保守区设计一个属特异性探针和可变区设计4个种特异性探针。首先以属特异性探针进行筛选，阳性者再用种特异性探针进行多重PCR检测和鉴定。它的灵敏度达到1拷贝/5 μL DNA量。

核酸杂交方法如斑点杂交，常与PCR技术结合来提高检测的灵敏度，主要也是针对18S rRNA基因设计属特异性探针和种特异性探针，对疟原虫进行定性和定量检测。

血涂片姬氏或瑞氏染色镜检法是诊断疟原虫的金标准，它受检验者业务水平和主观因素等因素影响，容易造成漏诊；免疫学方法的敏感性和特异性都较高，缺点是容易出现假阳性或与其他虫体产生交叉反应，不能鉴定疟原虫的种系；分子诊断方法除了灵敏度和特异性都较镜检法和免疫法高外，还具有其他方法不可比拟的优势，如能够快速鉴定疟原虫种类和疟原虫的混合感染、标本采集不受时间限制和标本的类型多样化，因此，分子诊断方法在疟原虫的诊断、治疗和防治方面都有着十分重要的意义。

（二）刚地弓形虫（toxoplasma gondⅡ）

是一种广泛寄生于人和动物的原虫，能引起人兽共患的弓形虫病。弓形虫是机会性致病原虫，正常人误食弓形虫卵囊、滋养体或包囊后常表现为隐性感染，在免疫功能低下的情况下会引起严重的疾病，如免疫抑制或免疫缺陷的患者感染弓形虫会引起中枢神经系统损害和全身播散型感染，弓形虫感染是艾滋病的主要并发症之一；此外，弓形虫还能够通过胎盘垂直传播，影响胎儿的发育，造成胎儿畸形、流产或者死亡，因此弓形虫检查对优生优育有着重要的意义，是孕妇产前筛查的主要项目之一。

刚地弓形虫的DNA主要有3种形式：染色体DNA、质体DNA和线粒体DNA。刚地弓形虫生活史过程中

具有5种形态：即滋养体、包囊、裂殖体、配子体和卵囊，除了受精的大配子外，刚地弓形虫染色体DNA均为单倍体。刚地弓形虫的基因组长约62.97 Mb，G+C含量为52.3%，含有8 155个基因、6个假基因和162个tRNA基因，共编码7 987个蛋白，其中*B1*基因、*P30*（*SAG2*）和核糖体基因在刚地弓形虫种系中具有高度的保守性，是常用于检测刚地弓形虫的靶基因。*B1*是一个功能未知的串联重复顺序的基因，在基因组中拥有35个拷贝；*P30*基因只表达于弓形虫速殖体中，其编码速殖体表面蛋白，含量占总速殖体总蛋白的5%；核糖体基因在弓形虫基因组中高度重复，含量大于100拷贝。还有一些阶段特定基因如*TgDPA*、*SAG1*、*ENO1*、*LDH2*和*BAG1*等用于鉴定处在不同生活史阶段的刚地弓形虫感染。

目前检测刚地弓形虫的分子诊断方法包括巢式PCR、多重PCR、多重RT-PCR和multilocus PCR-RFLP等。巢式PCR技术是最常用的方法，主要以*B1*、*P30*基因为靶基因。文献报道，基于*B1*基因的巢式PCR方法诊断刚地弓形虫的特异性达到94%~97%。多重PCR技术就是在同一PCR反应体系中利用多个引物同时扩增刚地弓形虫的多个基因，它能够提高诊断的敏感性和特异性。Rahumatullah等报道一种三重PCR技术，它能够检测到低于10pg DNA量或10^4速殖体的人体液标本，特异性为100%。多重RT-PCR技术主要以弓形虫阶段性基因如*BAG1*基因为模板，诊断处于生活史不同阶段的弓形虫感染，常用诊断免疫功能不全的患者如HIV感染者等。multilocus PCR-RFLP技术主要以弓形虫的*SAG1*、*SAG2* 、*SAG3*、*BTUB*、*GRA6*、*C22-8*、*C29-2*、*L358*、*PK1*和*Apico*基因为靶基因，PCR-RFLP方法鉴定刚地弓形虫的基因型。Ferreira等利用multilocus PCR-RFLP技术成功地对20例刚地弓形虫感染者进行基因分型，其中18例为ToxoDB Genotype #65，另外2例分别为ToxoDB Genotype#6和ToxoDB Genotype#71。ToxoDB Genotype#6和ToxoDB Genotype#71感染患者都为严重的非典型的脑弓形虫病，临床表现为弥散脑炎。multilocus PCR-RFLP技术不仅可以进行刚地弓形虫的诊断，还可以进行刚地弓形虫的分型，便于世界不同实验室的比较和用于耐药株及引起的疾病的变异株的流行病学分析，进行生物进化和种群结构的研究等。

由于刚地弓形虫寄生于细胞内，且无组织器官选择性，病原体检查比较困难，阳性率很低；目前，免疫学方法是临床实验室中最常用的方法，它具有较高的敏感性和特异性，但该方法受到患者血清中刚地弓形虫相关抗原特异性抗体的滴度影响，特别免疫功能不全的患者刚地弓形虫相关抗原特异性抗体的滴度很低，免疫学方法容易造成漏诊。分子诊断方法除了敏感性和特异性高外，还有其独有优势：标本取材方法如血液、尿液、脑脊液、胸水、腹水、羊水和组织标本等；能够对弓形虫进行分型；不受患者免疫状态的影响等，因此，分子诊断方法在刚地弓形虫的诊断中具有十分重要的意义。

（三）阴道毛滴虫（trichomonas vaginalis）

是一种常见的泌尿生殖道寄生虫，主要寄生于阴道、尿道和前列腺内，引起滴虫性阴道炎、尿道炎或前列腺炎。滴虫病主要以性传播为主。滴虫呈世界性分布，感染率各地不同。文献报道，我国农村和城市滴虫的感染率分别为2.83%和3.93%，而性工作者的感染率为8.31%，因此滴虫病是我国重要的公共卫生问题。

阴道毛滴虫以二分裂法繁殖，染色体数为n=10、2n=20，基因组长约178.35 Mb，G+C含量为32.8%，含有60 815个基因、668个rRNA基因和468个tRNA基因，共编码约59 679个蛋白；阴道毛滴虫为厌氧性寄生虫，胞质中不含线粒体，因此没有线粒体基因组。β微管蛋白基因、半胱氨酸蛋白酶4（CP4）基因、2 000bp重复DNA片段和核糖体基因（5.8S rRNA、18S rRNA和28S rRNA）等是常用于检测阴道毛滴虫的靶基因。β微管蛋白基因编码β微管蛋白，它是阴道毛滴虫细胞骨架的主要成分；半胱氨酸蛋白酶4是阴道毛滴虫分泌的毒性蛋白，它诱导阴道上皮细胞凋亡；2 000bp重复DNA片段是在阴道毛滴虫上克隆的具有特异性的重复DNA序列。

目前检测阴道毛滴虫的分子诊断方法包括常规PCR、PCR-ELISA、FQ-PCR和核酸杂交技术等。文献报道，基于β微管蛋白基因的引物常规PCR诊断阴道毛滴虫的敏感性和特异性达98%和100%。PCR-

ELISA是常规PCR结合ELISA技术的诊断方法，它能够有效提高常规PCR诊断的灵敏度。Kaydos 等利用地高辛标记的PCR-ELISA方法诊断尿标本的阴道毛滴虫，与湿涂片法和培养法相比，敏感性和特异性达90.8%和93.4%。Taqman 探针法是FQ-PCR的一种，它具有很高敏感性，能够对阴道毛滴虫进行定性和定量分析。Pillay等报道基于重复DNA片段的Taqman 探针法检测阴道毛滴虫的敏感性比常规PCR要高，特别是尿液标本。核酸杂交技术根据核酸杂交原理用标记的探针检测标本中的靶核酸。Wang等报道利用核酸杂交技术检测阴道毛滴虫的敏感性在70%~90%。

生理盐水涂片法是临床上应用最为广泛的方法，其操作简单快速，适合门诊和普查，但是它的灵敏度只有60%；培养法是诊断滴虫病的金标准，它灵敏度达到90%，但是它培养要求高，并且操作耗时；分子诊断方法的敏感性和特异性高，标本取材多样包括白带、尿液、宫颈刮片和前列腺液等，将是临床诊断、高危人群筛查及流行病学调查经济而高效的手段。

（温旺荣　查显丰）

第六节　未知病原体感染性疾病分子诊断

新发传染病是人类面临的一个重要威胁，人口的增长、迅速的城市化、自然生态环境的改变、人和野生动物接触的机会增加、经济的全球化、跨国旅行人口数量的激增、跨国旅行速度的加快以及抗生素的滥用等大大增加了新发传染病的风险。根据WHO 的研究报告，自1967年以来，被发现的新病原体至少有39 种，其中重要的有艾滋病病毒、埃博拉病毒、马尔堡病毒、SARS 病毒和禽流感病毒等。新型疾病正以前所未有的速度（平均每年新增1种）出现，并跨越国境在全世界传播。

新发传染病由于没有分析检测和诊断治疗手段，加之人群普遍缺乏免疫力，易造成重大社会影响。有些新发传染病可能造成重大的人员伤亡，严重影响社会稳定和经济发展。因此必须加强新发传染病的防控，尤其是提高对未知病原体的检测能力。

针对新发传染病病原体的快速鉴定，在最短的时间内获取病原体的信息，对于有效控制突发生物危害事件具有重要的指导意义。2003年SARS病毒的检测、2010年我国CDC对蜱传播的新布尼亚病毒的鉴定、2012年对新型冠状病毒的检测和2013年对禽流感病毒H7N9的鉴定，说明人类已经具备了对未知病原体的检测能力。

一、标本的选择与运送

不同病原体由于其组织嗜性不同，因而分布在人体的组织器官也不同。但多数病原体在感染早期均会产生菌血症或病毒血症，血液样品被认为是最易获得的、最佳未知病原体检测的样本。此外，粪便、痰液、脑脊液、呼吸道灌洗液、疱疹液和组织标本等均可用作未知病原体鉴定的临床标本。

所有标本-70℃保存，并在4~8℃条件下运输，运输时要3层包装。对传染性较强的标本，运送人员按照生物安全要求，做好个人防护。

二、分子诊断方法

在发生不明原因疫情时，特别是国内外均没有报道的新发传染病，分离病原性微生物十分困难。原因可能有：现有的培养技术和方法不适合，病原体的数量过少，病原体处于非可培养的状态。因此，应该尽量选择最先进的技术和方法，如最先进的分子诊断技术，为疫情的诊断提供帮助。

目前对于不明原因传染病病原体的筛查鉴定，国际上有基因芯片技术、cDNA 文库筛选、高通量测序技术、随机PCR 扩增方法、非序列依赖的单引物扩增技术、代表性差异分析技术和指数富集的配体系统进化等方法。

1. 基因芯片技术 芯片上可以集中多达上千种探针信息，因此可一次性对大量目标病原体进行检测，具有高灵敏度、高通量、高度平行性、高度自动化和快速等特点，因此，可用于未知病原体的筛查和鉴定。

2. cDNA文库筛选 以特定的组织或细胞mRNA为模板，逆转录，形成的cDNA与适当的载体（常用噬菌体或质粒载体）连接后转化受体菌形成重组DNA克隆群，这样包含着细胞全部mRNA信息的cDNA克隆集合。它在理论上代表了生物体某一发育阶段的所有可表达的遗传信息，有利于未知病原体的筛选。

3. 高通量测序技术 由于未知病原体的核酸序列不清楚，因此无法采用 PCR 技术进行扩增和测序。随着高通量检测技术和数据分析处理技术的相继出现，使得同时检测和鉴别多种病原体成为可能，为传染病的快速诊断提供了全新的技术手段。近年来的几次新发突发疫情中，高通量病原体分子诊断技术在病原体诊断和致病机制研究中均发挥了不可替代的作用，也证明了其重要的应用价值和广阔的应用前景。

4. 随机PCR 扩增方法 在合成随机引物时加上一个相同的接头（adaptor），这个接头含有一个限制性的酶切位点，以便于随后产生的片段克隆进载体，然后对插入序列测序并进行BLAST比对即可初步获得未知病毒的种系来源信息。本研究方法的优点在于其检测的范围较广，不仅能对已知的病毒做出鉴定，而且可对未知的病毒进行探索。既可以检测未明的DNA 病毒，又可以检测未明的RNA 病毒。尽管该方法可直接应用于临床标本的检测，但因需要进行大规模测序，成本较高，因此并不十分适合大量临床标本的筛查鉴定。在实际应用中，本法应与多重PCR、基因芯片技术等病原体高通量筛选技术联合应用，在排除了常见已知病原体感染的基础上再使用本方法，可有效提高检测效率，降低未知病原体的探索成本。Clem等人提供了一套快速检测和鉴定病毒的方法即多重随机PCR：应用3′端锁定的随机引物避免引物二聚体的形成，一旦监测到病毒的扩增产物即可通过鸟枪法克隆测序鉴定。这一方法对随时出现或重组的病毒进行快速监测和鉴定有很强的实用性。其方法包括将病毒样品经过滤、核酸酶消化后，采用多重随机引物PCR 技术，其引物序列为（V8A2）5′-VVVVVVVVAA-3′，V = A，G or C，这一方法的敏感性达到1 000基因/mL，可能是当今检测未知病毒的最快方法。

5. 非序列依赖的单引物扩增技术（sequence independent single primer amplification，SISPA） 选用识别4个碱基的酶切割基因组DNA，然后在双链核酸片段的两端连接上一个相同序列的接头，这个接头可作为随后PCR反应的引物，即对未知序列进行单引物扩增。通过将这些产物克隆即可进行测序。SISPA有很多的衍生方法，主要是通过对引物进行修饰如引入酶切位点、单链接头、平端或者黏性末端；或者是未知的病原体核酸通过不同的酶进行切割，所得片段的两端引入不同的接头以提高扩增的特异性。SISPA 技术在测定未知病毒基因序列方面虽然取得了一定效果，但其操作程序繁琐复杂，还需要技能精湛、知识面广的技术专家，这些要求大大限制了其推广。

6. 代表性差异分析技术（representational difference analysis，RDA） RDA是利用特异性引物在消减杂交的基础上引入PCR技术扩增的动力学富集过程，使得差异表达核酸片段通过指数扩增的方式被富集，使差异产物具有较高的特异性，进一步分析以发现未知病原体的核酸序列。RDA方法以其较高的富集效率和特异性特点，在克隆、鉴定不同发育阶段，不同周期时相，药物、细胞因子或病原体诱导前后组织细胞差异表达的基因等研究领域也已得到广泛的应用。

7. 指数富集的配体系统进化（systematic evolution of ligands by exponential enrichment，SELEX） SELEX技术首先是人工合成一个大容量的随机寡核苷酸文库，这种随机性决定了库中每条链自然形成的空间结构的多样性，也决定了核苷酸文库中潜在地存在着能与各种蛋白质和低分子靶分子具有亲和力的核酸适体。在一定的液相环境中，适体可折叠形成不同的三维空间结构，如发夹（hairpin）、假结（pseudoknot）、G-四分体（G-quartet）等，然后与靶分子识别和结合。理论上每个文库在适宜条件下，都会有一定数量的特定序列与靶分子以高亲和力结合。将结合序列与大量未结合序列通过一定方法分开后，再以PCR方式扩增结合序列从而得到富集后的次级文库，经反复结合、分离和扩增步骤，最终可实现与靶分子特异性结合序列的指数级富集，富集文库再经克隆测序后可得到明确序列的适体。核苷酸文库信息量越大，越有利于筛选鉴定出未知病原体的核酸。

总之，利用先进分子诊断技术鉴定未知病原体主要涉及2个步骤即筛选和扩增。先通过筛选剔除宿主细胞的背景核酸，再通过扩增手段获得未知病原体的核酸信息，或者先利用扩增手段放大未知病原体的核苷酸信息，再采用相应的筛选方法剔除宿主细胞的背景核酸，从而获得未知病原体核酸的信息，最终就可鉴定出新发传染病的病原。

三、临床意义

当不明原因的新发传染病暴发流行时，对传染源及时发现、有效鉴别、快速诊断和提出预警，是现代传染病防治体系的必要保证，也是公共卫生应急诊断的前沿技术。研究快速诊断方法，不仅要敏感、特异，还要全面快速，为此建立各种传染病病原体的菌种库、毒种库和血清库，同时建立起相应的基因信息库，开展相关传染病的分子流行病学研究，这对诊断与鉴别新发、输入、变异以及未知病原体有着十分重要的意义。这样才能快速正确地对不明原因的新发病原体作出正确诊断，并根据变异与基因毒力进行风险评估与预警，为政府部门提供决策依据，及时采取有效的预防与控制措施。

为了应对可能出现的原因不明的新发传染病的暴发，有必要建立未知病毒、细菌等病原体的快速基因鉴定体系。首先，以已知病原体及临床样本为对象，通过对其随机扩增、产物的分子克隆、筛选、测序及生物信息学比对等，验证未知病毒快速基因鉴定体系的可行性和准确性。其次，将该体系用于临床样本的检测，评价其敏感性、特异性和可行性。第三，建立相关哨点医院，对不明原因的传染性疾病样本，尤其是人兽共患疾病的样本，进行病原体的实验室检测与确认。只有这样才能有效防控新发传染病的疫情。

（温旺荣　陈文璟）

参考文献

[1] 吕建新，樊绮诗. 临床分子生物学检验[M]. 3版. 北京：人民卫生出版社，2012.

[2] 李娟. 梅毒螺旋体PCR检测技术研究进展[J]. 中国卫生检验杂志，2010，20（7）：1834-1835.

[3] 文伟. PCR法在早期梅毒诊断中的应用[J]. 实用预防医学，2010，17（7）：1400-1401.

[4] 郭二兵，白旭华. 梅毒螺旋体诊断及疫苗研究进展[J]. 中国感染与化疗杂志，2008，8（3）：232-234.

[5] 林文生，杨文林，杨健. 梅毒的PCR诊断与梅毒螺旋体基因分型研究进展[J]. 广东医学，2010，31（19）：2597-2599.

[6] 曹东林，王前. 应急检验学[M]. 北京：人民卫生出版社，2012.

[7] 胡旃. 肺炎嗜衣原体基因组学研究进展[J]. 中国人兽共患病学报，2009，25（3）：276-279.

[8] 黎知青. 鹦鹉热嗜衣原体基因组学的研究进展[J]. 中国人兽共患病学报，2012，28（7）：

709-712.

[9] 籍会彩，温淑娟，林斌，等. 肺炎衣原体荧光PCR检测方法的建立和应用 [J]. 热带医学杂志，2008，8（8）：800-818.

[10] 何新平，刘竞芳，谭慧敏. 多重PCR检测社区获得性肺炎患者中的病原体 [J]. 中国现代医生，2009，4（47）：57-58.

[11] 刘来成，张鹏辉. 荧光定量PCR法和ELISA检测儿童呼吸道感染病原体的意义 [J]. 第三军医大学学报，2011，33（14）：1547-1549.

[12] Cab é A，Rollin B，Pierre-Francois S，et al. Reemergence of syphilis in Martinique，2001-2008 [J]. Emerg Infect Dis，2010，16（1）：106-109.

[13] Farhi D，Dupin N. Syphilis，10 years after its comeback [J]. Ann Dermatol Venered，2009，136（12）：859-860.

[14] Suntoke T R，Hardick A，Tobian A A，et al. Evaluation of multi-plex real-time PCR for detection of Haemophilus ducrey，Trepo-nema pallidum，herpes simplex virus type 1 and 2 in the diagnosis of genital ulcer disease in the Rakai District，Uganda [J]. Sex Transm Infect，2009，85（2）：97-101.

[15] M Khanna，J Fan，kpehler-Harrington，et al. The pneumoplex assays，a multiplex PCR-enzyme hybridization assay that allows simultaneous detection of five organisms，mycoplasma pneumoniae，chlamydia（chlamydophila）pneumoniae，legionella pneumophila，legionella micdadei，and bordetella pertussis，and its real-time counterpart [J]. J Clinic Microbiol，2005，43（2）：565-571.

[16] Frederick S，Nolte. Molecular diagnostics for detection of bacterial and viral pathogens in community-acquired pneumonia [J]. Clinical Infectious Diseases，2008，47：S123-126.

[17] Mustafa M I，Al-Marzooq F，How SH，et al. The use of multiplex real-time PCR improves the detection of the bacterial etiology of community acquired pneumonia [J]. Trop Biomed，2011，28（3）：531-544.

[18] Lin C，Li S，Sun H，et al. Nested PCR-linked capillary electrophoresis and single-strand conformation polymorphisms for detection of macrolide-resistant Mycoplasma pneumoniae in Beijing，China [J]. J Clin Microbiol，2010，48（12）：4567-4572.

[19] Chalker V J，Stocki T，Mentasti M，et al. Mycoplasma pneumoniae infection in primary care investigated by real-time PCR in England and Wales [J]. Eur J Clin Microbiol Infect Dis，2011，30（7）：915-921.

[20] Nassar F A，Abu-Elamreen F H，Shubair M E，et al. Detection of Chlamydia trachomatis and Mycoplasma hominis，genitalium and Ureaplasma urealyticum by polymerase chain reaction in patients with sterile pyuria [J]. Adv Med Sci，2008，53（1）：80-86.

[21] Thurman K A，Warner A K，Cowart K C，et al. Detection of Mycoplasma pneumoniae，Chlamydia pneumoniae，and Legionella spp. in clinical specimens using a single-tube multiplex real-time PCR assay [J]. Diagn Microbiol Infect Dis，2011，70（1）：1-9.

[22] Zhang L，Zong Z Y，Liu Y B，et al. PCR versus serology for diagnosing Mycoplasma pneumoniae infection：a systematic review & meta-analysis.Indian [J]. J Med Res，2011，134：270-280.

[23] Loens K，Beck T，Ursi D，et al. Development of real-time multiplex nucleic acid sequence-based amplification for detection of Mycoplasma pneumoniae，Chlamydophila pneumoniae，and Legionella spp. in respiratory specimens [J]. J Clin Microbiol，2008，46（1）：185-191.

[24] Kawaguchi S, Shigehara K, Sasagawa T, et al. Liquid-based urine cytology as a tool for detection of human papillomavirus, Mycoplasma spp., and Ureaplasma spp. in men [J] . J Clin Microbiol, 2012, 50 (2) : 401-406.

[25] Mustafa M I, Al-Marzooq F, How S H, et al. The use of multiplex real-time PCR improves the detection of the bacterial etiology of community acquired pneumonia [J] . Trop Biomed, 2011, 28 (3) : 531-544.

[26] Al-Marzooq F, Imad M A, How S H, et al. Development of multiplex real-time PCR for the rapid detection of five bacterial causes of community acquired pneumonia [J] . Trop Biomed, 2011, 28 (3) : 545-556.

[27] Kumar S, Saigal S R, Sethi G R. Rapid diagnosis of Mycoplasma pneumoniae by polymerase chain reaction in community-acquired lower respiratory tract infections [J] . Trop Doct, 2011, 41 (3) : 160-162.

[28] Paralanov V, Lu J, Duffy L B, et al. Comparative genome analysis of 19 Ureaplasma urealyticum and Ureaplasma parvum strains [J] . BMC Microbiol, 2012, 12 (1) : 88.

[29] Yi J, Yoon B H, Kim EC. Detection and biovar discrimination of Ureaplasma urealyticum by real-time PCR [J] . Mol Cell Probes, 2005, 19 (4) : 255-260.

[30] Povlsen K, Jensen J S, Lind I. Detection of Ureaplasma urealyticum by PCR and biovar determination by liquid hybridization [J] . J Clin Microbiol, 1998, 36 (11) : 3211-3216.

[31] Richards A L. Worldwide detection and identification of new and old rickettsiae and rickettsial diseases [J] . FEMS Immunol Med Microbiol, 2012, 64 (1) : 107-110.

[32] Fournier P E, Raoult D. Suicide PCR on skin biopsy specimens for diagnosis of rickettsioses [J] . J Clin Microbiol, 2004, 42 (8) : 3428-3434.

[33] Renvoisé A, Rolain J M, Socolovschi C, et al. Widespread use of real-time PCR for rickettsial diagnosis [J] . FEMS Immunol Med Microbiol, 2012, 64 (1) : 126-129.

[34] Giulieri S, Jaton K, Cometta A, et al. Development of a duplex real-time PCR for the detection of Rickettsia spp. and typhus group rickettsia in clinical samples [J] . FEMS Immunol Med Microbiol, 2012, 64 (1) : 92-97.

[35] Fournier P E, Zhu Y, Yu X, et al. Proposal to create subspecies of Rickettsia sibirica and an emended description of Rickettsiasibirica [J] . Ann N Y Acad Sci, 2006, 1078: 597-606.

[36] Zhu Y, Fournier P E, Eremeeva M, et al. Proposal to create subspecies of Rickettsia conorⅡ based on multi-locus sequence typing and an emended description of Rickettsia conorⅡ [J] . BMC Microbiol, 2005, 14 (5) : 11.

[37] Leclerque A, Kleespies R G. A Rickettsiella bacterium from the hard tick, Ixodes woodi: molecular taxonomy combining multilocus sequence typing (MLST) with significance testing [J] . PLoS One, 2012, 7 (5) : e38062.

[38] Mitreva M. The canine hookworm genome: analysis and classification of Ancylostoma caninum survey sequences [J] . Mol Biochem Parasitol, 2008, 157 (2) : 187-192.

[39] Verweij J J, Brienen E A, Ziem J, et al . Simultaneous detection and quantification of Ancylostoma duodenale, Necator americanus, and Oesophagostomum bifurcum in fecal samples using multiplex real-time PCR [J] . Am J Trop Med Hyg, 2007, 77 (4) : 685-690.

[40] Gasser RB, Cantacessi C, Loukas A. DNA technological progress toward advanced diagnostic tools to support human hookworm control [J]. Biotechnol Adv, 2008, 26 (1): 35-45.

[41] Schwenkenbecher J M, Kaplan R M. Real-time PCR assays for monitoring benzimidazole resistance-associated mutations in Ancylostoma caninum [J]. Exp Parasitol, 2009, 122 (1): 6-10.

[42] Tang A, Korn K, Wildner O, et al. Characterization of virus isolates byparticle-associated nucleic acid PCR [J]. Clin Microbiol, 2005, 43: 716-720.

[43] Emanueisson O, Brunak S, Heijne G, et al. Locating proteins in the cell using Target P, Signal P and related tools [J]. Nature Protocols, 2007, 2: 953-971.

[44] Jones K E, Patel N G, Levy M A, et al. Global trends in emerging infectious diseases [J]. Nature, 2008, 451 (7181): 990-993.

第十章

肿瘤分子标志物

我们已经进入肿瘤个体化诊治时代，通过开展分子医学多学科综合技术手段，同时、快速、灵敏、特异性检测肿瘤标志物、肿瘤新型分子靶向标志、肿瘤化疗药物敏感性和肿瘤干细胞分子标志，可为优化临床诊治策略和实践提供指导。

第一节　肿瘤标志物基础与临床实践

肿瘤标志物（tumor marker）是指特征性存在于恶性肿瘤细胞，由恶性肿瘤细胞异常产生的物质，以及宿主对肿瘤刺激反应而产生的物质，反映肿瘤发生、发展，监测肿瘤对治疗反应的一类物质。肿瘤标志物存在于肿瘤患者的组织、体液和排泄物中，能够用免疫学、生物学及化学的方法检测，主要用于肿瘤筛查、早期诊断、鉴别诊断、疗效评估、复发监测和预后判断。肿瘤标志物来源包括肿瘤细胞代谢产物，如：糖酵解产物、组织多肽抗原、核酸分解产物；分化紊乱的细胞基因产物，如：异位ACTH片段、甲胎蛋白、癌胚抗原、胎儿同工酶；肿瘤细胞坏死崩解释放物质进入血液循环，如角蛋白成分Cyfra21-1、多胺类物质；肿瘤宿主细胞反应性产物，如VCA-IgA、EA-IgA。

肿瘤标记物的研究发展经历4个阶段：第1阶段发现本周蛋白；第2阶段发现一些激素、酶、同工酶和蛋白在肿瘤发生时出现异常，如：异位激素、促性腺激素、碱性磷酸酶、乳酸脱氢酶；第3阶段发现胚胎蛋白性标记物，如AFP、CEA；第4阶段单克隆抗体技术的建立，大量的肿瘤标志物涌现出来，如CA153、CA125 、CA199等。由于肿瘤标志物的来源和性质复杂，按肿瘤标志物的化学性质和免疫学特性，包括胚胎抗原、蛋白类、糖类、酶类、激素类、基因类标记物。

一、胚胎抗原

甲胎蛋白（alpha-fetoprotein，AFP）：胎儿发育到6周开始出现，出生1周后消失。成人血清中含量甚微。生理条件下，AFP在卵黄囊的内胚层细胞、胚肝和新生儿肝细胞中高度表达，在胃肠道黏膜上皮细胞中也有表达。病理状况下，AFP升高见于正常成年个体肝细胞破坏后再生如急性肝炎、慢性肝炎、重症肝炎恢复期、肝硬化、先天性胆管闭塞和原发性肝细胞肝癌。正常人血清AFP值为10～30μg/L，在我国60%～70%的肝癌患者AFP高于正常值。凡持续1个月AFP＞500μg/L或持续2个月AFP＞200μg/L，应高度怀疑肝癌，同时应有医学影像学的证据；低浓度（50～200μg/L）持续时间超过2个月的患者，应视为肝癌的高危人群。当谷丙转氨酶（ALT）正常，用AFP来诊断肝癌，可取性较高。通常由非原发性肝癌引起的AFP升高，一般都不会高于400μg/L。5.2%的胆管上皮癌、84%以上的肝母细胞癌和70%左右的生殖性畸胎瘤及少数胰腺癌、肺癌、肾癌患者也可出现AFP低浓度的异常升高。因此诊断肝癌时，应排除由妊娠、活动性肝炎、生殖腺胚胎癌、继发性肝癌和少数消化道肿瘤等引起的AFP升高。

癌胚抗原（carcinoembryonic antigen，CEA）：从妊娠期2个月起存在于胎儿消化系统中，如肠道、胰腺和肝脏中，胎儿出生后其浓度明显下降。在部分成人肿瘤组织，包括胚胎性肿瘤、结肠、胃、肺、乳腺等癌组织中可出现表达并分泌于体液中。CEA在中晚期肿瘤中的阳性率：胰腺癌88%～91%，肺癌76%，结肠癌73%，乳腺癌和卵巢癌73%，膀胱癌、宫颈癌和子宫内膜癌中也有升高。目前CEA与CA242联合应用被认为是诊断结肠癌的标记物搭配。在直肠癌治疗期间，CEA是一个监视复发的理想指标，其敏感性高于X线和直肠镜。术前CEA水平正常的患者手术治愈率高，术后不易复发。若术前CEA已升高者，则大多数已有血管壁、淋巴系统和周围神经的侵犯和转移，预后较差。术后若癌症有转移或复发者，在临床症状出现前10周至13个月，CEA浓度变化随病情进展而升高。

二、蛋白类标志物

正常细胞在恶变过程中将伴随细胞表型和基因型改变，导致某些与肿瘤相关的基因出现异常高表达，有些表达的蛋白分泌进入宿主体液。当肿瘤快速分化、增殖时，一些在正常组织中不表达的蛋白类型或组分可大量出现，如作为细胞支架的角蛋白，可作为肿瘤标志物。

组织多肽抗原（tissue polypeptide antigen，TPA）：分子结构和细胞骨架蛋白相类似，包括正常细胞和癌细胞，均能分泌这种蛋白，因此TPA不仅可作为一种细胞增殖的指标，也可视为一种肿瘤标记物。TPA是鳞状上皮细胞的标志物，可反映肿瘤患者体内肿瘤细胞的增殖及凋亡状况，在消化道肿瘤、乳腺癌、肺癌、宫颈癌、前列腺癌、胃癌、卵巢癌及膀胱癌中均可出现异常升高，其中肺癌的阳性率可达60%，胃肠道肿瘤的阳性率为54%。鉴别诊断胆管癌（TPA升高）和肝细胞癌（TPA不升高），与CEA以及糖蛋白类抗原结合判断膀胱癌、乳腺癌、直肠癌、肺癌、卵巢癌有无转移。

细胞角蛋白（cytokeratin，CK）：细胞角蛋白是细胞体间的中间丝，存在于所有的正常上皮细胞及上皮性癌细胞中，在细胞中起支架作用，支撑细胞及细胞核，根据其生化特性，可分为20多种不同的类型。作为标记物的细胞角蛋白主要是CK19，CK19主要存在于单层上皮中，如肠上皮、胰管、胆囊、子宫内膜和肺泡上皮，这些细胞癌变时，CK19含量可增加。肺鳞癌的敏感性最高达76.5%，腺癌为47.8%，小细胞肺癌为42.1%。血清中Cyfra21-1的含量与肺鳞癌患者的病程呈正相关，根据肺癌的TNM分期，Ⅰ～Ⅳ期患者的敏感性分别为60.0%、88.8%、80%和100%。CK19与CA19-9联合对肺癌诊断的敏感性为76%，特异性为96%。

鳞癌相关抗原（squamous cell carcinoma associated antigen，SCCAg）：在子宫颈癌、非小细胞肺癌、皮肤癌、头颈部癌、消化道癌、卵巢癌和泌尿道肿瘤中都可见SCCAg 升高。银屑病、肾功能不全或肺、肝、乳腺的良性疾病患者，其血清SCCAg也可出现非特异性升高，SCCAg在小细胞肺癌中并不升高，而在肺鳞癌中常出现异常升高。SCCAg在血液中的半衰期仅为数十分钟，根治性肿瘤切除后，术前SCCAg异常升高可在术后72h内迅速降至正常水平。姑息性切除术后，SCCAg水平可暂时性下降，连续动态检测SCCAg水平可以作为一项监测肺及食管鳞癌疗效，尤其是检测手术疗效的敏感指标。

β_2微球蛋白（β_2-microglobulin，β_2M）：β_2M是人体有核细胞（主要是浆细胞）产生的一种由100个氨基酸组成的单链多肽低分子蛋白。体内来源于人体间质上皮和造血系统的正常细胞及恶性细胞均能合成β_2M。β_2M在淋巴系统肿瘤如慢性淋巴细胞白血病、淋巴细胞肉瘤、霍奇金病、非霍奇金淋巴瘤、多发性骨髓瘤等中升高尤为明显，检测脑脊液中β_2M的水平有助于对脑膜白血病的诊断。在78%的胆管癌、53%的原发性肝癌、48%的胃癌、45%的大肠癌、35%的肺癌、33%的食管癌和33%的膀胱癌中也可见有β_2M的水平升高。在部分非肿瘤性疾患如肾脏疾病、肝炎、肝硬化、风湿性关节炎以及传染病中也可见β_2M的升高。

三、糖类标志物

肿瘤细胞内糖基化过程发生变异，从而导致细胞分泌或细胞膜上的糖蛋白或糖脂中的糖基序列发生改变，形成了一种和正常糖蛋白不同的特殊抗原，可利用单克隆抗体技术检测糖蛋白类抗原。由哺乳动物上皮细胞分泌的大分子量黏蛋白，如：CA125、CA15-3、CA549、CA27-29。其中CA15-3、CA549、CA27-29是异构体，都是乳腺癌的肿瘤标记物。唾液酸岩藻糖的衍生物如：CA19-9、CA19-5、CA50、CA72-4、CA242，可作为消化道肿瘤、胰腺癌的标记物。

CA125：CA125是由鼠抗人乳头状囊性卵巢上皮细胞系OC125制备而成，80%～90%的卵巢上皮癌中

CA125可明显升高，子宫内膜癌、透明细胞癌、输卵管癌及未分化卵巢癌患者中CA125含量也可明显升高，黏液性卵巢癌患者的阳性率则较低。CA125在卵巢包块良、恶性的鉴别上特别有价值，敏感度78%、特异性95%、阳性预测价值82%、阴性预测价值91%。CA125和CEA联合测定，计算两者比值，可提高卵巢癌检出的敏感性和特异性。非卵巢癌类的恶性肿瘤，如胰腺癌、肝癌、胃癌、肠癌、子宫癌和乳腺癌患者中CA125的阳性率可分别高达73%、70%、53%、27%、22%和20%。然而CA125血清浓度轻微上升还可见于1%健康妇女，3%～6%的良性卵巢疾患和非肿瘤患者，包括孕期起始3个月、行经期、子宫内膜异位、子宫纤维变性、子宫肌瘤、良性卵巢瘤、急性输卵管炎、急性胰腺炎、肝病、胸腹膜和心包感染等。

CA19-9：为唾液酸化的Ⅰ型乳糖系岩藻五糖，正常在胰腺导管、胆道、胃、肠、子宫内膜和涎腺上皮细胞中均有表达。在各种腺癌特别是消化系统的恶性肿瘤，如：71%～93%胰腺癌、67%肝胆管癌、40%～50%胃癌、30%～50%肝癌、30%直肠癌和15%乳腺癌中都有CA19-9升高。在急性胰腺炎、胆汁淤积性胆管炎、胆道结石和肝脏疾患中CA19-9也有可能升高，但很少超过120kU/L，往往是呈"一过性"升高。CA19-9在胰腺癌中的阳性率最高，常被认为是胰腺癌特异性的肿瘤标记物。

CA15-3：在乳腺癌等多种肿瘤中，表达增高，且表达水平与肿瘤的恶性程度呈正相关。CA15-3可作为乳腺癌的主要标记物，23%原发性乳腺癌和69%转移性乳腺癌可有 CA15-3的升高。Ⅰ期和Ⅱ期的乳腺癌，仅有10%～20%的患者有升高，所以CA15-3不能用于乳腺癌的早期诊断。对晚期患者，当CA15-3>100 kU/L 时，肯定有转移，敏感性高于CEA、TPA。80%的胰腺癌、71%的肺癌、68%的乳腺癌、64%的卵巢癌、63%的直肠癌、28%的肝癌中也可见到CA15-3的升高。5.5%的正常人、一些良性肝病和良性乳腺病（16%）也可见有 CA15-3的升高。

四、酶类标志物

前列腺特异性抗原（prostate special antigen，PSA）：血清中总PSA（t-PSA）包括2种：较少的是游离型PSA（f-PSA），半衰期0.75～1.2h；大量存在的是复合型PSA（c-PSA），半衰期2～3天。前列腺癌治疗有效，异常升高的PSA降到正常值需2～3周。前列腺增生PSA浓度约为（10.02 ± 8.97）μg/L。在前列腺癌各期PSA的浓度约为：A期（9.39 ± 8.09）μg/L 、B期（17.45 ± 8.83）μg/L 、C期（55.14 ± 51.65）μg/L、D期（118.92 ± 50）μg/L。PSA对前列腺癌具有高度的特异性，总的阳性率可达82%～97%。PSA测定对包膜内癌的敏感性为70%、转移癌的敏感性为100%。f-PSA和t-PSA的比例具有重要的诊断价值：特别是当t-PSA在4.0～10.0μg/L时，血清中f-PSA/t-PSA比值为0.15可作为前列腺增生和前列腺癌的鉴别临界点，比值<0.15时前列腺癌的可能性较大。PSA浓度越高，f-PSA/t-PSA比值越小，前列腺癌的可能性就越大。临床上常用血清中f-PSA/t-PSA的比值来鉴别良、恶性前列腺肿瘤。

碱性磷酸酶（alkaline phosphatase，ALP）：精原细胞瘤、卵巢癌、胃癌、乳腺癌、霍奇金病及肝癌中可观察到不同程度的异常升高。精原细胞瘤患者中，80%以上可见胎盘型ALP的升高，仅有20%存在HCG的升高。骨型ALP（BALP）大多出现在有骨转移的肿瘤患者中，尤其是见于某些高钙型的肿瘤患者。单独测定骨型ALP无法区分正常人、前列腺增生和前列腺癌。单独测定ALP在肿瘤早期诊断价值有限，对晚期骨转移的前列腺癌具有重要的诊断价值。ALP急剧升高意味着成骨细胞的破坏；缓慢升高意味着溶骨性损伤，常见于乳腺癌的骨转移。

神经元特异性烯醇化酶（neuron specific enolase，NSE）：烯醇化酶是催化糖酵解途径中甘油分解的酶，其中含γ亚基的同工酶主要存在于神经元和神经内分泌组织，称为神经元特异性烯醇化酶（NSE）。NSE在淋巴细胞、平滑肌细胞、肌上皮细胞、肾上皮细胞以及Ⅱ型肺上皮细胞中也有表达，在小细胞肺癌和神经母细胞瘤中常可见有过量表达，在Whims瘤、乳腺癌、胃癌和淋巴瘤中也可有表达。NSE用于小细胞肺癌患者的疗效观察、预测复发和评估预后，其敏感度为80%，特异性为80%～90%。NSE用于神经母细胞瘤的诊断、鉴别诊断、疗效观察、复发预测和预后评估，对儿童型神经母细胞瘤阳性率为90%。NSE作为精原细胞瘤的肿瘤标志物，68.7%的转移性精原细胞瘤患者在睾丸切除术前血清NSE水平可见升高。

五、激素类标志物

人绒毛膜促性腺激素（human chorionic gonadotrophin，HCG）：由妊娠期胎盘滋养细胞分泌的糖蛋白，用于早孕诊断，可以作为睾丸肿瘤和胎盘肿瘤即绒毛膜上皮癌或葡萄胎的标志物，100%滋养体瘤和绒毛膜上皮细胞癌β-HCG异常升高，可达100万U/L，70%的非精原细胞性睾丸癌β-HCG低度升高（常和AFP同时升高），10%的精原细胞瘤β-HCG也有升高。乳腺癌、卵巢癌、宫颈癌、子宫内膜癌、肝癌、肺癌、白血病和淋巴瘤患者中也可见有HCG轻度升高。肝硬化、十二指肠溃疡和一些炎症中也可见有HCG升高。此外，由于β-HCG无法穿过血脑屏障，所以一旦脑脊液中出现β-HCG，并且和血清中β-HCG的比例超过1∶60，常预示着出现恶性肿瘤脑转移。

儿茶酚胺类物质（catecholamines，CA）：儿茶酚胺类物质是一类结构中都含有儿茶酚的物质的总称，包括肾上腺素、去甲肾上腺素和香草扁豆酸（vanillyl mandelic acid，VMA）等。检测尿中肾上腺素浓度可间接地了解体内儿茶酚胺的分泌。香草扁豆酸升高主要见于嗜铬细胞瘤、交感神经节细胞瘤和神经母细胞瘤。大约70%肺癌患者伴有促肾上腺皮质激素（ACTH）升高，由于升高的ACTH大多无生物活性，但可生成黑色素细胞刺激素，故肺癌患者很少合并库欣综合征，但常伴有皮肤色素沉着。

六、抗EB病毒相关抗原的抗体

EB病毒与伯基特淋巴瘤、霍奇金病和鼻咽癌的关系十分密切。伯基特淋巴瘤和鼻咽癌患者外周血中都含有高滴度的抗EB病毒相关抗原的抗体，如抗壳抗原（VCA）和早期抗原（EA）的抗体，为EB病毒感染后机体免疫系统的反应性产物。临床上通常将二者联合应用，定期检查中抗体的水平持续上升者列入鼻咽癌的高危人群。

肿瘤临床诊断常采用多标记组合，例如肝癌首选AFP、CEA和CA19-9。AFP是原发性肝癌诊断、鉴别诊断、疗效及预后评估的必测指标，CEA对于继发性肝癌具有良好的诊断率。小细胞肺癌一般首选CEA、NSE和SccAg，非小细胞肺癌首选SccAg和CEA，乳腺癌首选CA15-3和CEA，前列腺癌首选PAP、PSA和f-PSA。PSA密度、 PSA升高的速率、以年龄调整参考值范围的上限和f-PSA与t-PSA的比例等指标可提高前列腺癌诊断的阳性率。胰腺癌首选CA19-9和CEA等，胃癌首选CEA、CA72-4和CA19-9，卵巢癌首选CA125、CEA和CA72-4，子宫颈癌首选SCC、CEA和HCG，睾丸癌首选HCG、CEA和AFP等，膀胱癌首选TPA和CEA等。

肿瘤标志物的分析要紧密结合临床实际，联合多个标记物检测，才能得出客观、正确的诊断，肿瘤标记物为肿瘤分子诊断和随诊提供重要参考依据。

第二节　肿瘤新型分子靶向标志——从临床前到临床研究

分子生物学发展与肿瘤诊治相关靶标基因的发现，各种敏感的分子标志，具有广泛的临床应用前景。药理遗传学（pharmacogenetics）和药理基因组学（pharmacogenomics）的研究表明，根据肿瘤患者药理遗传学和基因组学特点，采用特异和最佳的化疗药物方案，提高化疗疗效，尽量降低化疗副反应，延长患者生存期。因此，深入地开展肿瘤靶向诊治分子标志研究具有重要临床意义。

一、DNA损伤修复基因

（一）错配切除修复酶（ERCC1）

*ERCC1*是核酸外切修复家族中重要成员，编码297 个氨基酸，定位于染色体19q13.2。*ERCC1*是核苷酸切除修复（NER）途径的关键基因，参与DNA链的切割和损伤识别，缺失有功能*ERCC1*的肿瘤细胞不能修复顺铂导致的DNA损伤，*ERCC1* mRNA高表达和*ERCC1*的上调导致铂类药物的耐药。*ERCC1*共有4种分子量的mRNA，但只有111 kb的mRNA表达分子量为33 000～36 000的蛋白时，才表现其功能。研究表明，手术切除的中晚期非小细胞肺癌中*ERCC1*低表达，接受吉西他滨和顺铂联合化疗后生存期明显延长，同时*ERCC1*表达阴性的肿瘤患者接受辅助性化疗显著受益。另外，进展期非小细胞肺癌中ERCC1 mRNA低表达的患者中位生存期明显高于高表达者。*ERCC1*基因多态性与铂类高效有关，纯合子基因型对铂类的客观反应率明显好于杂合子基因。研究已证实*ERCC1*参与肿瘤铂类化疗耐药发生，与肿瘤疗效和生存期呈负相关，*ERCC1*阴性者对含铂类化疗药的辅助化疗显示良好的获益率，*ERCC1*水平可作为铂类药物耐药的关键基因和接受含铂方案治疗患者的独立预后因子。研究发现*ERCC1*存在2种基因多态性（SNP）：T19007C（rs11615）和C8092A（rs3212986）。C8092A有2种多态亚型 CC（70%）和CA（30%），T19007C有3种多态亚型，CC（45%）、CT（48%）和TT（7%）。研究中分别探讨了2种基因类型的功能，C8092ACA型的无病生存期（DFS）和总生存期（OS）明显低于C8092A CC型，T19007C与DFC和OS无关联性。*ERCC1* C8092A的基因多态性是影响NSCLC患者的预后因素，而与铂类敏感性无关联性。本研究结果有待大规模临床试验的进一步证实。

（二）核糖核苷还原酶M1（RRM1）

DNA修复基因的表达状况可作为肿瘤化疗的疗效预测因子。RRM1使核苷酸二磷酸盐转变为脱氧核苷酸二磷酸盐，是DNA合成途径中的限速酶，在DNA合成和修复中发挥重要作用，并参与吉西他滨的代谢途径，通过微阵列分析发现吉西他滨耐药患者中*RRM1*高表达，*RRM1*的关键靶点同时对铂类药物治疗亦有影响。*RRM1* mRNA表达是预测吉西他滨/顺铂治疗后生存期的关键指标，低*RRM1* mRNA水平的肿瘤患者对吉西他滨和顺铂敏感性相对较高，中位生存期延长，而高*RRM1*表达患者吉西他滨和顺铂疗效及中位生存期明显下降，因而*RRM1* mRNA表达水平可以用于个体化化疗的选择。由于*RRM1*和*ERCC*是靶向化疗的敏感性分子指标，可根据基因表达高低选择个体化疗方案，*RRM1*高表达者建议避免使用吉西他滨，*ERCC1*阴性者可考虑使用铂类药物治疗，可根据下列4种表达情况指导临床化疗：①*ERCC1*（++）/*RRM1*（±）多选择紫杉醇/吉西他滨化疗方案；②*ERCC1*（+）/*RRM1*（+）可选择长春瑞滨/紫杉醇方案；③*ERCC1*（-）/*RRM1*（±）可选择铂类/吉西他滨方案；④*ERCC1*（-）/*RRM1*（++）可选择铂类/紫杉醇方案，为制定肿瘤个体化疗方案提供重要指导。

二、肿瘤耐药相关基因

（一）MDR基因

国内外研究表明，肿瘤化疗耐药的主要机制包括：①药理耐药（pharmacological resistance）：由机体对药物的影响所导致的耐药，如药物进入机体代谢增强或活化障碍、肿瘤血供不足或药物组织穿透力差，导致细胞有效浓度降低；②生化耐药（biochemical resistance）：肿瘤细胞的遗传性及生化特性发生复杂的变化，致使细胞通过不同途径对药物产生耐药性；③凋亡耐药（apoptosis resistance）：大部分抗肿瘤药物通过凋亡引起细胞死亡，而促凋亡基因的缺失或抗凋亡基因的过度表达都将导致肿瘤细胞对化疗药物产生耐药性；④微环境耐药（microenvironment resistance）：肿瘤细胞的存活和生长有赖于器官微环境，器官微环境可以通过调节不同耐药基因表达来影响肿瘤细胞对化疗药物的敏感性。主要分子标志包括：①细胞质耐药因子*ERCC1*、*β-tubulin* Ⅲ和*RRM1*表达改变；②多药耐药基因（*MDR*）及其膜蛋白表达增加；③谷胱甘肽解毒酶系统活性增强；④线粒体凋亡途径异常等。

肿瘤对化疗的反应因组织类型而异，*MDR1*与肿瘤愈后不佳有关，*MDR1*因素造成的耐药细胞系在化疗期间扩增而敏感细胞减少，大多数转移的非小细胞肿瘤对顺铂、卡铂、VP-16的化疗方案反应率低。研究表明*MDR1*基因的表达与肿瘤的获得性多药耐药和预后不良反应相关，在未治疗的非小细胞肿瘤*MDR1*呈低表达，多程化疗的*MDR1*基因表达升高，复发者呈高表达。在肿瘤尽管耐药发生率很高，P-糖蛋白表达却较低，提示有其他的耐药机制参与，*MRP*分子在非小细胞肿瘤的*MDR*中扮演重要角色。检测发现在术前未接受化疗的肿瘤中，*MRP*基因表达阳性率71.9%，初治肿瘤有*MRP*基因高表达，提示大部分肿瘤中存在原发性耐药，*MRP*分子在肿瘤的MDR中扮演重要角色。*MRP*与肿瘤先天性多药耐药相关，主要介导肿瘤细胞对长春花碱类、足叶乙甙和抗生素类化疗药耐药，若*MRP*基因表达阳性，应尽量避免应用该类药物。

*MRP*基因作为肺癌早期发生耐药的标志，寻找特异性以*MRP*基因为靶标的耐药逆转剂非常重要。*MRP* siRNA定向到肺癌特定治疗靶点，抑制*MRP*基因的表达。以*MRP*为靶标设计siRNA，筛选出可将靶序列靶基因mRNA及蛋白表达抑制 75%以上的有效序列，明显提高化疗药物阿霉素对瘤细胞的杀伤，提高siRNA的静寂效应而进一步诱导瘤细胞凋亡。研究发现SW1573/2R120细胞转染*MRP* siRNA后*MRP* mRNA表达明显降低，MRP蛋白表达阳性率较对照组明显减低，*MRP* siRNA未见明显影响细胞增殖，*MRP* siRNA明显增加10μmol/L 阿霉素对SW1573/2R120细胞生长的抑制，并随作用时间的延长而增强，*MRP* siRNA协同阿霉素增强对化疗耐药肺癌细胞的凋亡作用。尽管*MRP* siRNA已使用剂量反应最佳浓度100nmol/L，但MRP蛋白的最大抑制率仅为75%，无法达到彻底，其原因与MRP蛋白高表达、半衰期较长（约20h）和siRNA转染有效率相关，下一步将采用DNA载体表达系统体内合成*MRP* siRNA，能更好提高对*MRP*的抑制效率，同时开展*MRP* siRNA体内逆转耐药研究，提供更可靠和全面的实验依据。

（二）谷胱甘肽GST酶系统

临床实验显示GST阳性表达和顺铂、阿霉素耐药相关，但与丝裂霉素和长春新碱耐药的关系不明显。GST的过表达通常与MDR1表达增加相关，GST可协助其底物通过药物排流泵。对顺铂耐药肿瘤细胞的研究中发现，细胞质内的谷胱甘肽和过氧化氢酶含量增高，但抑制过氧化氢酶后药物敏感性无明显提高，而抑制谷胱甘肽后药物敏感性明显提高。在研究化疗前后肿瘤细胞耐药情况时发现，化疗后细胞株与化疗前细胞株相比，对阿霉素的耐药性增加3倍，对顺铂的耐药性增加2.7倍，但未见*MDR1*基因表达，而GST水平明显升高，说明其化疗耐药性与GST活性有关。在耐药中可能的机制为：①非特异性结合活性物质，改变物质的转运；②自发的或酶催化的GSH-活性物质共轭结合；③保护DNA，避免形成有细胞毒性的偶联；④参与DNA修复；⑤通过调节ATP和MRP结合的过渡状态调节药物的转运。

化疗药物能与谷胱甘肽结合而被解毒，在GST催化下发生的反应，GST不仅可催化亲电物质与GSH结合，而且 GST自身也可与亲脂性药物结合增加其水溶性，促进外排而降低抗肿瘤药物的细胞毒作用。Komiya等对耐顺铂的骨肉瘤细胞的研究中发现，细胞质内的谷胱甘肽和过氧化氢酶含量增高，但抑制过氧化氢酶后药物敏感性无明显提高，而抑制谷胱甘肽后药物敏感性提高70%。在研究同一肿瘤化疗前后肿瘤细胞耐药情况时发现，化疗后细胞株与化疗前细胞株相比，对阿霉素的耐药性增加3倍，对顺铂的耐药性增加2.7倍，但未见*MDR1*基因表达，而GST水平明显升高，说明其化疗耐药性与GST活性有关，而与*MDR1*基因无关。在耐苯丙酸氮芥的人黑色素瘤细胞中，GST水平升高，用GST抑制剂——依他尼酸，证明可以逆转对苯丙酸氮芥的耐药，发现依他尼酸可显著增加许多MDR细胞对烷化剂的敏感性。

（三）TOPO Ⅱ酶

以TOPO Ⅱ为靶点的抗肿瘤药物的作用是通过形成稳定的可切割复合物抑制 DNA的复制与转录，通过对这类药物呈现耐药性细胞的研究发现，TOPOⅡ的含量与活性有所改变，如对丝裂霉素（抗TOPOⅡ）的耐药株和敏感株细胞的研究中发现，耐药株的TOPOⅡ活性下降。在研究潘生丁增强阿霉素、米托蒽醌和鬼臼乙叉甙在耐药细胞中的作用机制时，认为潘生丁可与TOPOⅡ相互作用，妨碍TOPOⅡ抑制剂引起的DNA破坏的修复，增强了药物的细胞毒性。在研究结肠癌对米托蒽醌的耐药细胞株时，用共聚焦显微镜观察发现与米托蒽醌相关的荧光在非耐药细胞中强于耐药细胞，且主要分布在细胞质和细胞核周围，认为米托蒽醌很可能通过长期俘获TOPOⅡ至DNA损伤不能修复，导致临床上非典型的MDR。TOPOⅡ异常所致的 MDR有以下特点：①对多种天然药物呈现抗药性，但对长春碱类则没有；②膜活性药物不能提高抗肿瘤药物的细胞毒作用；③药物在细胞内聚积没有变化；④*MDR1*与*p170*表达未见增加；⑤TOPOⅡ含量及活性均有所下降。

（四）线粒体凋亡途径异常

半胱氨酸酶Caspase家族是直接导致细胞解体的蛋白酶系统，在线粒体凋亡调控机制中处于核心地位，MDR1编码的P-糖蛋白除经典的化疗药物排除泵功能外，尚具有对Caspase依赖的凋亡途径保护的作用，其抗凋亡的机制可能是P-糖蛋白使细胞内碱化，诱导一种新的Na^+和Cl^-依赖跨膜H^+转运，导致细胞内pH值增加，使Caspase处于失活状态，从而对Caspase依赖的细胞凋亡具有保护作用。研究发现化疗药阿霉素诱导肿瘤敏感细胞株Caspase活性显著升高，且Caspase-8活性增高早于Caspase-3，与凋亡级联反应的次序有关，而耐药株细胞Caspase活性增高低于敏感细胞，考虑Caspase-3和Caspase-8在参与肿瘤耐药过程发生，MRP蛋白表达不仅导致细胞多药耐药的产生而且与凋亡抗性形成有关，造成Caspase结构缺陷或激活阻断因素可以导致对化疗药物的抵抗和耐受。通过线粒体凋亡途径异常环节干预肿瘤多药耐药是探索逆转耐药的新思路，对于进一步提高肿瘤化疗敏感性具有重要意义。

（五）微管蛋白（β-tubulin）

紫杉类和长春碱类化疗药物通过微管蛋白的异二聚体形成微管相互作用而发挥抗肿瘤有丝分裂的作用。β-butulin的耐药机制与β-tubulinⅢ表达增加，微管的动态不稳定性增加，对紫杉醇不敏感有关。β-tubulinⅢ的表达程度影响肿瘤对紫杉醇和长春瑞滨的敏感性，其过表达对紫杉醇和长春瑞滨反应率低或者是生存期更短，而在卡铂/长春瑞滨的方案中可以得到更大的受益。研究发现紫杉醇耐药的肿瘤患者中β-tubulin基因改变中位生存期较无基因突变显著降低，因此可将β-tubulin基因突变作为紫杉醇类药物耐药的重要分子指标。非小细胞肺癌中β-tubulin Ⅲ 低表达者对紫杉醇敏感性较好，联合化疗反应率、肿瘤无进展时间和总生存时间均与β-tubulin Ⅲ表达有关。大规模的随机临床试验已证实β-tubulin Ⅲ不仅是紫杉醇的疗效预测指标，而且是总生存期和无进展生存期的一个独立预后因子。另外，β-tubulin Ⅲ和ERCC1的表达在患者预后方面存在相关性，两者的阴性表达患者比两者阳性表达或其中一者的阳性表达患者的无进展生存期和总生存期明显延长。β-tubulin Ⅲ在预测无进展生存期有重要价值，而ERCC1在总生存期方面有更大的预测价值。

三、肿瘤新型分子靶点

（一）*EGFR*突变

表皮生长因子受体（epidermal growth factor recetptor，EGFR）主要位于细胞膜上，属受体酪氨酸激酶家族。EGFR被配体激活后启动细胞内信号通路传导，经过细胞质中衔接蛋白、酶的级联反应、调节转录因子激活基因的转录，调节细胞迁移、黏附、增殖、分化和凋亡。*EGFR*下游的信号传导通路主要有2条：Ras/Rsf/MEK/ERK-MAPK通路和P13K/Akt/met通路。针对*EGFR*开发的分子靶向药物主要分2类：①小分子酪氨酸激酶抑制剂（TKI），如吉非替尼（gefitinib）和厄罗替尼（eroltinib）抑制EGFR胞内区酪氨酸激酶活性；②单克隆抗体（mAb），如西妥昔单抗（cetuximab）和帕尼单抗（panitumumab），与EGFR胞外区结合，阻断依赖于配体的EGFR活化。上述药物通过不同途径阻断EGFR介导的细胞内信号通路，从而抑制肿瘤生长、转移和血管生成，并促进肿瘤细胞凋亡，提高放化疗敏感性。EGFR酪氨酸激酶抑制剂（EGFR-TKI）吉非替尼和厄罗替尼被FDA批准用于治疗晚期非小细胞肺癌。进一步的研究发现EGFR基因外显子19和21的突变是患者对此类靶向药物有效的必要前提。肺癌细胞中有*EGFR*酪氨酸激酶基因编码外显子19缺失或21突变的患者，靶向药物易瑞沙的有效率明显增高。临床研究表明，*EGFR*突变分布与临床上EGFR-TKI治疗的优势人群相一致，主要见于女性、腺癌、亚裔非吸烟患者。针对*EGFR*分子靶向治疗是*EGFR*突变患者的最好的治疗方法。

（二）*KRAS*基因突变

*KRAS*基因是人体肿瘤中常见的致癌基因，该基因的休细胞突变常见于多种恶性肿瘤，在肺癌患者中的突变率为15%～30%，在结肠癌患者中为20%～50%。KRAS蛋白是EGFR信号传导通路中的一个关键的下游调节因子。研究表明，*KRAS*基因突变与NSCLC对吉非替尼、厄洛替尼等靶向治疗药物的原发耐药有关，*KRAS*基因的突变使结肠癌患者对西妥昔单抗的治疗产生耐药性，因此检测*KRAS*基因的突变可作为*EGFR*靶向治疗抗药性产生的重要预测指标。*KRAS*处于激活状态的突变部位主要是位于2号外显子的密码子12和13。*KRAS*基因突变会使肺癌患者对EGFR酪氨酸激酶抑制剂产生耐药；使结肠癌患者对抗EGFR抗体类药物产生耐药。所以NCCN提出肿瘤患者接受*EGFR*靶向治疗之前，必须进行*KRAS*基因突变检测，根据检测结果决定是否使用*EGFR*靶向药物治疗。

（三）*KIT* mRNA表达

c-*KIT*原癌基因编码的KIT蛋白是一种跨膜糖蛋白，属于受体酪氨酸激酶家族。研究表明，*KIT*基因表达产物及其配体是人类多种组织细胞生长发育的重要调控因素，与肿瘤的发生密切相关。大多数肿瘤细胞中都有KIT蛋白表达，而且表达水平差异很大。甲磺酸伊马替尼（imatinib mesylate）是一种小分子口服酪氨酸激酶受体抑制剂，已成功应用于胃肠道间质瘤（GIST）和慢性髓细胞性白血病（CML），临床疗效令人振奋。其作用机制在于药物结合于KIT蛋白胞浆内酪氨酸激酶功能区的ATP结合位点，阻断磷酸基团由ATP向底物酪氨酸残基的转移，从而抑制细胞增殖并恢复细胞凋亡程序。临床研究已证实KIT表达水平与胃肠道间质瘤伊马替尼疗效和生存期呈正相关，即表达水平高的患者对伊马替尼药物敏感，反之表达水平低的患者部分表现耐药。胃肠道间质瘤应用伊马替尼前必须检测证实KIT阳性。

（四）bFGF表达

碱性成纤维细胞生长因子（bFGF）是一种相对分子质量为（16～18）$\times 10^3$的蛋白，因其能刺激3T3成纤维细胞分裂增殖、等电点呈碱性（pH9.6）而命名为碱性FGF。bFGF是一种促进来源于中胚层及神经外胚层细胞增殖的多肽生长因子，与肿瘤的发生、发展，血管新生等关系密切。bFGF是一种多效能的细胞生长因子，bFGF与受体结合后产生配体-受体复合物的内化，即胞吞作用，内化bFGF大部分被进一步转位至细胞核，影响RNA聚合酶Ⅰ，加强核糖体的转录，以加速细胞由G0期到G1期和G1期到S期的转换，刺激DNA合成增强，促使细胞的分裂与增殖。bFGF在肿瘤血管生成中的作用主要体现在：①影响内皮细胞的细胞外基质降解：细胞外基质降解是内皮细胞发生迁移的首要步骤。细胞外基质包括糖胺聚糖、蛋白聚糖、结构蛋白和黏着蛋白，而细胞外基质降解的主要酶是纤溶酶/纤溶酶原系统和基质金属蛋白酶，bFGF通过上调基质金属蛋白酶的表达来降解细胞外基质（ECM），从而促进血管生成。②促进血管内皮细胞增殖：bFGF主要由血管内皮细胞、肿瘤细胞和巨噬细胞等分泌，作为有丝分裂原可通过激动Ras-Raf-MEK-MAPK-c-myc 信号途径参与调控血管内皮细胞的增殖。③对内皮细胞的黏附及迁移影响：血管内皮与基质细胞黏附分子影响肿瘤血管生成。

我们研究bFGF在临床不同类型恶性肿瘤中的表达，并初步探讨bFGF表达与肿瘤细胞发生、生长、分化程度以及淋巴结转移等因素的相关性。通过研究肿瘤组织bFGF表达，为bFGF单抗在临床肿瘤分子靶向治疗中的应用提供依据。56.25%非小细胞肺癌、48.72%乳腺癌、53.66%结肠癌和52.61%黑色素瘤的bFGF表达阳性。bFGF在肺腺癌、鳞癌、乳腺癌、结肠癌和黑色素瘤等恶性肿瘤细胞的胞质中高表达。bFGF在恶性肿瘤组织中的表达与恶性肿瘤细胞的分化程度、临床TNM分期及淋巴结转移情况相关。bFGF可成为恶性肿瘤诊断、恶性程度和预测转移的指标。研究发现bFGF水平与肿瘤、肿瘤组织分化程度、临床分期以及淋巴结转移相关。已建株分泌bFGFmAb的杂交瘤细胞，纯化bFGFmAb，SDS-PAGE电泳提示抗体纯度高，BCA法测定抗体浓度为8.586mg/mL。bFGF单抗与化疗药物替吉奥S-1联合作用于肺癌细胞及荷瘤小鼠具有协同治疗效果。bFGF单克隆抗体联合放射治疗在荷B16黑色素瘤小鼠体内产生显著协同抑瘤效应，提高了放射治疗的敏感性。bFGF单克隆抗体与S-1联合应用对Lewis肺癌具有显著协同抑制作用，可能与抑制肿瘤细胞增殖及血管新生有关。开展抗bFGF单克隆抗体药物药代动力学研究，^{125}I-bFGF-mAb在小鼠体内的药代动力学模型符合三室模型，$T_{1/2}\alpha$为0.12～0.15h，$T_{1/2}\beta$为1.53～1.84h，$T_{1/2}\gamma$为81.6～90.2h。^{125}I-bFGF-mAb在小鼠的肝、肺、膀胱、小肠和肾等组织器官中有较高的集聚，而在脑和眼中放射性活度较小，^{125}I-bFGF-mAb在小鼠体内药代动力学过程的研究，为其进一步研究开发提供依据。

（五）Her-2/neu表达

HER-2/neu是一种跨膜糖蛋白，决定tyrosine kinase的活性，是细胞上的一种生长素接受体，可以接受信号而加速细胞生长与分裂。20%～30%乳腺癌患者有致癌基因*Her*-2/neu的过度表达。大量增加的HER-2/neu可以增强癌细胞繁殖能力。目前已发现*Her*-2/neu基因表达明显影响乳腺癌患者的预后，而且与乳腺癌患者淋巴结侵犯程度以及肿瘤分化有关。*Her*-2基因表达与乳腺癌肿瘤大小有关，且乳腺癌患者*Her*-2高表达者其ER（estrogen receptor）以及PR（progesterone receptor）常呈阴性，因此对内分泌治疗反应不佳。HER-2蛋白质过度表达（over-expression）对于乳腺癌患者是仅次于淋巴结转移的重要预后因子，而且*Her*-2基因表达明显影响淋巴结转移阴性及阳性乳腺癌患者的预后。在早期乳腺癌，Her-2/neu基因的过度表达复发概率增高。Herceptin是一种重组人源性单克隆抗体，由中国仓鼠卵巢（CHO）细胞生产，能与人类表皮生长因子受体（HER-2）细胞外位点特异性结合。Herceptin是抗体依赖性细胞介导的细胞毒作用的调解者，可以抑制过度表达HER-2的肿瘤细胞的增生。在体外，相比无过度表达HER-2的肿瘤细胞，Herceptin介导的ADCC优先作用于过度表达HER-2的肿瘤细胞。在开放的随机对照研究（紫杉醇175mg/m^{2}联合或不联合Herceptin）中，与紫杉醇联合治疗经包含蒽环类药物的方案辅助性化疗后复发的患者，经联合治疗的患者肿瘤进展的时间延迟3.9个月（6.9个月vs3.0个月），有效率达42%（CR10%，PR32%）；对照组有效率仅17%（CR4%，PR13%）。与顺铂、阿霉素、表阿霉素加环磷酰胺联合应用时，Herceptin的血清浓度并未受到干扰。临床试验比较转移性乳腺癌单独使用化疗，与化疗联合Herceptin治疗，其结果显示，联合治疗可增加53%反应率，使治疗有效期间延长58%，疾病恶化期间延缓65%。因此，证实Herceptin与传统化疗联合对转移性乳腺癌患者的病情的控制非常有效。Herceptin与紫杉醇以及紫杉醇＋卡铂联合化疗疗效确切，临床前研究提示Herceptin和紫杉类及铂类药有协同作用。

（六）CD20表达

对于复发性非霍奇金淋巴瘤的治疗，仍然是医界甚为棘手的问题之一。对超过50%的中高度恶性度非霍奇金淋巴瘤，以及绝大多数低度恶性非霍奇金淋巴瘤的患者而言，用传统的化疗药物是无法治愈的。抗CD20单克隆抗体美罗华（rituximab）已研发成功上市，其作用机制是CD20抗原是一32kD不含醣链的磷蛋白，是一种横跨膜抗原（transmembrane antigen），几乎存在于所有B淋巴细胞的表面。选择抗CD20单克隆抗体治疗复发的低恶性度非霍奇金淋巴瘤，原因是欧美国家超过90%低度恶性非霍奇金淋巴瘤都是来源于B细胞，都含有CD20抗原。CD20抗原存在于几乎所有成熟的B淋巴细胞的表面上，但是在较为早期的造血干细胞、早期前B淋巴细胞、抗原递呈网状树突细胞、正常的浆细胞以及其他正常组织的表面并不含有CD20抗原，因此不会影响造血功能，此外CD20抗原亦存在于慢性B淋巴细胞白血病的细胞膜上。

rituximab是一种抗CD20单克隆抗体，能与横跨膜的CD20抗原结合。它在B淋巴细胞上与CD20抗原结合后引起免疫反应，促使B淋巴细胞的溶解。细胞溶解的可能机制包括补体依赖细胞毒杀作用及抗体依赖细胞毒杀作用（ADCC）。使用抗CD20单抗来治疗复发的低度恶性非霍奇金淋巴瘤，研究证明，对有些化疗耐药的B淋巴细胞瘤对rituximab仍然敏感。rituximab联合CHOP方案治疗低度恶性的淋巴瘤患者。35个患者中，有80%的患者先前并未接受过化疗，83%的患者为肿瘤3期或4期。Czuczman等人设计的治疗方案为rituximab 375mg/m^{2}体表面积，每周1次，静脉滴注，共6次加上每3周1次共2次标准剂量的CHOP化学治疗。结果发现治疗的缓解率高达100%（包括60%完全缓解以及40%部分缓解）。

肿瘤分子标志的深入研究将实现对肿瘤的发生机制、诊断及治疗突破性进展，应尽早确立肿瘤患者分子标志基因与疗效的明确关系，并根据肿瘤患者分子标志，选择并制定个体化的诊治方案，实现肿瘤治疗的新飞跃。

第三节　肿瘤化疗药物个体性敏感试验及临床应用

肿瘤化疗药物敏感性试验是个体化治疗的基础，由于肿瘤细胞异质性存在，同种肿瘤对化疗药物具有不同的反应性，进行个体化治疗是肿瘤化疗能否成功的关键。选择和确定针对个体的敏感性药物，可以减少化疗的盲目性，提高治疗的成功率。肿瘤药敏试验方法的探讨，近年来日益受到重视，目前人们常用的方法大体上分体外、体内2大类。

一、体外法（in vitro assay）

（一）人体肿瘤细胞集落测定（human tumor cloning assay，HTCA）

利用肿瘤细胞悬液，置于双层琼脂中培养，通过加化疗药和不加化疗药培养（一般72h）后，计数细胞繁殖形成的集落数目，再评估肿瘤细胞对该药的敏感性。其优点是：①软琼脂防止细胞贴壁，限制纤维母细胞生长，药物评价更准确；②下层滋养层可加入各种辅助成分，更有利于癌细胞生长。其缺点是：①单细胞制备困难，不易剔除非瘤细胞；②试验周期需2～3周；③集落生成率低，只有0.1%左右。

（二）放射性标记代谢物前体掺入法

通过测定一定时间内放射性标记的代谢物前体（如^{3}H-TdR和尿嘧啶^{3}H-UdR）掺入的多少来判断药物对细胞增殖活性的抑制作用。本法优点是快速简便，临床相关性与集落形成法相近；缺点是无法测出药物对G_0期细胞的杀灭作用，另外放射性同位素也限制了它的应用。

（三）快速荧光分析法

采用一些特殊的荧光染料对细胞的特定成分进行染色或标记，或者转换成荧光材料，通过测定荧光强度而测出活细胞的量。其优点是：①细胞用量少；②测定范围宽，细胞数在10^2～10^5时，荧光强度与活细胞数都能成很好的线性关系。缺点是仪器要求高，另外有荧光淬灭现象存在，测定过程较为复杂。

（四）MTT比色法

MTT比色法的基本原理是肿瘤细胞线粒体呼吸链上的琥珀酸氢酶，能把3-（4，5）-2-噻唑-（2，5）-二苯基溴化四氮唑蓝（MTT）还原成蓝色的甲瓒，后者的生成量与药物作用后的细胞数目和/或细胞活性成正相关。作者采用MTT法测定31例肿瘤标本对9种化疗药物的敏感性，依据临床最大血药浓度推算体外用药剂量（Cmax×1）：长春新碱（VCR）：0.5μg/mL；诺维本（NVB）：4μg/mL；足叶乙苷（VP-16）：10μg/mL；氨甲喋呤（MTX）：4μg/mL；5-氟尿嘧啶（5-Fu）：10μg/mL；丝裂霉素（MMC）：3μg/mL；阿霉素（ADM）：0.4 μg/mL；顺铂（DDP）：3μg/mL；卡铂（CBP）：4μg/mL。每种药物设3个终浓度等级（Cmax × 0.2，Cmax × 1，Cmax × 5），每一浓度级均重复3孔。

标本均取自手术切除或活检肿瘤新鲜组织，剔除标本周围的坏死组织和纤维组织，用D-Hank' s液充分洗涤，剪成1mm^{2}大小的组织块，加入0.25%胰蛋白酶置37℃消化30min，终止消化后钢筛过滤，制备单细胞悬液，小心加于预先含Ficoll液的离心管中离心，吸取紧贴Ficoll液上层界面的乳白色层，悬于1 640完全培养液中，锥虫蓝染色活细胞计数，调整细胞数为5 × 10^5 / mL，接种于96孔板，每孔加细胞悬液100μL。

将96孔板置于37℃，5% CO_2饱和湿度的二氧化碳培养箱中培养24h，设实验孔和对照孔，实验孔加入各种浓度的化疗药物25μL，对照孔加入等量PBS液，继续培养48h，去除培养液，每孔加入25 μ LMTT（2mg/mL），继续培养6h，加入DMSO100μL/孔，并振荡待紫蓝色结晶完全溶解，将96孔板置于酶标仪上，以570nm为检测波长，630nm为参考波长，测量各孔的光密度值，根据下列公式计算抑制率：抑制率（%）=（1-实验孔平均OD值 / 对照孔平均OD值）× 100%。

31例肿瘤标本对9种化疗药物的个体差异很大，其敏感程度依次为NVB 83.87%、VCR 77.42%、MMC 74.19%、ADM 69.72%、CBP 69.72%、DDP 61.29%、VP-16 58.06%、MTX 22.58%、5-Fu 19.35%；另外，鳞癌、腺癌和大细胞癌3种不同病理类型肿瘤对9种化疗药物敏感程度无显著性差异。

自1983年Mosmamm报道采用MTT法研究肿瘤细胞生长与生存状况以来，国内外相继报道此法用于肿瘤细胞系敏感实验。实验中肿瘤单细胞悬液的制备和纯化是关键，肿瘤标本应在无菌条件下处理，采用酶消化法和机械法相结合制备单细胞悬液，能提高细胞数和使分散后的细胞仍保持原有的形态特征；制成的单细胞悬液用Ficoll液分离，使肿瘤细胞纯度在90%以上，其余非肿瘤细胞多以淋巴细胞、成纤维细胞为主，它们数量有限且代谢活性较低，对结果影响不大；接种的细胞数不同明显影响检测光密度值，细胞过密或过疏均可影响结果的准确性，选择接种的细胞数为5 × 10^4 / 孔；目前体外药敏试验选用高倍比药物浓度难以在肿瘤局部达到，由此得出的药敏结果并不能被临床采用，根据临床最大血浆浓度分设Cmax × 0.2，Cmax × 1，Cmax × 5 3个浓度级，使结果更具参考性；另外，使用酶标仪检测用570nm为检测波长，630nm为参考波长，设参考波长可减少其他杂质吸收峰的干扰。

（五）ATP-TCA方法

ATP的检测开始于20世纪50年代，目前已经在基础生物学、生物代谢以及微生物快速的检测等方面得到广泛的应用。ATP作为生物代谢所必需的能量，可以综合反映生物体的生物活性，成为指示细胞活性的良好指标。ATP-TCA肿瘤化疗药物敏感性检测试剂盒已经在欧美等国得到了广泛的应用。ATP-TCA方法实验原理：将肿瘤细胞在含有系列浓度的化疗药物的条件下进行培养，化疗药物一般有6个稀释的浓度：200%、100%、50%、25%、12.5%、6.25%，培养时间为6 ~ 7天。培养结束后，提取并测定培养孔中的ATP浓度。ATP的测定是采用荧光素-荧光素酶系统来进行的；该系统在有氧条件下，发光强度与ATP浓度成正比。ATP的浓度反映了培养孔中的活细胞数量；含量越高，活细胞越多，对化疗药物的抗性越高。根据剂量-抑制曲线这一曲线，可以得到化疗药物的AUC值、IC90、IC50以及敏感度指数，从而判断该肿瘤细胞对化疗药物的敏感程度。

二、体内法（in vivo assay）

裸鼠肾囊膜下移植法：它是将肿瘤小组织块移植到裸鼠肾囊膜下，这种异种移植瘤保持原发瘤的形态特点和免疫学特点，并保持原有的染色体组型和对化疗药物的敏感性。其缺点是：①费用昂贵；②移植瘤生长慢，需2周时间；③裸鼠是免疫缺陷型动物，其药敏结果与有免疫力的个体患者有一定差异。

在肿瘤化疗药物敏感性试验中选择敏感性的药物，应具备2个条件：①在高浓度时，如在等同血浆峰值的浓度下，可以抑制90%以上的肿瘤细胞的培养活性；②在低浓度时，如在1/4的血浆峰值的浓度下，可以抑制50%以上的肿瘤细胞的培养活性。理论上讲，试验中筛选的药物越多越好。但是，考虑到经济方面的原因，不可能进行太多药物的筛选。因此，应该选择至少6种以上的药物进行试验。试验数据要全面，必须进行多浓度的剂量-抑制曲线的试验，以全面了解药物的系列浓度下的疗效。单一种浓度下的数据不足够说明实际疗效。要有明确的参数指标，判断敏感、部分敏感、轻度敏感和耐药。

第四节　肿瘤干细胞分子标志研究

肿瘤干细胞具有自我更新、分化能力和潜在的强大增殖能力，是肿瘤发生、复发、转移和耐药的基础，对肿瘤生物学以及临床治疗学意义重大。肿瘤干细胞常常被用来代表肿瘤起始细胞，本节重点讨论肿瘤干细胞一般特性，并以肺癌干细胞为代表进行阐述。

一、肿瘤干细胞及微环境

肿瘤干细胞起源于正常干细胞还是非干细胞/祖细胞？近期发现多种白血病干细胞除干细胞来源，还来源于祖细胞。实体瘤中也发现，正常干细胞及分化中的祖细胞均可演化成肿瘤干细胞。肿瘤基因的不稳定性，既是正常干细胞向肿瘤干细胞转化的动力，也是产生肿瘤细胞异质性的机制。肿瘤干细胞的生存及生长依赖于正常细胞以及肿瘤干细胞提供的干细胞微环境，有干细胞的物理锚定作用以及通过直接接触或/和间接通过细胞外因子与周围细胞交互作用。

肿瘤微环境包括血管、炎性细胞和纤维母细胞等，肺癌组织特殊三维结构及酸性环境，血管构造紊乱，淋巴回流差，组织间流体静力压升高，血管灌注较少，阻止化疗药物进入肺癌组织。肺癌微环境引起多药耐药基因活性变化，周期特异性敏感细胞减少，化疗MDR增加，黏附介导生存机制抑制肺癌凋亡。乏氧区肺癌细胞处于低增殖状态，分泌FGF等供肺癌生长，FGF和其受体结合可上调抗凋亡蛋白（*bcl*-2家族）抑制凋亡。化疗诱导肺癌自我保护应急表型，如肿瘤干细胞化、自噬和上皮-间皮转变（EMT），化疗药物在肺癌周围浓聚，改变微环境，产生EMT，导致化疗敏感性显著降低。

二、肿瘤干细胞标志物与传导通路

肿瘤干细胞在肿瘤细胞中含量极少，寻找其特异标志物，从大量肿瘤细胞以及间质细胞肿瘤组织检测并且分离出来是必要的，如白血病干细胞CD34，乳腺癌、直结肠癌、胰腺癌、前列腺癌、头颈部肿瘤干细胞CD44。

CD34：Ryan报道CD34在急性淋巴母细胞白血病普遍高表达，提示CD34阳性白血病细胞为低分化表型。CD34为重糖基化的Ⅰ型转膜蛋白，可被大量蛋白和酪氨酸磷酸化，已证实为唾液黏蛋白。

CD44：白细胞归巢受体，包含一族单基因编码的糖蛋白，交替剪接后大小不一，为多效因子，作用于组织重构，细胞与间质黏附，为透明质酸的主要受体。CD44不仅是血液也是多种实体肿瘤干细胞标志物。

CD133：近期研究表明CD133为恶性肿瘤干细胞广谱标志物，包括脑部、直结肠、胰腺、乳腺、前列腺、卵巢肿瘤和肺癌。CD133是人类血液干/祖细胞的新标志物，也在中枢神经系统干细胞、滋养细胞、淋巴/血管内皮前细胞以及前列腺上皮干细胞上表达。CD133可能有干细胞激活/维持功能，与beta1-整合素在表皮基底细胞上联合表达。由神经祖细胞以及上皮细胞向细胞间隙释放携带CD133的膜微粒的功能，以及调节细胞间通讯能力。CD133阴性亚群也可能含有肿瘤祖细胞活性细胞，CD133是通过它的糖化类似物AC133检测到的。

ALDH：醛脱氢酶（ALDH）超家族为代谢内、外源性甲醛酶，诱导视黄醇氧化为维甲酸，是细胞增殖调节剂，干预干细胞增殖。乳腺癌干细胞和直结肠癌干细胞均表现ALDH酶活性，提示高ALDH活性和抗原表达可作为部分肿瘤干细胞标志物。ALDH酶表达可通过与特异性抗体的免疫反应检测，例如Western blot以及免疫组织化学检测。同时利用ALDH激活荧光底物作为标志物，分选血液干细胞的新方法，检测和分离恶性干细胞样细胞，有利提纯高ALDH活性的活细胞，用于检测肿瘤干细胞特性。

肿瘤干细胞传导通路：Wnt/beta-catenin信号传导通路对维持和激活正常干细胞起着至关重要作用，对正常细胞及肿瘤干细胞均有重要调节作用。阻断通路均可导致干细胞活性的失常，在肿瘤发展过程发挥重要作用。其他通路对控制干细胞活性也起着重要作用，包括膜受体Bmp1a介导跨膜Notch信号，骨形态发生蛋白（BMP）信号，由上皮细胞结合Shh表达Shh信号，以及相应肠系膜上Patched1/2受体的信号。不同肿瘤干细胞传导通路作用仍值得深入研究。

三、肺癌干细胞（LSC）与肺癌的发生发展

人永生化的支气管上皮细胞种于裸鼠就有成瘤性，与Hedgehog和Wnt信号传导通路激活相关。肺癌干细胞可能源于气道干细胞或者相应祖细胞，如支气管肺泡祖细胞、基底/黏液分泌性支气管祖细胞以及神经内分泌祖细胞。B细胞特有M-MuLV整合位点1（Bmi1，Polycomb家族蛋白成员），以及下游效应点为细胞外信号分子Shh，在鼠正常细胞及肿瘤支气管肺泡干细胞增殖起着重要作用。另外，肺癌微环境共同参与肺癌的发生、发展过程。

肿瘤细胞所具有的大多数恶性特点，也是干细胞在未成熟分化时所具有的特点。核型改变和基因突变可能是肿瘤产生过程中的伴随现象。微环境对维持肺癌肿瘤干细胞起重要作用，通过免疫组化发现非小细胞肺癌患者血管内皮细胞CD133阳性明显升高，推测内皮祖细胞可能参与了肿瘤血管生成和肿瘤生长过程，可能有稳定并激活肿瘤干细胞的作用。CD133、ALDH以及beta-catenin可作为小细胞肺癌干细胞标志物。Oct-4表达在维持CD133+肺小细胞肺癌细胞株的自我更新、肿瘤干细胞样和化疗-放疗-耐药特性中有重要作用。尿激酶纤溶酶原激活受体（uPAR）阳性小细胞肺癌细胞对传统化疗耐药，推测其中含肿瘤干细胞。肺癌细胞有强ALDH1活性，利用Aldefluor方法及荧光激活细胞分选后，发现具有肿瘤干细胞特性以及CD133表达，ALDH1为肺癌干细胞相关标志物，并作为潜在的预后因素以及肺癌治疗靶点。肿瘤干细胞拥有潜在强大增殖能力，体外实验包括球体形成实验、克隆形成实验等，都被用来鉴定肿瘤干细胞。肺癌干细胞具有强大增殖能力，短期或长期化疗耐药存活的肺癌细胞富集干细胞样特性细胞，具有极强增殖能力，可导致肿瘤复发、耐药。

四、肺癌干细胞（LSC）与多药耐药

肺癌细胞对多种化疗药物产生交叉耐药性，称为多药耐药（multiple drug resistance，MDR）。国内外研究表明肺癌化疗耐药主要是ABC转运蛋白高表达。肺癌干细胞特性如自我更新，分化能力，潜在的强大增殖能力及其微环境，导致肺癌多药耐药。

肺癌干细胞表达ABC转运蛋白，为跨膜蛋白基因超家族。它利用水解ATP的能量主动把药物由细胞内泵出细胞外，避免药物的细胞毒作用。可转运一系列底物，如：代谢物、药物酶素、离子、单糖、氨基酸、磷脂、肽、多糖甚至是蛋白质。研究最多的是多药耐药基因（*MDR1*、*ABCB1*）及其编码P-糖蛋白

（P-gp）、多药耐药相关蛋白（MRP）、肺癌相关蛋白（LRP）、乳腺癌相关蛋白（BCRP，ABCG2）。研究最早的是ABCB1蛋白，也是最早发现的与干细胞关系密切的ABC转运蛋白，广泛存在于正常肺组织、肺癌及体外培养肺癌细胞株内、侧群细胞内。ABCB1在未治疗肺癌中高表达，可泵出顺铂和阿霉素并导致其耐药。*ABCC1*基因是原发肺癌耐药的标志物，在肺癌尤其是低分化肺癌中高表达，经siRNA缄默后可增强化疗药的体外杀伤和凋亡能力，可泵出蒽环类、长春花碱、VP-16、喜树碱，并对其产生耐药。在肺癌干细胞中也有高表达，参与肺癌耐药。LRP蛋白在正常肺组织内低表达，但在肺癌组织、肺癌化疗选择性干细胞，尤其是肺腺癌LRP蛋白高表达。它通过核靶点屏蔽机制，介导铂类、烷化剂类耐药。研究表明ABCG2蛋白是广泛底物的特异性外排泵，为侧群表型的一个重要决定簇。研究表明非小细胞细胞株中侧群细胞富集了拥有干细胞特性的肿瘤始发细胞，并拥有肿瘤干细胞的特性如：自我更新能力、分化能力、成瘤性以及表达肿瘤干细胞标志物和干细胞基因，所以侧群细胞可以假定为肿瘤干细胞，侧群细胞对化疗药物有明显耐药性，在肿瘤复发中起关键作用。

五、肺癌干细胞与肺癌靶向治疗

肺癌干细胞对常规化疗不敏感，分子靶向治疗不仅要针对增殖肿瘤细胞，而且针对肺癌干细胞更为重要。抑制ABC转运蛋白，促进LSC分化，消灭肺癌干细胞。

ABC转运蛋白抑制剂：早期发现MDR基因后，研究发现多种ABCB1抑制剂，如维拉帕米、环孢素A、PSC833和VX-710，然而临床应用及联合化疗效果欠佳。最重要的ABC转运蛋白是ABCG2，烟曲霉毒素及Ko143是ABCG2的特异性抑制剂，体外可部分逆转ABCG2介导的多药耐药。目前急需全ABC转运蛋白抑制剂，已证明模拟ABC转运蛋白TM域的肽链是选择性和特异性的抑制剂，理论上适用于此类转运蛋白。全ABC转运蛋白抑制剂协同化疗将成为肿瘤临床靶向治疗的重点。

肿瘤干细胞促分化剂：促肿瘤分化疗法是诱导肿瘤细胞分化对化疗增敏，同时阻止肿瘤细胞进一步增殖。研究发现Lewis肺癌中Oct-4，可维持胚胎干细胞增殖潜力、分化和多能性，SiRNA抑制Oct-4，可成功抑制肿瘤干细胞样细胞，并抑制肿瘤生长，提示Oct-4可作为促进肿瘤干细胞靶点。

肺癌干细胞的微环境靶点：微环境对正常干细胞是维持其静止状态，而对肺癌干细胞是自我更新与促进肺癌生长。寻找到靶向于肿瘤干细胞而不针对正常干细胞的方案是当务之急。肺癌血管构成肺癌干细胞自我更新的微环境，抗血管药物治疗阻止了肿瘤生长，至少部分是通过破坏微环境血管实现的，而这个微环境血管对维持肿瘤干细胞生长是关键的。

研究肿瘤干细胞新型特异性标志物至关重要，更重要是弄清其分子机制，以便阻断信号通路和基因转录控制肿瘤干细胞活性，达到肿瘤干细胞靶向治疗的最终目标。

（徐　萌）

参考文献

［1］曾世彬，徐萌，潘兰红，等. bFGF 单体联合放疗对 B16 移植瘤协同抑制作用［J］. 中国肿瘤生物治疗杂志，2011，18（2）：175-180.

［2］张国军，徐萌，赵建夫，等. bFGF 单克隆抗体联合替吉奥体内外抑制 Lewi's 肺癌的实验研究［J］. 中国肿瘤生物治疗杂志，2011，18（3）：133-137.

［3］潘兰红，徐萌，曾世彬，等. 125I-bFGF单克隆抗体在小鼠体内的药代动力学研究［J］. 中国药理学通报，2011，21（11）：1504-1507.

［4］徐萌，李金瀚. 肺癌耐药发生和细胞周期改变的流式细胞术分析［J］. 中华肿瘤杂志，2000，22（5）：35−38.

［5］徐萌，李金瀚. 非小细胞肺癌患者多药耐药相关蛋白基因的表达［J］. 中华结核和呼吸杂志，1999，22（5）：268−271.

［6］Visvader JE，Lindeman GJ. Cancer stem cells in solid tumours：accumulating evidence and unresolved questions［J］. Nat Rev Cancer，2008，8（10）：755−768.

［7］Eramo A. Identification and expansion of the tumorigenic lung cancer stem cell population［J］. Cell Death Differ，2008，15（3）：504−514.

［8］Taieb N. The first extracellular domain of the tumour stem cell marker CD133 contains an antigenic ganglioside−binding motif［J］. Cancer Lett，2009，278（2）：164−173.

［9］Huang E H. Aldehyde dehydrogenase 1 is a marker for normal and malignant human colonic stem cells（SC）and tracks SC overpopulation during colon tumorigenesis［J］. Cancer Res，2009，69（8）：3382−3389.

［10］Blanpain C，Horsley V，Fuchs E. Epithelial stem cells：turning over new leaves［J］. Cell，2007，128（3）：445−458.

［11］Peacock C D，Watkins D N. Cancer stem cells and the ontogeny of lung cancer［J］. J Clin Oncol，2008，26（17）：2883−2889.

［12］Rosell R，Monzo M，Alberola V，et al. Determinants of response and resistance to cytotoxics［J］. Seminars in Oncology，2002，29（4）：110−118.

［13］Ros JE. High expression of MDR1，MRP1，and MRP3 in severe human lung disease［J］. J Patho，2003，200：553−560.

［14］Scheffer GL. Multidrug resistance related molecules in human and murine lung［J］. J Clin Pathol，2002，55：332−340.

［15］Reed JC. Apoptosis−based therapies［J］. Nature Rev Drug Discov，2002，1：111−115.

［16］Xu M. Analysis of multidrug resistance−associated protein（MRP）gene and chemosensitivity testing in non small cell lung cancer（NSCLC）patients［J］. Journal of Tumor Marker Oncology，2000，15（4）：235−245.

［17］Xu M，Sheng LH，Zhu XH，et al. Reversal effect of stephania tetrandra−containing Chinese herb formula SENL on multidrug resistance in lung cancer cell line SW1573/2R120［J］. Am J Chin Med，2010，38（2）：401−413.

［18］Fletcher JI，Haber M，Henderson MJ. ABC transporters in cancer：more than just drug efflux pumps［J］. Nature Rev，2010，10：147−156.

［19］Roy S，Kenny E，Kennedy S，et al. Mdr1/p−glycoprotein and mrp−1 mRNA and protein expression in non−small cell lung cancer［J］. Anticancer Res，2007，27：1325−1330.

［20］Eichholz A，Merchant S，Gaya AM. Anti−angiogenesis therapies：their potential in cancer management［J］. OncoTargets and Therapy，2010，3：69−72.

［21］Petak I，Houghton JA，Kopper L. Molecular Targeting of cell death signal transduction pathways in cancer［J］. Curr Signal Trans Ther，2006，1：113−131.

［22］Dowlati A，Gray R，Sandler AB，et al. Cell adhesion molecules，vascular endothelial growth factor，and basic fibroblast growth factor in patients with non−small cell lung cancer treated with chemotherapy with or without bevacizumab—an Eastern Cooperative Oncology Group Study [J]. Clin Cancer Res, 2008, 14 (5): 1407–1412.

[23] Feng X, Zhang B, Wang J, et al. Adenovirus-mediated transfer of siRNA against basic fibroblast growth factor mRNA enhances the sensitivity of glioblastoma cells to chemotherapy [J]. Med Oncol, 2011, 28 (1): 24–30.

[24] Aggarwal S, Gupta S. A possible role for multidrug resistance-associated protein in the secretion of basic fibroblast growth factor by osteogenic sarcoma cell line (MG-63) [J]. In J Onco, 1998, 13 (6): 1331–1335.

[25] Gupta S, Aggarwal S, Nakamura S. A possible role of multidrug resistance-associated protein (MRP) in basic fibroblast growth factor secretion by AIDS-associated Kaposi' s sarcoma cells: a survival molecule? [J]. J Clin Immunol, 1998, 18 (4): 256–263.

[26] Tazzari1 PL, Cappellini A, Ricci1 F, et al. Multidrug resistance-associated protein 1 expression is under the control of the phosphoinositide 3 kinase/Akt signal transduction network in human acute myelogenous leukemia blasts [J]. Leukemia, 2007, 21: 427–438.

[27] Tsurutani J, West KA, Sayyah J, et al. Inhibition of the phosphatidylinositol 3-kinase/AKT/mammalian target of rapamycin pathway but not the MEK/ERK pathway attenuates laminin-mediated small cell lung cancer cellular survival and resistance to imatinib mesylate or chemotherapy [J]. Cancer Res, 2005, 65 (18): 8423–8432.

[28] Westfalls D, Skinner MK. Inhibition of phosphatidylinositol 3-kinase sensitizes ovarian cancer cells to carboplatin and allows adjunct chemotherapy treatment [J]. Mol Cancer Ther, 2005, 4 (11): 1764–1771.

[29] Xu M, Sheng LH, Zhu XH, et al. Protective effect of tetrandrine on doxorubicin-induced cardiotoxicity in rats [J]. Tumori, 2010, 96: 460–464.

第十一章

HLA与组织配型技术

HLA研究不仅使移植成为一种极有价值的治疗手段，并给基础与临床免疫带来了突破性进展。HLA研究涉及免疫学、遗传学、分子生物学、细胞学、法医学等多个学科，近几年来在诸多方面取得了显著进展，包括HLA分子结构及其表达的调控、HLA分子功能、HLA的DNA分型及多态性研究、HLA与疾病的相关性、HLA与移植排斥反应的关系等。在进行骨髓移植或肾等器官移植时，必须进行精密的 HLA 配型。

第一节　HLA概况

一、概述

1958年，Dausset等对多次输血患者血清中的白细胞抗体进行研究时发现了抗-Mac，把Mac抗原阳性的血液输给Mac阴性患者后可刺激患者产生抗-Mac。随后证明这个Mac抗原就是HLA-A2抗原，其遗传方式符合孟德尔遗传规律，人类第一个HLA抗原（human leukocyte antigen），即HLA-A2抗原就这样被发现了。

1958年，Payne和Van Rood等发现某些产妇血清中存在的白细胞抗体发生频率随妊娠次数增多而增高。1962年Van Rood用统计学方法建立了HLA抗血清的集群分析方法，检测出HLA-Bw4和HLA-Bw6超抗原。1964年著名的Terasaki等将补体依赖淋巴细胞毒试验微量化并用于HLA抗原的检测，建立了微量淋巴细胞毒试验（microlymphocytotoxicity test，MLT），此方法后来成为国际通用的标准方法。1964年在美国杜克大学召开了第一届国际组织相容性研讨会（international histocompatibility workshops，IHWS），该会议交流HLA研究的相关经验，交换血清，统一技术和命名。通过这种研讨会的形式大大加强和加快了国际间HLA研究的协作和进展，IHWS至今已召开了16届，每届都有一些重要的发现。

20世纪中期发现在不同种属或同种不同系的个体间进行组织移植时会出现排斥反应，其本质是细胞表面的同种异型抗原诱导的一种免疫应答。这种代表个体特异性的同种异型抗原称为移植抗原或组织相容性抗原，其中能引起强而迅速排斥反应的抗原称为主要组织相容性抗原，引起弱而慢排斥反应的抗原称为次要组织相容性抗原。主要组织相容性复合体（major histocompatibiliy complex，MHC），是存在于人类6号染色体上编码主要组织相容性抗原的一组紧密连锁的基因群，与免疫应答、免疫调节和移植排斥等有关。

不同种属的动物其MHC有不同的命名，如小鼠的MHC称 H-2复合体，猪的MHC称SLA复合体，人的MHC称HLA复合体。人类白细胞膜上的抗原可分为3类：①红细胞血型抗原，如HAB、Tj^a、Le^a、Le^b、I、i、Jk^a、Jk^b、K、k、Di^b等；②白细胞本身特有的抗原，如中性粒细胞抗原NA、NB、NC和NE等；③与其他组织细胞共有的抗原，也是最强的同种抗原，即HLA。

近年来对免疫应答机制的研究发现，MHC的基因表达产物MHC分子在免疫应答中具有重要的生物学意义：一方面，MHC分子直接参与抗原提呈细胞（antigen presenting cell，APC）对内源性或外源性抗原的提呈；另一方面，在TCR特异性识别APC所提呈的抗原肽过程中，必须同时识别与抗原肽结合成复合物的MHC分子，才能产生T细胞激活信号，即MHC限制性。

HLA 复合体位于人第6号染色体短臂6P21.31，长约3 600kb，共有 224个基因座位，其中 128个为有表达产物的功能性基因座，96个为假基因座。根据编码分子的分布与功能的不同，HLA 复合体分为Ⅰ类基因区、Ⅱ类基因区和Ⅲ类基因区。HLA 复合体编码的分子在化学结构、组织分布及功能上均十分相近，可以相应地分成3类：即HLA-Ⅰ类分子，HLA-Ⅱ类分子和HLA-Ⅲ类分子。HLA-Ⅰ类和HLA-Ⅱ类分子是结构相似的细胞膜表面糖蛋白，除作为移植抗原外，还与抗原递呈及某些疾病相关。HLA-Ⅲ类分子包括C2、C4、B因子和肿瘤坏死因子等多种可溶性蛋白质，相互间差别很大，与HLA-Ⅰ类和HLA-Ⅱ类分子在结构和功能上相关性很小，但由于其位于HLA复合体区域故也命名为HLA分子。

HLA-Ⅰ类分子是由非共价键连接的2条肽链组成的糖蛋白；其中一条称为重链或α链，另一条为轻链或称为β_2微球蛋白（β_2-m）。α链的分子量为44kd，结构呈多态性，其羧基端穿过细胞膜，伸入胞浆之中，氨基端则游离于细胞膜外。α链的膜外区肽段折叠形成3个功能区，分别称为α_1、α_2、和α_3功能区；每个功能区约含90个氨基酸残基，其结构与免疫球蛋白超家族（Ig）相似；α_1和α_2功能区的氨基酸顺序变化较大，决定着Ⅰ类分子的多态性。β_2-m不由MHC基因编码，而是由位于第15号染色体上单个基因编码的产物，分子量12kd。其结构与免疫球蛋白超家族（Ig）恒定区（CH3）有较大同源性，属于Ig超家族成员，没有同种异型决定簇，但具有种属特异性。β_2-m不穿过细胞膜，也不与细胞膜接触，而是以非共价形式附着于α_3功能区上。虽然β_2-m不直接参与HLA-Ⅰ类分子的抗原递呈过程，但是它能促进内质网中新合成的HLA-Ⅰ类分子向细胞表面运输，并对稳定HLA-Ⅰ类分子的结构具有一定作用。

利用X线结晶衍射图分析，阐明了Ⅰ类分子的三维结构：α_1和α_2功能区共同构成了槽形的抗原肽段结合部位，来自α_1和α_2功能区的8条反向平行的β片层结构组成槽的底部；而α_1和α_2功能区的其余部分各自形成一个α-螺旋，2条螺旋相互毗邻并相互平行，在分子的远端共同构成槽的侧壁；槽的底部和侧壁体现Ⅰ类分子的多态性，也决定了Ⅰ类分子与抗原结合的特异性；α_3功能区具有与CD_8分子结合的空间构型。HLA-Ⅰ类分子与抗原的结合有一定的选择性，但是没有抗体和TCR与抗原结合的特异性高。HLA-Ⅰ类分子的抗原结合槽能够容纳8～10个氨基酸残基长度的抗原片段，其抗原结合点主要与氨基酸顺序相对恒定的抗原肽段的骨干结合，而将抗原肽段上多变的氨基酸侧链处于游离状态，这些侧链能与TCR和抗体结合。每个细胞表面可以表达约10个HLA-Ⅰ类分子，每个HLA-Ⅰ类分子都能与各类相应的抗原肽段结合，因此每个细胞都具有同时递呈许多不同抗原的潜力，从而保证一个正常的个体对绝大多数抗原发生HLA-Ⅰ类限制性的免疫应答。

HLA-Ⅰ类分子分布于几乎所有有核细胞表面，但不同组织细胞的表达水平差异很大：淋巴细胞表面Ⅰ类抗原的密度最高，肾、肝、肺、心及皮肤次之，肌肉、神经组织和内分泌细胞上抗原最少，而成熟红细胞、胎盘滋养层细胞上未能检出，血清、尿液及初乳等体液中也有可溶性形式存在的HLA-Ⅰ类抗原。干扰素、肿瘤坏死因子在体内外均可增强各种细胞对HLA-Ⅰ类分子的表达。HLA-Ⅰ类分子的重要生理功能是对CD_8^+ T淋巴细胞的抗原识别功能起限制性作用，也就是参与向CD_8^+ T淋巴细胞递呈抗原的过程。CD_8^+ T淋巴细胞只能识别与相同HLA-Ⅰ类分子结合的抗原（多为内源性的细胞抗原，如病毒感染的细胞和肿瘤细胞等），这种现象称为MHC限制性。例如，当病毒感染了某个细胞，病毒抗原可被分解成一些短肽片段，后者与在内质网中合成的HLA-Ⅰ类分子结合后表达于细胞表面，才能被CD_8^+ T淋巴细胞识别。HLA-Ⅰ类分子主要介导Tc细胞的细胞毒作用，也是重要的移植抗原。

人类的HLA-Ⅱ类分子由HLA复合体中的D区基因编码，已经明确的HLA-Ⅱ类分子包括HLA-DR、DP和DQ抗原。HLA-Ⅱ类分子也是由非共价连接的2条多肽链组成，分别称为α链和β链，与HLA-Ⅰ类分子不同的是，HLA-Ⅱ类分子2条链均由HLA基因编码，α链的分子量约34kDa，β链的约29kDa。2条肽链均嵌入细胞膜，伸入胞质之中，其膜外区各有2个Ig样的功能区，分别称为α_1和α_2功能区、β_1和β_2功能区。

X线结晶衍射图显示，HLA-Ⅱ类分子的α_1和β_1功能区共同形成一个与HLA-Ⅰ类分子相似的槽型结构的多肽结合区。α_1和β_1功能区各有一个螺旋形成槽的两侧壁，其余部分形成片层构成槽的底部。HLA-Ⅱ类分子的多态性也体现在多肽结合槽的侧壁和底部，其空间构型依编码基因的不同而不同。HLA-Ⅱ类分子的抗原结合特性也与HLA-Ⅰ类分子一样特异性不强，每个分子可能与多种肽片段结合，但与HLA-Ⅰ类分子不同的是，HLA-Ⅱ类分子肽结合槽的两端呈开放状（HLA-Ⅰ类分子的结合槽两端呈封闭状），能够容纳较长（10～18个氨基酸残基）的肽段。

HLA-Ⅱ类分子的分布比较局限，主要表达于B细胞、单核-巨噬细胞和树突状细胞等抗原呈递细胞上，精子细胞和某些活化的T淋巴细胞上也有HLA-Ⅱ类分子。一些在正常情况下不表达HLA-Ⅱ类分子的细胞，在免疫应答过程中也可受细胞因子的诱导而表达HLA-Ⅱ类分子，因此，HLA-Ⅱ类分子的表达被看成是抗原呈递能力的标志。IL-1、IL-2和干扰素在体内外均能增强HLA-Ⅱ类分子的表达，有些组织在病理条件下也可表达一些类抗原，如胰岛β细胞、甲状腺细胞等。

HLA-Ⅱ类分子的功能主要是在免疫应答的始动阶段将经过处理的抗原片段呈递给CD_4^+T淋巴细胞。正如CD_8^+T淋巴细胞只能识别与MHC-Ⅰ类分子结合的抗原片段一样，CD_4^+T淋巴细胞只能识别与HLA-Ⅱ类分子结合的抗原片段。HLA-Ⅱ类分子主要参与外源性抗原的呈递，在一些条件下也可呈递内源性抗原。在组织或器官移植过程中，HLA-Ⅱ类分子是引起移植排斥反应的重要靶抗原，包括引起宿主抗移植物反应（host versus graft reaction，HVGR）和移植物抗宿主反应（graft versus host reaction，GVHR）。在免疫应答中，HLA-Ⅱ类抗原主要是协调免疫细胞间的相互作用，调控体液免疫和细胞免疫应答。

二、HLA遗传学

（一）HLA基因结构

HLA 复合体位于人第6号染色体短臂6P21.31，长约3 600kb，占整个人类基因组全部碱基序列的0.12%左右。传统分类法分为HLA-Ⅰ类、HLA-Ⅱ类和HLA-Ⅲ类分子。HLA复合体在人类第6号染色体上的分布见图11-1。

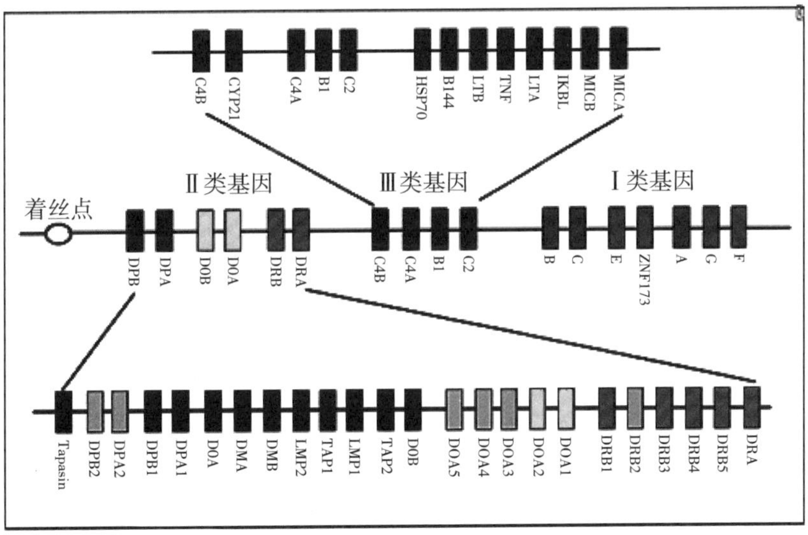

图11-1　HLA复合体在人类第6号染色体上的分布

经典的HLA-Ⅰ类包括HLA-A、HLA-B、HLA-C 3种，位于HLA复合体远离着丝粒一端，在所有有核细胞上表达，其产物由经典的HLA-A、HLA-B、HLA-C基因座上基因编码的重链与15号染色体上非HLA基因编码的轻链β_2-m共同构成，其主要功能是识别和呈递内源性抗原肽，并与辅助受体CD_8分子结合，对杀伤性T细胞的识别起限制作用。HLA-A、HLA-B、HLA-C基因具有类似结构，含7～8个外显子（exon）。exon1编码前导区，exon2、exon3、exon4分别编码α_1、α_2、α_3功能区，exon5编码跨膜区，余下的exon6、exon7和exon8编码胞内区和非翻译区蛋白。exon2和exon3包含了大部分等位基因的差异，这些序列差异可用来鉴定同一座位上不同的等位基因。

经典的HLA-Ⅱ类分子包括HLA-DR、HLA-DQ、HLA-DP 3种，位于HLA复合体近着丝粒一端，表达于专门的抗原呈递细胞（如B淋巴细胞、树突细胞、巨噬细胞等）、胸腺上皮细胞和活化的T淋巴细胞上，其产物由经典的HLA-DR、HLA-DQ、HLA-DP 3个区域基因编码的α链和β链组成异二聚体，双链均由经典的HLA-Ⅱ类基因编码，其产物主要功能是将经过加工处理的外源性抗原肽呈递给CD_4^+ T淋巴细胞，从而引起免疫应答。

经典的HLA-DR、HLA-DQ、HLA-DP 3个区域又可以分为编码α链的DRA，DQA，DPA（A表示α链）3个基因座和编码β链DRB，DQB，DPB（B表示β链）3个基因座，DRA只有1个等位基因，没有多态性，而DRB又可分为DRB1、DRB3、DRB4和DRB5 4个功能区，但DRB2和DRB6-9为假基因，没有相应的基因产物。对于某个个体而言，其肯定具有DRB1基因，但不一定都有DRB2～DRB9这些基因，可能有也可能没有其中的基因，如有的话也可能具有其中的1个或2个（不考虑DRB2等假基因），因此，在做HLA分型时要特别注意这种特性。HLA-Ⅱ类基因靠近染色体着丝点，A和B基因相邻，所有α链基因含有5个exon，所有β链基因含6个exon，DR、DQ、DP的HLA特异性由β链基因所决定。exon1编码前导区和α_1功能区的最初几个aa，α_1活性区的其余aa由exon 2编码，exon 3编码α_2功能区。

非经典的HLA-Ⅰ类包括HLA-E、HLA-F、HLA-G，非经典的HLA-Ⅱ类包括DM、DO和DN，非经典的HLA-Ⅰ类和HLA-Ⅱ类共同特点均为多态性不丰富。非经典的HLA-Ⅰ类编码的重链为单态，细胞分布不广泛，表达水平低，非经典的HLA-Ⅱ类不在细胞膜表面表达，而在胞浆内表达。HLA-E、HLA-F基因表达产物能结合抗原肽，参与NK细胞的识别，HLA-G存在于植入母体组织的胚胎细胞表面，这种蛋白质可以阻止母体免疫系统误将它们识别为外来物质，HLA-G在母胎界面的表达对母胎免疫耐受和维持正常妊娠有重要作用，但HLA-G的具体生物学作用，尤其是非免疫学功能仍不明确。

HLA-Ⅲ类基因包括编码C2、C4A、C4B、Bf 4种补体成分的基因座位，编码肿瘤坏死因子（tumor necrosis factor，TNF）和热休克蛋白70（heat shock protein，HSP）基因，以及编码21羟化酶A基因和B基因等。肿瘤坏死因子基因家族包括TNF-α、LTA（TNF-β）和LTB 3个座位，其产物参与炎症、抗病毒和抗肿瘤免疫应答。转录调节基因或类转录因子基因家族包括类Ⅰ-κB基因，可参与调节DNA结合蛋白NF-κB的活性。属于这一基因家族的还有B144基因、锌指基因ZNF173和ZNF178（锌指基因ZNF173定位于HLA-Ⅰ类基因区）。MHCⅠ类相关基因（MIC）家族包括MIC A和MIC B基因等，主要表达于小肠黏膜，和热休克蛋白之间的作用密切相关。热休克蛋白基因家族如HSP70基因，其产物参与炎症和应激反应，并作为分子伴侣在内源性抗原的加工、提呈中发挥作用。构成HLA复合体的另一类基因称为免疫功能相关基因，它们可以有各种变异体，但通常不显示或仅显示有限的多态性。此类基因产物一般不能和抗原肽形成复合物，故不能直接呈提抗原，但它们在免疫应答和免疫调节中发挥重要作用。21羟化酶A基因是假基因，21羟化酶B基因具有编码21羟化酶功能。21羟化酶是肾上腺皮质合成皮质醇和醛固醇必不可少的酶，如该酶缺乏可导致先天性肾上腺皮质增生症。

另外，还有一些非HLA基因位于HLA区域内，其功能与HLA相关，但不属于HLA基因复合体。目前已经命名的有2类：LMP（large multifunctional protease，或low molecular weight polypeptides）和TAP（transporter associated with antigen processing，或transporter of antigen peptides）。LMP为蛋白酶体相关基因，由LMP2和LMP7组成，其功能主要是在细胞内将要被处理的蛋白质切成小片段肽，以供与HLA结合。TAP为ABC转运蛋白基因，包括TAP1和TAP2，它们的功能可能与抗原的处理和呈递有关，能够形成异二聚体跨膜泵，从而把抗原肽从胞浆运到内质网。

（二）HLA相关基本术语

基因是指能够表达出一个有功能的多肽链或功能RNA分子的DNA片段，其功能产物主要为蛋白质和RNA，基因结构除编码特定功能产物的DNA外还包括对这个特定产物表达所需要的调控DNA序列。根据基因产物的分子性质，可以把基因分为蛋白质基因和RNA基因2大类。根据基因产物的功能，又可分为结构基因和调节基因2大类。结构基因产物是酶和不直接影响其他基因表达的蛋白质，以及rRNA和tRNA分子。调节基因的产物是阻遏蛋白或激活蛋白，它们对基因的转录分别进行负调控和正调控。人体细胞为二倍体型，2个单倍型分别来自父亲和母亲，共同组成个体的基因型（genotype）。

遗传学上将某一个体同源染色体上对应位置的一对基因称为等位基因（allele）。当群体中位于同一位点的等位基因多于2种时，称为复等位基因（multiple allele）。HLA复合体Ⅰ类和Ⅱ类基因位点多为复等位基因。

（三）多态性

多态性（polymorphism）是指在同一相互交配的群体中，同一基因座可编2种以上的基因产物。但严格来讲，其中必须有一个等位基因在群体中的频率大于1%才称得上是多态性基因。HLA的多态性主要是由于复等位基因和共显性所致。

（四）共显性遗传

共显性是指某位点的等位基因不论是杂合子还是纯合子，均能同等表达，两者的编码产物都可在细胞表面检测到。HLA每个基因座上的等位基因都是共显性的，故每个位点可具有2个抗原，可能相同也可能不相同，这些抗原组成了个体的表型（phenotype）。多数个体的HLA位点都是杂合子，但当父亲和母亲在某位点上具有相同的等位基因时，其子代的这个位点就成为纯合子。

（五）单倍型遗传

单倍型是指一条染色体上HLA各位点基因紧密连锁组成的基因单位。人体细胞为二倍体型，2个单倍型分别来自父亲和母亲，共同组成个体的基因型。由于一条染色体上HLA各位点的距离非常近，很少发生同源染色体之间的交换，因此亲代的HLA以单倍型为单位将遗传信息传给子代。例如父亲的基因型为ab，母亲的为cd，则子代可能有4种基因型，ac，ad，bc，bd，某一个体获得任一基因型的可能性都是1/4（25%）。故2个同胞有完全相同或完全不同HLA基因型的可能性都是1/4（25%）；一个单倍型相同的可能性是1/2（50%），而子代和亲代总是共有一个相同的单倍型。

（六）连锁不平衡

一个HLA位点的等位基因与另一个或几个位点的等位基因在某一单倍型出现的频率应等于各自基因频率的乘积。然而在很多情况下，预期的单倍型频率往往与实际检测的频率相差很大，在不同的地区或不同的人群某些基因相伴出现的频率特别高，这种现象称为连锁不平衡（linkage disequilibrium）。换句话说，实际观察到的2个或更多基因出现在同一条单倍体上的频率大于按照独立分配规律所预期的频率，即它们倾向于组合在一起。如我国汉族A2基因频率为0.30，B46为0.05，如果A座位和B座位上的基因随机组合，A2和B46组成单倍型的预期频率为$0.30 \times 0.05=0.015$，但实际观察值为0.04。这说明二者不是随机组合的而是连锁不平衡的，HLA的连锁不平衡与对某些疾病的易感有关。在中国人中A*02-B*46-DRB1*09和A*30-B*13-DR B1*07是最常见的连锁不平衡单倍型。

HLA各基因座等位基因之间的连锁不平衡现象比较普遍，特别是某些HLA基因与免疫反应基因之间也可能存在连锁不平衡。HLA基因连锁不平衡的发生机制目前尚不清楚，但已经发现某些疾病的发生与HLA复合体中某些特定等位基因密切相关。某些连锁不平衡情况倾向于出现在某些区域、某些人种和某些民族。深入探讨连锁不平衡的发生机制无疑有助于对某些疾病的诊断和治疗，也将为人类学研究增添新的内容。

（七）交换重组

由于同源染色体相互之间发生交换而使原来在同一染色体上的基因不再伴同遗传的现象称为交换重组。交换一般是对等的，可是也有不对等的。不对等交换导致少量染色体重复，这被认为是生物进化中新基因的主要来源之一。HLA复合体是紧密连锁的，很少发生同源染色体之间的交换，但有时也可以发生交换重组，交换重组一般需要通过家系调查才能发现。表11-1为1个存在交换重组家系的HLA分型结果。

表11-1　1个存在交换重组家系的HLA分型结果

样本	HLA-A	HLA-B	HLA-DRB1	单倍体
父亲	A*24××，A*33××	B*54××，B*58××	DRB1*04××，DRB1*14××	A*24-B*54-DRB1*04 A*33-B*58-DRB1*14
母亲	A*24××，A*11××	B*46××，B*55××	DRB1*04××，DRB1*12××	A*24-B*55-DRB1*04 A*11-B*46-DRB1*12
子1	A*11××，A*33××	B*46××，B*58××	DRB1*12××，DRB1*14××	A*33-B*58-DRB1*14 A*11-B*46-DRB1*12
子2	A*11××，A*24××	B*46××，B*54××	DRB1*04××，DRB1*12××	A*24-B*54-DRB1*04 A*11-B*46-DRB1*12
子3	A*24××，A*33××	B*55××，B*58××	DRB1*04××，DRB1*14××	A*33-B*58-DRB1*14 A*24-B*55-DRB1*04
子4	A*24××，A*24××	B*54××，B*55××	DRB1*04××，DRB1*12××	A*24-B*54-DRB1*04 ***A*24-B*55-DRB1*12***

注：表中黑色斜体字的单倍型为交换重组的新单倍型

从父母和子代1、子代2、子代3的结果可分析出父亲的单倍型为A*24-B*54-DRB1*04和A*33-B*58-DRB1*14，母亲的单倍型为A*24-B*55-DRB1*04和A*11-B*46-DRB1*12，父母和子代1、子代2、子代3的遗传模式符合单倍型遗传规律，但子代4的一条单倍体A*24-B*54-DRB1*04来自父亲，另一条单倍体肯定来自母亲，但来自母亲的这一条已发生DRB1*04和DRB1*12的交换重组，形成一条新的单倍体A*24-B*55-DRB1*12（表11-1黑色斜体部分），其中的DRB1*12来自母亲的另一条单倍体。

第二节　HLA基因命名

HLA系统具有丰富的多态性，也是最复杂的血型系统之一，对其进行准确的系统命名是非常重要的，HLA系统的命名经历了一系列的调整和发展。1967年第3届国际组织相容性研讨会之后，于1968年在世界卫生组织（WHO）和国际免疫学联合会（IUIS）的指导下，成立了由遗传学、免疫学和组织分型方面专家组成的命名委员会对HLA的特异性作统一命名和质量控制，并规定了后续会议的标准。

一、HLA基因命名原则（2010年4月前HLA系统命名）

1987年HLA命名委员会建立了HLA等位基因4位数字命名法，以后又陆续加入第5位、第6位和第7位、第8位数字，代表HLA等位基因的数字名称至少有4位数字，最多不超过9位。HLA基因命名原则具体如下：

1. HLA代表一段遗传区域。

2. HLA-Ⅰ类基因座位以A、B、C等大写字母表示，HLA-Ⅱ类基因座位以D、DR、DQ、DP等大写字母为前缀，后接A、B表示所编码的α链和β链。

3. C座位特异性以C_w为字首命名。

4．每个HLA等位基因的名称依次由座位、星号以及代表等位基因的4个数字组成。前2位数字代表等位基因，与相应的血清学特异性一致，第3位、第4位数字代表亚型，一般按照得到正式命名的顺序命名。如A*0201和A*0203，其在血清学水平上均为A2，但在基因水平上存在亚型的差异。

5．第5位、第6位数字代表沉默取代，即该基因中虽发生了个别碱基的替换，但新密码子与原密码子属简并密码，不影响所编码的氨基酸序列。如A*31011与A*31012，二者DNA序列不同，但编码的A31抗原的氨基酸序列均相同。

6．第7位、第8位数字代表相应启动子（内含子或侧翼序列）的多态性，如DRB4*0101102。

7．末尾加N代表无效或不表达基因，如DR B4* 0101102N，加L代表低表达抗原，加S代表该基因表达产物是可溶性的HLA分子。

8．在不能区分等位基因时，可允许取最前面的2位或4位数字表示该HLA的特异性，如目前已检出17个A2等位基因，如果不能确定是哪个等位基因，则可写作A*02××。

二、HLA基因新命名原则（2010年4月后HLA系统命名）

2010年4月起HLA命名有新规定，具体如下：

（一）HLA命名

引入冒号，对原来8位（不包括最后一位表达状态）HLA等位基因每2位以冒号分割，最多含有4组被冒号分割的数字，等位基因名称中最少有4位数字，即前2组，第一个冒号前的数字表示等位基因，通常与相应的血清学特异性一致，第2组数字表示亚型，通常按测得其序列的先后顺序命名，第3组数字表示等位基因间的差异是由于编码序列的同义突变造成的，第4组数字表示该组等位基因在内含子或在基因的侧翼序列存在差异。举例如：A*01010101变成A*01：01：01：01，A*02010102L变成A*02：01：01：02L，A*260101变成A*26：01：01，A*3301变成A*33：01，B*0808N变成B*08：08N，DRB1*01010101变成DRB1*01：01：01：01。新的HLA等位基因命名规则如下图所示（图11-2）：

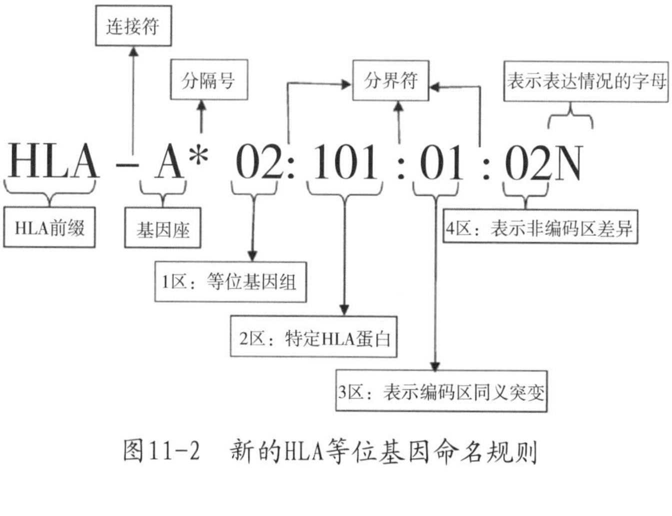

图11-2　新的HLA等位基因命名规则

假如等位基因组超过100个的，如A*02 和B*15组，2002年原来用A*92 和B*95来表示超过100个以后的等位基因，现在重新改回A*02 和B*15，具体方式举例如下：A*9201 变成 A*02：101，A*9202 变成 A*02：102，A*9203 变成 A*02：103 ，B*9501 变成 B*15：101，B*9502 变成 B*15：102，B*9503 变成 B*95：103。

（二）HLA-C位点抗原和等位基因的命名

在等位基因命名中取消w，但为了避免与补体和作为KIR配体的HLA-C分子的2种表位C1\\C2相混淆，

HLA-C位点抗原依然沿用w。如：Cw*0103变成C*01：03，Cw*020201变成 C*02：02：01，Cw*07020101变成 C*07：02：01：01 等。

（三）DP的命名改变

对原先的DPB1等位基因命名将做修改：DPB1*0102 变成DPB1*100：01，DPB1*0203变成DPB1*101：01，DPB1*0203变成DPB1*101：01，DPB1*0302变成DPB1*102：01，DPB1*0403 变成 DPB1*103：01，DPB1*0502变成DPB1*104：01。

（四）模棱两可或难以明确的HLA等位基因报告方式

1．具有的核苷酸序列其编码相同的抗原肽结合部位结构域（如HLA-Ⅰ类基因的第2外显子、第3外显子；HLA-Ⅱ类基因的第3外显子）的一串HLA等位基因，可以用P来代替这一串等位基因。如：

A*02：01：01：01/02：01：01：02L/02：01：01：03/02：01：02/02：01：03/02：01：04/02：01：05/02：01：06/02：01：07/02：01：08/02：01：09/02：01：10/02：01：11/02：01：12/02：01：13/02：01：14/02：01：15/02：01：17/02：01：18/02：01：19/02：01：21/02：01：22/02：09/02：66/02：75/02：89/02：97/02：132/02：134/02：140，这组等位基因可以缩写成A*02：01P。

2．具有的相同编码抗原肽结合部位结构域（如HLA-Ⅰ类基因的第2外显子、第3外显子；HLA-Ⅱ类基因的第3外显子）的外显子核苷酸序列的一串HLA等位基因，可以用G来代替这一串等位基因。

A*02：01：01：01/02：01：01：02L/02：01：01：03/02：01：08/02：01：11/02：01：14/02：01：15/02：01：21/02：09/02：43N/02：66/02：75/02：83N/02：89/02：97/02：132/02：134/02：140，该组等位基因可缩写成A*02：01：01G。

命名规则的改变极大地影响HLA领域的学术和实际工作，从2011年4月1日起美国NMDP将只接受符合新命名的HLA分型结果，新命名规则与老规则相比，扩大了可容纳命名的数量，并且对原来容易混淆的命名进行清晰的排列，新规则明显优于老规则。表11-2至表11-6是目前已发现的HLA基因数。

表11-2　HLA-Ⅰ类基因数

基因座	A	B	C	E	F	G
等位基因	2 188	2 862	1 746	11	22	50
蛋白	1 571	2 156	1 252	3	4	16
无效基因	107	95	45	0	0	2

表11-3　HLA-Ⅰ类假基因数

基因座	H	J	K	L	P	T	U	V	W	X
等位基因	12	9	6	5	5	0	0	3	0	0
蛋白	0	0	0	0	0	0	0	0	0	0
无效基因	0	0	0	0	0	0	0	0	0	0

表11-4　HLA-Ⅱ类基因数

基因座	DRA	DRB	DQA1	DQB1	DPA1	DPB1	DMA	DMB	DOA	DOB
等位基因	7	1 386	49	193	36	159	7	13	12	13
蛋白	2	1 030	31	137	18	136	4	7	3	5
无效基因	0	30	1	1	0	3	0	0	1	0

表11-5　HLA-Ⅱ类DRB等位基因

基因座	DRB1	DRB2	DRB3	DRB4	DRB5	DRB6	DRB7	DRB8	DRB9
等位基因	1 285	1	58	15	20	3	2	1	1
蛋白	959	0	46	8	17	0	0	0	0
无效基因	24	0	1	3	2	0	0	0	0

表11-6　其他非HLA等位基因

基因座	MICA	MICB	TAP1	TAP2
等位基因	84	40	12	12
蛋白	71	26	6	5
无效基因	2	2	1	0

三、HLA分型报告单格式

现在一般使用分子生物学的方法对HLA进行分型和配型，各组织配型实验室的书写格式略有不同，有的只报基因分型结果，有的还附上对应的血清学特异性。一般的书写要求同上述的命名原则，同一座位的2个基因（特异性）以“，”分开，不同座位的2个基因（特异性）以“；”分开，表11-7为HLA低分辨分型报告单格式。

表11-7　低分辨HLA分型报告单格式

×××医院组织配型实验室

HLA分型报告单

姓　　名：　　性别：　　年龄：　　岁　　民族：　　供受者：　☑患者☐供者
送检科室：　　床号：　　住院号/门诊卡号：　　样本条码号：
送检单位：　　申请医生：
送检样本：　EDTA 抗凝血　　送检时间：　　年　月　日　　实验室编号：
临床诊断：

编号	项　目	结　　果	对应血清学特异性	方法
1	ABO 血型	O 型		微柱凝胶法
2	RhD 抗原	RhD (+)		微柱凝胶法
3	HLA—A locus	A*02××，A*11××	A2，A11	PCR—SSP
4	HLA—B locus	B*13××，B*46××	B13，B46	PCR—SSP
5	HLA—DR locus	DRB1*09××，DRB1*15×× DRB5*，DRB4*01	DR9，DR15 DR51，DR53	PCR—SSP

检验者：　　审核者：　　报告时间：　　年　　月　　日

第三节 HLA生物学功能

1956年Snell等将控制同种组织或器官移植中急性排斥反应的基因称为主要组织相容性基因，将控制慢性排斥反应的基因称为次要组织相容性基因。随后的研究证明控制移植排斥反应的基因不是单基因，而是紧密连锁在一起的一组基因群，这组基因群被称为主要组织相容性复合物（MHC），在人类中MHC被称为HLA。HLA最初是作为同种抗原诱发移植排斥反应而被发现的，但很快就认识到HLA抗原及其相关基因在调节免疫应答、移植排斥和某些疾病的易感性中起重要作用。

一、参与对抗原的处理、运输和呈递

HLA最主要的功能之一是呈递抗原分子，HLA-Ⅰ类分子与HLA-Ⅱ类分子所呈递的抗原有不同的特点。HLA-Ⅰ类抗原几乎在所有有核细胞膜表面表达，包括血小板和网织红细胞，体液中也存在可溶性的HLA-Ⅰ类抗原（soluble HLA-Ⅰ，sHLA-Ⅰ）。不同组织细胞因功能不同而表达HLA-Ⅰ类抗原的量不同，外周血白细胞和淋巴结、脾细胞中HLA-Ⅰ类抗原量最多，其次是肝、肾、皮肤、主动脉等组织中，但神经细胞和成熟的滋养层细胞不表达经典的HLA-A、HLA-B、HLA-C抗原，而非经典的HLA-E、HLA-F抗原在多种胚胎和成人组织中表达，HLA-G抗原特异性地在胎—母界面的滋养层中高表达。病毒抗原、肿瘤抗原和自身抗原等内源性抗原在细胞质内首先经蛋白酶和LMP降解成一定长度的肽段，通过TAP（在内质网膜上）协助下转运到内质网腔中，使之与新合成的HLA-Ⅰ类分子结合成抗原肽-Ⅰ类分子复合体，经高尔基体转运到细胞表面，供CD_8^+ T淋巴细胞识别。

HLA-Ⅱ类抗原主要存在于抗原呈递细胞（APC）中，如B细胞、单核/巨噬细胞、树突状细胞和激活的T淋巴细胞等，内皮细胞和某些组织的上皮细胞中也可以检测到HLA-Ⅱ类抗原的存在。另外，某些组织细胞在病理状态下（如黑色素瘤）也会异常表达HLA-Ⅱ类抗原。细菌、蛋白质等非自身细胞产生的外源性抗原由APC吞噬或内化后，在内体中降解成免疫原性肽段后移行到高尔基体，并在HLA-DM分子和低pH作用下与从内质网转运到高尔基体中的HLA-Ⅱ类分子结合成稳定的抗原肽-Ⅱ类分子复合体，抗原肽-Ⅱ类分子复合体被运送到细胞表面供CD_4^+ T淋巴细胞识别。

在人的HLA-Ⅱ区域内存在许多与抗原加工、运输和呈递有关的基因，这些基因位于DPB1座位和DQB1座位之间，主要有LMP、TAP和DM等。LMP和TAP分子主要参与内源性抗原的处理，而DM主要参与外源性抗原的处理。内源性抗原被LMP分解为小片段的抗原肽后与一种热休克蛋白70（HSP 70）的分子伴侣（chaperon）结合，并被转运到内质网腔中，与腔内另一种分子伴侣HSP作用，对抗原肽进一步加工处理，使其成为8～10个氨基酸残基的抗原肽并刚好进入HLA-Ⅰ分子的凹槽内。DM是HLA-Ⅱ类的分子伴侣，介导外源性抗原肽的运输，促进HLA-Ⅱ类分子与经处理的外源性抗原肽的结合。

HLA-Ⅰ类分子亦可与那些从吞噬小泡进入胞质中的外源性抗原（经LMP、TAP作用）结合，转运至细胞表面，引起CD_8^+T淋巴细胞应答。同样，在某些情况下，HLA-Ⅱ类分子也可以与内源性抗原结合，引起CD_4^+ T淋巴细胞应答。可见，HLA对抗原的处理与呈递是一个十分复杂的过程。

在进行同种异体组织或器官移植时，如果供者、受者之间的移植抗原不相匹配，将有可能诱发受者产生明显的移植排斥反应。如果供者、受者之间的HLA-Ⅰ类分子不相匹配，就有可能诱发受者CD_8^+T淋巴细胞增殖和分化成熟，导致移植物被排斥掉，因此，经典的HLA-A、HLA-B、HLA-C抗原也被称为移植排斥抗原。如果供者、受者之间的HLA-Ⅱ类分子不相匹配，就有可能刺激受者CD_4^+T淋巴细胞增值和淋巴因子分泌，从而促发一系列的强烈而持续时间长的免疫应答反应。因此，在临床上进行组织和器官移植时，最好对供者、受者HLA-Ⅰ类和HLA-Ⅱ类相匹配的进行移植，如果供受者存在不匹配的情况，首先要考虑选择HLA-Ⅱ类匹配的供者，其次再选择HLA-Ⅰ类匹配的供者为宜。

然而，即使HLA完全相合的同胞之间的造血干细胞移植，仍有约40%的急性移植物抗宿主病（graft versus host disease，GVHD）发生率和大于50%的慢性GVHD发生率，这严重地影响着同种异基因造血干细胞移植（allogeneic hematopoietic stem cell transplantation，allo-HSCT）的预后。临床研究表明次要组织相容性抗原（minor histocompatibility antigens，MiHAs）是发生这部分GVHD的重要原因。MiHAs是种群内某些多态性基因编码的细胞内蛋白，通过主要组织相容性复合物（MHC）呈递于细胞表面，并能被同种反应性T淋巴细胞识别的自身多肽，属同种异型抗原。在同种异基因造血干细胞移植（allo-HSCT）中，GVHD的发生与否及其严重程度是决定移植成败的关键因素之一。目前，已鉴定的常染色体MiHAs主要有HA 1-8、HB 1、BCL2A1、BCL2A2及PECAM1等，Y染色体编码的MiHAs通称为H-Y抗原，包括SMCY、DFFRY、UTY、DBY和RPS4Y等。

MiHAs参与移植排斥反应的细胞免疫应答和体液免疫应答。在GVHD的迁延进展中起关键作用的是针对MiHAs的CD44high CD122high CD25low记忆性T淋巴细胞。同种反应性CD_4^+及CD_8^+T淋巴细胞在GVHD发生过程中均可分化为记忆性T淋巴细胞，而MiHAs的持续存在是产生这些记忆性T淋巴细胞的必要条件。MiHAs可诱导B淋巴细胞产生抗体，H-Y特异性抗体与慢性GVHD的发生有关并可诱导移植物抗白血病（graft versus leukemia，GVL）效应。

MiHAs在GVHD发生中的作用较为复杂。首先，GVHD的发生是由供者、受者之间MiHAs不相合的数目和供者T淋巴细胞所含有的能识别MiHAs的T淋巴细胞受体共同决定的，单一MiHAs不相合一般不会发生GVHD，临床上供者T细胞需识别受者多个不相合的MiHAs才会发生重度GVHD。其次，MiHAs在GVHD发生中的作用是分等级的，当供者、受者之间有多个MiHAs不相合时，GVHD中免疫应答只针对小部分“支配型”MiHAs，大多数MiHAs是被忽略的，它们被称为“隐匿型”（cryptic）抗原，只有在没有T淋巴细胞识别支配型MiHAs或APC没有同时呈递支配型MiHAs时，针对“隐匿型”MiHAs的CTL反应才会发生。MiHAs还可诱导机体产生GVL效应，GVL效应有助于降低白血病的复发率和根除白血病。MiHAs的组织分布范围决定其诱导的免疫效应特异性。组织中广泛表达的MiHAs（如HA3、HA4、HA6、HA7，HA8、UGT2B17及H-Y等）可同时诱导GVHD和GVL；而非造血细胞表达的MiHAs（如CD31）只诱导GVHD，不产生GVL。局限于造血细胞起源的细胞表达的MiHAs（如HA1、HA2及BCL2A1等），仅诱导GVL效应，不（或仅）产生轻度GVHD。临床移植中，理想目标是有效的诱导GVL效应而不引发GVHD。因此，无论是在移植领域还是白血病治疗领域，寻找和发现新的MiHAs意义重大。

MiHAs抗原的反应受MHC限制，再次反应时，呈递MiHAs抗原的MHC必须和预致敏的MHC相同，由于MiHAs抗原只和一定的HLA分子结合，因此，MiHAs的作用表现为HLA限制作用。

二、约束细胞间的相互作用——MHC限制作用

在免疫应答发生的过程中，无论是T淋巴细胞和B淋巴细胞、T淋巴细胞与巨噬细胞、T淋巴细胞与T淋巴细胞间的相互作用，或者是T淋巴细胞对靶细胞裂解作用时，T淋巴细胞受体（TCR）在识别APC细胞或者靶细胞上的MHC分子所提呈的抗原肽时，不仅要识别抗原肽，还要识别与抗原肽结合的MHC分子类型，此现象称为MHC限制作用（MHC restriction）。

巨噬细胞与Th淋巴细胞间的相互作用受MHC-Ⅱ类抗原的约束。Th淋巴细胞的TCR联合识别免疫原性多肽片段的表位（epitope）以及MHC-Ⅱ分子α_1、β_1功能区的多态性决定簇。同时，Th淋巴细胞表面的

CD_4分子识别MHC-Ⅱ类分子α$_2$、β$_2$功能区的非多肽性决定簇，由此启动免疫应答。因此，只有MHC-Ⅱ类分子阳性细胞才具有抗原呈递能力，且细胞表面MHC-Ⅱ类分子密度与其抗原呈递能力呈正相关。

T_C淋巴细胞与病毒感染的靶细胞相互作用受MHC-Ⅰ类抗原的约束。T_C淋巴细胞的TCR联合识别靶细胞表面的病毒抗原以及MHC-Ⅰ类分子α$_2$和β$_2$功能区的多态性决定簇。同时，T_C淋巴细胞表面的CD_8分子识别Ⅰ类分子α$_3$区的非多态性决定簇。

MHC限制现象的存在说明T淋巴细胞有双重识别特异性，即它能识别抗原和识别MHC的基因产物。对于这种双重识别发生的确切机制尚未完全阐明。目前有3种不同的设想解释MHC限制现象：①双重受体（dual receptor）假说，认为T淋巴细胞上存在2种受体，其中一个针对特异性抗原，而另一个则针对MHC基因产物或分子（Ia抗原），只有T淋巴细胞的2个受体同时与其相应配体结合时，它们才能活化；②复合单一受体（composite single receptor）假说，认为T淋巴细胞上仅有一种受体，这种受体既能识别特异性抗原，又可识别MHC分子（Ia抗原），复合单一受体同时与抗原和MHC分子作用，T淋巴细胞才能被活化；③修饰自身（altered self）假说，认为由于特异性抗原和MHC分子相互作用，使细胞上MHC分子的结构发生改变，这种已发生改变的MHC分子再被T淋巴细胞上的单一受体识别，T淋巴细胞因而被活化。以上设想或假说的提出多属推理性的、缺乏具体的实验根据，到目前为止尚无一个圆满的理论或学说足以说明MHC限制现象的本质。

三、参与胸腺对胸腺细胞的选择作用

成熟的、有功能的T淋巴细胞必须在胸腺中经过阳性选择和阴性选择，MHC在这2种选择中起关键作用。

（一）阳性选择过程（positive selection）

早期的胸腺细胞前体（prothymocyte）不足3%，为$CD_4^-CD_8^-$双阴性细胞（double negative cells），随后发生$CD_4^+CD_8^+$双阳性细胞（double positive cells），并受到严格的选择。假如一个双阳性细胞表面能与胸腺皮质上皮细胞表面MHC-Ⅰ类或MHC-Ⅱ类分子发生有效结合，就可被选择而继续发育，否则会发生程序性细胞死亡（programmed cell death）。MHC-Ⅰ类分子选择CD_8复合受体（coreceptor），而使双阳性细胞表面CD_4复合受体减少。MHC-Ⅱ类分子选择CD_4复合受体，而使CD_8复合受体减少。这种选择过程赋于成熟$CD_8^+CD_4^-$ T淋巴细胞具有识别抗原与自身MHC-Ⅰ类分子复合物的能力，$CD_4^+CD_8^-$ T淋巴细胞具有识别抗原与自身MHC-Ⅱ类分子复合物的能力，成为T淋巴细胞MHC限制现象的基础。

（二）阴性选择过程（negative selection）

经过阳性选择后的T淋巴细胞还必须经过一个阴性选择过程，才能成为成熟的、具有识别外来抗原能力的T淋巴细胞。位于皮质与髓质交界处的树突状细胞（DC）和巨噬细胞（Mφ）表达高水平的MHC-Ⅰ类抗原和MHC-Ⅱ类抗原，在胚胎发育过程中，机体自身抗原成分与DC或Mφ表面MHC-Ⅰ类、MHC-Ⅱ类抗原形成复合物。经过阳性选择后的胸腺细胞如能识别DC或Mφ细胞表面自身抗原与MHC抗原复合物，即可发生自身耐受（self tolerance）而停止发育，而不发生结合的胸腺细胞才能继续发育为识别外来抗原$CD_4^+CD_8^-$或$CD_4^-CD_8^+$的单阳性细胞，并迁移到外周血液中去。

四、参与对免疫应答的遗传控制

MHC参与机体对特定抗原是否应答及应答强弱是受到遗传控制的，这种控制免疫应答的基因称为免疫应答基因（Ir gene），一般认为Ir基因在HLA-Ⅱ类基因区内。研究表明具有不同HLA-Ⅱ类等位基因的个体对特定抗原的免疫应答能力不同。另外，大量的疾病与HLA关联也间接证明存在Ir基因，如B27与强直性脊柱炎之间的强关联就是一个很好的例子，超过90%的强直性脊柱炎患者携带HLA-B27基因，

HLA-B27也被怀疑参与了其他100多种炎症疾病的形成，这些疾病包括反应性关节炎（以前称为 Reiter syndrome）、炎症性肠道疾病和银屑病关节炎等。

不同个体所具有的不同MHC分子谱可能控制着对特异性抗原应答的能力。如某个体的MHC分子与抗原配位的结合具有高度亲和力，则该个体对此抗原的免疫刺激呈高应答，相反，如与抗原配位呈疏松结合，则该个体对此抗原呈低应答。因此免疫应答的强弱直接决定着MHC分子与抗原配位结合的紧密性。此外，细胞表面MHC分子的密度亦影响免疫应答的强弱程度。

五、诱导自身或同种淋巴细胞反应

MHC分子可作为自身或同种反应的刺激分子诱导免疫应答或参与免疫调节。在同种移植免疫应答中，HLA抗原既是激发同种免疫应答的抗原，又是同种免疫应答中效应阶段被攻击的靶抗原。在同种组织器官移植或输血中，它可在受者体内诱导产生相应的抗体和特异的Tc淋巴细胞，从而攻击移植物细胞而发生排斥反应。HLA抗原呈现很强的免疫原性，无论是HLA-Ⅰ类或HLA-Ⅱ类抗原都能在体外直接诱导出强烈的初次T淋巴细胞免疫应答，即可导致CD_4^+ T淋巴细胞的活化和产生各种细胞因子，并能诱导CD_8^+ T淋巴细胞介导的杀伤效应或诱导部分CD_4^+ T淋巴细胞对表达HLA-Ⅱ类抗原靶细胞的杀伤效应。

（一）参与免疫调节

非T淋巴细胞（Mφ、B细胞等）在体外能诱导自身T淋巴细胞发生增殖反应，此即自身混合淋巴细胞反应（autologous mixed lymphocyte reaction，AMLR）。在AMLR中非T淋巴细胞表面的刺激决定簇是HLA-DQ分子。自身反应性T淋巴细胞增殖后可表达HLA-DR抗原，后者又作为刺激分子激活某些T淋巴细胞，此为T-T AMLR。AMLR代表体内免疫细胞间的一种调节机制，有助于维持免疫自稳，故MHC-Ⅱ类分子通过诱发AMLR而参与免疫调节。

（二）诱导免疫反应

MHC分子是一种同种异型抗原，可诱导同种反应的发生，典型的例子是体外的同种异型混合淋巴细胞反应和体内同种移植排斥反应。在这2种情况下，反应性T淋巴细胞对非己MHC抗原的识别不受自身MHC限制。

六、HLA在生殖医学中的作用

胎儿组织最外层的滋养层细胞不表达HLA-A、HLA-B、HLA-C抗原，这一特性可防止母体对胎儿发生免疫攻击，使胎母之间产生免疫耐受。精液中也不表达HLA-A、HLA-B、HLA-C抗原，这同样也可以保护精子免受妇女体内免疫细胞的攻击。一些肿瘤细胞也通过不表达或减弱HLA表达来逃逸机体对它的免疫攻击，如绒毛膜细胞癌上不带有HLA-A、HLA-B、HLA-C抗原，从而可避免T淋巴细胞对它的攻击。

非经典人类白细胞抗原G（human leukocyte antigen-G，HLA-G）是机体内一类重要的免疫调节分子，包括膜结合型HLA-G（mHLA-G）及可溶性HLA-G（sHLA-G）2种分子表达形式。HLA-G 分子可通过与受体结合直接抑制多种免疫活性细胞的生物学功能，或通过诱导产生免疫调节细胞间接抑制机体的免疫应答从而产生免疫耐受。研究显示HLA-G 基因多态性及分子表达在母胎免疫、感染、自身免疫病及肿瘤的发生发展中均有重要意义。

HLA-G选择性高表达于侵入子宫蜕膜的绒毛外滋养细胞，在母胎界面的表达对母胎免疫耐受和维持正常妊娠有重要作用。HLA-G分子的功能可能与血管生成和（或）胎盘形成有关，HLA-G是一种免疫耐受分子，可能与母胎耐受及抗感染免疫有关，其在习惯性流产、先兆子痫、感染性疾病、肿瘤和其他免疫相关性疾病的发生中，以及在防治移植排斥反应中起着重要的作用。

胎儿细胞表面HLA-G分子可能通过与母体NK细胞表面KIR结合，抑制NK细胞杀伤活性，从而导致母体对HLA半异源性胎儿产生免疫耐受。绒毛膜外滋养层（extravillous trophoblast，EVT）通过子宫蜕膜向子宫螺旋动脉靠近的过程中，滋养层损伤动脉壁，使胎儿从母体获得足够的血流供应。与其他细胞不同，EVT细胞表达HLA-C、HLA-E和HLA-G 3种HLA-Ⅰ类分子，其中高水平表达HLA-G是EVT细胞所独有。虽然在肿瘤及其他组织中也发现有少量HLA-G分子，但都没有观察到像EVC组织中一样的HLA-G积聚。HLA-G分子的独特分布特征可能与HLA-E一样在母胎免疫耐受中发挥作用。

第四节　HLA与临床应用

一、HLA与临床输血

（一）HLA与非溶血性输血发应

非溶血性发热性输血反应（febrile non-haemolytic transfusion reaction，FNHTR）是输血反应中较为常见的一种反应，它是指患者在输血中或输血后体温升高≥1℃，并以发热与寒战为主要临床表现，且能排除溶血、细菌污染、严重过敏等原因引起发热的一类输血反应。输血、妊娠、器官移植等同种免疫均可产生HLA抗体，该抗体是导致非溶血性输血发热反应的主要原因。多次接受输血患者易发生非溶血性输血发热反应，临床输血中非溶血性输血发热反应占55%～75%，输注0.5U的血液即可产生FNHTR，这与受者血液中存在的抗白细胞和抗血小板HLA抗原的抗体有关，反复有规律的输血使得受血者产生HLA抗体的频率可达50%。HLA抗体导致非溶血性发热性输血反应的机制主要是由于HLA抗体破坏白细胞后释放致热物质引起的。

非溶血性发热性输血反应主要由HLA-Ⅰ类抗体引起，血小板特异性抗体也可引起发热反应，但由粒细胞特异性抗体引起者较少见。为避免或减少非溶血性输血发热反应的有效措施是使用少白细胞的成分血，输注滤除白细胞的血液制品，以及输注前做交叉淋巴细胞毒试验，然后输注相合的血液制品。

（二）HLA与血小板输注无效

血小板输注适用于预防和治疗血小板数量减少或血小板功能缺陷患者的出血，并已成为各种血液病及肿瘤患者放疗、化疗的有效支持疗法，但患者在多次输血（全血、红细胞、白细胞、血小板），妊娠及器官移植后，易产生血小板相关抗体，导致血小板输注无效（platelet transfusion refractory，PTR）。血小板输注无效（PTR）：临床上认为患者至少连续2次输注足量随机的ABO同型血小板后，输注效果不满意即可认为是血小板输注无效。血小板输注无效在接受多次输注血小板患者中是非常多见的，目前临床判断PTR的依据主要有血小板恢复百分率（percent platelet recovery，PPR）和输注后血小板计数纠正增加指数（corrected count increment，CCI）以及患者出血状况有无改善。CCI是根据患者体表面积计算，以期减少个体差异的影响而更准确地评价输注效果。输注1h后CCI＜7.5或24h后CCI＜4.5可认为血小板输注无效。PPR是通过检测患者输注血小板1h后或24h后的血小板计数进行计算，输注1h后PPR＜60%或24hPPR＜40%可认为血小板输注无效。

血小板输注无效的原因较为复杂，分免疫性和非免疫性因素，大多数是由于非免疫因素引起，如血小板成分制品质量差、脾功能亢进、弥散性血管内凝血、发热感染、抗生素应用等。由免疫性因素引起的PTR，大部分患者是由于产生了HLA抗体所致，仅极少数患者由人类血小板特异性抗体（human platelet antibody，HPA）引起，或同时含有HLA抗体及HPA抗体。HLA-Ⅰ类抗体是导致PTR最常见的免疫因素，占所有免疫因素的80%和所有病因的11.7%，由HPA引起的PTR约占所有病因的1.7%。同种HLA抗体的产生频率最高，30%～70%长期接受血小板输注的患者将产生HLA抗体，而且抗体的产生与输注次数呈正比关系。其次是HPA，约10%的PTR患者合并HLA和HPA抗体。

对于PTR患者，首先应筛选HLA抗体，抗体阴性的患者给予HLA匹配的血小板输注并不能改善输注效果，因其可能为由于药物或其他临床因素而导致输注效果不佳，这类患者可给予随机血小板输注治疗。而出现HLA抗体的患者则需要从已知HLA分型的供者中选择，或采用血小板交叉配血，给予相容性血小板输注。若患者仍输注无效，则需要进一步检测，如HLA抗体特异性鉴定、血小板同种抗体检测等。

常规检测血小板HLA抗体的方法有淋巴细胞毒试验（LCT）、酶联免疫吸附试验（ELISA）、混合被动血凝试验（MPHA）、单克隆特异性抗体固化血小板抗原试验（MAIPA）、血小板免疫荧光试验（PIFT）等。近年来流式细胞术被广泛用于血小板抗体的检测和分析，配合商业化试剂可以鉴定HLA-Ⅰ类抗体的特异性，具有极高的敏感性和特异性，也可以用流式细胞术进行血小板交叉配型。对PTR患者作HPA的基因分型则有利于进行血小板抗体的鉴定和配型。应用于HPA基因分型的分子生物学方法主要有以下几种：PCR-序列特异性引物技术、PCR-限制性片段长度多态技术、RCR-等位基因特异性寡核苷酸技术、基于单核苷酸多态性SNP技术，荧光单链构像多态性技术，现在最新的基因芯片技术已经应用于HPA基因分型，该方法通量高，在不久的将来有可能成为实验室常规分型方法。高通量的HPA分型技术使得获得大量已知血小板抗原型别的供者成为可能，可以为血小板输注无效的患者选择合适的供者，同时可以方便地使用谱细胞筛查抗体。

血小板输注无效的治疗可针对不同病因采用不同的方法，非免疫因素以治疗原发病为主，如抗感染、脾切除术，以及增加血小板的输入量来提高输注效果。免疫因素则以预防为主，可用去除白细胞制品，选择ABO同型、血小板HLA和HPA交叉配型均相合的单一供者的血小板输注，即相容性血小板输注，治疗方面可静脉输注免疫球蛋白，选择配合性血小板输注。

二、HLA与移植

临床研究表明器官和组织移植的关键取决于供受者之间的组织相容性，其中，供者、受者之间HLA的匹配程度起着重要的作用，是影响移植物存活和挽救患者生命的重要因素，如果供者、受者之间HLA不匹配就有可能引起移植排斥反应。移植排斥反应的本质是一种免疫应答，移植物细胞表面HLA-Ⅰ类和HLA-Ⅱ类抗原都是很强的移植抗原，能激活T淋巴细胞增殖和/或导致细胞溶解，产生移植排斥反应或GVHD，导致移植物“失功能”或患者死亡，在移植排斥中，体液免疫和细胞免疫都参与了对移植物的排斥反应。

移植排斥反应可分为3个阶段：第1，致敏阶段：移植和抗原刺激促发受者的免疫应答主要通过2个形式。①移植物释放出可溶性抗原或脱落的细胞碎片，随淋巴循环或血循环到邻近或远处的淋巴组织，经过受者的抗原提呈细胞处理后，刺激并活化受者的免疫活性细胞。②受者外周血循环中的免疫细胞流经移植物时可接受移植物细胞表面移植抗原的刺激而致敏，被致敏的淋巴细胞在局部或再循环到淋巴组织中增殖。HLA-Ⅱ类抗原主要来自未能灌洗干净脏器（肾、心）微循环中的B细胞等（又称过客细胞passenger cells）以及皮肤上皮细胞，HLA-Ⅰ类抗原存在更为广泛。第2，增殖反应阶段：供体和移植抗原刺激受体的Th细胞发生增殖，并产生IL-2、IL-4、IL-5、IL-6、IL-9和IFN-γ等多种细胞因子，为B细胞和杀伤性T淋巴细胞前体（CTLp）的增殖和分化提供条件，并促进Mϕ和NK细胞的杀伤功能。HLA-Ⅰ类抗原和HLA-Ⅱ类的DR、DQ抗原经巨噬细胞处理后分别刺激CTL和B细胞，分化为效应性CTL和抗体产生细胞，后者产生IgG、IgM等抗体。第3，效应阶段：针对移植抗原的抗体通过抗体介导细胞依赖的细胞毒作用（ADCC）或补体信赖的细胞毒作用（CDC），直接杀伤移植物细胞；CTL发挥细胞介导的溶细胞作用（CML）；此外，MAF、IFN-γ和IL-2等细胞因子活化后的巨噬细胞、NK细胞可直接杀伤靶细胞。宿主抗移植物反应（HVGR）和移植物抗宿主病（GVHD）是器官和组织移植的2大并发症，大多数与HLA不合有很大关系，其次与ABO血型不合，以及与次要组织相容性抗原不合等有关。宿主抗移植物反应是指患者体内的免疫细胞把植入的供体细胞当作“异物”或“入侵者”进行攻击，发生移植排斥反应，其结果是移植失败，移植物（如骨髓造血干细胞）不能在患者体内植活。

根据移植物与宿主的组织相容程度，以及受者的免疫状态，移植排斥反应主要表现为3种不同的类型。①超急排斥（hyperacute rejection）反应：一般在移植后24h内发生。目前认为，此种排斥主要由于ABO血型抗体或HLA-Ⅰ类抗体引起。受者反复多次接受输血，妊娠或既往曾做过某种同种移植，其体内就有可能存在这类抗体。在肾移植中，这种抗体可结合到移植肾的血管内皮细胞上，通过激活补体直接破坏靶细胞，或通过补体活化过程中产生的多种补体裂解片段，导致血小板聚集，中性粒细胞浸润并激活凝血系统，最终导致严重的局部缺血及移植物坏死。超急排斥反应一旦发生，治疗方法有限，大多数会导致移植失败。因此，通过移植前ABO及HLA 配型可筛除不合适的器官供体，以预防超急排斥反应的发生。骨髓和造血干细胞移植早已突破ABO血型不合的障碍，随着美罗华（利妥昔单抗）等一批抗排斥反应新型生物药品的应用和临床治疗方法的提高，国外在20世纪80年代末已突破实体器官移植中ABO血型不合的障碍，但目前国内还把ABO血型不合实体器官移植当成一种禁忌证。美罗华是一种针对B细胞的抗CD20抗体，可长期清除外周血和肾移植物中的B细胞。②急性排斥（acute rejection）反应：是排斥反应中最常见的一种类型，一般于移植后数天到几个月内发生，进展迅速。即使进行移植前HLA配型及应用免疫抑制药物，仍有30%～50%的移植受者会发生急性排斥。大多数急性排斥可通过增加免疫抑制剂的用量而得到缓解。肾移植发生急性排斥时，可表现为体温升高、局部胀痛、肾功能降低、少尿甚至无尿、尿中白细胞增多或出现淋巴细胞尿等临床症状。细胞免疫应答是急性移植排斥的主要原因，CD_4^+ T（Th1）淋巴细胞和CD_8^+（T_C）淋巴细胞是主要的效应细胞。③慢性排斥（chronic rejection）反应：一般在器官移植后数月至数年发生，主要病理特征是移植器官的毛细血管床中内皮细胞增生，使动脉腔狭窄，并逐渐纤维化。慢性免疫性炎症是导致上述组织病理变化的主要原因，目前对慢性排斥尚无理想的治疗措施。

移植物抗宿主病（GVHD）是供体的造血干细胞在患者体内植活，产生大量的免疫活性细胞，这些细胞“反客为主”把患者的组织和细胞当作“异物”和“入侵者”进行攻击，导致组织损伤。最容易受攻击的组织和器官是皮肤、肝脏和肠道，发生皮疹、黄疸、转氨酶升高和腹泻不止甚至血便等症状，严重者可导致患者死亡。GVHD的发生需要一些特定的条件：①宿主与移植物之间的组织相容性不合；②移植物中必需含有足够数量的免疫活性细胞；③宿主处于免疫无能或免疫功能严重缺损状态。GVHD主要见于骨髓移植后，此外，脾、胸腺移植，以及免疫缺陷的新生儿接受输血时，均可发生不同程度的GVHD。

供者、受者之间进行HLA分型和配型是减少GVHD和HVGR，提高移植成功率，减少免疫抑制剂使用量，提高患者生存质量的重要手段，也是进行实体器官分配的重要依据。

（一）HLA与骨髓移植

骨髓移植（bone marrow transplantation，BMT）的实质是造血干细胞移植，干细胞具有能复制并分化为造血和免疫活性细胞的能力。BMT是各种血液肿瘤、再生不良性贫血症、重度地中海贫血以及一些先天性免疫缺乏症或代谢性疾病的根本治疗方法。

根据干细胞的来源不同可分为自体（autologous）、同基因（syngeneic）和异基因（allogeneic）的BMT。同基因骨髓移植是指同卵孪生同胞间的移植，由于供者、受者在遗传学上相同，故与自体骨髓移植一样，不存在免疫不相容的问题。异基因的骨髓移植（allo-BMT）的供髓细胞在遗传上与受者细胞起源不同，与肾、肝、心等器官移植相比，allo-BMT更易发生排斥反应，而一旦供髓植活后又可发生移植物抗宿主病（GVHD），故供者、受者间要进行严格的组织配型，受者在移植前必须用免疫抑制剂预处理。

在进行骨髓移植选择适合的供体时，首选是同胞间HLA配型完全相同的同胞供者（sibling donor），其次是HLA基因型部分不同但表型相同的家庭成员，再者是HLA位点有一个不同的家庭成员或HLA表型相同的无血缘关系供者（unrelated donor），然后是有一个位点不符的无血缘关系供者或有2～3个位点不符的家庭成员。家庭成员和患者配型相符的骨髓移植，其移植效果要好于同等条件下无血缘关系的志愿者。在骨髓移植中，供受者之间ABO血型及Rh血型不合已不是禁忌证，目前30%～40%的骨髓移植已跨越ABO血型不合的障碍。因妊娠或多次输血的女性供者对男性受者更易引起GVHD，故在其他条件相同而受者为男性情况下，如有可能最好选择男性供者或未曾妊娠的女性。

骨髓移植成败的关键之一是HLA配型问题，在器官和组织移植中，移植效果与供受者之间HLA配型相合程度最为密切，如果骨髓供者与患者（受者）的HLA不同，便有可能发生严重的排斥反应，甚至危及患者的生命。在骨髓移植中，宿主抗移植物反应（HVGR）和移植物抗宿主病（GVHD）是骨髓移植的2大重要并发症，大多数是由于HLA不合引起。在骨髓移植中，由于移植物中含有大量的免疫活性细胞，若供者、受者之间HLA不相合，极易发生GVHD，因此，在骨髓移植中，对供者、受者之间HLA配合程度的要求更为严格。骨髓移植HLA配型中，如果供者、受者HLA表型完全相同，称为匹配（match）；如果不完全相同，称为错配（mismatch）。在血清学分型水平上的HLA配型，可以分为宽特异性抗原配型、窄特异性抗原（抗原分解物）配型、交叉反应组配型。在HLA基因配型中，根据检测的水平可分为HLA基因低分辨配型和HLA等位基因配型。此外，如果从骨髓移植效果上考虑，又可分为HLA结构配型和HLA 功能配型。值得注意的是HLA抗原错配，HLA基因一定错配，而HLA等位基因错配，HLA抗原不一定错配，因为许多等位基因可以编码同一个HLA抗原。

HLA-A座位基因错配，急性和慢性移植物抗宿主病（GVHD）的发生率以及死亡率都显著升高。HLA-B和HLA-C座位基因错配，死亡率显著升高，而HLA-DR座位基因错配，虽然死亡率升高，但介于显著性边缘。HLA-DQ和HLA-DP座位基因错配，对造血干细胞移植结果无显著性影响。

进行骨髓移植时，患者至少需要做HLA-A，HLA-B，HLA-DRBⅠ座位等位基因分型，如果有可能应增加HLA-C座位等位基因分型。对患者的父母、同胞、子女及其他直系亲属供者也应该做HLA基因分型，至少是低分辨水平的HLA分型。在骨髓库供者HLA基因常规分型中，一般要求达到低分辨水平，即相当于血清学分型水平。对于与患者匹配的供者，需要进一步做HLA-A，HLA-B，HLA-DRBⅠ座位等位基因分型，必要时增加HLA-C座位等位基因分型。

选择无血缘关系造血干细胞供者的HLA配合标准尽管目前尚无国际统一标准，但是美国NMDP以及世界骨髓供者协会早已对供受者HLA 的最低配合程度作出要求。在HLA血清学分型时期，HLA配合的最低要求是A，B，DR座位上抗原5/6配合。尽管后来HLA改为基因分型，但5/6的最低要求至今未变。选择匹配的无血缘关系供者要求供者和患者的HLA-A，HLA-B，HLA-DRBⅠ等位基因6/6配合。在等位基因不完全匹配的情况下，可选择与患者HLA 抗原6/6配合的供者。美国NMDP资料提示，一个等位基因错配（如A*0201供者和A*0205患者）的移植结果，优于一个抗原错配（如HLA-A2供者和HLA-A11患者）的移植。选择错配的无血缘关系供者，在缺少完全匹配供者时可考虑使用5/6抗原配合的无血缘关系供者。这时临床医生需要比较使用其他方法的成功机会，如使用HLA半相同亲属供者，使用5/6或4/6错配无关脐血，采用非移植治疗等，权衡利弊，从中作出抉择。

在无血缘关系骨髓供者移植中，选择供者的一般要求是HLA-A，HLA-B，HLA-DR抗原配合，相当于HLA基因分型中的低分辨、窄特异性配合水平。HLA-A，HLA-B，HLA-C，HLA-DRBⅠ基因低分辨错配与死亡率的升高显著关联；而HLA-A，HLA-B，HLA-C，HLA-DRBⅠ等位基因错配，虽然在植活机会、发生GVHD以及死亡率等方面有负面影响，但无统计学显著差异。HLA-C座位基因匹配也很重要，但由于和其他报告结果不尽相同，还有待进一步观察。在供者、受者HLA-A，HLA-B抗原和HLA-DRBⅠ等位基因匹配的移植中，一个单独的HLA-A或HLA-B等位基因错配，5年存活率将下降8%～13%，HLA等位基因匹配比HLA基因低分辨匹配好。

虽然在骨髓移植中HLA配合程度越高越好，但是使用HLA错配供者不是造血干细胞移植的禁忌。1988年美国NMDP制定的选择供者最低标准为HLA-A，HLA-B，HLA-DR座位上的6个抗原中至少5个配合，简称5/6配合。2004年NMDP报道，1 257例骨髓移植患者中，66%病例是6/6匹配，25%是5/6匹配，还有9%是4/6匹配。在美国西雅图哈钦森癌症研究中心报告的729例骨髓移植患者中，2/3病例的是6/6匹配，1/3的是5/6匹配。虽然对于早期患者，使用错配供者的移植存活率不如使用完全匹配供者，可是对于晚期患者，6/6匹配和5/6匹配的5年存活率都在30%左右，无统计学显著差异。选择HLA等位基因匹配供者，与受者具有相同的HLA分子，因此在HLA抗原结构上供受者完全匹配。但是不同的HLA抗原具有不同的免疫原性，某些受者对供者的错配抗原无免疫反应，反之供者对受者的错配抗原也无免疫反应。虽然供者、受者HLA抗原结构不配合，但是在功能上是匹配的，因此，可以被临床骨髓移植所接受，此为可允许错配抗原。鉴定可容许错配HLA抗原的方法，一是分析供者、受者HLA错配移植结果，另一是体外检测T细胞对错配抗原是否产生免疫反应。但在骨髓移植中，如果供者、受者只是交叉反应组水平上匹配，并不能改善移植结果，因此一般不考虑选择交叉反应组匹配的供者。

在HLA半相合情况下，供者、受者之间错配HLA抗原数为1～3个。国内报告58例使用HLA半相合家庭成员供者的骨髓移植，结合移植后使用粒细胞集落生成刺激因子G-CSF，2年存活率在63%～78%，与疾病病情相关，而与HLA错配程度无关。因此对属高风险类型的白血病患者，在无HLA匹配供者的情况下，使用HLA半相合的家庭成员供者值得考虑。

（二）HLA与实体器官移植

实体器官移植的成功与否与供体和受体之间的组织配型密切相关，HLA要相同或尽可能相近。以往认为在实体器官移植中ABO血型必须相合，目前国内绝大多数移植中心还把ABO血型不合的实体器官移植当作禁忌证，但国外已突破ABO血型不合骨髓移植的障碍。美国和日本等国家已做了上千例ABO血型不合实体器官移植，国外移植中心大样本的临床研究表明，尽管ABO血型不合致实体器官移植近期效果由于ABO血型抗体介导的急性排斥反应而不佳，但移植的远期效果与ABO相合的实体器官移植效果是一致的。

HLA-Ⅱ类基因相合对于避免和减轻GVHR和肾脏等移植器官的长期存活非常重要。这是因为供者和受者HLA-Ⅱ类抗原相合或相合较好，受者的Th细胞不发生或只发生轻度活化的增殖，产生细胞因子的量不足以诱导B细胞和CTL的增殖和分化。因此在HLA-Ⅱ类抗原相合前提下，有时即使Ⅰ类抗原不相合，受体也不会发生明显的针对移植抗原的抗体应答和Tc的杀伤作用。

Van Rood于1980年发表的欧洲移植中心尸体肾移植报告中指出HLA-A、HLA-B和HLA-DR位点抗原全部相符时，1年移植肾存活率高达89%；在HLA-DR相符而HLA-A、HLA-B有1个位点不符时，1年移植肾存活率仍高达89%，相反，如HLA-A、HLA-B位点完全相符而HLA-DR有1个不相符时，移植肾1年存活率下降到70%。目前在肾移植中一般要求DR、B和A位点抗原同时检测。在第11次IHWS上，Terasaki作了“用于肾移植的HLA表型匹配”的专题报告，认为简单计算HLA特异性或错配对判断尸体供肾移植成功与否意义不大，但对HLA特异性氨基酸序列分析的新知识使我们有可能寻找更具免疫原性的表位，已发现“构象表位”（conformational epitopes）对移植物的长期存活具有重要作用。

在肾脏移植中，如果供受者HLA抗原不配合，但是属于同一个交叉反应组，即在交叉反应水平上是匹配的，移植效果也很好。由于交叉反应抗原之间的免疫原性比较接近，当选择实体器官移植供者时，如找不到HLA完全相合的供者，具有交叉反应抗原的供者将被优先考虑。交叉反应是由于2个等位抗原化学结构上的类似性，或者是由于特异性不同的2个抗原具有共同的决定簇，使得同一抗体和这2种抗原均可以结合的现象。HLA抗原之间的交叉反应情况具体见图11-3、图11-4、图11-5、图11-6。

HLA-Ⅰ类抗原在肝脏胆管上皮细胞、静脉上皮细胞及间质上皮细胞中的密度高，在干细胞上的密度低。HLA-Ⅱ类抗原在正常干细胞中不表达，但表达于肝门静脉上皮细胞、间质细胞和血窦细胞。肝脏移植与肾移植存在明显的差异，一般认为肝脏移植不发生超急排斥反应，对免疫性排斥不敏感，因此，在肝脏移植中对供受者之间是否相容要求不高。但如果供受者之间HLA相匹配的话可显著提高移植物和患者的存活率。

HLA-Ⅰ类抗原分布于心脏间质细胞，在心肌细胞上只有少量表达，而HLA-Ⅱ类抗原分布仅限于内皮细胞。供受者之间HLA相容时可减少心脏移植早期排斥反应和降低总体排斥反应的发生率。HLA-DR相容的心脏移植可减少激素用量，提高心脏移植的存活率，HLA-B是否相容也有一定的相关性。HLA是否相容对肺移植的影响基本与心脏移植类似。虽然HLA相配是否能降低角膜移植的排斥反应的发生尚存有争议，但大多数观点认为供受者之间HLA相匹配可提高角膜移植的成功率。

三、HLA与疾病相关性

不同个体对疾病易感性的差异在很大程度上是由遗传因素决定的。在群体调查中比较患者与正常人某些特定等位基因及其表达产物的频率，这是研究遗传决定对疾病易感性的主要方法。HLA是目前已知的最复杂、最富有多态性的人类血型基因系统，且Ir基因正好位于HLA复合体内，因此，研究者考虑HLA与某些免疫性疾病可能存在相关性。20世纪60年代末通过对患者与正常人HLA抗原频率的群体调查，发现某些疾病与特定的HLA型别呈非随机分布，通过家系调查可清晰地观察到某些疾病与HLA呈连锁关系。

2个遗传学性状在群体中同时出现并呈非随机分布，称为关联

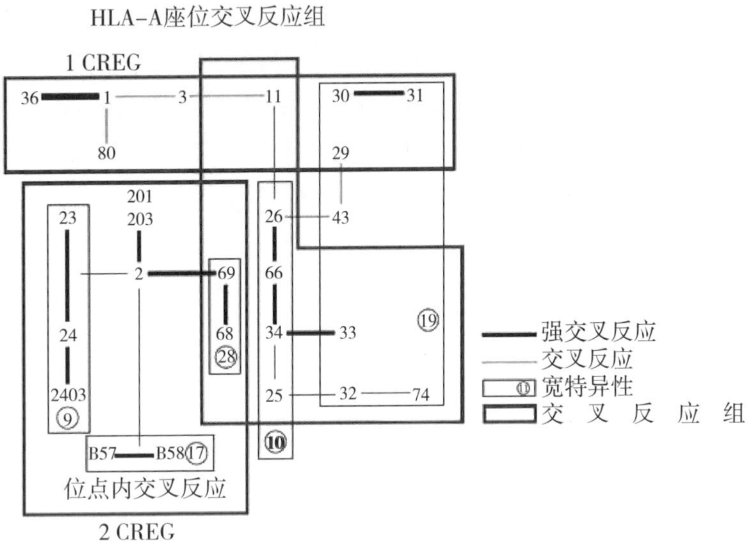

图11-3 HLA-A座位交叉反应组

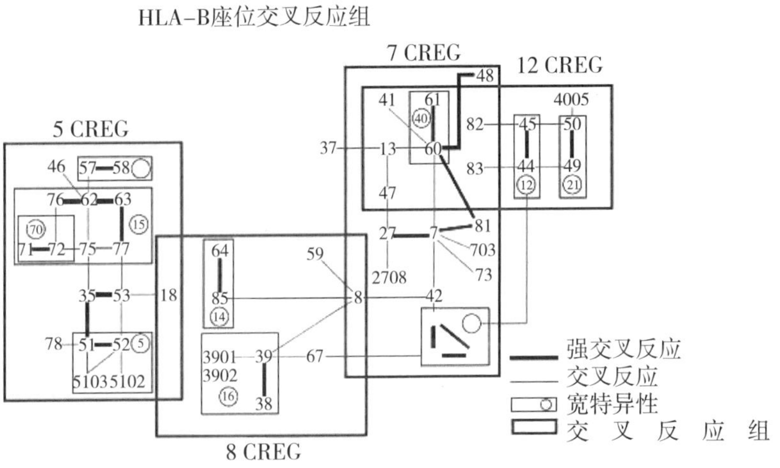

图11-4 HLA-B座位交叉反应组

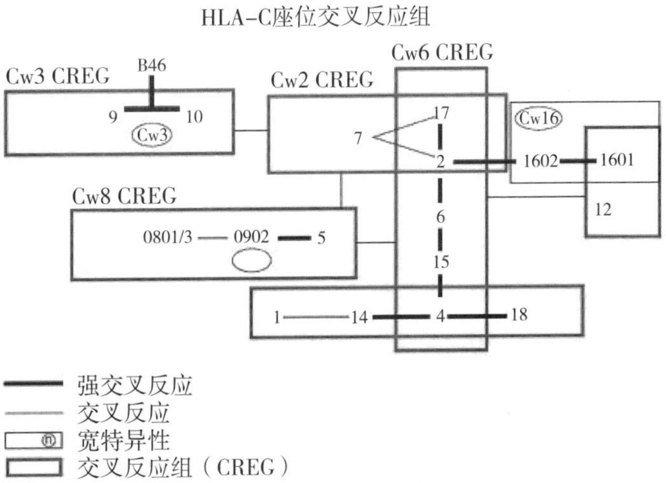

图11-5 HLA-C座位交叉反应组

（association）。HLA是第1个被发现与疾病有明确关联的遗传系统，迄今已发现60余种疾病与HLA有关联，这些疾病多属于病因或发病机制未知、与免疫异常有关，或有家族倾向及环境诱发因素的疾病。特定疾病与某种HLA型别的相关性可通过相对危险性（relative risk，RR）来评估，其计算公式为：

$$RR=(P^{+}\times C^{-})/(P^{-}\times C^{+})$$

式中P^{+}为具有某种抗原的患者数，C^{-}为不带此抗原的对照组人数，P^{-}为不带此抗原的患者数，C^{+}为具有此抗原的对照组人数。RR表示带某种HLA抗原的人与无此抗原的人在患某种疾病危险性上的比值。RR=1时，两者无关联；若RR>4，则认为此病与某种HLA抗原肯定有关联；RR值越大，表示带此抗原的人患某病的危险性越大；反之，若RR<1，则表示带此抗原者对某病有抵抗性。

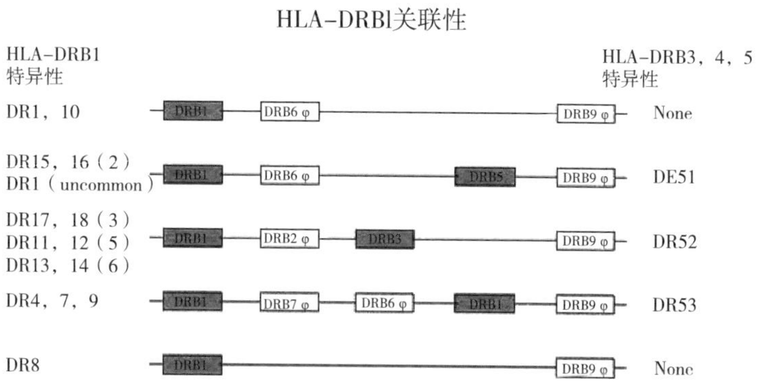

图11-6 HLA-DRB座位关联性

在评估HLA与疾病的相关性时须注意下面几点：①发现HLA与某种疾病有关联，并不意味着携带某抗原的人就一定会患某病，HLA本身可能并不是病因而仅仅是一种遗传标志。②HLA抗原在群体中的分布与民族、人种、地理环境等有关，在研究与疾病的关联时应综合分析才有参考价值。③研究对象须是随机选择，无亲缘关系的。对照组与疾病相关性可能有助于某些疾病的辅助诊断，疾病的预测、分类以及预后的判断。④研究的样本量应足够大。

HLA与疾病关联的机制尚未完全清楚，目前已提出一些相关的假说，包括：①分子模拟学说：该学说认为由于HLA抗原本身与某种病原体相似，机体或许不能对该病原体产生有效的免疫应答，或者在对病原体的应答中发生交叉反应反而损害了自身组织；②受体学说：HLA抗原可能作为外来病原体的受体，两者结合导致组织损伤；③免疫应答基因学说：人的HLA基因就是Ir基因，特定的HLA-Ⅱ类基因型可能导致特定的异常免疫应答，从而表现为易感某种疾病；④连锁不平衡学说：特定的HLA基因可能与某病的易感基因连锁，HLA型别仅是一种可检出的遗传标志。一般认为，与HLA有关联的不同疾病可能有不同的机制。

（一）HLA与疾病诊断

目前，通过检测HLA能直接诊断相关疾病的例子不多，其中HLA-B27与强直性脊柱炎强关联。在白种人、黑人和东方人中RR值分别为69.1、207.9和54.5，在强直性脊柱炎患者中，88%～96%的患者可检出HLA-B27抗原，而正常人中检出率仅为4%～8%。这样高的关联性在临床中是很有诊断价值的，因此，国内已将HLA-B27的检测作为诊断强直性脊柱炎的常规实验室检测方法。HLA-B27还与许多其他疾病也有关联，如与Reiter氏病（RR=37.1）、风湿性关节炎等。

贝赛特氏症（Behçet' s disease），或称贝赛特氏综合征，因好发于丝路国家，亦称丝路病、贝歇氏病，是一种血管炎，会造成溃疡及各种损伤，好发于20～40岁的青壮年。该病是由于基因缺陷引起的自身免疫异常，主要症状为：反复性口腔溃疡（recurrent oral ulcers）、反复性生殖部位溃疡（recurrent genital ulcers）、葡萄膜炎（uveitis），绝大部分患者最后会失明。此病在中纬度地区有较高的发生率，例如土耳其一带，为此疾病命名的医师即为土耳其人，日本的发生率亦较其他国家高，此疾病与基因HLA-B51有较高的相关性。

（二）HLA与疾病预测

有些HLA与疾病的相关性并不是该抗原直接参与疾病的发生发展过程中，而是因为该HLA抗原（基因）与某些致病基因紧密连锁，如HLA-DR2与多发性硬化病的相关性是由于该病的易感基因与HLA-DR2紧密连锁在一起。又如鼻咽癌与HLA-B46抗原有关，有HLA-B46抗原者预后不佳，B46抗原也称为黄种人抗原，在广东省分布频率较高，而广东省是鼻咽癌高发区。

四、HLA与亲子鉴定

HLA位于人类第6号染色体短臂6p21.3区域，具有高度的遗传多态性，是人类基因组中的一个重要标记，属于共显性遗传，符合孟德尔遗传规律，因此HLA是亲子关系鉴定的良好遗传标记物。HLA系统有上千个基因，有丰富的多态性，使用HLA不仅能排除亲子关系，还能肯定某些亲子关系。HLA各种抗原组合成单体，在人群中随便找2个人，他们拥有相同单体的概率很小，换句话说这2个人如果碰巧拥有相同的单体，则他们有某种生物学上关系的概率越大。

在法医学中，HLA很早就被普遍应用于亲子鉴定，HLA-A、HLA-B位点联用累计非父排除率可达90%以上。常规采用ABO、Rh、MN和HLA-A、HLA-B等5种血清学标志进行检测，这5种血型系统的累计排除亲子关系概率为97.37%。HLA在亲子鉴定中一般能满足法医学亲子鉴定需要，但也存在某些局限性，尤其在单亲亲子鉴定的应用中有其局限性，目前这种方法已逐渐被DNA分析技术所取代。DNA亲子鉴定否定亲子关系的准确率几近100%，肯定亲子关系的准确率可达到99.99%。

现代分子生物学技术飞速发展，有很多分子标记物和技术被用于亲子鉴定，如DNA中“微卫星”的检测，这大大提高了亲子鉴定的可靠性。短串连重复序列（STR）作为人类血型遗传系统的一个高度多态的遗传标记，非父排除能力强，在亲子鉴定中具有很高的使用价值。STR位点在人类基因组中广泛分布，具有丰富的多态位点资源，而且扩增STR基因座仅需要少量模板DNA，常规采用 Profiler Plus和Cofiler系统进行13个STR位点的检测均能取得满意结果。目前实验室亲子鉴定常使用的STR 基因座有：TH01、FGA、TPOX、VWA、CSF1PO、D21S11、D16S539、D18S51、D5S818、D8S1179、D13S317、D3S1358、D7S820。联合使用多个STR位点，可满足各种需要，STR位点的总识别率为99.999%，累计非父排除率为99.999%，在亲子鉴定中已达很高的水平，因此被称为“第二代DNA指纹”。

亲子鉴定基于以下2个基本原理而进行：

1. 在肯定孩子的某个遗传基因来自亲生父（母）亲，而被检测的假设父（母）亲并不带有这个基因情况下，可以排除其是孩子的亲生父（母）亲。显然，被检测的遗传标记越多，则非孩子生父（母）对象被排除的概率越大。

2. 在肯定孩子的某些遗传基因来自其父（母）亲，而被检测的假设父（母）亲并带有这个基因情况下，则不能排除其是孩子的亲生父（母）亲，这时可通过计算该被检测对象是孩子亲生父（母）亲的可能性有多大再进行判断。

按照概率理论，具有生父基因的假设父和具有生父基因的随机男人都有成为孩子生父的可能性。假设父提供生父基因成为孩子生父的可能性和随机男人提供生父基因成为孩子生父的可能性的比值叫作亲权指数（paternity index，PI）。前一种可能性假设为X，后一种可能性假设为Y。假设父2基因型为24/25杂合子，他提供生父基因FGA-25的可能性为1/2，即X=1/2＝0.5。随机男人提供生父基因FGA-25的机会为该基因的频率（即Y=0.095 8）。

因此，此例的PI值为0.5/0.095 8=5.22。如果假设父2的确是孩子的生父，则不论检测多少位点，均不会排除他与孩子的亲生关系，在所有检测的位点，每一个位点可以计算出一个PI值，多个位点的累计PI值等于各个位点PI值的乘积，但前提条件是所检测的各位点之间没有遗传连锁关系。

保证亲子鉴定准确性的3条原则：

1. 当假设父为纯合子时，X=1；假设父为杂合子时，X=1/2，但杂合子假设父的2个基因均可能是生父基因时，X=1。

2. 只涉及1个生父基因时，Y值等于生父基因的频率。

3. 若涉及2个生父基因时，Y值为2个生父基因频率之和。

上述计算出的PI值是一个绝对值，为使鉴定结果能够以概率形式表达父子关系的相对机会（relative chance of paternity，RCP），PI值须转换成一种相对值RCP。计算出PI值后，RCP=［PI/（PI+1）］×100%。按照国内外亲子鉴定的惯例，当RCP值大于99.73%时，则可以认为假设父与孩子具有亲生关系。如果RCP值达不到99.73%，则可以认为假设父与孩子不具有亲生关系。RCP值达不到99.73%，应该增加检测位点数直至RCP>99.73%为止。

根据被鉴定人员组成情况，可将亲子鉴定分为标准三联体和二联体亲子鉴定，有的也称为双亲鉴定和单亲鉴定。双亲鉴定是指被鉴定人为争议父、生母和孩子3人组成，母亲和孩子的血缘关系已确定，要鉴定的是争议父和孩子之间是否存在父子关系。单亲鉴定是指被鉴定人为争议父（母）和子2人，多数是只有争议父和子的类型。在移民、入户或怀疑产院抱错孩子等案例中，可以是争议母和子的组合。另外，还有一种特殊的亲子鉴定类型，父亲和母亲与孩子的关系都是有争议、需要鉴定的，比如移民、入户、怀疑产院抱错孩子、认领孩子、认领无名尸等案件中，尽管有父、母、子3人参与鉴定，但由于母亲不是生母，不是典型的双亲鉴定，这种鉴定称为双亲皆疑的亲子鉴定，需要对父亲、母亲和孩子的关系进行鉴定。

对于上述不同亲子鉴定类型，鉴定的原理和统计学方法是不一样的，检测相同数量的遗传标记数，准确性也不同。最为准确的是标准三联体的双亲鉴定，一般使用18个STR基因座，准确性都超过99.999%；但对于单亲鉴定和双亲皆疑鉴定，准确性多达不到99.99%，存在万分之一的误差可能。因此，对于单亲鉴定类型，需要增加检测更多的遗传标记。如果2人没有亲缘关系，那么可以100%排除。近年来，第3代遗传标记SNPs已用于亲子鉴定，将会更加准确。

第五节　HLA检测与移植配型策略

20世纪80年代以前，对HLA的分型主要是以血清学和细胞学为基础的表型（抗原）分析为主。应用微量淋巴细胞毒试验鉴定T淋巴细胞或B淋巴细胞上的HLA抗原的血清学方法是HLA分型的经典技术。由于HLA抗血清本身的交叉反应、弱反应、额外反应，抗体来源受限以及样本因素等原因，造成HLA血清学分型错误率高达25%。

进入80年代后期，随着分子生物学技术的发展，特别是PCR技术的发明，为DNA分型运用于HLA研究领域提供了有效的方法和途径。DNA分型技术具有准确性高，重复性好，成本低，需血量少，不受稀有血清、细胞活力和细胞表达水平的限制等优点而被广泛应用。自1999年起，美国NMDP以及世界骨髓供者协会（WMDA）都明确要求以DNA方法对骨髓供者做HLA分型，至此HLA血清学分型方法基本被DNA分型所取代。

但在某些特殊应用中，如HLA新等位基因抗原特异性的鉴定，HLA血清学分型和细胞学分型仍然是不可取代的，随着单克隆HLA抗体试剂的运用，HLA-A、HLA-B血清学分型因其操作简便、成本低、准确性较好，特别是检测时间短等优点使HLA-Ⅰ的血清学分型在如今仍有一定的应用价值，但HLA-Ⅱ分型基本上已被DNA分型所取代。

一、HLA血清学分型技术

经典的HLA血清学分型方法是使用微量淋巴细胞毒试验，其基本原理是使用特异性的抗体检测细胞表面的抗原。HLA细胞毒抗体属于IgG型和IgM型的抗体，该抗体与细胞上相应的抗原结合后能够激活补体，并在细胞膜上打孔，染料（如伊红或荧光染料）能够进入细胞内使细胞被着色或发出荧光，并使细胞体积涨大，从而得以检测特异性抗体所针对的抗原。根据使用的抗体特异性的不同，又有宽特异性和窄特异性之分。比如HLA-A9抗原是宽特异性，它可以被分解为A23和A24窄特异性，HLA-B15能被分解为B62，B63，B75，B76，B77等窄特异性，DR2能分解为DR15和DR16窄特异性。

微量淋巴细胞毒试验（microcytotoxicity assay）自1964年UCLA的Terasaki等引入HLA分型并不断被改良后，于1970年被美国国立卫生研究院指定为国际通用的HLA标准分型技术。目前，大多数组织配型实验室使用单克隆HLA-Ⅰ和HLA-Ⅱ类抗原分型血清盘，该冻干的血清盘可在4℃保存。另外，还有T淋巴细胞和B淋巴细胞专用分离试剂，以及使用免疫磁珠法分离T淋巴细胞和B淋巴细胞等，染料也已改用荧光染料，这样，使整个HLA-Ⅰ和HLA-Ⅱ类分型可在2h左右完成。具体试验程序如下：

1. 使用T淋巴细胞和B淋巴细胞专用分离试剂，或使用免疫磁珠法分离T淋巴细胞和B淋巴细胞，洗涤，调整淋巴细胞浓度为2×10^9个/L。

2. 依次加入无菌水、淋巴细胞悬液、兔补体各1μL，20～25℃孵育60min，加入荧光终止染料（FQAE）固定。

3. 在荧光倒置相差显微镜下判读结果。在荧光显微镜下，活细胞呈绿色（CFDA与细胞膜结合），死细胞呈红色（EB可通过被破坏的细胞膜进入细胞与DNA结合）。根据格局表判定HLA分型结果。

结果判定原则：阳性对照死细胞应大于80%，阴性对照死细胞应小于2%。目前国际通用的判读方法为HIN计分法，见表11-8。

表11-8 读数记分标准

死细胞	记分	意义
	0	未试验或无法读数
0～10%	1	阴性
11%～20%	2	阴性可疑
21%～40%	4	阳性可疑
41%～80%	6	阳性反应
>80%	8	强阳性反应

二、HLA细胞学分型技术

对HLA-DP和HLA-Dw特异性的检测不能使用微量淋巴细胞毒试验，而是使用细胞学方法分型，常用以下3种方法检测：混合淋巴细胞反应（mixed lymphocyte reaction，MLR）、纯合子分型细胞（homozygous typing cell，HTC）阴性分型技术和预致敏淋巴细胞分型法（primed lymphocyte typing，PLT）。

混合淋巴细胞反应（MLR）又称混合淋巴细胞培养（mixed lymphocyte culture，MLC），是指2个无关个体、功能正常的淋巴细胞在体外混合培养时，由于HLAⅡ类抗原中D抗原和DP抗原不同，可相互刺激对方的T细胞发生增值，此为双向混合淋巴细胞培养，若将其中一方的淋巴细胞先用丝裂霉素C处理或照射使细胞中的DNA失去复制能力，但仍能刺激另一方淋巴细胞发生转化，成为单向混合淋巴细胞培养。2个个体间HLA抗原差异程度越大，反应越强烈，可通过细胞数量、形态检查或3H-TdR掺入率检测反应细胞的增值水平。

双向MLC中的2种淋巴细胞既是刺激细胞又是反应细胞，彼此能发生相互作用。若彼此淋巴细胞均无形态学改变或细胞分裂增殖，说明2个个体间HLA型别相同。若彼此淋巴细胞均发生形态学改变或细胞分裂增殖，说明2个个体间HLA型别不同。 单向MLC方法中的2种淋巴细胞有刺激细胞和反应细胞之分。首先将其中一种淋巴细胞用丝裂霉素处理或X线照射，使其丧失免疫反应能力，但HLA抗原不发生改变，因此被处理的细胞只作为刺激细胞，刺激细胞只能单向作用于反应细胞，它刺激另一种未处理的淋巴细胞，使其发生淋巴细胞转化和增殖。

单向MLC方法类型：HTC是只表达一种LD抗原的细胞，即同源染色体上编码LD抗原的MHC单倍型基因相同。这种细胞经丝裂霉素C处理或X线照射后，作为刺激细胞。试验时将已知型别的HTC与待检的淋巴细胞混合，进行单向MLC。若待检细胞不发生增殖反应（SI<2），说明待检细胞与HTC的HLA型别相同。因根据阴性反应作为判定标准，故HTC试验又称为阴性分型法。

预致敏淋巴细胞是一种仅对一种单倍型具有识别增殖能力，而处于静止状态的淋巴细胞。这种细胞遇到相应抗原刺激后，可迅速发生淋巴细胞转化和增殖。PLT试验是将此种细胞作为已知的分型细胞。正式试验时，将待检淋巴细胞处理作为刺激细胞，分别与一系列的预致敏淋巴细胞（反应细胞）进行单向MLC。如果待检细胞与预致敏淋巴细胞预先识别的抗原相同，预致敏淋巴细胞会迅速增殖。因预致敏淋巴细胞分型试验是用阳性反应作为判定标准，故PLT试验又称为阳性分型法。

三、HLA DNA分型技术

HLA分型技术经历了血清学分型和DNA分型2个主要阶段，20世纪80年代以前使用血清学分型技术，80年代后期DNA分型技术陆续进入HLA分型领域，以巴黎第十二届国际组织相容性专题研讨会为标志，包括人类主要和次要组织相容性抗原分型技术全面进入DNA分型阶段，目前HLA的DNA分型方法已取代了血清学和细胞学方法，成为全世界HLA分型所采用的常规方法。

用于HLA分型的DNA分型技术有PCR-RFLP、PCR-SSCP、PCR指纹图分型法（PCR-fingerprints）、聚合酶链反应-序列特异性寡核苷酸探针杂交法（polymerase chain reaction-sequence specific oligonucleotide probe hybridization，PCR-SSOP）、聚合酶链反应-序列特异性引物法（polymerase chain reaction-sequence specific primer，PCR-SSP）、直接测序法（sequencing）和基于测序的HLA基因分型技术（sequence-based typing，SBT）等。由于HLA的高度多态性和复杂性，以及新等位基因的不断发现，上述某些DNA分型方法已较少应用于HLA分型，目前最常用方法主要有3种，即IHWC所推荐的：①PCR-SSP分型；② PCR-SSOP分型；③SBT分型。由于在以上主要3种方法中可以使用的引物或探针不同，HLA基因分型的分辨水平不尽相同，一般分为低分辨、中分辨和高分辨3个水平。

低分辨分型只要求鉴定到星号（*）后2位数，即鉴定出对应的血清学宽特异性或窄特异性。如受检者HLA-B座位血清学窄特异性为B62和B60，低分辨基因分型结果为B*15XX.40XX。根据中华骨髓库的要求，在HLA低分辨基因分型中必须鉴定到对应的抗原窄特异性水平，因此进一步表示为B*15XX（B62），40XX（B60），括号内是HLA特异性。而中分辨分型要求鉴定到星号后4位数，由于分型试剂的限制，在这个水平上的基因分型，往往得到一系列可能的结果，即一定的范围，而非特定的等位基因。如受检者HLA-B座位的第一个基因可能是B*1501/1504/1505/1507中的一个；第二个基因可能是B*4001/4007/4010中的一个。在高分辨分型中，应该得到独一无二的等位基因，故又被称为等位基因分型。如受检者高分辨分型结果为B*15010101和B*4001，B*15基因被指定到星号后8位数。

（一）PCR-SSP分型技术

HLA的PCR-SSP分型技术是根据HLA等位基因的序列和多态性设计一系列等位基因特异性引物，经特定的PCR反应体系扩增各等位基因特异性DNA片段，只要等位基因特异性引物对中的1条或/和2条引物的3′最后一个碱基与模板DNA序列不匹配就不能扩增出一定长度的特异性产物，然后通过琼脂糖凝胶电泳检测扩增的特异性产物条带就可以使用专门的分析软件，或使用格局表判读HLA等位基因，从而可对HLA进行基因分型。

HLA的PCR-SSP分型操作简便，结果准确可靠，所需时间在3h左右，在1块PCR反应板上可同时进行HLA-A，HLA-B，HLA-DR低分辨到中分辨水平的分型。但该方法也存在某些局限性，主要是该方法通量太小，1块96孔PCR反应板才能对1个样本的HLA中低分辨水平进行分型，是通量最小的分型方法，一般用于临床组织配型实验室进行常规分型，不使用于骨髓库等实验室的大规模HLA分型。

HLA的PCR-SSP分型操作简介如下：

1. 加1μL DNA稀释液，如无菌水或Tris-HCl，到阴性对照孔内。

2. 加6.5μL Taq酶到D-Mix管内。震动器震动5s，微型离心机离心1s。

3. 加9μL上述D-Mix液到阴性对照孔内。

4. 加111μL DNA到上述D-Mix液内。

5. 震动器震动5s，微型离心机离心1s（避免液体附于管壁上端）。

6. 除阴性对照孔外，每孔加上述D-Mix液10μL。加样时，使液体顺管壁流下，避免交叉污染。可轻轻震动试剂板，确保每孔样品流到孔底。

7. 应用密封条密封试剂板。

8. 应用PE9600/ABI9700扩增仪或类似功能的PCR仪。输入PCR扩增程序，时间为1～1.5h。

循环参数见表11-9。

表11-9　ABDR PCR-SSP循环参数

循环数	步数	温度（℃）	时间（s）
1	1	96	130
	2	63	60
9	1	96	10
	2	63	60
20	1	96	10
	2	59	50
	3	72	30
END	1	4	

9. 电泳　使用0.5×TBE缓冲液配制2.5%的琼脂糖凝胶，将PCR扩增产物点样到的样品孔内，以0.5×TBE缓冲液为电泳缓冲液，电泳15～20min（如使用HLA分型专用电泳系统，电泳时间仅需4min），在凝胶成像仪上拍照。图11-7是一张HLA-A，HLA-B，HLA-DR的PCR-SSP电泳图。

10. 结果判读　以图11-7结果为例，1H孔为阴性对照孔，每孔均有内对照条带，跑在内对照条带前面的是特异带，1～3排用于检测HLA-A座位等位基因，4～9排用于检测HLA-B座位等位基因，10～12排用于检测HLA-DR座位等位基因。读取每孔的特异性带并输入软件可自动判读HLA分型结果，或使用格局表人工判读HLA分型结果。

（二）PCR-SSOP分型技术

PCR-SSOP也称PCR-ASO法（allele specific oligonuceotide），传统上，PCR-SSO探针的杂交方式是将经PCR扩增的待测标本DNA固定于膜上，然后用同位素或非放射性标记的各种SSO探针与之杂交，这种方法适合大量标本的检测。由于HLA等位基因非常多，就需要很多的探针对每个DNA样品进行多次杂交（甚至十几次）才能完成定型分析，操作也十分繁琐。于是在此基础上又发展起来一种反向杂交法（reverse hybridization）。

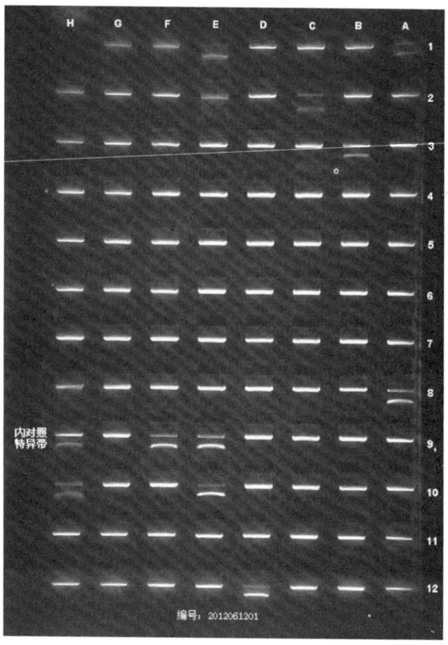

图11-7　HLA-A，HLA-B，HLA-DR的PCR-SSP分型电泳图

反向杂交法是将各种不同的探针固定于同一张膜上，再将PCR产物标记，以PCR产物（待检测基因DNA）反过来与探针杂交。这样一次杂交即可完成多个等位基因分析。此方法具有灵敏度强、特异性强、需样本量少等优点，但不同探针的杂交条件须严格统一（如温度、离子强度），易出现误差，不能检测新等位基因，试剂盒需不断升级，对某些杂合子分辨率也不好。此方法适宜大量和高纯度样本，杂交条带将作为书面原始记录长期保存。PCR-SSOP的操作过程见图11-8。

目前在HLA分型领域中使用最为广泛的PCR-SSOP技术是将探针包被在荧光微球上，使用Luminex仪器对HLA进行高通量检测。

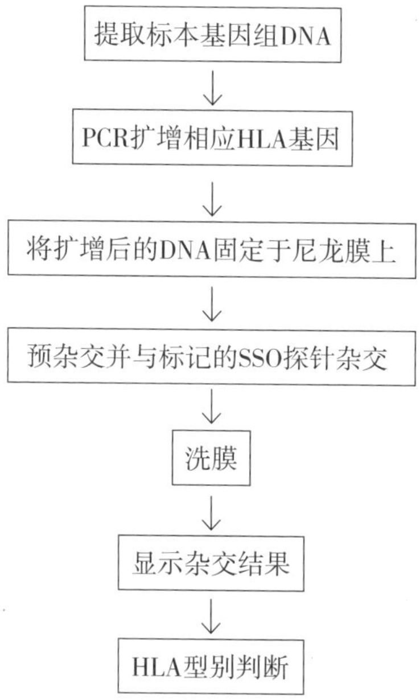

图11-8　PCR-SSOP操作过程流程图

（三）SBT分型技术

PCR-SSOP和PCR-SSP分型方法均不能检出已知HLA等位基因序列之外的遗传信息，从而造成新等位基因的漏检或分型错误。对于罕见的HLA等位基因型别，这2种方法都无能为力，而DNA测序法能够解决这一问题。

PCR-SBT（sequencing based typing）分型法先以PCR方法扩增所要分析的基因片段，然后对DNA序列进行测序分析，在计算机辅助下确定HLA等位基因型别。由于杂合子样本的PCR扩增产物中含有2条不同的DNA序列，所以必须利用计算机来参照全部已知等位基因序列。PCR-SBT分辨率高，精确度高，可大规模进行，能直接发现新的等位基因。该方法的主要缺点是对设备要求高，时间长和费用高。PCR-SBT的应用使HLA分型研究得到了突破性进展，运用该技术进行HLA分型具有重复性好、分辨率高、可分辨杂合子、自动化程度高等优势，是目前HLA高分辨率分型的最可靠方法，也是世界卫生组织推荐的HLA分型的“金标准”。

值得注意的是，上述分型方法都不可能百分之百的正确，某些等位基因序列中GC倒位都可以导致分型错误，即使是PCR-SBT分型方法也常常不能分辨出杂合位点是顺式还是反式杂合状态。

四、HLA配型策略

1987年，美国成立了器官分配联合网（United Network for Organ Sharing，UNOS），并强制性进行HLA-A、HLA-B、HLA-DR抗原相配肾脏分享政策。UNOS的HLA配型策略使HLA-A、HLA-B、HLA-

DR抗原完全相合的肾移植存活的半衰期达到20年，UNOS通过强制执行器官分配共享政策使HLA-A、HLA-B、HLA-DR抗原完全相合的肾移植数目达到了20%，但遗憾的是仍有大部分患者存在一定程度的HLA不合。

通过对大样本的临床分析发现在交叉反应组（CREGs）水平上的HLA配型可明显改善肾移植的存活率。由于交叉反应抗原之间的免疫原性比较接近，当选择实体器官移植供者时，如找不到HLA完全相合的供者，具有交叉反应抗原的供者将被优先考虑。

许多等位基因表达差异的原因是在抗原识别部位以外存在不同的氨基酸序列，而这些等位基因表达的在抗原识别部位的氨基酸序列是完全一样的。目前尚未发现抗原识别部位以外的差异具有免疫学意义，因此，虽然等位基因不同，但如果抗原识别部位的氨基酸序列完全相同，则可被视为HLA高分辨率相合。HLA-Ⅰ类抗原识别部位在第2和第3外显子，HLA-Ⅱ类抗原识别部位在第2外显子。例如：B07：05，Bl5：02与B07：06，B15：02，其中B07：05与B07：06的区别只在第5外显子281密码子的第1个核苷上，而在第2和第3外显子的氨基酸序列完全相同，两者一般不存在功能上的差异。这也是为什么美国组织相容性与免疫学会（ASHI）将氨基酸序列在第2和第3外显子完全相同（HLA-Ⅰ类）和在第2外显子完全相同（HLA-Ⅱ类）的等位基因视为可接受的高分辨率结果的原因。如果不了解ASHI可接受的高分辨率定义，很多难得的供者将被视为不理想供者而被排除。

移植排斥反应是免疫活性细胞间的相互作用，在移植免疫反应中宿主细胞识别的是外来HLA抗原表位，而不是HLA基因。虽然HLA基因分型比经典的血清学分型准确，而且可以检测出血清学难以鉴定的HLA基因产物，但是基因分型结果只是提供受检者带有哪些HLA基因的信息，不能直接反映出该基因编码的HLA抗原在细胞表面的表达情况以及免疫原性。目前还不可能根据HLA基因的DNA序列预测相应抗原的免疫原性。因此从临床造血干细胞移植配型角度考虑，HLA基因分型结果必需“翻译”成HLA抗原特异性才有意义。此外，在数以百万计的造血干细胞供者中，如何快速寻找到HLA匹配者，也需要一个简便的检索途径。WMDA要求以HLA抗原为基础进行检索，在此背景下一部国际通用的《HLA字典》应运而生，而美国NMDP进一步建立起以血清学代码为基础的SD（search determinants，SD）检索系统。

HLA字典的基本目的是建立HLA等位基因和对应的HLA抗原之间的对等关系。涵盖的HLA基因有HLA-A，HLA-B，HLA-C，HLA-DRB1，HLA-DRB3，HLA-DRB4，HLA-DRB5和HLA-DQB1基因，对应的血清学抗原包括HLA-A、HLA-B、HLA-C、HLA-DR和HLA-DQ抗原。在2001年发表的最新版本中，约有65%的HLA-A座位和HLA-DRBI座位等位基因，80%的HLA-B座位等位基因的对应血清学特异性已被建立。目前该字典仍在不断补充更新之中。SD系统整合了HLA字典提供的信息，以及HLA基因DNA序列的特点，将等位基因转换成与抗原特异性密切相关的代码，其优点是对那些血清学特异性未知等位基因也给出代码，这为寻找HLA匹配供者提供了方便。

（周华友）

参考文献

［1］兰炯采，贠中桥，陈静娴. 输血免疫血液学实验技术［M］. 北京：人民卫生出版社，2011.
［2］赵桐茂. 人类血型遗传学［M］. 北京：科学出版社，1987.
［3］谭建明，周永昌，唐孝达. 组织配型技术与临床应用［M］. 北京：人民卫生出版社，2002.
［4］赵桐茂. 造血干细胞移植HLA配型指南［J］. 中国输血杂志，2005，18（1）：74-76.
［5］赵桐茂. 造血干细胞移植HLA配型指南（续）［J］. 中国输血杂志，2005，18（2）：170-174.

［6］武大林．6号染色体HLA座位发生交换重组两例家系报告［J］．中国优生与遗传杂志，2006，14（2）：115–116.
［7］杨成民，李家增，季阳．基础输血学［M］．北京：中国科学技术出版社．2001.
［8］王红艳，张庆波，孙玉英，等．次要组织相容性抗原研究进展［J］．中国输血杂志，2008，21（10）：807–811.
［9］孟海英，侯一平．HLA–G遗传、功能及临床意义［J］．中华医学遗传学杂志，2002，19（4）：350–353.
［10］马薇，周昌菊．HLA–G多态性在生殖领域的研究进展［J］．国际病理科学与临床杂志，2006，26（3）：259–262.
［11］杨天楹，杨成民，田兆嵩．临床输血学［M］．北京：北京医科大学&中国协和医科大学联合出版社，1993.
［12］焦淑贤，杨志夏，赵林，等．血小板输注无效［J］．中国输血杂志，2008，21（4）：302–306.
［13］周永昌．HLA抗原系统与移植临床［J］．中华移植杂志：电子版，2011，5（1）：52–54.
［14］于卫建，梁晓华，王旻，等．单亲与双亲亲子鉴定结果的比较分析［J］．大连医科大学学报，2005，27（2）：144–146.
［15］King K E，Shirey R S，Thoman S K，et al．Universal leukoreduction decreases the incidence of febrile nonhemolytic transfusion reactions to RBCs［J］．Transfusion，2004，44（1）：25–29.
［16］Santoso S，Kiefel V．Human platelet alloantigens［J］．Wien Klin Wochenschr，2001，113（20–21）：806–813.
［17］Juji T，Saji H，Satake M，et al．Typing for human platelet alloantigens［J］．Rev Immunogenet，1999，1（2）：239–254.
［18］Stussi G，Halter J，Schanz U，et al．ABO–histo blood group incompatibility in hematopoietic stem cell and solid organ transplantation［J］．Transfus Apher Sci，2006，35（1）：59–69.

第十二章

非编码RNA在临床分子诊断中的应用

不具有蛋白编码功能却可转录的RNA统称为非编码RNA。近年来多种非编码RNA由于其具有重要的生物学功能日逐被重视，如微小RNA能在转录后水平调控基因的表达，参与生物的生理和病理过程调控，如器官发育、病毒性疾病、心血管疾病、癌症等。当今，非编码RNA的研究，特别是在疾病诊治中的作用研究，已成为生物医学领域的研究热点。逐渐积累的实验证据重新唤起了科学家们对“RNA 世界”的重视，“生命起源于RNA分子”这一命题也再一次激起了科学家们的兴趣。

第一节　非编码RNA概况

ncRNA是一类近来备受关注的RNA分子，广义的ncRNA是指具有特定功能、但不能编码蛋白质的所有RNA分子，这些RNA的共同特点是从基因组上转录而来，但不翻译成蛋白质，在RNA水平上行使各自的生物学功能，细胞中含量最高的转运RNA和核糖体RNA就属于ncRNA。而狭义的ncRNA往往不包括这2类RNA，因此在这里就不作介绍。ncRNA绝大多数位于内含子和基因间隔区，在人和小鼠中，许多ncRNA分子都以相似的机制来行使其生物学功能。ncRNA是基因组的转录产物，部分由RNA聚合酶Ⅰ和RNA聚合酶Ⅲ转录，但大多数和mRNA一样，由RNA聚合酶Ⅱ转录。ncRNA具有蛋白质和核酸的双重功能，在染色体复制重塑、组蛋白修饰、转录调节、RNA加工及剪切、mRNA稳定性及翻译抑制、蛋白质降解及定位等过程中发挥重要作用，广泛参与器官发育、细胞分化增殖与凋亡等生命活动。它们可特异性识别靶RNA或DNA分子上的核苷酸，通过形成互补碱基对发挥功能。

一、非编码RNA的分类

传统的ncRNA是根据其功能或亚细胞定位给予命名的，包括：催化性RNA，即核酶，一类RNA拟酶和其他RNA自我催化分子；类mRNA，一类3′端有PolyA，无典型开放性读码框的RNA分子；指导性RNA，一类指导mRNA编辑的小RNA分子；端粒酶RNA；信号识别颗粒RNA；小胞质RNA；核内小分子RNA（small nuclear RNA，snRNA）；核仁小分子RNA（small nucleolar RNA，snoRNA）等。实际上，ncRNA 远不能按照上述方法分类，因为目前发现的ncRNA越来越多。目前倾向于用分子大小来分类：小ncRNA（19～35个核苷酸），如内源性的小干扰RNA（small interfering RNA，siRNA）、微小RNA（microRNA，miRNA）、Piwi相互作用RNA（Piwi-interacting RNA，piRNA）等；中等大小的ncRNA（50～500个核苷酸），如snoRNA、snRNA 等；长片段非编码RNA（>500 个核苷酸），如Xist等。迄今为止，人们对各个物种基因组中转录的非编码RNA的认识仍然是初步的，在此主要介绍一下表达量相对比较高的snRNA、snoRNA，以及当前作为研究热点的siRNA、miRNA、piRNA和长非编码RNA（long non-coding RNA，lncRNA）。

（一）snRNA

snRNA是真核细胞核内的一组小分子RNA，它的分子较小，含50～200个核苷酸。其功能是与蛋白因子结合形成小核糖蛋白颗粒，主要在加工RNA前体、剪接mRNA方面发挥重要作用。snRNA在核内转录，但小核糖蛋白颗粒发挥功能则又在核内，因此需要跨核膜转运。snRNA主要包括U1、U2、U4、U5 和U6 5种。存在于所有小核糖蛋白颗粒中的蛋白叫做通用蛋白，也称作Sm蛋白。通用蛋白和snRNA的结合位点已经研究得比较清楚。除U6外，Sm蛋白可以结合到所有的其他snRNA的保守序列AAU4-5GGA上，这段序列被称为Sm蛋白的结合位点，这也可以作为判断一个RNA是否是snRNA的一个特征。

（二）snoRNA

snoRNA是核仁小分子RNA的简称，它是一大类非编码RNA，进化地位比较古老。目前为止在脊椎动物、酵母、植物、锥体虫和果蝇等多种真核生物中均报道有snoRNA存在，它们的主要功能是作为引导RNA，介导rRNA的转录后2′-氧核糖甲基化和假尿嘧啶修饰。此外，有研究报道一些snoRNA能够通过与mRNA完全互补的方式，影响mRNA的可变剪接。典型的snoRNA具有如下的特征：长60～300nt；具有类似核仁提取物的性质；需要与特定蛋白质结合形成核糖核蛋白体才能存在并行使其功能；snoRNA分子具有多种蛋白相互作用的原件。大多数小核仁RNA可以分为2类：一类是C/Dbox snoRNA，这一类snoRNA对RNA的碱基进行甲基化修饰；另一类是H/ACA boxsnoRNA，这一类snoRNA是对RNA的碱基进行甲尿嘧啶化修饰。

（三）miRNA

miRNA是一类21～25个核苷酸的小分子RNA，通常是由RNA聚合酶Ⅱ转录，最初产物为大的具有帽子结构和多聚腺苷酸尾巴的pri-miRNA。在RNaseⅢ Drosha的作用下，pri-miRNA被加工成50～70个核苷酸组成的pre-miRNA前体产物。pre-miRNA输送到细胞质后其茎环结构被RNaseⅢ Dicer剪切，产生21～25个核苷酸的单链miRNA，具有保守性。miRNA基因广泛存在动植物细胞中，有些miRNA基因在进化过程中保留了同源性极高的“种子”序列。miRNA的作用机制是其种子序列与mRNA互补，让mRNA沉默或者降解。现在流行的RNAi技术就是利用了细胞体内的这个机制，在体外人工加入类似miRNA的小RNA来沉默对应的mRNA。目前认为它广泛参与了人体的发育、分化、细胞增殖凋亡等生命过程。

（四）siRNA

siRNA也是一种含有21～25个核苷酸的小分子RNA，与miRNA有较多相似点，其生成也是在RNaseⅢ Dicer的作用下剪切加工而成。但miRNA与siRNA存在根本不同点，miRNA来源于基因组DNA，可称为miRNA基因；而siRNA是病毒感染细胞或发生转座子活动时产生的，来源于内源双链RNA或进入细胞的外源双链RNA；miRNA具有较高的保守性而siRNA序列变化较大。siRNA通过反义机制发挥作用，它主要作用于mRNA而引起基因沉默。

（五）piRNA

piRNA是一类长度为24～33个核苷酸的小分子RNA，绝大多数在29～30个核苷酸范围内，稍长于miRNA和siRNA。与miRNA一样，其5′端也具有强烈的尿嘧啶偏向性。但其有自己的特点，如成熟的piRNA其3′端的2′-氧是被甲基化修饰的，可增加piRNA的稳定性。已发现的piRNA主要存在于基因间隔区，而很少存在于基因区和重复序列区。piRNA在人类染色体上分布相对均匀，但在13、20、21和性染色体上分布较少。

（六）lncRNA

lncRNA是一类长度大于200个核苷酸且不表现任何蛋白质编码潜能的ncRNA，目前已成为继miRNA之后的又一研究热点。lncRNA基因转录水平低于蛋白质编码基因，广泛存在于基因间、内含子以及蛋白质编码基因的反义链中。lncRNA序列保守性较差，承受的进化压力较小，但仍含有一些高度保守的局部区域，这些高保守元件对于lncRNA特定功能的发挥具有重要作用。与编码蛋白质相比，lncRNA空间结构稳定性较差，因此其代谢速度较快，从而为有机体提供了更加灵敏迅速的调节。大量的基因芯片数据分析显示，这类非编码RNA在高等真核生物细胞中大量转录，并且在狭义的非编码RNA范围内占据较大的比例。lncRNA可位于细胞核内或胞浆中，以RNA形式在表观遗传调控、转录调控以及转录后调控等多种层面上调控基因的表达水平，参与发育、分化、器官形成等多种生物学过程。

二、非编码RNA的作用机制及功能

（一）非编码RNA的作用机制

非编码RNA在发挥生物学功能时的作用方式是多种多样的，他们可在表观遗传调控、转录调控以及转录后调控等多种层面上调控基因的表达水平。

1. 表观遗传调控 ncRNA可影响DNA的复制、转录及染色体结构。如siRNA通过碱基配对原理，指导DNA甲基化酶结合到DNA的特异部位，引发该部位DNA中胞嘧啶的甲基化。这种已被甲基化的DNA在复制过程中可以指导DNA新生链中CG位点胞嘧啶的甲基化，这称为甲基化的维持。DNA甲基化进而可引发染色质蛋白的甲基化、乙酰化、磷酸化、泛素化等，调节该区段染色质的异染色质化，异染色质区段的基因被沉默。同时DNA甲基化过程使转座子及移动元件区异染色质化，从而稳定了基因组。分析数据表明，细胞内大量转座子都处于异染色质区。

piRNA也能介导表观遗传调控。如piRNA途径可能调控异染色质形成，果蝇Piwi与异染色质蛋白HP1a直接相互作用，Piwi与染色质结合依赖于RNA，并且与Piwi结合的染色体和与HP1a结合的染色体有重叠；piRNA途径还参与小鼠生殖细胞转座子等基因组DNA甲基化修饰，提出piRNA途径参与生殖细胞的DNA从头甲基化偶联的模型，认为piRNA指导DNA甲基化酶Dmnt3A和Dnmt3L的作用，进而调控了对遗传发育的控制。

除小分子RNA能介导表观遗传调控外，中长链非编码RNA也能通过表观遗传修饰改变染色质构象，如Xist、Air和Kcnq1ot1，它们通过顺式作用沉默位于染色体内的多个基因，包括相距数千碱基对的基因。研究证实，lncRNA能通过与染色体的直接相互作用来沉默或激活部分基因的表达，特别在胚胎发育阶段，lncRNA参与一些基因如可遗传的等位基因后期的表达沉默、表观性状维持，对于多细胞动物的正常发育和细胞分化至关重要。在表观遗传调控中，lncRNA既能直接与染色质结合并募集作用因子发挥其作用，又可通过组蛋白修饰达到基因沉默的目的，除此之外，lncRNA还能通过募集染色质修饰抑制因子来参与等位基因的特异性沉默。

2. 转录调控 在真核生物中，基因转录具有严格的时间和空间特异性，非编码RNA也可参与转录水平的调控。其中lncRNA可通过多种方式来调节基因的转录，如直接作为调控因子或共调控因子调节基因转录，或通过形成干扰转录起始复合物等来调节转录。

当 lncRNA自身作为转录调控因子时，对靶基因染色体结构的改变主要有2种方式：一是依赖其与靶基因之间的相对位置和序列特征，二是因部分lncRNA的转录序列与其靶基因启动子重叠，导致lncRNA的转录与其靶基因转录这2个独立事件产生相互作用。如人β蛋白上游的lncRNA序列与β球蛋白基因存在重叠，当lncRNA转录时会改变染色体的结构，使靶基因发生去阻遏，促进转录因子与靶基因启动子结合，从而增强靶基因转录。lncRNA除作为转录调控因子外，它还可作为转录调控的成员，与其他组分共同发挥作用，主要作用方式有以下几种：通过与其他组分的相互作用，改变其他转录因子的活性亚基组成，使其他转录因子或组分的空间结构发生变化，丧失与靶基因的结合能力或活性；或通过与其他反式作用因子作用，改变其构象，达到间接调控靶基因转录的目的。lncRNA还能通过募集骨架因子到启动子来抑制靶基因的表达。

除此之外，lncRNA 还可通过多种机制干扰起始复合物形成，影响启动子的选择性。如约占人类基因组10%的ALU序列，在热刺激等外界压力时由RNA PⅢ转录产生lncRNA，此类RNA具有类似蛋白质转录因子的2个松散结构域，能够和RNA PⅡ结合，干扰起始复合物形成，抑制转录起始，从而使基因的表达模式发生快速改变。另外，位于靶基因上游的lncRNA分子可通过碱基互补直接与前者启动子结合，形成稳定的DNA-RNA复合体，占据转录因子的位置，抑制靶基因表达。lncRNA还可直接作用于转录因子，解聚其与靶基因启动子形成的转录起始复合物，达到抑制靶基因转录的目的。

3. 转录后调控 转录后调控是非编码RNA作用最普遍的一种方式，多种非编码RNA都可通过此种途径调控基因的表达。如siRNA和miRNA可通过与mRNA上靶序列的完全或不完全互补配对来切割mRNA，piRNA也有类似的功能，可切割靶mRNA，从而下调靶mRNA的水平。miRNA还可通过与mRNA 3′UTR上靶位点结合来抑制蛋白翻译，其具体机制可能是miRNA通过抑制核糖体的组装而阻断翻译起始，或直接抑制翻译起始复合物的形成，以及通过阻止 polyA 结合蛋白与 mRNA的结合影响翻译起始。但也有研究发现，少数被miRNA抑制的mRNA仍然耦联完整的多核糖体，说明有某些miRNA的抑制作用不是发生在翻译起始，而是发生在翻译起始之后，miRNA可能引起新生肽链的翻译同步降解，或者是在翻译延伸过程中，miRNA引发大量的核糖体脱落及高频次的翻译提前终止，产生的不完整多肽产物则被迅速降解。

除小分子非编码RNA外，lncRNA也可在转录后水平调节基因表达，其作用途径有多种：一是作为小RNA的前体发挥作用，例如Xist和Tsix是2个调节哺乳动物X染色体失活的lncRNA，有证据表明它们可被加工产生小RNA；二是与小RNA配对，从而调节它们的活性，例如通过与miRNA相互作用，lncRNA竞争性地抑制miRNA与靶mRNA相互作用的能力；三是作为结构组分与蛋白质形成核酸-蛋白质复合体，从而稳定其特殊结构。

非编码RNA除了调控基因表达外，还可通过其他方式参与细胞的生命活动。例如snoRNA可作为引导RNA，介导rRNA的转录后2′-氧核糖甲基化和假尿嘧啶修饰。

（二）非编码RNA的功能

在传统的分子生物学研究中，认为一个基因表达一个蛋白，一个蛋白有一个结构，一个结构完成一个功能，也就是遵从由序列到结构再到功能这样一个思维方式。现在越来越多的事实说明，一个基因的单独表达往往不能主宰一个生物学事件的发生，一个事件的发生是一组基因的同时表达。因此，一个生物学功能的完成往往需要一个生物大分子网络相互配合。随着大量数据的研究发现，非编码RNA也是这群生物大分子网络中的重要分子，这群巨大的分子网络调节着细胞中的各种生命活动，如细胞的增殖、分化、凋亡、精子的发育、胚胎生长、发育及胎盘功能行使和出生后生长等等，非编码RNA在其中发挥着举足轻重的作用。

第二节　非编码RNA检测

非编码RNA的检测包括非编码RNA基因的检测和非编码RNA表达水平的检测2部分，其中非编码RNA基因的检测主要是检测DNA甲基化状态、突变、缺失以及基因多态性。整个检测过程包括标本的采集、运送保存、核酸提取和核酸检测4个部分。

一、标本的采集、运送及保存

在非编码RNA检测中，临床标本的采集、运送和保存对检验结果往往有决定性的影响，因此为保证得到高质量的检验结果，必须有一个规范的临床标本采集、运送和保存程序。

（一）标本的采集要求

通常，在采集标本之前，需对标本采集部位进行清洁消毒，以去掉污染的微生物或其他杂质的干扰，同时防止核酸降解。对于非编码RNA的检测标本来源主要是血液和组织，因此清洁问题一般不大；

但少数非编码RNA（如miRNA）的检测目前可应用于尿液、脑脊液、关节液等体液的检测，如果采集不当，则对结果影响较大。标本的运输容器应为密闭的一次性无菌装置，采样所用的防腐剂、抗凝剂及相关材料不应对核酸扩增及检测过程造成干扰。如血样本一般使用EDTA和枸橼酸盐作为抗凝剂，肝素对逆转录过程及PCR都有很强的抑制作用。同时采用的一次性装置最好是无核酸酶的材料，不用处理便可直接使用，采集中要特别注意交叉污染。

（二）标本的运送及保存

标本一经采集，则尽可能快地送至检测实验室进行检测。对于非编码RNA的基因检测样本，若是在无菌条件下采集，则可在室温下运送，建议在采集后8h内送至实验室；对于非编码RNA的表达检测，运送应在加冰条件下，或加入适当的稳定剂如异硫氰酸胍盐等。由于核酸易受到核酸酶的作用而迅速降解，因此标本的保存对于核酸测定尤为重要。对于基因检测，可在2～8℃下保存3天，而检测RNA的表达，一旦送到实验室后，需立即存放于-20℃以下。此外，为避免血液中的RNA放置过久而致其降解，最好不要使用血清样本，而应使用EDTA抗凝后尽快分离的血浆样本。所有体液的标本超过2周需保存在-70℃以下。

对于非编码RNA的基因检测如突变、缺失及多态性等，临床标本可置于经过处理的滤纸片上，可室温保存数月至数年。

二、核酸提取

核酸提取分为DNA提取和RNA提取，其基本思路是相同的，但由于其对标本及处理中影响因素的敏感性不同，在具体的提取步骤或注意事项上，仍有较大的差别。DNA提取和RNA提取技术已在第三章介绍，这里就不再赘述。

因目前研究非常热门的非编码RNA都属于中小分子非编码RNA，如miRNA、piRNA、lncRNA等，在用Northern blot方法检测这些非编码RNA过程中需从总RNA中富集这类RNA，才能获得较强的信号，这里详细介绍中小分子RNA富集方法。具体步骤如下：于200 μL的总RNA加入25 μL50% PEG8000和25 μL 5mol/L NaCl，vortex混匀以后冰上放置2h，4℃ 15 000 × g离心15min，取上清液，加入1/10体积（50 μL）的NaAc（3mol/L，pH5.2）和4倍体积（1mL）无水乙醇，-20℃沉淀过夜。后以4℃ 24 000 × g离心1h，弃上清液。沉淀以1m L80%乙醇洗一次，4℃24 000 × g 离心25～30min。弃上清液，用小枪头吸去残余液体，室温放干，加入20 μL DEPC水溶解。

三、非编码RNA的临床检测

非编码RNA的临床检测分为DNA水平检测和RNA水平检测2部分，其中DNA水平检测包括其启动子区甲基化检测、基因突变或缺失以及基因多态性检测，RNA水平检测主要是检测其表达水平。

（一）启动子区甲基化检测

首先提取的DNA需进行重亚硫酸盐处理，具体步骤如下：取2 μg DNA，溶至50 μL dd H_2O中，反复吹打均匀；加入5.5 μL 3mol/L NaOH，37℃变性20min；加入30 μL 10mmol/L对苯二酚、510 μL 3.9mol/L pH5.0的$NaHSO_3$和14.5 μL的ddH_2O，混匀后50℃避光温浴16h；用DNA回收试剂盒回收DNA，并将DNA溶解至50 μL dd H_2O中；加入5.5 μL 3mol/L NaOH，37℃水浴15min以脱磺酸；加入33 μL 10mol/L NH_4Ac，以中和体系，并充分混匀；加入270 μL无水乙醇，-20℃沉淀过夜，4℃14 000r/min离心1h，弃上清液，再加入300 μL 70%乙醇，冰上放置10min后，4℃14 000r/min离心20min，弃上清液、晾干；最后加入50 μL 1 × TE（pH8.0）重悬DNA，4℃溶解过夜。

处理后的DNA可进行甲基化检测，甲基化检测常用甲基化特异性PCR和重亚硫酸盐测序2种方法。甲基化特异性PCR被用于分析基因启动子区特定CpG位点的甲基化状态。DNA经亚硫酸盐处理后，质量较差，因此以之为模板的MSP对反应体系中的离子浓度要求严格。在标准PCR反应体系的基础上，需要根据不同的引物调整$MgCl_2$浓度（从1mmol/L至6mmol/L不等）。建议加入5%的DMSO，以减少非特异的出现。对目的片段进行重亚硫酸盐测序，需要先从经过重亚硫酸盐处理过的DNA中扩增得到目的片段，再将片段克隆至T-载体上，转化大肠杆菌后挑单菌落进行测序。

（二）基因多态性及突变缺失检测

非编码RNA的基因多态性及突变缺失检测和常规的基因多态性检测方法没有区别，可用限制性内切酶长度多态性分析方法、单链构象多态性分析方法以及高分辨率熔解曲线等方法。

（三）非编码RNA表达谱的检测

非编码RNA表达谱的检测基于基因芯片技术，它提供了大范围检测非编码RNA的平台，并且着眼于不同生物样品中的表达有差异的非编码RNA。基因芯片是检测样品中每个ncRNA的表达水平的首要方法。基因芯片的优点是可以高通量、快速的、多个ncRNA进行检测，缺点是价格昂贵，可重复性差，灵敏度一般，通常用于初筛。非编码RNA表达谱的检测和mRNA表达谱的检测方法类似，基本原理也一样。

（四）Northern blot方法检测非编码RNA的表达

特定非编码RNA表达的检测可用Northern blot和实时定量PCR 2种技术，其中Northern blot是RNA 检测方法中可靠的和经典的技术，也被广泛地应用于研究ncRNA。同样，因现在非编码RNA中的研究热点主要集中于中小分子ncRNA，其检测方法与mRNA有较大的差别，主要步骤如下：已经处理的富集RNA样品8μg与RNA上样缓冲液按2∶1比例混合后，80℃变性10min，然后置于冰上5min；用微量加样器迅速上样后，用15%的变性聚丙烯酰胺凝胶进行电泳，先以5W恒定功率电泳20min，再调至10W，待溴酚蓝跑至离胶孔10cm处停止电泳；电泳完成后将凝胶和膜按顺序组装到半干转印槽里，恒流0.8mA/cm^2转膜1h；取下尼龙膜并切角做好标记，70 000μJ/cm^2 UV交联，再真空80℃干烤2h；用2×SSC湿润尼龙膜后，平铺到杂交管内壁，赶走膜与管壁间的气泡，加入预杂交液，放入杂交箱，最低速旋转过夜；然后加入50μL标记好的探针（1×10^7cpm/mL）按所需温度杂交过夜；杂交完毕后用洗膜液洗膜3次，每次5min，对于小分子RNA的检测要用非严谨的洗膜液，对于中分子RNA的检测则用严谨洗膜液；用保鲜膜把洗完的膜包好，压磷屏和扫描。

Northern 杂交也存在着一些缺点，比如需要的样品量大，检测的范围小，还可能出现错配杂交等问题，不适合大范围的筛选实验。

（五）实时定量PCR方法检测非编码RNA的表达

Real-time PCR 是定量检测ncRNA的重要方法。虽可用染料参入法来检测这些RNA，但使用Taqman探针、Becon探针可明显提高检测特异性。需要强调的是因ncRNA的序列完全与DNA序列一致，在进行Real-time PCR时很容易受RNA中残留的DNA影响，因此在进行逆转录反应前需对提取的RNA进行DNA酶消化。同时在进行PCR反应前需用未逆转录的RNA样品检测是否已经完全清除残留的DNA。

李莉等建立了茎环引物的SYBR Green Ⅰ或Taqman 探针实时荧光定量PCR检测宫颈分泌物或血清中miR-155或miR-21的表达水平，并发现宫颈癌患者的miR-155/21的表达水平显著高于宫颈炎者或正常妇女。

实时荧光定量PCR方法的优点其一是样品需量低，其二是灵敏度和特异性都很高，其三是测量范围较宽，但成本较高是它的缺点。

第三节 非编码RNA研究在临床分子诊断中的应用

ncRNA堪称当今生命科学研究领域的明星分子，已成为科学家们的新宠。对ncRNA的关注是因为ncRNA 与一系列的重大人类疾病有关，研究发现，ncRNA表达水平的变化或者影响ncRNA的遗传因素和表观遗传因素的改变均与一系列的生理恶化相关，而且对ncRNA的研究将为人们解决重大疾病的诊断打下基础。非编码RNA的研究是一个紧密结合实际、又可迅速用于实际的领域，其中一些已经应用于临床诊断，目前关于非编码RNA与疾病的研究主要集中于snoRNA、miRNA、piRNA和lncRNA这4种ncRNA。

一、非编码RNA检测在神经系统疾病中的应用

研究发现由人类基因组转录产生的ncRNA与神经性行为疾病有关，如精神分裂症、 孤独症、 忧郁症、 躁动症等。ncRNA通过反义调节的方式精确调节相关蛋白编码基因的表达水平，从而影响生物体的生长发育。当 ncRNA的这种表达模式被改变后，将诱发一系列的相关蛋白作用模式变化，最终导致疾病的发生。因此，通过检测ncRNA的表达改变可提示相关疾病的发生。

（一）snoRNA与神经系统疾病

目前，研究snoRNA与疾病之间关系的文章为数不多，且大多集中于15q11-q13区域snoRNA家族的研究。人染色体15q11-q13是一个基因印迹区域，早期研究表明该区域遗传印迹失调与Angelman综合征和Prader-Willi综合征这2种神经退行性疾病相关，所以这个区域也被称为Prader-Willi综合征/Angelman综合征区域。Angelman综合征的患儿在临床上表现为精神发育迟缓并伴随严重的语言和行为障碍。研究表明，这种疾病主要是由于15q11-q13区域的母性表达基因*Ube3a*的失调所致。Prader-Willi综合征是1956年由Prader Cabbant和Willi共同描述并命名的另一种罕见的遗传病，早期的病理研究表明人染色体15q11-q13编码的父本表达基因失调与这种疾病有直接关系。在15q11-q13父本表达区域的基因编码了*MKRN3*，*MAGEl2*，*NDN*和*SNURF-SNRPN* 4个蛋白编码基因和一些snoRNA（包括HBⅡ-13、HBⅡ-436、HBⅡ-85、HBⅡ-438A、HBⅡ-438B和HBⅡ-52）。研究发现，snoRNA HBⅡ-52能够通过非RNA编辑依赖的方式促进5-HT$_2$CR的mRNA的正确剪接。而5-HT$_2$CR是5-羟色胺（5-HT）系统的一员，实验证明这个系统在调控体内能量的平衡方面扮演重要的角色。此外，过度食物摄入和肥胖也与5-HT$_2$CR缺少有联系。因此，人们推测snoRNA HBⅡ-52缺失会导致5-HT$_2$CR的mRNA剪接失调进而引发了Prader-Willi综合征相关的病征。此外，与正常人相比，snoRNA HBⅡ-52缺失的Prader-Willi综合征患者拥有异常的5-HT$_2$CR的mRNA 剪接形式。虽然snoRNA HBⅡ-52的缺失可能是导致Prader-Willi综合征相关病征的原因之一，但最近的研究成果表明snoRNA HBⅡ-85可能是导致Prader-Willi综合征的最终元凶。Sahoo等人对一例典型的Prader-Willi综合征患儿进行基因组序列分析发现，该患者在15q11.2位置存在一个微缺失，这个缺失导致全部29个HBⅡ-85和部分的HBⅡ-52丢失，除此之外其余染色体区域无任何异常，因此他们推测来源于父本染色体的HBⅡ-85基因缺失才是导致Prader-Willi综合征的主要原因。因此检测HBⅡ-85可能提示Prader-Willi综合征。

（二）miRNA与神经系统疾病

在过去的十几年里人们探索miRNA在神经退行性疾病方面的作用积累了相对较多的数据。例如通过对胎儿、成年人和阿尔茨海默病患者海马组织内多种miRNA 的表达水平进行检测和分析后，发现与年龄匹配的正常对照相比，阿尔茨海默病患者海马内特异性miRNA 的丰度有差异：miR-9、miR-125b 和

miR-128 3种miRNA 的表达含量显著性上调；miR-124a 表达下降，但没有达到统计显著性。与年龄匹配的正常对照相比后，又发现，在死后短间隔时间内阿尔茨海默病患者颞叶新皮质中的miR-9，miR-125b和miR-146a 的表达丰度显著性上调，而在肌萎缩性脊髓侧索硬化、帕金森病或精神分裂症患者相同脑组织内并没有观察到同样的现象。同时，研究还显示在不同脑组织中miR-107的表达水平随阿尔茨海默病患病严重程度的加深普遍显著性下调。

帕金森病是继阿尔茨海默病后第2大常见的与年龄相关的神经退行性疾病，目前使全球大约600万人受累。遗传关联分析发现成纤维细胞生长因子20基因FGF20 3′ UTR 上的多态rs12720208与帕金森病统计有关联，并且此位点刚好位于miR-433与FGF20 mRNA的绑定位点上。随后体内外实验显示，rs12720208的危险等位基因T干扰了miR-433绑定，继而更多的FGF20 蛋白被翻译，而这又与α-synuclein 蛋白表达上调相关，其中前人的研究表明α-synuclein 的过表达和突变都能导致帕金森病发生。

（三）lncRNA与神经系统疾病

BC1（150nt）和BC200（200nt）被确认为分别在小鼠和人神经系统中表达的似mRNA的一类ncRNA。人们发现，如变异等一些原因造成的BC1/BC200-FMRP 绑定功能障碍会导致树状突触后特异mRNA翻译抑制的丧失，从而导致脆性X综合征。除此之外，一些研究还探讨了BC200在阿尔茨海默病中的表达水平和作用。1993年Lukiw等就发现BC200在正常人和非阿尔茨海默病痴呆者的受累新皮质里都有表达，但是在阿尔茨海默病患者脑组织中BC200表达下降达70%。最近的报道显示，在正常老年人中随年龄的增大BC200在新皮质组织中表达下降，但是与相似年龄的正常老年人相比，在AD患者特别是其受累脑组织中BC200的表达显著性上调，并且病患的严重程度与BC200的表达水平成正相关。最近研究发现，BACE1AS能通过一种前馈机制加速阿尔茨海默病的发生，BACE1AS可作为阿尔茨海默病的生物诊断标记。

二、非编码RNA检测在心血管疾病中的应用

近几年的研究表明，ncRNA，尤其是miRNA在一些常见心脏疾病的发生、发展中起了关键作用，在疾病发生过程中其表达也有显著改变。几个独立的实验研究均表明急性心肌梗死患者与对照组相比，急性心肌梗死组血清miR-208b、miR-499 及miR-1 含量明显升高，重要的是，这些研究进一步证明了外周血中miRNA含量与患者并发症、年龄、性别、体重指数、肾功能、收缩期血压无关。而在心力衰竭患者的研究中发现，实验组与对照组相比，miR-208b、miR-499 及miR-1含量无明显改变，但发现在心力衰竭患者中，有6种miRNA升高，与心力衰竭最为密切的是miR-423-5p，具体是什么细胞产生miR-423-5p、通过何种分泌途径分泌以及如何介导细胞死亡，有待进一步研究。

除miRNA外，lncRNA在心血管疾病中也发挥着重要的作用，如9p21邻近CdKn2A基因区域的lncRNA-ANRIL失调可以引起冠心病；lncRNA-MIAT（RNCR2）失常可引起心肌梗死；lncRNA-SRA异常则可以诱发扩张性心肌病，对这些分子的检测可提示相关疾病的发生。

三、非编码RNA检测在消化系统疾病中的应用

ncRNA在消化系统疾病中的作用是近年来消化系统疾病研究的热点，研究范围涵盖了功能性胃肠疾病、炎症性肠病、乙肝及丙肝病毒感染等临床常见疾病，其中包括ncRNA在这些疾病中的表达变化及其遗传学改变与这些疾病的关系。众所周知，肠道通透性可能参与了腹泻型肠易激综合征的病理生理过程。应用miRNA芯片检测腹泻型肠易激综合征患者血标本，发现miR-29a在肠道通透性异常组存在上调，而这种现象不存在于肠道正常对照组，也不存在于腹泻型肠易激综合征患者肠道通透性正常组中。

5-HT在肠易激综合征中的作用一直受到大家的重视。阿洛司琼是5-HT_3拮抗剂，其治疗腹泻型肠易激综合征效果较好，但不是所有肠易激综合征患者有效，5-HT_3受体变异可能是一个重要机制。目前已

知5-HT_3受体有5种亚型，分别为HTR3A、HTR3B、HTR3C、HTR3D、HTR3E。其中HTR3E主要分布在胃肠道，其基因的非翻译区参与该基因表达的调节。有研究发现HTR3E非翻译区76（G＞A）变异与肠易激综合征密切相关。前期实验中HTR3E非翻译区76（G＞A）变异与女性腹泻型肠易激综合征相关，发现HTR3E是miR-510作用靶标，原位杂交实验证实miR-510与HTR3E共存于肠道上皮细胞中，而且HTR3E非翻译区76（G＞A）变异可以影响到miR-510结合位点，从而影响相应的HTR3E表达，这都说明HTR3E非翻译区的变异及相关的miR-510可能是肠易激综合征的发病机制之一。

溃疡性结肠炎是炎症性肠病的常见类型，但迄今为止其发病机制尚不明确。随着ncRNA研究的发展，人们开始关注到miRNA是否与炎症性肠病有关。实验证明miR-21、miR-155在溃疡性结肠炎中表达上调。

丙型肝炎病毒引起的慢性感染是中国面临的一个严重公共卫生问题，如何有效控制病毒的复制，从而阻断肝炎、肝硬化、肝癌的三步曲，是目前迫切需要解决的课题。近年来一些研究发现miRNA-122的抑制可有效控制丙型肝炎病毒，也有研究发现丙型肝炎患者血清中miR-122的表达水平明显高于乙肝患者和肝癌患者。

四、非编码RNA检测在泌尿系统疾病中的应用

目前关于非编码RNA与泌尿系统疾病的关系研究主要集中在miRNA。miRNA与多种泌尿系统疾病包括糖尿病肾病、狼疮性肾炎、IgA肾病、多囊肾以及泌尿系肿瘤的发生发展有关。

肾小球系膜细胞近端肾小管上皮细胞和足细胞中的miRNA表达异常，均参与糖尿病肾病的发病。研究发现，在早期糖尿病肾病的系膜细胞中，miR-21表达下调，基础研究发现miR-21可通过增强 PTEN基因表达，阻止系膜细胞增生。通过高糖环境下对人近端肾小管细胞的miRNA检测发现，miR-29a表达下调，高糖环境同样可下调miR-93和miR-25。在NPHS2-Cre转基因鼠中，因敲除了编码Dicer的基因，小鼠在出生后的4～5周内尿蛋白含量增加，并最终死于因肾小球硬化、肾小管间质纤维化及足突细胞凋亡等引起的急性肾功能衰竭，进一步的研究发现足细胞上的miR-30家族表达异常，推测miR-30家族可能参与该病理生理过程。敲除编码Drosha基因的小鼠与敲除编码 Dicer基因的小鼠肾脏有相似的病理表现，同时也发现miR-145表达下调。

在对狼疮性肾炎肾组织的研究中发现，miR-184、miR-196a、miR-198及 miR-21对系统性红斑狼疮的发生具有诊断意义。在对狼疮性肾炎患者外周血单核细胞miRNA的检测中发现，miR-371-5p、miR-1224-3p和miR-423-5p与狼疮性肾炎有关。

在IgA 肾病患者与健康人群的尿沉渣检测中发现miR-200a、miR-200b和miR-429表达下调，且其降低程度与疾病的严重程度相关，在尿液中检测到miRNA的表达改变将大大增加 miRNA 在临床实际应用中的价值。

在肾同种异体移植后的超急性期肾组织活检中证实miR-142-5p、miR-155、miR-223、miR-10b、miR-30a-3p和let-7的改变具有诊断价值。其中miR-142-5p诊断的敏感性达100%，特异性达95%，ROC面积达0.99；miR-155诊断的敏感性达100%，特异性达90%，ROC面积达0.98；miR-223 诊断的敏感性达92%，特异性达90%，ROC面积达0.96。

五、非编码RNA检测在自身免疫性疾病中的应用

目前关于非编码RNA与自身免疫性疾病的关系研究也主要集中在miRNA，包括其与系统性红斑狼疮、特发性血小板减少性紫癜、类风湿关节炎、多发性硬化症等的关系研究。

研究发现，在系统性红斑狼疮患者中hsa-miR-494、hsa-miR-188、has-miR-501、hsa-miR-296和hsa-miR-2993p的表达水平与系统性红斑狼疮评分高低呈负相关，但是没有发现表达与系统性红斑狼疮评分呈明显正相关miRNA。实验还证实了miR-146a在系统性红斑狼疮患者外周血中的表达明显降低，并且其表达与系统性红斑狼疮的活动性及SLEDAI评分、肾脏SLEDAI评分呈明显负相关。进一步研究证实miR-

146a 可以作用于通路中的关键蛋白抑制Ⅰ型IFN传导通路，从而抑制免疫应答。

在类风湿关节炎的研究中发现，与对照组相比，类风湿关节炎关节滑液成纤维细胞中miR-155和miR-146a高表达，并且miR-155在类风湿关节炎患者关节滑液成纤维细胞中的表达要高于类风湿关节炎患者外周血单核细胞中的表达，提示miR-155 可能参与了类风湿关节炎的关节破坏。通过对类风湿关节炎患者外周血单核细胞中的miRNA表达水平检测，发现miR-146a、miR-155、miR-132、miR-16表达水平明显上调，let-7a在类风湿关节炎患者和正常对照组中的表达水平则无明显变化；并且miR-146a和miR-16在活动期呈现明显的高表达，在缓解期则表达水平显著降低，这提示miR-146a和miR-16可以作为类风湿关节炎活动性的检测指标。研究还发现miR-124a在类风湿关节炎患者滑膜细胞中的表达水平明显高于骨关节炎组。

利用荧光定量PCR技术对多发性硬化症复发阶段、多发性硬化症缓解阶段及正常对照组中364种miRNA的表达进行了检测分析，并对表达水平有明显差异的miRNA在EAE小鼠体内利用荧光定量PCR技术进行了验证。经检测发现共有200种miRNA在不同组之间的表达水平有较明显的差异，然而经过数据分析及验证，实验者认为共有3个miRNA可能在多发性硬化症的发生发展中起到一定作用。其中hsa-miR-18b和hsa-miR-599可能与多发性硬化症的复发有关，另外一种hsa-miR-96则可能与多发性硬化症缓解有关。利用miRNA芯片扫描技术对866种miRNA在复发—缓解多发性硬化症组及正常对照组外周血中的表达进行了检测及分析，与正常对照组相比，共有165种miRNA在多发性硬化症患者外周血中有显著的差异表达，其中74种miRNA表达明显上调，91种miRNA表达明显下调。其中表达上调最明显的是hsa-miR-145、has-miR-186、hsa-miR-664、hsa-miR-422a、hsa-miR-142-3p、hsa-miR-584、hsa-miR-223、hsa-miR-1275及hsa-miR-491-5p，表达下调最明显的是has-miR-20b。以上2组数据都是来源于芯片筛查结果，对单一miRNA的研究发现在多发性硬化症患者外周血$CD4^{+}$T细胞中，miR-326与IL-17a的表达水平相一致，均明显高于正常对照组，且与疾病严重程度呈正相关。这提示miR-326 与多发性硬化症的发生有重要关系。

六、非编码RNA检测在肿瘤中的应用

（一）snoRNA与肿瘤

6q14-q22是肿瘤中发生高频缺失的区域，该区域包含9个蛋白编码基因和一个假基因以及*snoRNA U50*和*snoRNA U50′*。研究发现，相比正常组织，前列腺癌组织及肿瘤细胞株中*snoRNA U50*的表达都显著下调，而蛋白编码基因的表达改变并不明显，且*snoRNA U50*基因的TT核苷酸丢失与前列腺癌显著相关。此外，在*snoRNA U50*表达降低的2个细胞株22Rv1和 LNCaP中恢复其表达能够显著抑制细胞的克隆形成能力。这提示*snoRNA U50*极有可能是人染色体6q14-q22区的抑癌基因。

（二）miRNA与肿瘤

miRNA表达谱分析显示在多种肿瘤中都存在miRNA表达异常，这种表达异常与癌症的类型、分期及其他临床表征密切相关，提示miRNA可能作为癌基因或抑癌基因在肿瘤的发生发展中起作用，如影响肿瘤细胞周期、凋亡、转移侵袭和血管生成等。

细胞周期调节子往往都是癌基因或抑癌基因。如细胞周期抑制基因p27是一个肿瘤抑制基因，可与Cdk2-cyclinE结合阻滞细胞从G_1进入S期，其突变可促发细胞癌变，同时在某些肿瘤中也检测到p27表达下调。在神经胶质瘤细胞株和前列腺癌细胞株中过表达miR-221/222可抑制p27的表达，从而促进细胞周期进行，它们的表达水平与p27的水平在这2种细胞株中也呈负相关。除了miR-221/222外，其他许多miRNA都可以通过抑制细胞周期相关蛋白来调节细胞周期的进行，如miR-17～92可抑制Rb家族成员Rbl2的表达，miR-34可抑制Cdk4的表达，miR-206可抑制DNA聚合酶α亚基p180的表达，miR-27a可通过抑制Myt-1间接抑制Cdc2的活性，let-7可抑制Cdk6、Cdc25A、Cyclin D2的表达。

细胞增殖和凋亡之间的平衡是保持组织内环境稳定的必要因素，凋亡异常可导致肿瘤的产生。

miRNA则可通过调节凋亡相关因子的表达参与肿瘤的发生，如miR-15a/16、miR-29、miR-34可抑制Bcl-2家族抗凋亡蛋白，它们的表达下调导致这些抗凋亡蛋白的表达增高，使肿瘤细胞逃逸凋亡。

转移是肿瘤发展的一个重要标志，恶性肿瘤可通过血管或淋巴管转移到远处器官，这常常是肿瘤患者死亡的主要原因。目前对与肿瘤转移有关的研究较为详细的miRNA有miR-10b、miR-21和miR-122。miR-21在多种恶性肿瘤中表达经常上调，从而抑制PTEN和PDCD4的表达，促进肿瘤细胞的侵袭。在转移性的乳腺癌组织和细胞株中miR-10b的表达上调，过表达miR-10b则可促进无侵袭能力的乳腺癌细胞株发生侵袭，它通过直接抑制细胞内HOXD10的表达促进促转移因子RhoC的表达。肝特异性的miR-122经常在肝癌组织中表达下调，在有肝内转移的肿瘤组织中尤其明显，裸鼠实验也证明了miR-122可在体内抑制肿瘤细胞的播散。

肿瘤发生早期，不超过1mm的微小肿瘤，可通过被动的弥散作用获得所需的氧气和营养；但肿瘤进一步生长就必须有新生血管生成，形成血液灌注，才能为肿瘤的迅速生长提供足够的氧气和营养。miRNA则通过影响肿瘤血管生成来影响肿瘤的进展。最早表明miRNA参与到血管生成的实验证据来自于2005年Yang等的报道，他们发现Dicerex1/2 突变小鼠胚胎早期发育过程不受影响，血管网络系统能正常形成，但血管不能执行正常功能，无法保持血管的完整性。同时，他们还检测到与血管生成相关的基因表达发生显著的改变，如血管内皮生长因子VEGF 及其受体Flt-1和KDR在Dicerex1/2突变小鼠中呈现高表达。之后有多篇文章都证实了miRNA可直接或间接影响肿瘤的血管生成。直接影响如miR-221/222通过负调控c-Kit，抑制内皮细胞的血管形成能力和内皮祖细胞的分化，通过负调控eNOS抑制血管内皮细胞的增殖和迁移。间接影响如miR-18和miR-19能分别抑制肿瘤细胞中抑血管生成基因包括结缔组织生长因子（connective tissue growth factor，CTGF）及凝血酶敏感蛋白1（thrombospondin-1，TSP1）的表达。

所有这些有关miRNA的检测都有助于肿瘤的诊断。近年来，肿瘤的基因遗传背景越来越受到重视，已经有研究者应用miRNA来分类肿瘤。因为一个miRNA调节了上百个下游基因，所以对比基因表达谱，肿瘤的miRNA表达谱将是更有潜力的肿瘤分型依据。另外，有些miRNA在多种肿瘤中都表达异常，尤其是表达上调的miRNA在外周血中的含量也会显著增高，例如miR-378，这些miRNA可作为广谱肿瘤的早期筛查标志物。

（三）piRNA与肿瘤

目前对piRNA的功能认识仍然不完全，仅能明确它与阿格蛋白家族中的Piwi组成复合体行使功能，因此许多研究都是通过对Piwi的研究来揭示piRNA的功能的。人类中的Piwi 蛋白称为hiwi，hiwi基因是人类干细胞自我更新编码的一种必需蛋白。通过对精子发生过程中hiwi基因表达量的研究发现，hiwi表达量的增加发生在成年精原细胞瘤患者的睾丸中，而在非精原细胞瘤患者的睾丸中并不增加，研究者们还发现软组织肉瘤高风险死亡率患者的hiwi mRNA存在高水平的表达，而低水平的表达对死亡率的增加影响并不明显。

也有一些研究直接检测piRNA在肿瘤中的表达改变，如piR-651在胃癌、结肠癌、肺癌、乳腺癌中表达上调；piR-823在胃癌组织中表达下调，另外，还发现胃癌患者的外周血中piR-823含量明显低于健康者的外周血含量，说明piR-823 在胃癌中起着至关重要的作用，对外周血piR-823 含量的检测可能成为胃癌有效的生物标记。

（四）lncRNA与肿瘤

近年来除了大量的文章证实miRNA与肿瘤关系密切外，越来越多的数据证明lncRNA与肿瘤的发生有密切的关系，所以在肿瘤细胞中表达异常的lncRNA有希望作为肿瘤标志物用于肿瘤的诊断。特别是在某些肿瘤发生的早期，lncRNA可通过介导转录水平的基因沉默（transcriptional gene silencing，TGS）途径调控癌相关蛋白的表达。此时，lncRNA的早期诊断价值更大，因为这时肿瘤组织较小，在影像学上难以分辨。目前在早期诊断方面研究得比较多的lncRNA是前列腺癌抗原3（prostate cancer antigen 3，PCA3），它是一种前列腺特异性的lncRNA，在前列腺癌中表达异常升高比目前临床上已经广泛使用的前列腺特异性抗原具有更高的特异性和灵敏度。PCA3作为一种潜在的肿瘤标志物，不仅能够在前列腺癌早期起到诊断作用，还能够区分良性前列腺增生和前列腺癌。PCA3的另一优点是它早期出现在前列腺癌患者的尿液中，这为诊断的取材带来了极大的便利。另外，一种被认为是前列腺细胞癌变过程中的新标志物——前列腺癌非编码RNA1也于最近由日本学者发现。最初在非小细胞肺癌中发现的MALAT-1，后来又被发现在肝癌、乳腺癌、胰腺癌、结肠癌和前列腺癌等癌组织中高表达，说明MALAT-1作为肿瘤标志物具有广谱性。Lai等的进一步研究结果显示，MALAT-1作为肿瘤发展过程中的重要一员，具有成为预测肝移植后肝癌复发新型标志物的潜在价值。一项针对肝癌患者的随访结果说明，MALAT-1可以作为一个独立的进展因素用于预测肝癌复发；高表达MALAT-1的肝癌患者比低表达者更容易发生肝癌复发和肝移植后复发。因此，术前检测、术后监测肝癌患者MALAT-1的水平对于选择治疗方案和判断治疗效果具有较大的参考价值。HOTAIR被认为是乳腺癌诊断和预后判断的一个重要标志物。HOTAIR高表达的乳腺癌患者组的无转移生存率和总生存率均明显低于低表达组多因素分析结果，进一步说明它是乳腺癌转移和预后差的独立危险因素。另外，HULC是第一个在肝细胞癌中发现的高度特异性上调的非编码RNA，而且可以出现在患者的血液中并用常规的RT-PCR技术即可方便地检测到，因而是一种非常有潜力的新型肝癌特异性标志物。血液是最常见的临床检验材料，采集外周血也是创伤性和痛苦极小、易于被人们接受的取材方法。肿瘤细胞的许多变化（如基因突变、DNA甲基化、微卫星改变、线粒体DNA突变、肿瘤相关mRNA和miRNA突变等）均可在患者血液中出现。然而，相对于其他生物大分子而言，绝大多数RNA，特别是长链RNA非常不稳定，极易被降解。因此，关于血液中细胞外的长链RNA是否可以用作肿瘤的标记分子，目前还有一些争论，值得我们进一步探讨。

七、体液miRNA检测与疾病的诊断

体液检测是目前临床上最常用的实验室检查，具有减轻取样过程中患者的痛苦、缩短临床采集样本的时间等优点。随着样本保存及检测技术的日趋发展，体液检测将在临床疾病的诊断和预后判断方面显示出优势。目前关于体液非编码RNA的临床检测研究主要集中于miRNA的检测上，其他非编码RNA的体液检测数据很少。体液miRNA作为生物标志物具有取样损伤小、组织或疾病特异性、稳定性好等优点，可作为理想的新型生物标志物。

血液检测则是体液检测中最普遍的一种实验室检测方法，其结果对于发现病理改变具有重要的提示作用。外周血miRNA与生长发育及妊娠等生理现象的改变密切相关，在疾病的诊断、鉴别诊断、预后判断以及法医鉴定等方面发挥着重要作用。因此，外周血的miRNA可能作为肿瘤新基因标志物。Gilad等应用qRT-PCR 技术检测到正常人血清中存在miRNA，不同个体的血清miRNA表达水平基本相似，这为miRNA血清检测应用于临床提供了有利的证据。关于血液miRNA的临床检测意义已经有较多的报道，如弥漫性大B细胞淋巴瘤患者血清中肿瘤相关miR-155、miR-210和miR-21表达水平较正常对照明显升高，而且高表达的miR-21与这类患者的复发-缓解相关；血清中miR-486、miR-30d、miR-1和miR-499与肺癌患者的总体生存率密切相关，血清中高表达miR-486、miR-30d而低表达miR-1、miR-499与低生存率独立相关，携带这4种高危miRNA的患者生存期较无携带者缩短，显示这4种miRNA单独或者联合作为“指纹”可能作为预测肺癌患者生存率的生物标志物；miR-195在乳腺癌患者血液中表达明显高于正常对照，在前列腺癌、结肠癌、肾癌、黑色素瘤4种肿瘤中则不升高，说明血液中miR-195升高是乳腺癌特异的表现，而且血液miR-195水平可以反映肿瘤miR-195水平，与肿瘤体积和分期相关，在肿瘤组织切除后2周该miRNA 水平即可降至正常。miR-155、miR-21在宫颈癌患者血液中表达水平明显高于宫颈炎患者，且宫颈癌患者手术切除后表达下降，提示这2种miRNA与宫颈癌关系密切，可能作为宫颈癌早期诊断和预后判断的新标志物。

血液中除了检测血清或血浆miRNA外，还可检测血液中单个核细胞内miRNA水平，通过检测免疫细胞中miRNA的水平来间接反映免疫细胞状态，可用于免疫相关疾病的检测。如通过表达谱芯片技术分析健康

者和系统性红斑狼疮患者外周血单个核细胞miRNA，发现miR-184、miR-196a、miR-198和miR-21的表达水平在系统性红斑狼疮患者中呈特异性改变，因此认为其可作为检测系统性红斑狼疮特异性的标志物。

近年，有关唾液检测与疾病诊断的研究日趋增多，而唾液miRNA作为一种新的检测标志物也正进入研究的热点范围。前人的研究发现口腔鳞状细胞癌（OSCC）患者全唾液和唾液上清液中检测到miR-125a和miR-200a水平显著低于正常对照者，而miR-31表达则明显高于健康人，提示唾液miRNA 检测是作为OSCC的诊断潜在标志物。

除血液与唾液外，尿液检测在临床疾病的诊断上也是一种常用方法。通过PCR膀胱癌患者及健康人的尿液中157个miRNA的表达进行比较分析发现：miR-126、miR-182及miR-199a在G1～G3期膀胱癌患者尿液中的表达量显著高于健康人。另外，也有研究者从脑脊液中检测出miRNA并进行了相关的研究，提示其也可作为筛选阿尔海默茨病的标志物。

虽然体液ncRNA具有取样损伤小、组织或疾病特异性、易于检测等优点，但其也存在一定的局限性，仅仅采用一种ncRNA作为生物标志物明显特异性不足，需联合多种ncRNA检测；同时由于循环中miRNA的表达量较低，需寻找更为灵敏的方法来应用于临床检测。

（熊玉娟　温旺荣）

参考文献

［1］李莉，林晓丹，温旺荣．茎环引物的SYBR Green Ⅰ实时荧光定量PCR检测miR-155表达及其临床初步应用［J］．检验医学，2010，25（4）：296-300.

［2］陈文璟，温旺荣．SYBR Green Ⅰ实时荧光定量PCR检测血清中miR-21的表达［J］．临床检验杂志，2011，29：523-525.

［3］温旺荣，李莉，陈文璟．microRNA及其在医学中的作用［J］．分子诊断与治疗杂志，2012，2（1）：1-4.

［4］吴瑞珊，温旺荣．外周血miRNA的诊断意义［J］．分子诊断与治疗杂志，2012，4（2）：131-136.

［5］祁磊，苗俊英．长非编码RNA［J］．生命化学，2011，31（3）：378-384.

［6］黄文涛，郭向前，戴甲培，等．MicroRNA，lncRNA与神经退行性疾病［J］．生物化学与生物物理进展，2010，37（8）：826-833.

［7］吴微，杨欢．microRNA与自身免疫性疾病［J］．免疫学杂志，2010，26（12）：1086-1090.

［8］刘玉梅，王筱霞，汪年松．microRNA 在肾脏病中的研究进展［J］．中华临床医师杂志，2012，6（10）：2735-2737.

［9］向阳，娜日苏，梅佳，等．piRNA 在癌症上的研究进展［J］．安徽农业科学，2012，40（26）：12917-12918.

［10］张昌明，刘志红．循环microRNA的研究进展［J］．肾脏病与透析肾移植杂志，2012，21（2）：153-158.

［11］高旭东，朱运峰．非编码 RNA的表观遗传学调控及在肿瘤中的异常表达［J］．军事医学科学院院刊，2009，33（5）：486-489.

［12］于红．表观遗传学：生物细胞非编码 RNA调控的研究进展［J］．遗传，2009，31（11）：1077-1086.

［13］郭艳合，张义玲，刘立．非编码 RNA与人类重大疾病的发生及其在生物医学领域内的应用［J］．

中国病理生理杂志，2009，25（6）：1231-1239.

[14] 王巍峰，杨云生，郭明洲. 非编码RNA与消化系统疾病的关系［J］. 胃肠病学和肝病学杂志，2011，20（4）：375-379.

[15] 林梅，吴静，单革. 非编码 RNA 在肿瘤发生中的不同作用［J］. 科学通报，2012，57（2）：104-111.

[16] 陈润生. 关于非编码RNA 研究的一些思考［J］. 生命科学，2010，22（7）：594-597.

[17] 曾琪，吴桐，程斌. 体液 micro RNA检测与疾病的诊断和预后［J］. 国际病理科学与临床杂志，2010，30（5）：457-460.

[18] 王永，方五旺. 微小核糖核酸与心脏疾病关系的研究进展［J］. 心血管病学进展，2012，33（4）：536-538.

[19] 徐宏，梁尚栋. 长非编码 RNA 与其他表观遗传学的相互调控与神经系统疾病［J］. 中国药理学通报，2012，28（10）：1348-1351.

[20] 何丹，段朝军. 长链非编码 RNA 在肿瘤研究中的进展［J］. 国际病理科学与临床杂志，2012，32（4）：297-301.

[21] de Kok J B，Verhaegh G W，Roelofs R W. DD3（PCA3），a very sensitive and specific marker to detect prostate tumors［J］. Cancer Res，2002，62（9）：2695-2698.

[22] Szymanski M，Barciszewska M Z，Erdmann V A. A new frontier for molecular medicine：noncoding RNAs［J］. Biochim Biophys Acta，2005，1756（1）：65-75.

[23] Costa F F. Non-coding RNAs：new players in eukaryotic biology［J］. Gene，2005，357（2）：83-94.

[24] Kim J，Inoue K，Ish Ⅱ J. A micro RNA feedback circuit inmidbrain dopamine neurons［J］. Science，2007，317（5842）：1220-1224.

[25] Hebert S S，De Strooper B. Molecular biology miRNAs inneurodegeneration［J］. Science，2007，（5842）：1179-1180.

[26] Lee Y，Samaco R C，Gatchel J R. miR-19，miR-101 and miR-130 co-regulate ATXN1 levels to potentially modulate SCA1 pathogenesis［J］. Nat Neurosci，2008，11（10）：1137-1139.

[27] Johnson R，Zuccato C，Belyaev N D. A micro RNA-based genedys regulation pathway in Huntington' s disease［J］. Neurobiol Dis，2008，29（3）：438-445.

[28] Gupta R A，Shah N，Wang K C. Long non-coding RNA HOTAIR reprograms chromatin state to promote cancer metastasis［J］. Nature，2010，464（7291）：1071-1076.

[29] Lin R，Maeda S，Liu C. A large noncoding RNA is a marker for murine hepatocellular carcinomas and a spectrum of human carcinomas［J］. Oncogene，2007，26（6）：851-858.

[30] Szell M，Bata-Csorgo Z，Kemeny L. The enigmatic world of mRNA-like ncRNAs：their role in human evolution and in human diseases［J］. Semin Cancer Biol，2008，18（2）：141-148.

[31] Gutschner T，Diederichs S. The hallmarks of cancer：a long non-coding RNA point of view［J］. RNA Biol，2012，9（6）：703-719.

[32] Kurth H M，Mochizuki K. Non-coding RNA：a bridge between small RNA and DNA［J］. RNA Biol，2009，6（2）：138-140.

[33] Mo Y Y. Micro RNA regulatory networks and human disease［J］. Cell Mol Life Sci，2012，69（21）：3529-3531.

第十三章

临床分子诊断学应用展望

本章介绍了临床分子诊断技术在分子病理学、分子影像学等其他临床学科中的应用，重点介绍了临床分子诊断学与个体化医学的关系，尤其是单核苷酸多态性在个体化用药决策过程中的作用。评述了生物信标等临床分子诊断技术在生物信息学的应用，展望了临床分子诊断技术尤其是高通量生物芯片技术的发展前景。

第一节　临床分子诊断学在多学科中的应用

一、临床分子诊断学在分子病理学中的应用

分子病理检查是将来病理诊断的重要分支，代表了当代病理的发展趋势，也是当前病理诊断的热点问题之一。目前分子病理学检查主要包括荧光原位杂文（FISH）、基因突变检测、mRNA检测和其他一些项目。

（一）荧光原位杂交（FISH）

FISH技术作为一种新型无创基因层面的检测方法，与传统的放射性标记原位杂交相比，具有快速、检测信号强、杂交特性高和可以多重染色等特点，因此在分子细胞遗传学领域受到普遍关注。

FISH不仅能用于分裂相细胞而且可以用于间期细胞检测，也用于肿瘤的早期诊断、术后监测和随访。尽管目前FISH技术费用较高，技术过程相对复杂，但随着各种新型探针及更为精密、高端的光学显微镜和先进的计算机分析系统的不断问世，其技术会不断优化，成本有所降低，使得FISH技术有了更广阔的应用前景。

（二）基因突变检测

基因突变检测方法较多，包括直接测序法、焦磷酸测序法、TaqMan探针PCR法、ARMS法等。每种方法都有其优缺点。直接测序法是经典的突变检测方法，价格低，结果较为可靠，但其检测敏感性较TaqMan探针PCR法、ARMS法低。采用TaqMan/MGB探针作为检测信号，结合Cold PCR扩增原理，建立定量检测突变率的TaqMan Cold PCR方法，通过测定患者基因组DNA的C t值，再根据突变率与C t值的标准曲线回归方程，计算突变率。具有高突变检测敏感性、高通量检测、快速和无污染等特点。ARMS现意译为“突变特异性扩增系统”，也称为等位基因特异性扩增（allele specific amplification，ASA）或特异性等位基因PCR扩增（PCR amplification of specific allele，PASA）。它的基本原理是，PCR扩增时引物是否能延伸主要取决于引物3′端的1～2个碱基是否与模板配对，如果不配对则引物不能延伸，故只要能设计适当的引物，则可以区别正常和突变的DNA顺序。用ARMS法检测已知突变，成功的关键在于引物的设计。Newton等认为C/T、A/A、T/T（引物/模板）的设计较G/T、T/G、C/A或A/C更能有效阻止引物延伸。而Kwok等则认为C/C、G/A、A/G和A/A的错配，延伸较困难。

（三）mRNA检测

mRNA检测是一成熟技术，随着肿瘤个体化治疗的开展，mRNA检测项目将逐渐增加。但目前mRNA检测方面存在一系列问题：①检查标本的多样性，包括穿刺标本、新鲜的组织标本和石蜡组织标本。②送检样本取材时间的差异性，送检的可能是几天的标本，也可能是几年前的标本。不同存放时间的标本在mRNA水平上可以出现非常大的差异性。虽然可以通过看家基因设立内参照，但目前还没有一种理想的方法来校正这种差异。③国内实验室判断的标准一般采用国外杂志上论文的数据，没有自己的标准。针对不同的检测标本，应该有不同的标准。

（四）其他项目

石蜡组织中结核分枝杆菌检查也是临床常用的分子病理检查项目，也有部分医院开展了淋巴瘤基因重排检测。组织芯片正在研究与应用中。

二、临床分子诊断学在分子影像学中的应用

分子影像学融合了分子生物学、数据处理、纳米技术、图像处理等技术，因其具高特异性、高灵敏度和图像的高分辨率，因此今后能够真正为临床诊断提供定性、定位、定量的资料。由此可见，分子影像学不再是一个单一的技术变革，而是各种技术的一次整合。分子影像技术有3个关键因素，第一是高特异性分子探针，第二是合适的信号放大技术，第三是能灵敏地获得高分辨率图像的探测系统。它将遗传基因信息、生物化学与新的成像探针综合输入到人体内，用它标记所研究的“靶子”（另一分子），通过分子影像技术，把“靶子”放大，由精密的成像技术来检测，再通过一系列的图像后处理技术，达到显示活体组织分子和细胞水平上的生物学过程的目的，从而对疾病进行亚临床期诊断和治疗。其中分子特异性探针构建是分子影像学研究的核心内容。

在实际研究工作中，成像对象——“靶”的选择尤其重要。由于靶向探针的构建与生物学特性研究耗费巨大，“靶”的选择可能决定研究最终科研成果与临床应用价值，需要慎之又慎。根据基础医学研究成果，考察“靶”的生物学功能，尤其在病理过程中的作用，是选择合适成像“靶”的依据。一般的选择标准：该“靶”与某种疾病的发生、发展、转移紧密有关；或者其变化过程可反映治疗效果。另外，还需要考虑分子靶标的位置（在细胞上或者细胞内）以及表达量。比如血管生成中的整αv β3，上皮细胞上的黏蛋白-1（mucin-1），细胞凋亡过程中的磷脂酰丝氨酸以及多药耐药相关蛋白等，均是理想的靶标。常用的分子特异性探针多由2部分构成：信号组件与亲和组件。应用化学或生物物理方法优化探针，使之具有合理的体内生物学行为，包括稳定性、高信噪比等，是探针构建中必须考虑的重要课题。

影像医学发展逐渐形成了3个主要的阵营：经典医学影像学：以X线、CT、MR、超声成像等为主，显示人体解剖结构和生理功能；以介入放射学为主体的治疗学阵营；分子影像学：以MR、PET、光学成像及小动物成像设备等为主，可用于分子水平成像。三者是紧密联系的一个整体，相互印证，相互协作，以介入放射学为依托，使目的基因能更准确到达靶位，通过分子成像设备又可直接显示治疗效果和基因表达。因此，分子影像学对影像医学的发展有很大的推动作用，使影像医学从对传统的解剖、生理功能的研究，深入到分子水平的成像，去探索疾病的分子水平的变化，将对新的医疗模式的形成和人类健康有着深远的影响。随着人类基因组测序的完成和后基因组时代的到来，人们迫切需要从细胞、分子、基因水平探讨疾病（尤其是恶性疾病）发生发展的机制，在临床症状出现之前就监测到病变的产生，从而实现疾病的早期预警和治疗，提高疾病的治疗效果。因此，1999年美国哈佛大学Weissleder等提出了分子影像学（molecular imaging）的概念：应用影像学方法，对活体状态下的生物过程进行细胞和分子水平的定性和定量研究。它是以体内特定分子作为成像对比度的医学影像技术，能在真实、完整的人或动物体内，通过图像直接显示细胞或分子水平的生理和病理过程。它在分子生物学与临床医学之间架起了相互连接的桥梁，被美国医学会评为未来最具有发展潜力的10个医学科学前沿领域之一，是二十一世纪的医学影像学。

传统影像学主要依赖非特异性的成像手段进行疾病的检查，如不同组织的物理学特性（如组织的吸收、散射、质子密度等）的不同，或者从生理学角度（如血流速度的变化）来鉴定疾病，显示的是分子改变的终效应，不能显示分子改变和疾病的关系。因此，只有当机体发生明显的病理或解剖结构的改变时才能发现异常。虽然图像分辨率不断提高，但是若此时发现疾病，已经错过了治疗的最佳时机。然而，在特异性分子探针的帮助下，分子影像偏重于疾病的基础变化、基因分子水平的异常，而不是基因

分子改变的最终效应，不仅可以提高临床诊治疾病的水平，更重要的是有望在分子水平发现疾病，真正达到早期诊断。分子影像学对现代和未来医学模式可能会产生革命性的影响。

MR分子成像是现代分子生物学与MR影像技术相结合的产物，是利用MR技术并借助对比剂生化特征，直接或间接反映活体条件下生物细胞内的正常状态或病理状态下的分子过程。其主要优势在于超高的软组织和空间分辨率，多参数成像和无限的穿透深度。可同时获得三维解剖结构及生理、病理、代谢、血流灌注等信息，因此在分子成像中显示出独特的价值。但是MR的灵敏度较低，需要通过信号扩增系统来提高其灵敏度。

分子特异性探针是MR分子成像研究的先决条件和核心内容。MR分子探针必须具备与“靶”组织的高度特异性亲和力，且能被MR检测到。根据不同成像要求，有不同的分子探针。MR分子探针通常由可与靶目标特异性结合的亲和组件（如配体、抗体和核酸适体等）与产生MR信号的信号组件（顺磁性或超顺磁性原子）通过特定的方法连接构成。目前MR分子成像常用的探针分为2类：第一类是顺磁性探针，产生T_0阳性信号对比，主要有Gd^{3+}、Mn^{2+}、Mn^{3+}的大分子螯合物，其中以Gd^{3+}的研究较为广泛，其优点是TWI呈高信号，可精确定位，主要不足在于灵敏度较低，增加使用浓度后具有潜在毒性，且靶向含Gd^{3+}纳米探针的粒径较大，其通过某些生物学屏障时受到影响，因此实际应用受到一定的限制；第二类是超顺磁性探针，产生T_2阴性信号对比，包括超顺磁性氧化铁颗粒（superparamagnetic iron oxide，SPIO）、超微超顺磁性氧化铁颗粒（ultrasmall superparamagnetic iron oxide，USPIO）和单晶体氧化铁颗粒（monocrystal iron oxide nanocompounds，MION）等。氧化铁颗粒弛豫率约为同样条件下Gd^{3+}的7～10倍，很低浓度（微摩尔水平）即可在MRI上形成对比。且具有生物可降解性，粒径小，穿透性更强，是目前研究最多的分子对比剂，其在细胞示踪、基因标记、肿瘤靶向成像、炎性成像中均显示出独特价值。氧化铁颗粒作为对比剂其不足之处在于：纳米铁代谢可被吞噬细胞吞噬，导致细胞定位误差；超顺磁性对比剂所产生的“开花效应（blooming effect）”使信号“辐射”远远大于示踪部位，从而影响对靶细胞解剖结构的观察。新型MR分子探针有3种：第1种是非^{1}H-MR分子探针，包括19F、13C和15N，以19F研究较多。19F是一种T_2阳性MR对比剂，灵敏度高，不受本底信号干扰，信号简单。但是由于19F MR时间较长，限制了其广泛应用。通过使用高浓度的19F对比剂可增加信号噪声比，从而在较短成像时间内获得高分辨率的MR图像。第2种是化学交换饱和转移（chemical exchange saturation transfer，CEST）MR对比剂，是通过转移饱和质子达到减低水分子信号（T_0和T_{2+}）的一类阴性对比剂，使用超顺磁性的离子如镧族元素（Pr，Nd，Eu和Tb）等。CEST的优点是通过改变其移动质子的数量、类型，“任意”获得新的对比剂；对比前后影像可以同时获得，只要饱和脉冲开闭即可，且CEST能满足使用1种对比剂即可获得2种或2种以上的对比图像。但CEST扫描时间长、分辨率低、对磁场要求高，成为制约其在体内应用的瓶颈。第3种是可激活探针，这种探针能够对周围环境产生反应，如pH值、温度、金属离子、蛋白质或酶、核酸、代谢产物等，通过改变分子结构来达到差别对比。利用靶向分子探针进行的MR分子成像既能在疾病早期显示微小病灶，也可根据病灶特异性标记物的显像情况对不典型病变进行准确诊断，具有重要的临床意义。虽然MR分子成像在临床应用方面受到现有技术水平和法律法规的限制，但其在基础研究领域仍显示出广阔的应用前景，尤其在细胞示踪、基因显像、血管生成、疾病早期诊断与疗效评估、药物筛选等方面已取得了可喜的成果。

三、临床分子诊断学在个体化医学中的应用

（一）加强基因型分析，发展个体化医学

疾病的诊断从表型（phenotype）分析发展到表型和基因型（genotype）结合分析，代表着医学的革命性进步。它从核酸水平（DNA和RNA）研究疾病发生和发展规律，揭示疾病外源性基因在体内的存在和内源性基因的突变及表达异常，是传统形态病理学的有益补充和发展。

目前，临床分子诊断学在临床上主要用于感染性疾病、遗传性疾病、肿瘤和药物基因组学，涵盖了大部分人类疾病的诊断和治疗领域。常用的基因型分析技术包括原位杂交、荧光定量PCR、多重PCR（multi-PCR）、微卫星不稳定性（microsatellite instability）检测以及核酸测序（sequencing）等，这些源于分子生物学的实验室技术已经越来越多地走向临床，其飞速更新不断推动着分子诊断学的发展。

1. 感染性疾病检测 感染因子的基因型分析具有灵敏、快速、特异和定位准确的特点。利用real-time PCR技术检测病原微生物特异性基因片段，灵敏度可达到每次反应几个拷贝，操作简单易行，对于生长周期长、培养条件苛刻的细菌及真菌的鉴定极具优势。如传统的结核杆菌培养鉴定需耗时5～7天，药敏实验则长达数周，现利用real-time PCR可在24 h内完成结核杆菌基因型鉴定报告，结合测序技术即可在72 h内辨别该菌种是否对利福平等常规抗结核药物耐药，使患者得到及时、有效的规范化治疗。

对白血病长期化疗合并严重鹅口疮的患者，基因型检测不仅能够快速确诊念珠菌感染，还可以对传统培养法无法鉴别的白念珠菌和近年来发现的都柏林念珠菌等特异性菌种进一步分型，有助于及时选择敏感药物，挽救患者生命。所谓超级细菌的金黄色葡萄球菌耐甲氧西林菌株，是靠识别该菌株*meeA*基因诊断的。2009年确认的所谓超级细菌，是靠检出具有广谱抗生素耐药性*NDM*-1基因而识别认知的。基因型分析不仅突破了传统培养的时效性瓶颈，还可在受感染的组织、细胞中直接观察外源性感染因子特异序列的存在和定位。如在上消化道疣状赘生物、口腔白斑及宫颈活检的病理组织学切片上，FISH技术可显示HPV 16／18型人乳头状瘤病毒E6、E7片段在细胞核内的定位和基因组整合状态，有助于确定合理的癌前病变处理方案和随访原则；而对下消化道肠病型T细胞淋巴瘤中EB病毒编码小RNA（EBER）的检测，可以明确可疑细胞的病毒感染状态，有助于淋巴瘤的鉴别诊断。

2. 通过基因型分析识别出疾病特有的基因异常 在病理组织学诊断基础上，通过基因型分析识别出疾病特有的基因异常（DNA）和生物性标志物（mRNA），认识疾病的发生、发展规律。以肿瘤为例，预后因素与原发性肿瘤的生长和转移潜能有关，预测因素与治疗敏感性和（或）耐药性有关。如果说分子诊断技术取代了现有不方便或不精确的感染因子检测项目，那么肿瘤生物学的发展和个体化医疗的迫切需要则促进了许多新的分子诊断检测项目的诞生。

导管癌和小叶癌是传统的乳腺癌组织学分类方法，随着激素疗法和HER_2靶向药物（如曲妥珠单抗）治疗的开展，根据基因型分析和免疫组织化学结果可以将浸润性乳腺癌进一步精确细分为激素受体阳性乳腺癌雌激素受体（ER）、孕激素受体（PR）阳性表达，HER_2扩增阴性、HER_2阳性乳腺癌（HER_2扩增阳性，ER、PR阴性表达）、三阴性乳腺癌（ER、PR、HER_2均阴性）和三阳性乳腺癌（ER、PR、HER_2均阳性），其生物学特性、临床表现、治疗方案选择和预后截然不同，可见肿瘤基因型分析在病理学诊断基础上增加了预测和预后因素的解释，还为临床医师和患者提供更多的治疗相关信息。

分子诊断学根据基因型检测结果提出了许多新的疾病单位和分子分型，可以纳入常规临床病理诊断和基础性研究中。胃肠道间质肿瘤（GIST）成为一个独立疾病单位，是基因型分型与病理诊断相结合的里程碑。*c-kit*和（或）*PDGFRA*基因突变及c-KIT蛋白（CDll7）表达作为GIST明确的诊断指标和酪氨酸激酶抑制剂甲磺酸伊马替尼（imatinib，格列卫）等治疗的预测因子已成为共识。靶向药物作用于目标分子靶点，而不仅仅局限于某种组织来源的肿瘤，同一类靶向药物可能会对具有相同靶点的不同肿瘤发挥抑制作用。

2008年以来，在黑色素瘤，特别是黏膜型黑色素瘤中也发现了*c-kit*基因突变，并与GIST具有相同的突变点定位。初步研究表明，具有*c-kit*基因突变的黑色素瘤患者应用甲磺酸伊马替尼治疗有效，进一步扩大了应用*c-kit*基因检测的目标人群，将使更多的肿瘤患者获益于靶向治疗。相对于GIST、黑色素瘤等少见肿瘤，针对常见肿瘤（如肺癌、结直肠癌）和更多分子靶点如表皮生长因子受体（EGFR）、血管内皮生长因子（VEGF）的靶向药物也逐步开发研制成功并推向治疗一线，在患者接受靶向治疗之前进行相关的基因型分析也将被越来越多的临床肿瘤医师所认可。

3．遗传病基因型分析 遗传病基因型分析主要针对染色体异常和特定遗传病的基因携带者进行分子检测。葡萄胎是妇科病理中常见的胎盘增生性疾病，其中完全性葡萄胎（15%～20%）比部分性葡萄胎（<4%）更容易进展为侵袭性滋养叶细胞病变，误诊会给患者带来不必要的随访负担和精神压力（受孕概率降低），漏诊则会使患者暴露于较高的恶变风险。形态学鉴别早期完全性葡萄胎、部分性葡萄胎和非葡萄胎性绒毛水肿缺乏准确性，而基因型分析恰恰可以解决这个难题。在遗传学水平，部分性葡萄胎是由单倍母源性和二倍父源性染色体构成的单卵双精三倍体，区别于双精子二倍体核型的完全性葡萄胎和其他的三倍体妊娠（双卵单精）。

因此，明确一个三倍体妊娠中父源性染色体的倍数对诊断部分性葡萄胎十分重要。较之DNA倍体和染色体核型分析等分子遗传学检测，短串联重复序列（short tandem repeat，STR）的多态性分析被证实是最为准确和实用的葡萄胎诊断和分类手段之一。STR具有高度的遗传稳定性，分析妊娠组织和相应母体组织的STR多态性可获得葡萄胎中双亲的遗传成分而达到诊断的目的。如果绒毛组织的STR图谱至少在2个位点完全由父源性等位基因构成，即为完全性葡萄胎。如果在每个STR位点均出现2个父源性和1个母源性等位基因，则倾向于部分性葡萄胎。根据基因型分析结果对患者进行随访和监测，将有效减少葡萄胎进展的侵袭性病变。

另一个引人关注的是消化道肿瘤的微卫星不稳定性鉴定。以往结直肠癌患者的预后和治疗依据主要是病理组织学分型（如黏液腺癌、印戒细胞癌、小细胞癌等）、分化程度和肿瘤分期。如今从基因型分析的角度，结直肠癌可分为染色体不稳定性结直肠癌（chromosomal instability，占85%）和微卫星不稳定性结直肠癌（占15%）。与前者相比，微卫星不稳定性结直肠癌更多见于右侧结肠，癌细胞由分化稍差的二倍体细胞组成，产黏液，少转移，预后稍好。

采用多重PCR对结直肠癌患者肿瘤组织和正常组织（或外周血）的DNA同时扩增5～6个简单重复序列位点（如BAT25、BAT26等），以全自动DNA毛细管电泳分析仪进行对比分析，可以判断患者的微卫星稳定性状态，对高度微卫星不稳定性的患者不主张采用氟类化疗药物。此外，绝大多数遗传性非息肉病性结直肠癌（hereditary nonpolyposis colorectal cancer，HNPCC）具有微卫星不稳定性，且多为错配修复基因（如MSH2、MLH1等）突变所致，这些基因型特征有助于HNPCC家族性诊断，对携带有错配修复基因突变的家族性高危人群进行早期筛查和规律随访，将有效降低其罹患肿瘤的风险和病死率。

（二）单核苷酸多态性（SNPs）与个体化用药

事实上，在近10多年间，基因组科学和分子生物学已经使医学和药学向前迈了一大步，人类的平均寿命也正在延长，但是全世界每年依然有几十万人由于用药不当或药物不良反应而死亡。同时，全世界每年也有许多效果不错的药物，因不良反应太大而在药物研究中被淘汰，从而使药物研究的成本增加、周期延长。虽然药物的效果和不良反应与人种及个体差异有关，但在新药临床试验中，仅以“平均值”作为统计结果，忽视了个体间的差异。随着碱基测序技术的进步，人类基因组的序列框图已完成，最近的一系列研究表明，人与人之间基因组序列的遗传差异是药物疗效和不良反应的重要原因。解析人类基因组的碱基序列差异，并将之与疾病诊断和治疗相关联是医药领域的革命性飞跃。随着遗传药理学的发展，在不久的将来有实现“量体裁衣”式的个体化给药治疗方案。

SNPs对医药科学研究的作用和意义如下：

1．提高新药筛选的准确性 目前作为新药筛选的方法有：①与目标分子相结合的高通量筛选法；②通过解析蛋白质的高级结构来选择和合成目标分子的方法；③采用蛋白质芯片的筛选法等。如果通过寻找与疾病相关的基因产物，并作为分子目标来筛选则可大大加快新药筛选的速度。现代研究表明，通过测定不同人群组之间的SNPs，可有效地寻找开发新药的目标分子。

由于患者间的SNPs差异，使新药开发从探索研究到临床试验、审批及市场推广全过程均发生了根本性的改变，给新药研究提供了新的思路。①SNPs的研究结果可用于降低已知药物和临床试验药物的不良反应，并提高其疗效。②可以挽救因不良反应大而被淘汰的优良药物。因有些药物的毒性和不良反应是因人而异的，只要找出与其相关联的SNPs就可作为有效药物用于临床。③有助于研究开发新型复合制剂。因为药物相互之间会影响或改变各自的代谢途径，从而产生协同作用而提高药效。④可以根据SNPs选择患者进行临床试验，提高临床研究质量，增强新药成功率。⑤从疾患基因的SNPs出发，研究开发目标药物是最理想的。

因人而异是中药治疗的根本。借助于人类基因组的研究成果，将基因的SNPs研究与中药新药的开发相结合，是实现中药现代化的捷径。

2. SNPs与药物的应答性 当给患有同种疾病的患者服用相同药物时，不同患者会有不同的反应，分为显效者、有效者和无效者。在临床治疗中，医师通常无法根据患者的症状来决定什么药物对患者最有效，只能依赖临床研究数据的平均统计结果和个人经验来选择。但是症状或疾病相同的患者，即使应用相同药物也会产生不同的治疗结果，研究者可经基因图谱分析弄清这种差异是否由遗传背景不同所致。进一步的研究还表明，这种差异可通过检测SNPs来预测。如果SNPs正好位于表达的基因上，则产生的表达产物蛋白质的氨基酸序列有可能不同，由此就可能使药物作用的靶位发生变化，对药物的亲和力下降或消失。所以对患者进行SNPs分析可达到正确诊断和有效治疗的目的。

3. SNPs与药物的不良反应 在医疗过程中，某些患者服用药物后不但无效，有的还会产生严重不良反应，如处理不当还会引起死亡。据统计，中国每年5 000多万住院患者中至少有250万人的入院治疗与药物的不良反应有关，其中50万人属于严重不良反应，因此致死的人数每年约有19.2万人，比传染病致死的人数高出数倍；另据调查，中国现有的180万聋哑儿童中，有60%以上是由于不合理用药所致。研究表明，药物的许多不良反应与药物代谢酶的功能异常有关。众所周知，氨基糖苷类药物会引起听力损害。最近通过对易产生这种不良反应人的线粒体基因进行分析，发现患者第1555号的碱基由A转变为G，因此在使用氨基糖苷类药物时，有必要先测定SNPs然后再确定是否采用。

1994年在美国因药物不良反应而住院治疗的患者约200万人，其中有10.6万人死亡，由此而增加的医疗费用有700亿美元。因此根据患者的遗传背景，分别选择与患者相适应的药物，进行“量体裁衣”式的治疗十分必要。将来的医疗目标是“特定的患者”按“特定的剂量”给予“特定的药物”。要做到这一点，必须在治疗前了解患者的SNPs，所以在后基因组计划时期，建立健康人和疾病患者的SNPs数据库，并进行相关部件分析十分重要。

第二节 临床分子诊断学在生物信息学中的应用

分子标记是继形态标记、细胞标记和生化标记之后发展起来的一种新的遗传标记形式。自从1980年Botstem等首次提出用RFLP作为遗传标记构建遗传连锁图谱以来，分子标记技术及其应用研究日新月异，相继出现了20多种DNA分子标记方法，构成了分别以RFLP、STR及SNPs为代表的3代分子标记。按其技术原理，可分为3大类：第1类是以分子杂交为基础的标记技术，主要是RFLP。第2类是以PCR反应为基础的一系列分子标记技术，如RAPD、SCAR、STS和STR等。第3类是以酶切和PCR为基础的分子标记技术，主要有AFLP和CAPS等。

一、利用数据库序列信息和生物信息学手段开发新的分子标记

（一）SNPs的生物信息学开发

SNPs是指基因组内DNA中某一特定核苷酸位置上存在转换、颠换、插入、缺失等变化。在遗传学分析中，SNPs作为一种遗传标记得以广泛应用，主要源于这几个特点：①密度高；②遗传稳定性高；③易于实现分析的自动化。目前SNPs的检测技术有多种，DNA芯片由于具有高度集成化、并行化、多样化、微型化等优点成为最理想的SNPs检测技术。生物信息学的SNPs挖掘方法主要是基于"冗余"数据库。国际主要的核酸数据库允许不同的机构在任意时间向数据库中提交各种序列，由此造成某一特定区段的序列在数据库中存在多个拷贝，它们可能来源于同一物种不同品系、同种材料不同组织发育时期，之间存在多态性，为SNPs的开发提供了丰富的资源。目前应用EST（expressed sequenced tag）数据库已在人类等许多生物中进行SNPs的开发，如内含子区、3′非翻译区、BAC末端序列等非编码序列是发掘SNPs的很好的资源而且其多态性的检测频率是编码区的3倍。Lopez等对木薯分别利用生物信息学方法对EST数据库及PCR方法对非编码区序列在5个栽培种中进行SNPs分析，结果表明：EST序列中509bp出现一个SNP；而在3′TEST和BAC末端序列中62bp出现一个SNPs。由于SNPs的特点，利用它可以构建出非常精细的遗传图谱。

（二）微卫星标记的生物储息学开发

STR标记因其重复性好、可检测位点多、共显性且均匀覆盖整个基因组等优点成为育种家和遗传学家研究的有效工具。由序列信息开发STR主要从BAC末端、基因间序列等非编码序列及从EST等编码序列中开发，前者称为基因组STR，具有更高的多态性而在区分关系相近的基因型时更加有效；后者称为EST-STRs，来自转录本的特性赋予了其更高的价值：通过同源性检索可以推断其功能；可用于对自然群体和种类收集的功能多样性分析；高水平的可转移性使之在比较定位和进化研究中可作为锚定标记。

由于转录区的DNA序列保守性较强，EST-STRs的多态性一般低于基因组STRs。Scott等发现来自不同区域的EST-STRs的多态性有所差异，3′UTR的EST-STRs在栽培种间具有最高的多态性；5′UTR的EST-STRs在不同的种间具有最高的多态性；而编码区的EST-STRs在不同的属间有最高的多态性。EST-STRs的开发对于比较作图来讲非常重要。一个可以在不同的物种中扩增出同源位点的EST-STRs引物数据库对育种家和遗传学家来讲非常有用，因为它们位于基因编码区，具有很强的保守性。

二、利用分子生物学实验技术开发新的分子标记

实验室开发新的分子标记方式可以分为3类：第1类包括RAPD、STR、AFLP、SRAP等，因其具有共同点，即不需要预知DNA序列信息、检测位点随机性强而将其称为非特异性标记；第2类主要包括AFLP、STR、SCAR、CAPS等，其特点是预先需了解DNA序列信息以制备探针或设计引物，检测位点特异性高，在此将其称为特异性标记，它们的开发主要从感兴趣的非特异性标记转换而来；第3类则是根据已知序列设计特异的单侧引物与另一侧用非特异性引物组合扩增，特将此类标记称为中间型标记，如TRAP标记。

（一）新型非特异标记SRAP的研究

相关序列扩增多态性（sequence related amplified polymorphism，SRAP）由美国加州大学Li与Quiros博士于2001年提出。引物设计是SRAP分析的核心。SRAP标记分析共有2套引物。在一组正向SRAP引物中使用"CCGG"序列，其目的是使之特异结合ORFs区域中的外显子；反向引物的3′端含有核心AATT，其目的是为了提高多态性。研究表明外显子一般处于富含GC区域，由于内含子、启动子和间隔序列在不同物种甚至不同个体间变异很大，富含AT的区序列通常见于启动子、内含子，这就使得有可能扩增出基于内含子与外显子的SRAP多态性标记。

（二）新型中间型标记TRAP的研究

靶位区域扩增多态性（target region amplified polymorphisrn，TRAP）标记由美国农业部北方作物科学实验室Hu与Vick于2003年提出。SRAP使用2个任意引物；而TRAP是使用任意引物与长度为16～20个核苷酸的固定引物，任意引物与SRAP所用的一样，为一段以富含AT或GC为核心、可与内含子或外显子区配对的随机序列；固定引物以公用数据库中的靶EST序列设计而来。

三、特异性分子标记的研究

（一）SSR分子标记的开发研究

传统的SSR分子标记开发需先制备基因组DNA片段，筛选较小DNA片段，连接载体并转化大肠杆菌，构建基因组文库。用人工合成带放射性同位素或非放射性标记的SSR探针进行文库筛选。对阳性克隆进行测序，校正SSR重复的侧翼序列信息设计引物。这种方法工作量大，近年来有些学者相继提出一系列有效的SSR标记开发策略。

1. 基于RAPD富集SSR 为避免基因组文库构建和筛选阳性克隆，可利用SSR与随机扩增产物杂交的开发策略分离出SSR。其主要程序是：先进行RAPD扩增，琼脂糖凝胶电泳分离扩增条带。再将RAPD扩增产物转到硝酸纤维膜上，采用地高辛标记的特异SSR探针与扩增产物进行杂交。对阳性条带进行回收、克隆、测序。序列分析表明，两端为RAPD引物，内部包含SSR序列。

2. 基于ISSR-PCR的SSR分离 ISSR标记是与基于RAPD的分离策略相比，ISSR-PCR基础上的分离方法同样避免了文库的构建与筛选，而且避免了SSR富集的随机性，从而大大缩短了时间，降低了研究费用。该方法的优点在于不仅方便快捷建立SSR富集文库，而且只需设计合成SSR一侧引物序列，就可与原件并引物配合使用，省去了设计合成SSR另一侧引物的费用。

3. 建立序列标签文库获得SSR引物序列 Hayden和Sharp通过建立序列标签文库富集SSR。该方法结合ISSR-PCR扩增、选择性杂交、酶切、连接等技术，将从基因组中筛选捕获的多个含SSR一侧保守序列的片段连接后克隆到质粒载体中，建成序列标签库。该序列标签库中每个克隆都含有多个SSR一侧保守序列，可用于设计SSR引物，大大提高了工作效率。

（二）利用RFLP和RAPD转换为特异性的PCR标记

基于PCR技术的RAPD分子标记多态性检出率高，操作简便、快速，但对反应条件极为敏感，重复性相对较差。通过对基因组DNA克隆的双向末端测序并依据末端序列设计引物，将RFLP标记转换为SCAR标记。这些引物直接以基因组DNA为模板进行PCR反应扩增多态性区域。如果扩增产物没有长度多态性，对PCR片段进行限制性酶切，如果其内部序列存在酶切位点的差异，则这样可以将改标记转化为CAPS标记。RAPD标记快捷方便，不需预知序列信息，但较低的稳定性限制了其应用。

（三）利用AFLP技术开发

AFLP技术是Vos等（1995）发明的一种标记，其原理是将基因组用限制性内切酶消化后，两端连接上接头，用根据接头核苷酸序列和酶切位点特征设计的引物进行2轮PCR扩增。它具有多态性丰富、被检效率高、重现性强、覆盖整个基因组及无需预知序列信息等优点。然而，由于AFLP标记操作繁杂且比较昂贵，有必要将其转化为单位点、易操作的标记类型。

1. 对共显性AFLP标记的转换 AFLP标记多数情况下表现为显性，当不同材料中选择性扩增片段有长度差异时就表现为共显性。比如当检测材料包含双亲及杂种一代时，可在凝胶上分辨出共显性AFLP标记片段。此时只需回收目标片段并以其为模板用相应的选择性扩增引物再扩增、测序，根据两端序列设计引物，即可将共显性AFLP标记转化为特异性的共显性SCAR标记。

2. 对显性AFLP标记的转换 由酶切位点及选择性碱基的差异而产生的显性AFLP标记则需要以下步骤将其转化：①选择清晰可辨的多态性条带，回收并测序；②根据AFLP片段的序列，在符合引物设计基本原则前提下，使扩增片段尽可能大，以提高片段内SNPs出现的可能性；③显性SCAR标记的产生。用内部引物对所有样品DNA进行扩增，如果因为碱基的差异导致引物在某些样品DNA中不能退火而出现扩增片段有无差异，此时，显性的AFLP标记就被转换为特异性的单位点显性SCAR标记；④由内部多态性产生CAPS标记。内部引物的扩增片段不能转化为显性SCAR标记，则用一系列较低廉的限制性内切酶去筛选扩增片段的内部碱基差异。为了增加在内切酶识别位点检测到SNPs的概率，只选取4个或5个识别碱基的内切酶。如存在所选酶切位点的差异，在3%EB琼脂糖凝胶上检测，则转换为共显性的CAPS标记；⑤寻找产生AFLP标记的原始SNPs；⑥将引起AFLP标记产生的SNPs或INDEL转化为CAPS或DCAPS标记。第一步要获得AFLP多态性片段的侧翼基因组序列，进而设计引物以扩增包含这些SNPs或INDEL的片段。获得侧翼序列并设计引物得到不同材料的扩增产物后，对限制性内切酶识别位点内部的SNPs或INDEL可直接用相应的内切酶转化为CAPS标记；对选择性碱基内的SNPs或INDEL标记需转化为DCAPS标记。DCAPS标记是在目标突变的基础上利用PCR引物错配引入一个限制性酶切位点多态性。

第三节　临床分子诊断技术展望

自动化是l9世纪和20世纪社会发展的重要动力之一，且将在21世纪继续发挥其重要的作用，它在科学研究方面也占有越来越大的比重，如工厂化的生产技术使人类基因组测序成为现实。目前现代药物发现最成功的例子也是依赖高通量的自动化筛选。生物芯片的发展随着人类基因组计划的启动和实施应运而生，为了满足人类对高度自动化的迫切需求，它的应用将提供更多更重要的数据信息。

1991年Fordor首先提出了DNA芯片的概念，1995年美国斯坦福大学P．0．Brown实验室制作出第一块以玻璃为载体的基因微阵列，并将这种由高速自动化制成的DNA微阵列用于相应基因表达量的测量。近年来人们将DNA芯片的概念延伸，又形成了以DNA芯片为代表的生物芯片的概念。由于生物芯片打破了传统方法，使许多反应过程能在芯片上完成，并且具有高通量、高信息量、快速、样品用量少等优点。随着技术的发展，生物芯片必将成为分子生物学研究中最基本的实验手段。

生物芯片是指将生物大分子或细胞等高密度地、有序地固定于某种载体上所形成的微型检测器件。通过特异分子间相互作用将待测样品标记后与生物芯片反应，待测样品与之结合后通过各种检测手段获取信息，经计算机处理分析得到样品的信息。理论上，几乎所有种类的生物分子都可作为芯片上的探针。目前常见的生物芯片主要分为：基因芯片（gene chip）、蛋白质芯片（protein chip）、组织芯片（tissue micmarray，TMA）和芯片实验室。其中基因芯片、蛋白质芯片以及组织芯片的原理相同，都是利用分子间的特异性结合，只是基因芯片的样品是寡核苷酸片段或基因片段，而蛋白质芯片的样品是各种蛋白质，组织芯片的样品是个体的临床组织标本。基因芯片、蛋白质芯片和组织芯片均是将传统的多个实验集成在一个实验中完成，但整个实验仍需要分步完成。微流体芯片却不同，它不仅能将同一实验的多个步骤集成到一步完成，还能将多种实验集成在一个实验中完成，芯片实验室是微流体芯片的高级形式，是将整个生物实验室集约到一张芯片上，即芯片实验室是生物芯片技术发展的最终目标。

一、基因芯片

基因是载有生物体遗传信息的基本单位，存在于细胞的染色体上。将大量的基因片段有序地、高密度地排列在玻璃片或纤维膜等载体上，称为基因芯片。基因芯片技术是一门新兴的技术，由于该技术能在一次实验中自动、快速、敏感地同时检测数千条序列，而且获得的序列信息高度特异、稳定，被誉为21世纪最有发展前途的20项高新技术之一。基因芯片的应用如下：

1. 基因组研究方面的应用 Schena等首先应用cDNA微阵列研究拟南芥的基因表达方式，而后利用芯片方法从全基因组水平研究病毒基因的转录图谱和表达模式。分为体内和体外转录2部分，并采用蛋白合成抑制剂和DNA复制抑制剂将病毒的转录过程成功地分成3个部分，从而达到研究的目的。由此可见，基因芯片可用于基因表达方式的探测，从而更深入地揭示生命活动过程的精细机制；可快速地搜索单核苷酸多态性（SNPs），并进行全面有效的检测；可进行物种基因组的快速测序；由于其占用空间少、快速、稳定的优点，可建立物种的DNA或RNA文库；可发现新的基因。Lagendijk等利用cDNA芯片比较了炎症性疾病、类风湿性关节炎和肠炎组织中基因表达的不同，并进一步发现了炎症相关基因。由于用传统方法寻找新基因需要大量的资金，而且盲目性大、效率低、步骤繁琐，基因芯片克服了这些问题，因此，在基因组研究方面具有广阔的应用前景。

2. 医学方面的应用 在医学上，由于现代分子生物学的快速发展，许多临床和基础研究者在肿瘤研究领域都将遗传的变化和肿瘤的基因表达作为研究重点，这种分子的分析对于不同疾病的诊断和评估是非常有用的，该技术还不能满足测量大量基因在mRNA水平的表达（如northern杂交、反转录PCR、原位杂交），或在蛋白质水平的表达（如western杂交、免疫组织化学）。而基因芯片的发明填补了这一空缺，它使大量基因的表达分析和遗传改变的监控成为可能，可用于遗传病的遗传机制研究及诊断、病原体及病原体分型诊断、耐药性检测、药物筛选、各类实质性器官的移植和骨髓移植中供受体的配型、毒理学研究、实现用药个体化等。如基因芯片一次能做许多种传染病或遗传病的检测，将已知的多种传染病或遗传病的基因点于芯片上，就可以对一个标本同时进行多种疾病的检测，并且具有灵敏度高、特异性好、结果快速可靠的优点。利用基因芯片技术在感染性疾病如肝炎诊断及基因分型方面都取得非常好的效果。基因芯片技术在肿瘤的诊断上也得到飞速的发展，例如利用人类V2.0全基因组寡核苷酸微阵列芯片，检测抗脱落凋亡肺癌A549细胞与正常贴壁生长A549细胞的基因表达差异性，筛选肺癌转移相关基因，从中筛选出与肺癌转移密切相关的基因，成功建立抗脱落凋亡肺癌A549细胞系并筛选出转移相关差异表达基因，为进一步研究肺癌转移相关信号转导通路及其他相关研究提供依据。也有学者利用基因芯片技术探讨山豆根水煎液致大鼠肝损伤的相关基因，经分析发现，出现差异表达的基因主要涉及脂质代谢与内分泌系统相关的过氧化物酶体增殖物激活受体（PPAR）的信号通路、类固醇合成信号通路等。法医上通过个体遗传特性的测定，用于亲子鉴定、个体识别和SNPs指纹库。另外通过分析个体基因表达谱确定健康状况，更好地预防疾病的发生和流行。

二、蛋白质芯片

蛋白质芯片是指把制备好的蛋白质样品固定于经化学修饰的玻片、硅片等载体上，蛋白质与载体表面结合，同时仍保留蛋白质的理化性质和生物活性，可以高效地大规模获取生物体中蛋白质的信息，并以相关的检测设备对这些信号进行快速监测和即时分析。蛋白质芯片技术具有快速、并行、自动化和高通量的特点，它能同时对全基因组水平的上千种不同蛋白质进行分析，是蛋白质组研究的重要手段。其优点有：一是能快速进行大量蛋白质的定量分析；二是对少量样品进行沉降分离和标记后即可加于芯片上进行检测和分析；三是与传统的酶标ELISA分析相比，蛋白质芯片采用光敏染料标记，敏感度高，准确性好。但蛋白质芯片与基因芯片相比不易获得，原因在于蛋白质在无水的条件下会丧失其活性。因此，传统干燥的芯片对蛋白质非常不理想。Hamachi研究了一种新的水胶物质，它可为蛋白质提供一个富含水的基质，并且足够坚韧，能将之点阵于玻璃上。这使制备蛋白质芯片的方法向前大大迈进了一步。

蛋白质芯片根据蛋白质应用领域的不同可以分为蛋白质检测芯片和蛋白质功能芯片。蛋白质功能芯片可用于寻找与拟研究蛋白质相互作用的蛋白质或小分子，或寻找对蛋白质修饰的修饰酶，以及酶的底物等。 Ramachandran等制备了自己组装的蛋白质芯片。 他们利用这种芯片研究了29个人类DNA复制起始蛋白质的相互作用关系，其中特别精细研究了复制许可因子Cdt1与特定蛋白质结合的调控，得到了这个蛋白质的结构域的精细作图。蛋白质检测芯片主要用于分析检测，将能识别复杂生物溶液中靶多肽的高度特异性配体进行点阵。在这类芯片中最普遍的形式是抗体或抗体模拟物芯片。如分析某一疾病组织与健康组织在蛋白质表达量方面的差异，建立这种疾病的蛋白质表型指纹，利用疾病的表型指纹库，可以对各种疾病进行诊断。这种方法避免了传统方法由于其敏感性和特异性不足所造成对诊断水平的限制。

此外，还有其他检测芯片如血清抗体图谱芯片，2001年Hitler制作一种过敏原分子的芯片使得对过敏反应的测试微型化，并且只需少量的血清。2006年Hsu等将蛋白质芯片用于快速确定细菌糖衣的性质。这是一种非常有潜力的感染诊断方法，为深入认识糖在致病过程中的作用以及细菌与人相互作用提供帮助。蛋白质功能芯片主要用于功能的研究，因此蛋白质芯片技术在临床方面有广泛的应用，尤其是在疾病的诊断和疗效判定方面。另一方面，蛋白质芯片的高通量特点，使得疾病标志物的检测速度大大提高，如通过蛋白质芯片检测前列腺癌患者血清，3天内可发现6种潜在的前列腺癌的生物学标志物，传统方法完成这项工作则需数年时间。另外，蛋白质芯片技术也广泛地应用于蛋白质表达谱的分析、蛋白质功能、蛋白质-蛋白质间相互作用的研究及治疗疾病新药的研制与开发等领域。

三、组织芯片

组织芯片又称组织微阵列（tissue microarray，TMA），是将数十、数百乃至上千个小的组织片有序排列于某一个载体上而成的微缩组织切片，用于研究同一种基因或蛋白质分子在不同的细胞或组织中的表达情况，具有体积小、高通量、丰富样本、快速省时等优点。TMA并不局限于固态肿瘤，还可以是异种移植物和血液组织。该技术可以与免疫组化（immunohistochemistry，IHC）、FISH、RNA原位杂交（RNA in situ hybridization，RNA-ISH）等技术相结合，对基因转录和表达产物的不同时期表达水平进行研究。

目前，TMA技术向制备工艺和分析系统的自动化发展，有研究人员建立了自动化荧光图像定量分析（tissue microarray-based quantitative fluorescence image analysis，TAM-QFIA）技术，研究蛋白质指标的亚细胞定量和定位分析及多用户的自动提取图像的网络系统。Bermia等提出了组织芯片资料交换规范及标准（tissue microarray exchange specification，TMES），可以兼容其他的组织芯片文件数据，共享生物学数据库。Michigan大学建立了前列腺患者标本的组织芯片数据库，库内包括组织芯片数据库、图片库、前列腺病理学和临床数据库。数据库中的信息共由19个组织芯片蜡块提供，包括1 695例正常前列腺、3 171例前列腺癌、464例前列腺上皮瘤和121例前列腺萎缩。该系统简化了数据分析的过程，提高了效率，降低了成本。伴随着计算机网络及新的分子技术的迅速发展，自动图像扫描系统分析设备的出现，数据库的建立，科研人员通过互联网共享图像和资料，组织芯片技术将进一步发展，并在大样本、多基因和多因素分析方面发挥更大的作用。

目前组织芯片技术已广泛应用于人类基因组学研究、疾病相关基因验证、新药的开发与筛选、治疗过程的追踪和预后等方面的研究。由于组织芯片技术能在细胞水平定位和蛋白质水平检测，实现基因及其表达产物与组织形态学研究相结合，所以在肿瘤病理学研究中价值极大，目前结合免疫组织化学和原位杂交技术在组织芯片上对各种不同肿瘤的研究相对成熟，国内外研究报道已囊括各种消化道肿瘤、泌尿系肿瘤、妇科肿瘤、呼吸道肿瘤及各种软组织瘤等。不仅要建立规模化的各类型肿瘤的组织库，还要建立正常组织的组织库，使组织芯片的构建形成系统化，为人类攻克癌症提供试验材料。

组织芯片的最大优点是将基因及其表达产物与组织形态学研究相结合，有较强的统计学意义，克服传统病理学的低程度自动化的复杂操作及低效率检测。其次，组织芯片提供了标准化试验操作。组织芯片不但具有丰富的样本，所有的样本还在同一条件下经过一系列如染色体遗传（chromogenic）或荧光组化（fluorescent histochemical）染色、免疫（immunologic）染色、原位杂交及组织显微解剖（microdissection）的处理，相对于传统方法减少误差，节省了试剂。再者，组织芯片是一种高效研究手段，组织芯片能够同时处理上千个组织样本，进行平行分析。此外，组织芯片还具备丰富的组织资源用来建立相应的病例档案。如耶鲁大学病理学院建立的石蜡病理档案追溯到1930年，为肿瘤研究提供长期的样本，研究人员能够快速地通过芯片提取到所需要的样本资源。此外，由于抗原的不稳定性，组织块中抗原的保存及其持久性一直为研究人员所关注。

组织芯片的缺点在于，福尔马林固定和石蜡镶嵌可以保存样本的抗原性多年，研究人员经常长时间观察和使用组织档案，随着时间的增长容易增加组织变异的概率，从而混淆了结果。研究人员必须要确定染色强度和组织档案之间没有相关性。目前组织芯片并不是十分完美，还存在一定的问题，如组织取材少，由于肿瘤的异质性，所取位点不能完全反映肿瘤的全貌，给结果判定带来误差，如，一个直径为4 cm的肿瘤，体积约33cm^3，测量使用一个3 cm × 2cm × 3mm（厚度）的“大体积”部分，仅仅代表了0.001 8cm^3，占整个肿瘤的1 / 18 300；一个组织芯片样本取该块样本中直径为0.6mm的一个小部分代表该“大体积”的1 / 1 600。比较结果表明，组织芯片中注重的是单个组织芯（tissuecore）足够反映分子变化和预先建立的临床病理的相关性。Pacifico等研究结果发现，对黑色素瘤黏附分子阳性染色时的一致性MCAM，在组织芯片对整个组织块真实情况的表达中，芯片中一个点代表了57%，3 ~ 4个点代表了90% ~ 97%。组织定位时人工组织定位易出现偏差，增加无效组织的量，微组织切片容易移位或脱落，影响结果观察（Hewitt等，2004）。现阶段对组织芯片的研究主要集中在肿瘤病理学领域，而在非肿瘤疾病诊断、病原学研究、药物治疗干预等领域的研究相对缺乏，这也是今后亟待解决的问题和研究工作的方向。目前的组织芯片分类主要有多肿瘤组织芯片（multi-tumor TMA）、肿瘤进展组织芯片（progression TMA）、预后组织芯片（prognostic TMA）、研究肿瘤病原学等（Saima等，2008）。多肿瘤组织芯片是由不同类型肿瘤组成；肿瘤进展组织芯片是由不同发展阶段肿瘤组成；预后组织芯片是由治疗前后肿瘤组成。且组织芯片仍然脱离不了传统切片研究中对组织样本质量的要求，必须是质量较好的组织，适当验证抗体及标准化的试验技术，甚至比传统的切片要求更高的质量。不同组织最适宜染色、处理步骤和时间的不同也会影响到切片的整体质量，这表示还不能用以全部取代传统切片，也是需要解决的问题。此外，与组织芯片应用相配套的读片系统、信息处理系统还不够完善。

组织芯片的应用如下：

1. 研究肿瘤相关基因及其表达 目前，组织芯片应用于肿瘤病理学研究，主要针对检测相关基因及其表达产物在不同肿瘤、同一肿瘤不同类型、同种类型不同发展阶段的表达水平，进而探讨与肿瘤分化、转移、复发等预后相关的因素，为临床决策提供新的理论依据。如针对肿瘤组织芯片的分类研究肿瘤基因表达产物、肿瘤分期、肿瘤分型、肿瘤病原学等，进一步衍生出肿瘤预后指标评估、癌前病变判断、病因学研究和分子治疗干预等更加实用的临床应用研究。国内在这方面研究报道的文章也很多，其中涉及各系统肿瘤的各种原癌、抑癌基因、细胞周期蛋白、细胞黏附分子、细胞核增生抗原等。在非肿瘤病理生理学中探讨疾病发生的分子生物学机制，利用正常的组织样本对特定基因的缺失或表达进行检验。

2. 药物研究中高通量筛选新疾病治疗的药物 研发阶段是对人类组织从基因和蛋白水平进行大批量分析，药物大批量的鉴定需要高通量的表达筛选和功能学分析。根据美国食品及药品管理局（FDA）要求，作为组织交叉反应研究的一部分，药物必须在32个不同器官内进行表达测试。以前的组织分析方法是基于均一组织样本的分析或传统的组织切片分析，费时费力。TMA技术可以大大加快组织原位分析的速度。

3. 非瘤性组织芯片的应用 TMA技术最早用于癌症研究，目前已经扩展到非瘤病理研究，如大脑组织芯片研究神经性疾病。以TMA为基础的非瘤性研究还有皮肤病、心脏病和胎盘疾病等。

4. 组织芯片在动物研究上的应用 目前，国内只有大鼠上应用TMA进行病理或药物研究、制备大鼠肺部组织芯片研究、特定药物对肿瘤坏死因子过度表达抑制作用，以及利用组织芯片构建缺血性脑损伤大鼠脑组织芯片，为缺血性脑损伤研究提供试验工具。

家畜繁殖育种中，优良品系的选育除了现有的生物技术方法如QTL、MAS、胚胎移植、人工授精及转基因技术的大量应用，组织芯片的加入，可以帮助在胚胎移植过程中，各个胚胎发育阶段重要基因的表达差异发挥重要作用，从而准确地从蛋白质组学上、形态学上辅助选育。家畜的抗病一直是畜牧业的重点问题，在动物疫苗研发过程中，疫苗的有效性评估除了细胞试验和动物试验之外，如果采用组织芯片进行大规模的筛选，可以节约成本，且不同时期的组织芯片还将清晰地表明疫苗作用的时期及效果。

组织芯片还可以应用于人类疾病模型动物的研究。如小型猪为人类一些复杂疾病如糖尿病、动脉粥样硬化的动物疾病模型提供了较好的试验对象，在研究这些模式动物时，组织芯片不但可以对疾病组织还可以同时对对照组进行分析，帮助较为准确地研究同一时期不同基因及同一基因不同时期的表达差异，以及患病组织的形态学变化。组织芯片目前在动物领域应用非常少，有很大的发展空间，与其他先进的分子生物学技术一起，在后基因组时代的功能基因组学研究领域和临床应用发挥巨大作用。

5. 其他应用 ①测试生物试剂中的应用。医药生产的抗体和探针需要做特异性和敏感性测试，这种测试需要对大量不同来源的组织，阴性和阳性对照的组织进行检查。采用组织芯片测试，一张组织芯片即可完成。此外，病理科医生常常也想知道新购置的抗体和探针的特异性与敏感性，组织芯片的出现使这一步骤简化和快速。②教学工作中的应用。组织芯片在形态学教学中具有明显的优势，很大程度上节省了试验准备的时间和劳动量，提高了效率。教学组织芯片采用连续切片，教师在显微镜下所见与学生所见基本万方数据相同，实现了在不同镜下的共览，在不增加教学成本的基础上提高了教学的统一性和教学效率，降低了教学难度；克服了由于组织芯片中组织样本面积小，对某些结构的代表性不全面，不利于学生全面掌握组织形态特点的不足，对一个器官的不同部位取材分别做在不同的阵列点位上，从而更大程度地发挥了组织芯片的优势。

四、芯片实验室

缩微芯片实验室称为微流控芯片，又称微型全分析系统。缩微芯片实验室是指将生命科学和医学研究中的许多不连续的发现过程，如样品制备、核酸标记、生化反应、分离检测及数据处理等，通过微细加工工艺制作的微滤器、微反应器、微泵、微阀门、微电极等以实现对生物样品从制备、生化反应到检测和分析的全过程，它将样品的制备、生化反应到检测分析的整个过程集约化形成微型便携式生物化学分析系统。缩微芯片实验室的最终目的是实现生化分析全过程集成在一片芯片上，从而使现有的许多繁琐、费时、不连续、不精确和难以重复的生化分析过程变为自动化、连续化和微缩化。

微流控芯片的概念最初是由瑞士学者Manz和Widmer于1990年提出。1992年，Manz通过MEMS技术在平板刻蚀微管道，研制出分析装置毛细管电泳微芯片，微流控芯片技术终于诞生。经过众多学者不断地研发和改进，1998年第一台微流控分析仪问世。缩微芯片实验室的微加工制造过程是应用微电子工业和半导体制造中比较精细的加工工艺，如光学掩模刻技术、反应离子刻蚀、微注入模塑和聚合模浇注法等，在玻璃、硅片等材料上加工出用于生物样品分离、反应的微米尺寸的微细结构，这些结构表面经化学处理后，在其上进行生物化。该室主要特点有：分析全过程自动化、生产成本低、防污染、分析速度快、所需样品少、极高的样品并行处理能力、体积小、重量轻、便于携带。缩微芯片实验室将来的发展趋势是甚至可以成为个人生物信息分析卡或微型分子生物实验室之类的器件。芯片实验室是微流体芯片的高级形式，由于它排污很少，所以也是一种“绿色”技术，芯片实验室技术已被认为是21世纪最为重要的生化分析前沿技术之一。它在生物化学分析中包括核酸分析、蛋白质分析、单细胞分析和药物筛选等方面的应用。

（一）核酸分析

用微流体芯片进行DNA测序不仅能大大提高测序速度，而且还可通过设计灵活的高密度阵列通道来分析通量，减少试剂消耗。因此，微流控芯片实验室一开始就在DNA领域显示出极强的功能，且涉及遗传学诊断、法医学基因分型和测序等方面的内容。现已有研究报道用于研究DNA的电泳特征及其分离。

（二）蛋白质分析

用微流体芯片技术费用低廉，不用荧光物质，且可以测定的蛋白质种类大大增加。目前，用电泳技术结合蛋白酶和糖苷酶对蛋白质的处理，在芯片实验室进行糖蛋白中糖链分析的方法已经建立。另外，以Ramsey实验小组为代表的很多研究者利用芯片进行了蛋白质和多肽的二维电泳分离与检测，为蛋白质的组学研究提供了一种快捷、便利的分析工具。

（三）单细胞分析

单细胞分析对重大疾病的早期诊断、治疗和药物筛选以及细胞生理、病理过程的研究有重要意义。微流控分析芯片的网络结构和微米级的通道尺寸使简化单细胞分析成为可能，但是目前的报道主要集中在细胞培养记数和筛选上。

（四）药物筛选

高通量药物筛选是近10年来发展起来的药物筛选的新技术体系，可能使我们在很短的时间内完成成百上千个化合物和生物靶标的作用，并作出判断。到目前为止，在芯片实验室上进行手工性药物分离及药物相互作用研究等方面的文献报道较多，并且由于其他芯片不够稳定，未来的发展方向将向着芯片实验室全自动化操作来达到实验的稳定性。

五、 生物芯片的应用现状

生物芯片技术是融微电子学、生命科学、计算机科学于一体的一项崭新技术，但仍在起步阶段。许多研究者仍处于观望状态，主要原因为：① 高成本；②需要有较专业的研究基础；③需要不同学科间的协作；④大量数据的拷贝；⑤对于得到结果的生物学意义和临床实用性的不确定性。尽管生物芯片已在全球广泛应用，但不同技术在资料分析、解释以及正确性方面仍不明确，在技术的选择方面并没有建立起一个指导方针。然而由于生物芯片具有高通量、快速、样品用量少、用途广泛等特点，许多国家和地区都已看到它广泛的应用前景。随着研究的深入，成本也在逐渐降低，更加走向实际应用并向工业化迈进。 美国继开展人类基因组计划后于1998年正式启动生物芯片计划，NIH、能源部、商业部、司法部、国防部、中央情报局等均参与了此项目，同时斯坦福大学、麻省理工学院及部分国立实验室也参与了该项目的研究与开发。英国剑桥大学、欧亚公司正在从事该领域的研究。世界大型制药公司对基因芯片技术用于基因多态性、疾病相关性、基因药物开发和合成或天然药物筛选等领域尤其感兴趣，都已建立或正在建立自己的芯片设备和技术。我国虽然起步略晚一些（1999年），但清华大学、复旦大学、北京军事科学院、南京东南大学等科研机构都在做芯片的研发工作，国家的“973”计划、“863”计划、自然科学基金、火炬计划等都有芯片相关的经费投入。近年来，取得了很大成果并应用于临床，尤其是聋哑基因及结核分枝杆菌耐药基因的检测，已在临床应用。

六、展望

随着生物芯片技术的进一步发展，越来越多的研究机构和企业将投入到生物芯片这一领域，生物芯片技术展现出巨大的应用前景。近年来，生物芯片技术的高速发展，使生物学实验自动化、快速化、灵敏化，加速了后基因组计划的研究进展；在农业方面可以准确、快速地对各种动植物进行检疫；在环保方面通过检测空气及水里的微生物，对环境污染进行监控；在医学方面可以筛选新药，尤其为医学诊断学的发展提供强有力的手段，可同时、快速、准确地分析数以万计基因组信号，以促进医、药学更快地进入“基因-蛋白质的分子层次”。虽然生物芯片的大规模应用仍存在一些制约因素，如操作复杂、芯片的制作成本高昂以及需要一些特殊设备，无法全面普及等，随着研究深入和科研人员不懈的努力终会解决。同时新材料、新技术的不断研发，生物芯片技术将会得到更进一步的完善和发展。生物芯片技术将为我国生命科学、医学、农业、环境保护、食品科学等科学研究及应用领域发挥重要的作用。另外，基因测序技术，尤其是高通量测序技术的应用也将为临床分子诊断学开辟广阔的应用前景。

（闻　平　俞晓丽）

参考文献

[1] 唐平，魏兵，杨雯娟，等. 乳腺癌预后／预测因子［J］. 中华病理学杂志，2011，40（2）：73-76.

[2] 刘从容，惠培. 葡萄胎的分子诊断［J］. 中华病理学杂志，2011，40（1）：6-10.

[3] 周宏灏，张伟. 新编遗传药理学［M］. 北京：人民军医出版社，2010.

[4] 杨卓，龙美娟，王斐，等. 酶切富集联合DHPLC检测肿瘤患者外周血EGFR和KRAS基因突变及其临床应用［J］. 中华检验医学杂志，2011，34（4）：327-332.

[5] 马丽，韩晓红，杨红鹰，等. GP和PathVysion HER_2试剂盒检测乳腺患者HER2基因状态的比较［J］. 中华检验医学杂志，2011，34（4）：333-338.

[6] 韩晓红，马丽，石远凯. 肿瘤个体化诊疗的现状和前景［J］. 中华检验医学杂志，2011，34（4）：293-299.

[7] 郝柏林，张淑誉. 生物信息学手册［M］. 上海：上海科技出版社，2010.

[8] 邓冠华，郑璇，周新，等. 常见病原真菌鉴定基因芯片方法的建立［J］. 中华检验医学杂志，2011，34（12）：1114-1118.

[9] Jaffer F A，Weissleder R. Molecular imaging in the clinical arena［J］. JAMA，2005，293（7）：855-862.

[10] Massoud T F，Gambhir S S. Molecular imaging in living subjects：seeing fundamental biological processes in a new light［J］. Genes Dev，2003，17（5）：545-580.

[11] Thackur M，Lentle B C. Report of a summit on molecular imaging［J］. Radiology，2005，236（3）：753-755.

[12] Gross S, Piwnica-Worms D. Molecular imaging strategies for drug discovery and development [J]. Curr Opin Chem Bio, 2006, 10 (4): 334-342.

[13] Weissleder R. Molecular Imaging in Cancer [J]. Science, 2006, 312 (5777): 1168-1171.

[14] Jaffer J A, Libby P, Weissleder R. Molecular and cellular imaging oatherosclerosis: emerging applications [J]. JACC, 2006, 4790 (7): 1328-1338.

[15] Pao W, Iafratc A J, Su Z. Genetically informed lung cancer medicine [J]. J Pathol, 2011, 223: 230-240.

[16] Taylor B S. Clinical cancer genomics: how soon is now? [J]. J Pathol, 2011, 223: 318-326.

[17] Ladanyi M, Hogendoom P C. Cancer biology and genomics: translating discoveries, transforming pathology [J]. J Pathol, 2011, 223: 99-101.

[18] Hodi F S, Friedlander P, Codess C L, et al. Major response to imatinibmesylate in c-kit-mutated melanonla [J]. J Clin Oncol, 2008, 26 (12): 2046-2051.

[19] Satzger I, Kilttler U, Vblker B, et al. Anal mucosal melanomwith c-kit-activating mutation and response to imatinib therapy—case report and review of the literature [J]. Dermatology, 2010, 220 (1): 77-81.

[20] Vilar E, Gruber S B. Microsatellite instability in colorectal cancerthestable evidence [J]. Nat Rev Clin Oncol, 2010, 7 (3): 153-162.

[21] Xing M. BRAF mutation in papillary thyroid cancer: pathogenic role, molecular bases, and clinical implications [J]. Endocr Rev, 2007, 28 (7): 742-762.

[22] Sehadt E E, Turner S, Kasarskis A. A window into third generation sequencing [J]. Hum Mol Genet, 2010, 19 (R2): 227-240.

[23] Auffray C, Charren D, Hood L. Predictive, preventive, personalized and participatory medicine: back to the future [J]. Genome Med, 2010, 2: 57.

[24] Giacomini K M, Brett C M, Altman R B, et al. The pharmacogenetics research network: from SNP discovery to clinical drug response [J]. Clin Pharmacol Ther, 2007, 81 (3): 328-345.

[25] Cooper C M, Johnson J A, Langace T Y, et al. A genome-wide for common genetic variants with a large influence on warfarin maintenancedose [J]. Blood, 2008, 112: 1022-1027.

[26] Marsh S. Pharmacogenetics: global clinical markers [J]. Pharmacogenomics, 2008, 9: 371-373.

[27] Nguyen H, Tran A, Lipkin S, et al. Pharmacogenomies of colorectal cancer prevention and treatment [J]. Cancer Invest, 2006, 24: 630-639.

[28] Deeken J. The Affymetrix DMET platform and pharmacogenefies in drug development [J]. Curt Opin Mol Ther, 2009, 11: 260-268.

[29] Qu H Q, Jacob K, Fatet S, et al. Genome−wide profiling using single−nueleotide polymorphism arrays identifies novel chromosomal imbalances in pediatric glioblastomas [J]. Neuro Oneol, 2010, 12: 153−163.

[30] Hac K, Chudin E, McElwee J, et al. Accuracy of genome−wide imputation of untyped markers and impacts on statistical power for association studies [J]. BMC Genet, 2009, 10: 27.

[31] Cross D S, Ivacie I X, MeCaxty C A. Development of a finger printing panel using medically relevant polymorphisms [J]. BMC Med Genomics, 2009, 2: 17.

[32] Martin S, Parton R G. Lipid droplets: a unified vies of a dynamic organdie [J]. Nature Review Molecular Cell Bidigy, 2006, 7 (5): 373−378.